最新 自律神経学

監修 宇尾野 公義・入來 正躬
編集 平井 俊策・板東 武彦

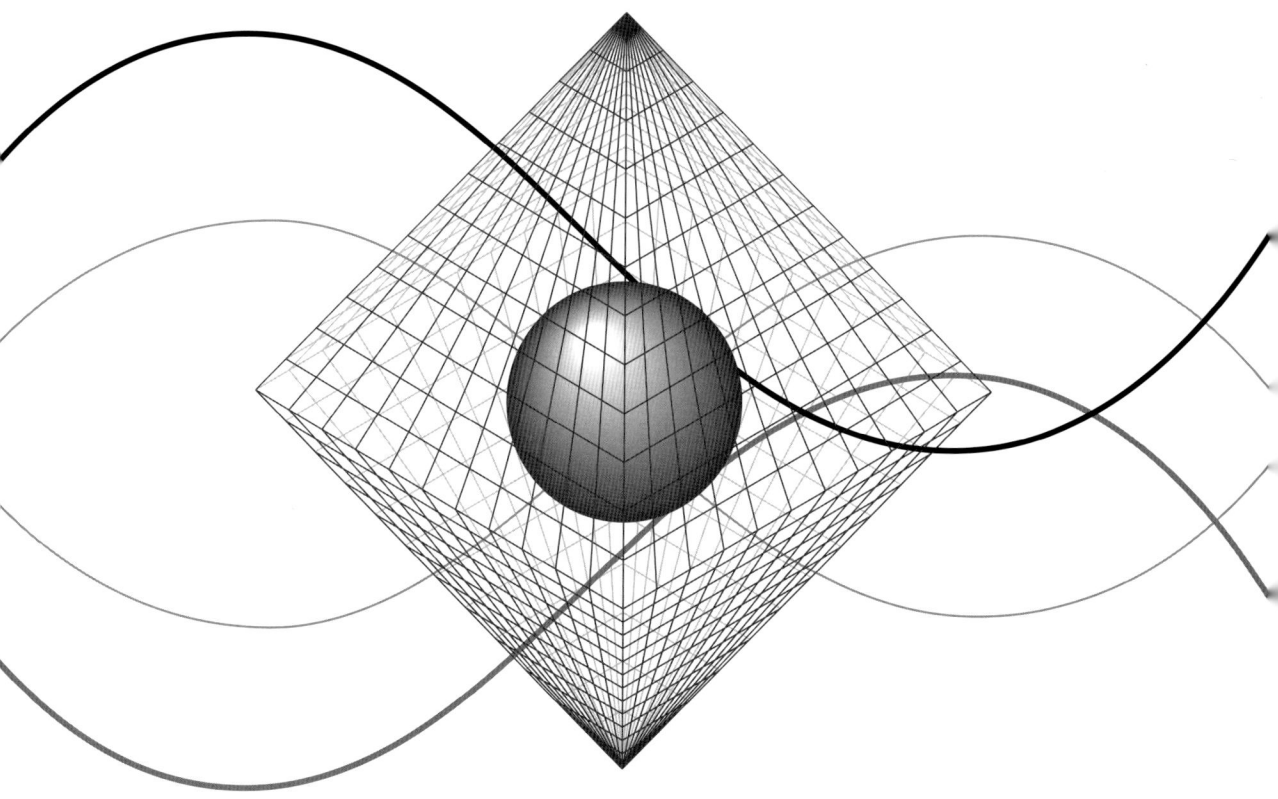

株式会社 新興医学出版社

監修の言葉

　われわれが 1950 年代に自律神経系の研究を始めた頃は，昭和初期からの名著であった『自律神経系―総論・各論』（呉建・沖中重雄 共著，日本医書出版，第 1～6 版，1934～1956）を研究の唯一の拠り所として精読していた．総論（400 頁）には自律神経系の定義・分類に始まり，解剖・組織学・生理学・薬理学的手法による生体のあらゆる生理機能における自律神経の役割が詳述されている．特に第 14 章は呉・沖中学説として有名な「脊髄副交感神経系」の発見および立証に至る研究経緯について述べられ，驚くべき発想と研究戦略，そして当時の内外学者の反論にも敢然と対抗する迫力，綿密周到なデータに基づく論説の展開は正に圧巻である．また各論（250 頁）には生体各臓器の自律神経支配について詳細に述べられているが，自律神経疾患については今後さらに追究すべきとし，その「序文」にも「…何しろ自律神経系に関する研究は，解剖，生理，臨床の各方面に亙って眺めないと理解し得ないもので大変である…」と述懐している．

　つまり，当時の自律神経研究は基礎医学者も臨床研究者も，それぞれの研究に没頭し，その上，いまだ国際・国内学会や研究会の場も少なく，したがって基礎・臨床研究の相互協力の機会を得るのに，現今に較べると著しく不便であったと思われる．

　しかし，その後基礎と臨床研究の協力の重要性が頓に認識されるようになり，研究が進むと種々の問題点が一層明白になり，基礎研究者が臨床での問題点を，臨床研究者が基礎医学上の問題点をよりよく理解し得るようになった．例えば種々測定法の進歩により，従来不可能であったパラメーターが，より容易に，より正確に測定可能になった．また生化学，組織化学的検索，画像解析などの手法を用いて被検者の自律神経機能を最少限度の負荷で測定できるようになった．これら研究方法の進歩もその後の自律神経研究発展の要因であろう．呉・沖中の「自律神経系」の後を継いで出版された，『自律神経疾患―基礎と臨床』（宇尾野公義・入來正躬 編著，金原出版，1992）では，その後の広範な研究成果と新知見が，基礎と臨床の協同研究による成果としてまとめられていて，多くの研究者・臨床家・学生にも好評であった．

　爾来 10 数年を経過したが，その間の学問の進歩はさらに著しい．自律神経系の形態および機能に関する基礎医学的研究は，解剖，生理，生化学，薬理学に加え，免疫学，分子生物学，画像応用解析などの進歩によって，さらなる新知見が相次いでみられている．これらの研究では，専門分野の異なる研究者の協同研究が成果をあげていることが多い．

　臨床部門でも，神経系，循環器，消化器，呼吸器，内分泌，泌尿器，生殖器など各臓器疾患の病態生理，診断，治療の研究以外にも，体温・発汗調節，生体リズム，睡眠，感覚器とその作用機序などにも多くの新たな解明が得られており，これらもやはり研究方法論の進歩，そして古典的手法に代わって高精度で再現性の高い自律神経機能検査法の遂年開発による成果に他ならない．

　21 世紀は「脳の世紀」として中枢神経系の解明が科学研究の最も重要なテーマの一つとして取りあげられている．自律神経系は体生神経系とともに神経系の両輪を担う重要な系である．また自律神

系は「植物神経」と称することもあり，「生活神経」として生体の生存に重要な役割を果たしており，この研究は極めて重要な学問の一分野として再認識されている．

　これは単にわが国のみならず，ここ10年以内に欧米でも自律神経関連の学会・研究会が数多萌生している事実からも，自律神経系への関心が国際的に高揚していると考えられる．中でも日本の自律神経研究の評価は高く，研究者の数も日本が世界最多である．1955年ウイーンで発祥した唯一の国際自律神経学会（ISNR）は1977年に第18回，1990年第20回と，東京で続いて開催された．2007年には第5回国際自律神経科学会議（ISAN）が京都で開催される．

　日本自律神経学会も1956年の発足から50年を超えており，1987年には日本医学会分科会として承認され，活動している．また日本医学教育学会でも自律神経系を卒前臨床教育の一環として重視するようになり，今や「自律神経学」としての立場が一層明確になりつつある．

　本書が現時点における「自律神経学」の基礎および臨床に関する最新知見を網羅するのみならず，将来展望まで包含する，漸新な教科書として，広く基礎医学者，臨床家諸賢のご研鑽の一助となれば幸いである．

　終わりに，本書の出版にあたり種々ご高配を戴いた新興医学出版社 服部秀夫社長，服部治夫専務に心から感謝申し上げたい．

2007年1月

宇尾野公義，入來正躬

序にかえて

　生物はたとえ単細胞生物であっても，外界の変化に対応して，できるだけその生命を維持できる方向へと細胞の内部環境を変化させる機能を備えている。多細胞生物になればなるほど細胞機能は分化するとともに，分化した細胞群をコントロールして個体としての統合された機能を発揮させるために，いろいろな機構が備わってくる。さらに高等動物のような多彩に分化した細胞群からなる器官を有する生物では，それら器官の働きを個体として統合し，外界の変化に対応して内部環境を一定に維持しようとする機構が発達してくる。これが1929年にCannonがホメオスターシス（homeostasis）と命名した機構である。これはギリシア語のhomoios（同じ，似るを意味する）とstasis（静止するを意味する）の合成語であるが，この状態は恒常性とはいっても決して変化のない"剛"の恒常性ではなく，内外の環境の変化に応じて一時的にはある範囲内で変化するが，また元に戻るという"柔"の恒常性であり，最近よく用いられる表現でいえば"ゆらぎ"をもった恒常性で，いわば免震構造に見られる"あそび"に相当するともいえる。またこれとは別に一定のリズムをもっていることもその特徴の一つである。

　さて分化と統合ということは，二律背反の命題のようでありながら，どの領域でも表裏のように密接に関連している。生体機能も例外ではなく，したがってこれと関連する医学・医療の分野でもこの二つをバランスよく発達させていくことが必要である。生体の機能については，研究技術の発達に伴い，一方では分化の方向へと非常に細かい研究が発達してきたが，これとともに統合の方向への研究も進められなければならない。

　生体機能の統合という点で大切な役割を果たすのが，まず自律神経系であることは，すでに19世紀から知られていた。すなわち自律神経系が交感神経系とそれに拮抗する副交感神経系とからなることはすでに19世紀末に明らかにされ，20世紀に入るとそれぞれの神経伝達物質と，その主な機能の基本が明らかにされた。そしてその最も本質的な機能がホメオスターシスの維持であることが，やはり20世紀の前半に明らかにされたのである。この生体機能の統合機構として基本的に重要な自律神経系が内分泌系と密接に関連して個体機能の統合に中心的な役割を果たしていることが明らかにされるにつれ，当初はこの両者による生体の神経体液性調節という概念が生まれたが，さらにこの機構に免疫系が加えられ，この三者によるホメオスターシスの三角という概念が生まれた。さらにこの機構が脳の発達した動物では脳の機能，特に視床下部の機能と密接に関連していることも知られるようになった。20世紀の後半にはミクロの分析技術，酵素・免疫組織化学，免疫電顕その他の基礎的技術や，臨床面での画像検査，分子遺伝学的検査など多数の新技術の発達により，多くの神経伝達物質，神経機能修飾物質が見出され，その機能の解析が行われた。21世紀の自律神経研究は，差し当たりこれらの物質がホメオスターシスの維持にどのように相互に関連し合っているかの整理，いままでは体質などという表現で曖昧であった外界の刺激に対する反応の個体差の分子遺伝学的検討を含めた研究，個々の器官の自律神経機能のみならず，ホメオスターシスの三角を形成する三つの系を統合した

機能尺度の研究，生体リズムの乱れや崩壊と疾患や老化との関連の研究などの研究が進むことであろう。そのためには，より優れた研究技術の開発，20世紀とは異なる科学的思考の発展，例えば20世紀の単純科学から複雑系という考えを導入した複雑科学への転換，それに伴う統計的手法の開発なども必要になると考えられる。

わが国では自律神経系に関するまとまった著述として20世紀の前半に呉と沖中による『自律神経系総論・各論』が出版され版を重ねた。それを継ぐ書物として今から10数年前の20世紀後半に宇尾野・入來編著『自律神経疾患―基礎と臨床』が出版されたが，これもすでに絶版になった。以後今日までの学問の進歩は真に目覚ましく，世紀も21世紀に入った。ここで20世紀における研究を継承し21世紀における新しい自律神経発展の礎となる新たな本を出版したいという願いから企画されたのが本書である。自律神経の機能は一つの器官，一つの疾患という枠を越えて生命の維持と最も本質的に結びついたものでありながら，従来はとかく理解しにくいとして敬遠されがちであった。新たな，より広い視野から自律神経系の理解を深めるために，本書が21世紀におけるその一里塚としてお役に立つことができれば，編者として望外の喜びである。

最後に本書の出版をご快諾下さりご協力いただいた新興医学出版社社長 服部秀夫氏以下，スタッフの皆様に深謝申し上げたい。

2007年1月

編者　平井俊策，板東武彦

監修　宇尾野公義　国立静岡病院名誉院長
　　　入來　正躬　山梨医科大学名誉教授
編集　平井　俊策　群馬大学名誉教授
　　　板東　武彦　新潟大学理事・副学長

執筆者一覧

高橋　昭	名古屋大学名誉教授, 東海中央病院名誉院長	
井端　泰彦	京都府特別参与	
田中　雅樹	京都府立医科大学脳・血管老化研究施設助教授	
飯島　典生	京都府立医科大学解剖学教室助手（学内講師）	
河南　洋	宮崎大学医学部機能制御学講座統合生理分野教授	
入來　正躬	山梨医科大学名誉教授	
三枝　岳志	山梨大学医学部生理学講座講師	
堀　哲郎	九州大学大学院医学研究院統合生理学名誉教授	
佐久間康夫	日本医科大学大学院教授	
本間　研一	北海道大学大学院医学研究科・統合生理学講座教授	
大橋　俊夫	信州大学医学部教授（器官制御生理学）	
熊澤　孝朗	愛知医科大学医学部痛み学寄附講座教授, 名古屋大学名誉教授	
堀　礼子	愛知医科大学医学部衛生学講師	
塩見　利明	愛知医科大学医学部睡眠医療センター教授	
大塚　邦明	東京女子医科大学東医療センター・内科教授	
有田　秀穂	東邦大学医学部統合生理学教授	
片山　芳文	東京医科歯科大学大学院医歯学総合研究科・難治疾患研究所自律生理教授	
内山　智己	千葉大学大学院医学研究院神経内科助手	
榊原　隆次	千葉大学大学院医学研究院神経内科講師	
服部　孝道	千葉大学大学院医学研究院神経内科教授	
白井　將文	東邦大学名誉教授, 財団法人博慈会記念総合病院顧問	
向野　和雄	救世軍ブース記念病院・病院長, 神奈川歯科大学附属横浜クリニック眼科客員教授	
岩瀬　敏	愛知医科大学医学部生理学第2助教授	
谷山紘太郎	長崎大学理事	
上園　保仁	長崎大学大学院医歯薬学総合研究科内臓機能薬理学（医学系薬理学）助教授	
塩入　俊樹	新潟大学大学院医歯学総合研究科精神医学分野助教授	
阿部　亮	新潟大学大学院医歯学総合研究科精神医学分野	
山田　宇以	東邦大学医学部心身医学講座	
端詰　勝敬	東邦大学医学部心身医学講座講師	
坪井　康次	東邦大学医学部心身医学講座教授	
山下　太郎	熊本大学大学院医学薬学研究部神経内科学分野助手	
内野　誠	熊本大学大学院医学薬学研究部神経内科学分野教授	
平山　正昭	名古屋大学附属病院検査部助手	
渡辺　宏久	名古屋大学医学部神経内科医員	
祖父江　元	名古屋大学医学部神経内科教授	
田村　直俊	埼玉医科大学短期大学教授	
林　理之	大津市民病院神経内科部長	
渡邊　睦房	東京医科歯科大学脳神経病態学	
水澤　英洋	東京医科歯科大学脳神経病態学教授	
糸川かおり	埼玉医科大学内科学神経内科部門講師	
島津　邦男	埼玉医科大学内科学神経内科部門教授	
吉良　潤一	九州大学大学院医学研究院神経内科学教授	
國本　雅也	国立国際医療センター神経内科医長

執筆者一覧

山本　達也	千葉大学大学院医学研究院神経内科医員
安東由喜雄	熊本大学大学院医学薬学研究部・病態情報解析学教授
佐嬌　　功	愛知医科大学神経内科教授
衣斐　　達	愛知医科大学看護学部教授
葛原　茂樹	三重大学大学院医学系研究科（神経内科）教授
髙須　俊明	日本大学客員教授
福田　倫也	北里大学医療衛生学部助教授
坂井　文彦	北里大学医学部神経内科学教授
廣瀬源二郎	浅ノ川総合病院脳神経センター
江口　和男	Behavioral Cardiovascular Health and Hypertension Program Columbia University Medical College
苅尾　七臣	自治医科大学循環器内科学教授
島田　和幸	自治医科大学循環器内科学教授
井上　　博	富山大学医学部第二内科教授
古池　保雄	名古屋大学医学部保健学科教授
佐藤　厚子	秋田看護福祉大学助手
畠山　愛子	秋田看護福祉大学助手
畠山　禮子	秋田看護福祉大学講師
福岡裕美子	秋田看護福祉大学講師
佐々木英忠	秋田看護福祉大学学長
宮本　雅之	獨協医科大学内科学（神経）助教授
平田　幸一	獨協医科大学内科学（神経）教授
宮本　智之	獨協医科大学内科学（神経）講師
井上　正規	広島県立安芸津病院院長
島谷　智彦	広島大学医学部総合診療科講師
柳瀬　敏彦	九州大学大学院医学研究院・病態制御内科助教授
名和田　新	九州大学大学院医学研究院特任教授
板東　武彦	新潟大学理事・副学長・超域研究機構長
間野　忠明	岐阜医療科学大学学長
堀田　晴美	東京都老人総合研究所主任研究員
佐藤　昭夫	人間総合科学大学副学長
田中　英高	大阪医科大学小児科学教室助教授
桑木　共之	千葉大学大学院医学研究院分子統合生理学教授
高木　　都	奈良県立医科大学医学部医学科生理学第二講座教授
上田　陽一	産業医科大学医学部第1生理学教授
三木　健寿	奈良女子大学大学院人間文化研究科教授

（執筆順）

■■ 目　次 ■■

第1章　自律神経系の基礎

I．自律神経系の概念と研究の歴史 …………………………………………1
1．体性神経と自律神経 ……………………………………………………1
　1）定義 ………………………………………………………………1
　2）西欧での体性神経と自律神経の認識 ……………………………3
2．日本への自律神経の概念の導入とその邦訳 ………………………5
3．交感神経と副交感神経 …………………………………………………5
　1）交感神経 …………………………………………………………5
　2）副交感神経 ………………………………………………………7
4．自律神経の臨床知見 …………………………………………………11
5．自律神経学関係の学会 ………………………………………………11
　1）日本 ……………………………………………………………11
　2）国際学会 ………………………………………………………12

II．自律神経系の形態と機能 …………………………………………………14
A．機能形態学的にみた自律神経系 ……………………………………14
1．自律神経系の構成 ……………………………………………………14
　1）交感神経系 ……………………………………………………14
　2）副交感神経系 …………………………………………………15
2．自律神経系と視床下部 ………………………………………………16
　1）視床下部機能 …………………………………………………16
　2）視床下部への上行性入力と自律神経系への下行性出力 …16
　3）視床下部室傍核と自律神経系 ………………………………16
　4）新規ペプチドの視床下部作用と自律神経系 ………………17
3．自律神経系の神経伝導路 ……………………………………………18
　1）交感神経系の神経伝導路 ……………………………………18
　2）副交感神経系の神経伝導路 …………………………………20
4．自律神経系の神経伝達物質（neurotransmitter），神経修飾物質（neuromodulator）
　および受容体（receptor） ……………………………………………21
　1）交感神経系の主たる神経伝達物質 …………………………22
　2）副交感神経系の主たる神経伝達物質 ………………………22
　3）Ach，NAの受容体について …………………………………22
　4）ほかの神経伝達物質，神経修飾物質 ………………………22
　5）ガス状伝達物質 ………………………………………………23

5．壁内神経叢（enteric plexus） ……………………………………………………23
    1）壁内神経叢の概要 …………………………………………………………23
    2）壁内神経機能 ………………………………………………………………23
  6．求心性自律神経 …………………………………………………………………25
    1）脊髄への求心性線維入力 …………………………………………………25
    2）延髄への求心性入力 ………………………………………………………26
  7．自律神経系，内分泌系，免疫系のクロストーク ……………………………26
 B．神経伝達物質・生理活性物質からみた自律神経系 ……………………………28
  1．末梢自律神経系（ANS）における神経伝達物質と受容体 …………………28
    1）アセチルコリンとニコチン受容体 ………………………………………28
    2）ムスカリン受容体 …………………………………………………………28
    3）アドレナリン受容体 ………………………………………………………30
    4）非アドレナリン・非コリン作動性（NANC）神経伝達/修飾物質 ……30
  2．自律神経中枢調節回路における神経伝達/修飾物質 ………………………33
    1）中枢神経系における新規ペプチド-オーファンG蛋白共役型受容体のリガンドとして同定 ……34
 C．自律神経機能の統合と地域性 ………………………………………………………37
  1．交感神経系地域性反応のパターン ……………………………………………37
    1）交感神経枝レベルにおける不均一性応答 ………………………………37
    2）1本の交感神経枝に含まれる神経線維間の不均一性応答 ……………38
  2．各レベルにおける交感神経活動の統合と地域性反応のパターン生成 ……39
    1）交感神経節レベル …………………………………………………………39
    2）脊髄レベル …………………………………………………………………39
    3）延髄レベル …………………………………………………………………42
    4）中脳レベル …………………………………………………………………42
    5）視床下部・辺縁系・連合野のレベル ……………………………………45
  3．交感神経応答の可変性 …………………………………………………………45
    1）調節システム間の相互作用 ………………………………………………45
    2）病態における交感神経応答の変化 ………………………………………45

Ⅲ．自律神経系とホメオスターシス …………………………………………………………49
 A．ホメオスターシスと神経系，内分泌系，免疫系の三角ネットワーク ………49
  1．中枢神経系による免疫系機能修飾 ……………………………………………49
  2．末梢神経系による免疫系機能修飾 ……………………………………………50
    1）自律神経系による免疫系機能修飾 ………………………………………50
    2）体性神経による免疫機能修飾 ……………………………………………50
  3．内分泌系による免疫系機能修飾 ………………………………………………50
  4．免疫系による神経系および内分泌系の機能修飾 ……………………………52
  5．免疫系から神経系および内分泌系への通信様式 ……………………………53
  6．免疫細胞が産生するホルモンおよび神経伝達物質 …………………………54
  7．神経系および内分泌系でも産生されるサイトカイン ………………………55

8．炎症性サイトカインの作用における負の制御 …………………………………55
　　9．神経系，内分泌系，免疫系ネットワークの生理的意義 …………………………56
B．自律神経系と免疫系 ………………………………………………………………57
　1．免疫器官の自律神経支配 ………………………………………………………57
　　1）骨髄 ………………………………………………………………………………57
　　2）胸腺 ………………………………………………………………………………58
　　3）二次性リンパ器官―脾臓とリンパ節 …………………………………………58
　2．免疫系細胞のカテコラミン受容体 ……………………………………………58
　3．交感神経系活動と免疫系の状態 ………………………………………………58
　　1）免疫反応の進行と脾臓 NA ……………………………………………………58
　　2）脾臓交感神経の切除，電気刺激およびストレスに伴う免疫系の変化 ……59
　4．ストレス―視床下部 CRF 系と Th1-Th2 バランス …………………………59
　5．コリン作動性神経線維の免疫系への作用 ……………………………………61
　　1）電気生理学的知見 ………………………………………………………………61
　　2）*in vitro* リンパ球標本における知見 …………………………………………61
　6．自己免疫疾患と交感神経系 ……………………………………………………62
C．自律神経系と内分泌系 ……………………………………………………………63
　1．エストロゲンのフィードバック作用の欠如 …………………………………63
　2．自律神経中枢と性ホルモンの作用 ……………………………………………65
　3．末梢における性ホルモンの作用 ………………………………………………66
D．自律神経系と生体リズム …………………………………………………………69
　1．概日リズム ………………………………………………………………………69
　2．視交叉上核―中枢時計 …………………………………………………………69
　　1）階層的多振動体機構 ……………………………………………………………69
　　2）概日リズムの分子機構 …………………………………………………………70
　　3）リズム同調 ………………………………………………………………………71
　　4）概日シグナル伝達 ………………………………………………………………73
　3．末梢振動体 ………………………………………………………………………73
　　1）中枢時計への同調 ………………………………………………………………73
　　2）非光因子への同調 ………………………………………………………………74
E．自律神経系と体温調節 ……………………………………………………………76
　1．生体の温度：核心温と外層温 …………………………………………………76
　2．体温調節反応 ……………………………………………………………………77
　3．体温調節における自律神経系の役割 …………………………………………79
　　1）代謝系―熱産生 …………………………………………………………………79
　　2）循環系・発汗系―熱放散 ………………………………………………………80
　4．体温調節系の中枢内経路 ………………………………………………………82
F．自律神経系と発汗調節 ……………………………………………………………85
　1．発汗の生理学 ……………………………………………………………………85

　　　　1）温熱性発汗と精神性発汗 ……………………………………………………………85
　　　　2）汗腺の生理学 ……………………………………………………………………………88
　　2．防衛反応の自律神経反射 …………………………………………………………………89
　　3．発汗量の測定法 ……………………………………………………………………………90
　　　　1）定性法 ……………………………………………………………………………………90
　　　　2）定量法 ……………………………………………………………………………………90
　　　　3）手掌部発汗検査における適性刺激 …………………………………………………91
G．自律神経系と痛み・生体警告系 ……………………………………………………………94
　　1．痛みと自律系 ………………………………………………………………………………94
　　2．症状としての痛み（急性痛）と新たに生じた病気としての痛み（慢性痛症）……94
　　　　1）症状としての痛み：急性痛 …………………………………………………………94
　　　　2）新たに生じた病気としての痛み：慢性痛症 ………………………………………98
　　3．自律系中枢への侵害性入力とホメオスターシス ……………………………………100
　　　　1）脊髄後角の侵害受容領域から脊髄・脳幹部自律系中枢への投射 ……………100
　　　　2）侵害性入力と自律系ホメオスターシス ……………………………………………101
　　4．RSD（反射性交感神経性ジストロフィー）は交感神経系の過剰活動による慢性痛症か？ 101
　　　　1）CRPS について …………………………………………………………………………101
　　　　2）CRPS は交感神経系-痛み系連関の異常による疾患であろうか？ ……………101
H．自律神経系と睡眠 ……………………………………………………………………………104
　　1．睡眠中の自律神経 …………………………………………………………………………104
　　2．睡眠時無呼吸症候群における自律神経 ………………………………………………105
　　3．ナルコレプシーの自律神経機能 …………………………………………………………107

第2章　自律神経系〜基礎から臨床へ

I．臓器機能に関連する自律神経系の生体基礎機能 ……………………………………109
A．循環機能 ………………………………………………………………………………………109
　　1．心臓への自律神経分布と自律神経チャネル ……………………………………………109
　　2．心拍のゆらぎ ………………………………………………………………………………110
　　3．Heart rate turbulence 解析 ………………………………………………………………111
　　　　1）HRT の定義と解析法 …………………………………………………………………112
　　　　2）HRT の機序と臨床的意義 ……………………………………………………………112
　　4．心室再分極過程（心電図 T 波と QT 間隔）のゆらぎ …………………………………113
　　5．血圧のゆらぎ ………………………………………………………………………………114
　　　　1）血圧変動と生体時計 ……………………………………………………………………114
　　　　2）血圧のモーニングサージと早朝高血圧 ……………………………………………115
　　　　3）血圧と SpO_2 の24時間同時記録ホルター心電図 …………………………………116
　　　　4）起立性低血圧（orthostatic hypotension）…………………………………………116
　　　　5）Postural tachycardia syndrome（POTS）…………………………………………117
　　　　6）失神 ………………………………………………………………………………………117
　　　　7）食後の低血圧（postprandial hypotension）………………………………………118

8）入浴と血圧下降 …………………………………………………………………118
　6．心筋虚血発症の概日変動 ………………………………………………………119
　7．メタボリック症候群と自律神経 ………………………………………………120
　8．睡眠時無呼吸と自律神経 ………………………………………………………121
　9．不整脈発症の日内変動と自律神経 ……………………………………………123
　10．心不全と自律神経 ………………………………………………………………124

B．呼吸機能 ……………………………………………………………………………126
　1．細胞呼吸とミトコンドリア ……………………………………………………126
　　1）ミトコンドリアの起源 ………………………………………………………126
　　2）ミトコンドリア病 ……………………………………………………………126
　2．内呼吸と外呼吸 …………………………………………………………………126
　3．酸素と呼吸 ………………………………………………………………………127
　　1）赤血球と酸素解離曲線 ………………………………………………………127
　　2）酸素中毒 ………………………………………………………………………127
　　3）在宅酸素療法 …………………………………………………………………127
　　4）低酸素への適応 ………………………………………………………………128
　　5）低酸素モニター ………………………………………………………………128
　4．炭酸ガスのホメオスターシス …………………………………………………129
　　1）炭酸脱水酵素をもつ細胞 ……………………………………………………129
　　2）過換気症候群 …………………………………………………………………129
　　3）パニック障害 …………………………………………………………………130
　　4）CO_2ナルコーシス …………………………………………………………130
　　5）無呼吸テスト …………………………………………………………………130
　5．呼吸中枢 …………………………………………………………………………131
　　1）呼吸のリズム運動 ……………………………………………………………131
　　2）肺呼吸システム ………………………………………………………………131
　　3）呼吸リズム形成機構 …………………………………………………………131
　　4）呼吸中枢ネットワークの全体像 ……………………………………………132

C．消化機能 ……………………………………………………………………………134
　1．消化器とその役割 ………………………………………………………………134
　2．消化管の機能調節装置は多重構成である ……………………………………134
　3．消化管機能の神経性制御 ………………………………………………………134
　　1）消化管にある神経組織を腸神経系という …………………………………134
　　2）自律神経系は腸神経系，交感神経系および副交感神経系で構成される …135
　　3）消化管における感覚情報の行方 ……………………………………………135
　　4）腸神経系と消化管機能 ………………………………………………………137
　4．外来神経の種類と生理的意義 …………………………………………………139
　　1）交感神経と副交感神経はともに腸神経系の活動を修飾する ……………139
　　2）腸外反射の形成 ………………………………………………………………139
　　3）高次神経機能と消化管機能 …………………………………………………140

D．排尿機能 …………………………………………………………………………142
1．正常な排尿機能 …………………………………………………………142
1）蓄尿期 ……………………………………………………………………142
2）排出期 ……………………………………………………………………142
2．下部尿路の解剖と神経支配 ……………………………………………143
1）膀胱 ………………………………………………………………………143
2）尿道 ………………………………………………………………………144
3）下部尿路の支配神経系 …………………………………………………144
3．排尿機能に関連する神経伝達物質 ……………………………………147
1）中枢神経系 ………………………………………………………………147
2）末梢神経系 ………………………………………………………………147
4．尿流動態検査法 …………………………………………………………149
1）膀胱内圧測定 ……………………………………………………………149
2）プレッシャーフロースタディ …………………………………………149
3）膀胱・尿道造影 …………………………………………………………149
4）外括約筋筋電図 …………………………………………………………149
5）尿道内圧測定 ……………………………………………………………149
6）ビデオウロダイナミクス ………………………………………………150
5．排尿機能の障害 …………………………………………………………150
1）蓄尿障害 …………………………………………………………………150
2）排出障害 …………………………………………………………………151
6．排尿障害の治療 …………………………………………………………152
1）蓄尿障害の治療 …………………………………………………………152
2）排出障害の治療 …………………………………………………………152

E．性機能 …………………………………………………………………………154
1．勃起と自律神経系 ………………………………………………………154
2．EDの診断 ………………………………………………………………158
3．EDの治療 ………………………………………………………………159

F．瞳孔機能 ………………………………………………………………………161
1．瞳孔の構造，神経薬理学的支配とその機能 …………………………161
1）瞳孔を構成する筋組織と支配神経，薬理学的支配 …………………161
2）瞳孔の機能 ………………………………………………………………163
2．瞳孔機能検査法 …………………………………………………………168
1）大きさと形の検査法 ……………………………………………………168
2）対光反射：電子瞳孔計（イリスコーダー）…………………………168
3）輻輳反応 …………………………………………………………………168
4）各種定常光刺激下の瞳孔動揺，瞳孔振動の解析：Hippus, Fatigue wave など …169
5）視覚系機能検査としての瞳孔反応 ……………………………………169
3．瞳孔に作用する自律神経作用薬 ………………………………………170
1）瞳孔括約筋に対する作動薬（刺激薬），遮断薬（麻痺薬）…………170
2）瞳孔散大筋に対する作動薬（刺激薬），遮断薬（麻痺薬）…………170

3）点眼試験に用いる自律神経作用薬とその濃度 ……………………………………171

II. 自律神経機能検査法概論 …………………………………………………………………173
1．自律神経検査法の解釈 ……………………………………………………………………173
　　1）自律神経検査の種類 …………………………………………………………………173
　　2）なぜ検査を行うか ……………………………………………………………………174
　　3）基礎活動と反応性 ……………………………………………………………………174
　　4）正常値 …………………………………………………………………………………174
2．心循環器系検査 ……………………………………………………………………………175
　　1）ティルトによる体位変換 ……………………………………………………………175
　　2）Valsalva 法 ……………………………………………………………………………177
　　3）昇圧刺激 ………………………………………………………………………………177
　　4）心拍数の呼吸性変動 …………………………………………………………………178
　　5）心拍数のスペクトル解析 ……………………………………………………………179
　　6）食事 ……………………………………………………………………………………179
　　7）運動 ……………………………………………………………………………………179
　　8）その他の循環系検査法 ………………………………………………………………180
　　9）薬理学的検査 …………………………………………………………………………180
3．電気生理学的評価法 ………………………………………………………………………180
　　1）マイクロニューログラフィー ………………………………………………………180
　　2）交感神経皮膚反応（SSR）……………………………………………………………186
　　3）交感神経皮膚血流反応（SFR）………………………………………………………187
4．体温調節能および発汗試験 ………………………………………………………………187
5．消化器系 ……………………………………………………………………………………188
6．腎泌尿器系・生殖器系 ……………………………………………………………………188
7．眼の自律神経機能検査 ……………………………………………………………………188

III. 自律神経作用薬 ………………………………………………………………………………190
1．コリン作動性神経伝達 ……………………………………………………………………190
　　1）コリン作動性シナプスにおける伝達機構 …………………………………………190
　　2）アセチルコリン受容体 ………………………………………………………………191
　　3）アセチルコリンエステラーゼ ………………………………………………………193
2．アドレナリン作動性神経伝達 ……………………………………………………………194
　　1）アドレナリン作動性シナプスにおける伝達機構 …………………………………194
　　2）アドレナリン受容体 …………………………………………………………………198

第3章　臨床からみた自律神経系〜各論

I. 精神疾患と自律神経障害 ………………………………………………………………………201
1．統合失調症（schizophrenia：Sch）………………………………………………………201
2．気分障害（mood disorder）………………………………………………………………202

1）双極性障害（bipolar disorder：BP） ··202
　　　2）大うつ病性障害（major depressive disorder：MDD） ·····························203
　　3．不安障害（anxiety disorder） ···203
　　　1）パニック障害（panic disorder：PD） ···204
　　　2）PTSD（posttraumatic stress disorder：外傷後ストレス障害） ···················204
　　　3）全般性不安障害（generalized anxiety disorder：GAD） ··························205
　　　4）特定の恐怖症（specific phobia：SP） ··205
　　　5）社会不安障害（social anxiety disorder：SAD） ····································205
　　　6）強迫性障害（obsessive compulsive disorder：OCD） ····························205

Ⅱ．心身症と自律神経障害 ···211
　　1．心身症とは ···211
　　2．心身症の原因，病態 ··211
　　　1）ストレスとは ··211
　　　2）心理的ストレスと自律神経の関係について ···211
　　　3）ストレスと心身症を発症する仕組み ··212
　　　4）心身症になりやすい性格 ···213
　　3．代表的疾患と自律神経の関係 ···213
　　　1）気管支喘息 ··213
　　　2）虚血性心疾患 ···214
　　　3）本態性高血圧 ···214
　　　4）Functional dyspepsia（FD） ··215
　　　5）過敏性腸症候群 ··215
　　4．治療 ···216
　　　1）心理療法 ···216
　　　2）自律訓練法 ··216
　　　3）バイオフィードバック療法 ··216
　　　4）薬物療法 ···217
　　5．経過，予後 ··218

Ⅲ．神経疾患と自律神経障害 ···219
A．Pandysautonomia の概念と分類 ··219
　　1．急性汎自律神経異常症（acute pandysautonomia：APD） ··························219
　　2．岡嶋の分類 ··219
　　3．急性特発性汎自律神経異常症（acute idiopathic pandysautonomia：AIPD） ···220
　　4．Acute post- or para-infectious pandysautonomia：APPD ··························220
　　5．Acute autonomic and sensory neuropathy：AASN ····································220
　　6．Acute autonomic and sensory-motor neuropathy：AASMN ·························221
　　7．Acute cholinergic neuropathy：CAN（Kirby） ···221
　　8．病因 ···221

- 9．検査成績 …………………………………………………………………………221
  - 1）自律神経機能検査 ……………………………………………………………221
  - 2）髄液検査 ………………………………………………………………………222
  - 3）神経伝導検査 …………………………………………………………………222
  - 4）レーザードプラ皮膚血流検査 ………………………………………………222
  - 5）病理 ……………………………………………………………………………222
- 10．診断・鑑別診断 …………………………………………………………………223
- 11．治療 ………………………………………………………………………………223
  - 1）ステロイド療法 ………………………………………………………………223
  - 2）免疫グロブリン大量静注療法 IVIg …………………………………………223
  - 3）起立性低血圧の対策 …………………………………………………………223
  - 4）排出障害の対策 ………………………………………………………………223
  - 5）消化器症状の対策 ……………………………………………………………224
- 12．予後 ………………………………………………………………………………224

B-1．変性疾患—パーキンソン病，Lewy 小体病，進行性核上性麻痺，大脳基底核変性症 …………………………………………………………225
- 1．自律神経症状 ……………………………………………………………………225
  - 1）流涎 ……………………………………………………………………………225
  - 2）便秘 ……………………………………………………………………………226
  - 3）排尿障害 ………………………………………………………………………226
  - 4）呼吸障害 ………………………………………………………………………226
  - 5）起立性低血圧 …………………………………………………………………226
  - 6）心筋 meta-[^{123}I] iodobenzylguanidine（MIBG）シンチグラフィ ……227
  - 7）筋交感神経活動 ………………………………………………………………227
  - 8）発汗障害 ………………………………………………………………………227
  - 9）網状青斑 ………………………………………………………………………227
  - 10）下肢の浮腫 ……………………………………………………………………228
  - 11）睡眠障害 ………………………………………………………………………228
- 2．類縁疾患 …………………………………………………………………………228
  - 1）自律神経障害の著しいパーキンソン病 ……………………………………228
  - 2）汎 Lewy 小体病 ………………………………………………………………228
  - 3）純粋型自律神経不全症 ………………………………………………………228
  - 4）進行性核上性麻痺，皮質基底核変性症 ……………………………………229

B-2．変性疾患—多系統萎縮症，脊髄小脳変性症 ……………………………230
- 1．多系統萎縮症（MSA）…………………………………………………………230
  - 1）MSA の概念 …………………………………………………………………230
  - 2）MSA に伴う自律神経不全症 ………………………………………………232
  - 3）臨床実地における MSA の鑑別診断 ………………………………………233
- 2．脊髄小脳失調症（SCA）………………………………………………………235

B-3．変性疾患—筋萎縮性側索硬化症 …………………………………………237
- 1．歴史的背景 ………………………………………………………………………237
- 2．ALS の自律神経障害の分類 ……………………………………………………237

10 目　次

　　3．初期 ALS の自律神経障害 ··237
　　　　1）初期 ALS の自律神経症状 ···237
　　　　2）初期 ALS の自律神経障害の検査所見と病態 ·························237
　　4．認知症を伴う ALS の自律神経障害 ···238
　　　　1）認知症を伴う ALS の自律神経症状 ·······································238
　　　　2）認知症を伴う ALS の自律神経障害の検査所見と病態 ···········238
　　5．進行期 ALS の自律神経障害 ···238
　　　　1）進行期 ALS の自律神経症状 ··238
　　　　2）進行期 ALS の自律神経障害の検査所見と病態 ·····················239
　　6．交感神経活動亢進の責任病巣 ··239
　　7．副交感神経機能 ··239
　　8．神経病理 ··239
　　　　1）Varoreflex arc ··239
　　　　2）Varoreflex arc よりも上位の自律神経系 ······························240
　　　　3）その他の自律神経系 ··240
　　　　4）ALS の自律神経系病理のまとめ ···240
　　9．治療 ···241
　　10．自律神経不全を伴う ALS ···241
　　　　1）自律神経不全を伴う ALS の報告 ··241
　　　　2）自律神経不全の症候と検査所見 ··241
　　　　3）検査所見 ···241
　　　　4）神経病理学的所見 ···241
　　　　5）自律神経不全を伴う ALS の位置づけ ···································241
B-4．変性疾患—アルツハイマー病 ···243
　　1．アルツハイマー病の成因 ···243
　　2．アルツハイマー病の臨床 ···244
　　3．アルツハイマー病と自律神経 ···244
　　　　1）瞳孔 ···245
　　　　2）心血管系 ···246
　　　　3）呼吸調節 ···246
C．脳血管障害 ···248
　　1．発症機序 ··248
　　2．自律神経症候 ···248
　　　　1）心血管系症候 ··248
　　　　2）皮膚交感神経機能障害 ···249
　　　　3）排尿障害 ···249
　　　　4）睡眠時呼吸障害 ··250
　　　　5）その他の自律神経症候 ···250
D．多発性硬化症 ···252
　　1．疾患概念 ··252

2．多発性硬化症で見られる自律神経症候 ································252
　　3．泌尿器 ··252
　　　1）症候 ··252
　　　2）検査 ··253
　　　3）治療 ··253
　　4．生殖器 ··254
　　5．消化器 ··254
　　6．循環器 ··254
　　7．発汗・体温調節 ··254
　　8．その他 ··255
E．脊椎・脊髄疾患 ···256
　　1．脊椎疾患 ··256
　　　1）Barré-Lieou 症候群 ···256
　　　2）頸椎症，腰椎症 ···256
　　2．脊髄疾患 ··259
　　　1）Autonomic dysreflexia ··259
F-1．末梢神経疾患―特発性自律神経性ニューロパチー
　　（急性 pandysautonomia）と関連疾患 ·····························263
　　1．発症様式 ··263
　　2．臨床症状 ··264
　　3．血液・髄液検査所見 ···264
　　4．自律神経検査所見 ··264
　　　1）心血管系自律神経機能検査 ···································264
　　　2）消化管機能検査 ··265
　　　3）発汗・皮膚血管系自律神経機能検査 ······················265
　　　4）瞳孔障害 ···265
　　　5）排尿障害 ···265
　　5．神経病理学的所見 ··265
　　6．自己抗体 ··265
　　　1）抗体の出現頻度 ··266
　　　2）抗体価と臨床症状との関係 ···································267
　　　3）抗体陽性例と陰性例の比較 ···································268
　　7．予後 ··268
　　8．治療 ··268
　　9．関連疾患 ··268
　　　1）傍腫瘍性自律神経性ニューロパチー ······················268
　　　2）ギラン・バレー症候群 ···269
　　　3）薬物・毒物 ··269
　　　4）感染症 ··269
F-2．末梢神経疾患―アミロイドポリニューロパチー ·············271

1．FAP 患者の自律神経障害 ……………………………………………………………271
2．循環器系障害 ……………………………………………………………………………272
3．消化器症状 ………………………………………………………………………………274
4．眼症状 ……………………………………………………………………………………274
5．ホルモン分泌異常 ………………………………………………………………………274
6．造血障害 …………………………………………………………………………………275
7．膀胱機能障害 ……………………………………………………………………………275
8．その他の臓器の自律神経障害 …………………………………………………………275
9．肝臓移植 …………………………………………………………………………………275

G．筋疾患 ………………………………………………………………………………………277
1．筋ジストロフィー ………………………………………………………………………277
　1）Duchenne/Becker 型筋ジストロフィー（DMD/BMD PMD）……………………277
　2）筋緊張性ジストロフィー（myotonic dystrophy：MyD）…………………………278
2．メンギー症候群（mitochondrial neuro-gastrointestinal encephalomyopathy：MNGIE）……279
3．多発筋炎（polymyositis：PM），皮膚筋炎（dermatomyositis：DM）………………279
4．悪性高熱（malignant hyperthermia：MH）……………………………………………280
5．重症筋無力症（myasthenia gravis：MG）………………………………………………280
6．Lambert-Eaton 症候群（Lambert-Eaton myasthenic syndrome：LEMS）……………281
7．Pure dysautonomia ………………………………………………………………………281
8．進行性顔面半側萎縮症（Parry-Romberg 症候群：PRS）……………………………282
9．Stiffman/stiff person 症候群 ……………………………………………………………282
10．反射性交感神経ジストロフィー（reflex sympathetic dystrophy：RSD）…………282

H．中毒性疾患 ………………………………………………………………………………284
1．薬物による中毒・副作用 ………………………………………………………………284
　1）抗精神病薬 …………………………………………………………………………284
　2）抗うつ薬（antidepressants）………………………………………………………285
　3）抗けいれん薬 ………………………………………………………………………285
　4）抗不安薬，睡眠薬 …………………………………………………………………285
　5）パーキンソン病治療薬 ……………………………………………………………286
　6）抗コリンエステラーゼ薬（anti-cholinesterases）………………………………286
　7）麻薬 …………………………………………………………………………………287
　8）覚醒薬 ………………………………………………………………………………287
2．アルコール中毒 …………………………………………………………………………287
　1）急性アルコール中毒（acute alcoholic intoxication）……………………………287
　2）慢性アルコール中毒 ………………………………………………………………287
　3）アルコール禁断症状/離脱症候群 …………………………………………………288
3．主要な外因性中毒 ………………………………………………………………………288
　1）一酸化炭素（CO）中毒 ……………………………………………………………288
　2）有機溶剤中毒（organic solvent poisoning）………………………………………289
　3）農薬・駆虫薬中毒 …………………………………………………………………289

- 4．生物毒素中毒 ……………………………………………………………………290
  - 1）食中毒（food poisoning）……………………………………………………290
  - 2）咬傷，刺傷 ………………………………………………………………291
  - 3）外傷による破傷風（tetanus）………………………………………………292
- 5．金属中毒（metal poisoning）……………………………………………………292
- 6．熱射病（heat stroke）……………………………………………………………292

I．欠乏性・代謝疾患 ……………………………………………………………294
- 1．糖尿病における自律神経障害 ……………………………………………………294
  - 1）有病率，頻度 ………………………………………………………………294
  - 2）系統別障害 …………………………………………………………………295
  - 3）自然経過 ……………………………………………………………………299
  - 4）検査と治療 …………………………………………………………………299
  - 5）診断 …………………………………………………………………………299
  - 6）治療 …………………………………………………………………………299
- 2．ビタミン欠乏症とアルコール性神経障害 ………………………………………300
  - 1）ビタミン B_{12} 欠乏 …………………………………………………………300
  - 2）ビタミン B_1 欠乏 ……………………………………………………………300
  - 3）アルコール性神経障害 ………………………………………………………300
- 3．尿毒症 ……………………………………………………………………………301
- 4．Fabri 病 …………………………………………………………………………302
- 5．リポジストロフィー（lipodystrophy）…………………………………………303

J．片頭痛と自律神経障害 ………………………………………………………305
- 1．心血管系反応 ……………………………………………………………………305
- 2．動脈・小動脈の血管運動性反応 …………………………………………………305
- 3．瞳孔反応および中枢性交感神経機能 ……………………………………………306
- 4．その他の研究 ……………………………………………………………………307

K．Narcolepsy, Kleine-Levin 症候群 …………………………………………309
- 1．ナルコレプシー（Narcolepsy）…………………………………………………309
  - 1）病態生理 ……………………………………………………………………309
  - 2）臨床像 ………………………………………………………………………309
  - 3）検査所見 ……………………………………………………………………310
  - 4）診断 …………………………………………………………………………310
  - 5）鑑別診断 ……………………………………………………………………310
  - 6）治療 …………………………………………………………………………310
- 2．Kleine-Levin 症候群 ……………………………………………………………311
  - 1）病態生理 ……………………………………………………………………311
  - 2）臨床像 ………………………………………………………………………311
  - 3）診断 …………………………………………………………………………311
  - 4）治療 …………………………………………………………………………311

Ⅳ．循環器疾患と自律神経障害 ……313
A．高血圧と自律神経 ……313
1．交感神経，副交感神経の血圧調節への関与 ……313
1）若年者と老年者における交感神経活性 ……313
2）高血圧の重症度と交感神経系 ……314
3）圧受容体反射 ……315
2．日常診療における自律神経異常の意義 ……316
1）白衣高血圧と自律神経 ……316
2）血圧日内変動の異常 ……316
3）ストレスとの関連 ……317
4）メタボリックシンドローム，肥満と自律神経 ……318
B．心疾患と自律神経 ……322
1．不整脈 ……322
1）頻脈性不整脈 ……322
2）徐脈性不整脈 ……324
2．虚血性心疾患 ……324
1）発作の引き金としての自律神経機能 ……324
2）心筋虚血・梗塞によって起こる自律神経機能の変化 ……324
3）交感神経除神経 ……325
4）自律神経機能と生命予後 ……325
3．心不全 ……325
1）急性心不全 ……326
2）慢性心不全 ……326
4．心臓性突然死 ……326
1）日内変動 ……327
2）Brugada 症候群 ……327
C．脈管疾患と自律神経 ……328
1．起立性低血圧 ……328
1）起立時の循環動態と調節機構 ……328
2）起立性低血圧（OH）頻度出現 ……328
3）起立性低血圧の病態—疾患の分類 ……329
4）起立性低血圧の補助的診断 ……330
5）起立性低血圧の治療指針 ……330
2．食事性低血圧 ……332
1）食事性低血圧の判定基準について ……333
2）PPH の臨床的意義 ……333
3）食事に伴う生理的変化 ……334
4）起立性低血圧と食事性低血圧の差異 ……334
5）PPH の治療 ……334
3．Harlequin 症候群 ……335
4．Raynaud 現象と Raynaud 病 ……336

1）Raynaud 病·····336
　　　2）Raynaud 現象·····338

V．呼吸器疾患と自律神経障害·····341
A．肺・気管支疾患と自律神経·····341
　1．COPD と自律神経·····341
　2．気管支喘息と自律神経·····341
B．異常呼吸と自律神経·····345
　1．正常呼吸と異常呼吸·····345
　　1）正常呼吸（eupnea）·····345
　　2）呼吸数の異常·····345
　　3）呼吸の深さの異常·····345
　　4）呼吸の深さと数の異常·····346
　　5）呼吸リズムの異常·····346
　2．脳障害と異常呼吸―急性期意識障害における呼吸異常·····347
　　1）チェーン-ストークス呼吸·····348
　　2）中枢性神経原性過換気（central neurogenic hyperventilation）·····348
　　3）持続性吸息呼吸（apneustic breathing），群発呼吸（cluster breathing），
　　　失調性呼吸（ataxic breathing）·····348
　3．睡眠時呼吸障害·····349
　　1）閉塞性睡眠時無呼吸低呼吸症候群（obstructive sleep apnea hypopnea syndrome：OSAHS）·····349
　　2）中枢性睡眠時無呼吸低呼吸症候群（central sleep apnea hypopnea syndrome：CSAHS）·····350
　　3）チェーン-ストークス呼吸症候群（Cheyne-Stokes breathing syndrome：CSBS）·····350
　　4）睡眠低換気症候群（sleep hypoventilation syndrome：SHVS）·····350
　　5）オンディーヌの呪い（Ondine curse，中枢性肺胞低換気症候群）·····350
　4．神経疾患と睡眠時呼吸障害·····352
　　1）脳血管障害·····352
　　2）多系統萎縮症·····352
　　3）神経筋疾患·····353

VI．消化器疾患と自律神経障害·····355
　1．消化管の外来神経·····355
　2．壁在性神経·····355
　3．食道・胃疾患と自律神経障害·····356
　　1）食道アカラシア（achalasia）·····356
　　2）Diffuse esophageal spasm（DES），nutcracker esophagus·····356
　　3）Functional dyspepsia（FD）·····357
　　4）胃幽門狭窄症（congenital pyloric stenosis）·····357
　3．腸疾患と自律神経障害·····357
　　1）偽性腸閉塞症（pseudo-obstruction）·····357
　　2）過敏性腸症候群（irritable bowel syndrome：IBS）·····358

3）先天性巨大結腸症（Hirschsprung 病）················358
　　4）慢性便秘症··359
　　5）糖尿病性胃腸症（diabetic gastroenteropathy）·······359
　4．肝・胆・膵疾患と自律神経·······························360
　　1）胆道ジスキネジー··360
　5．その他の疾患···360

VII．内分泌疾患···362
　1．視床下部-下垂体-副腎皮質系（hypothalamic-pituitary-adrenal axis：HPA 軸）と
　　ストレスおよび関連疾患·····································362
　2．視床下部-下垂体-性腺系（hypothalamic-pituitary-gonadal axis：HPG 軸）と
　　性腺機能障害··364
　3．自律神経系と摂食行動，肥満，メタボリックシンドローム···364
　4．甲状腺機能異常と自律神経障害·························366
　5．ストレスと交感神経-副腎髄質系························366
　6．褐色細胞腫ならびに MEN II·······························366

第4章　新たなアプローチと将来への展望

I．IT 環境と自律神経··369
　1．VDT 症候群···369
　2．光感受性発作··370
　3．映像酔い··371
　4．その他···372

II．宇宙医学と自律神経··373
　1．宇宙医学と自律神経研究··································373
　2．宇宙での自律神経機能の変化····························373
　　1）宇宙酔い（宇宙適応症候群）·························373
　　2）心循環系デコンディショニング·····················374
　　3）宇宙から地上への帰還時の起立耐性低下··········374
　　4）ニューロラブ・プロジェクトでの自律神経研究···375
　　5）宇宙飛行による筋萎縮・骨量減少と自律神経系···376
　　6）将来展望···376

III．老化と自律神経···378
　1．循環調節機能の老化··378
　　1）交感神経活動に及ぼす加齢の影響···················378
　　2）カテコラミン受容体機能に及ぼす加齢の影響······379
　　3）迷走神経活動とコリン作動性受容体機能に及ぼす加齢の影響···380

4）脳血流調節機能に及ぼす加齢の影響　……………………………380
　2．排尿調節機能の老化　………………………………………………380

IV．小児と自律神経　…………………………………………………383
　1．小児領域における自律神経機能検査法　……………………………383
　　1）心電図 RR 間隔，beat-to-beat 血圧周波数解析法　………………383
　　2）起立血圧試験　………………………………………………………384
　　3）非侵襲的連続血圧測定装置を使った新しい起立試験法　…………385
　2．小児の機能性自律神経疾患—起立性調節障害（OD）を中心に—　…386
　　1）起立性調節障害のサブタイプ　……………………………………386
　　2）INOH（軽症型）と POTS の病態の異同について　………………388
　3．OD における心身医学的視点と全人的支援—新たな医療的展開—　…388
　　1）OD と不登校の併存性（OD は心身症と考える）　………………388
　　2）OD 児への心理社会的サポートのポイント　………………………389

V．分子生物学的手法を用いた自律神経研究　………………………392
　1．分子生物学的手法を用いた自律神経の機能調節メカニズム研究　……392
　2．オレキシンと視床下部の機能　………………………………………392
　3．オレキシン欠損マウスにおける防衛反応の減弱　……………………394

VI．胚性幹細胞を用いた腸管の分化　…………………………………398
　1．幹細胞　…………………………………………………………………398
　　1）幹細胞とその分化　…………………………………………………398
　　2）胚性幹細胞（ES 細胞）　……………………………………………398
　　3）体性幹細胞（somatic stem cell）　…………………………………398
　2．マウス ES 細胞の樹立と分化　………………………………………399
　　1）マウス ES 細胞の樹立　……………………………………………399
　　2）ES 細胞の分化　……………………………………………………401
　3．マウス ES 細胞からの腸管（ES 腸管）の分化誘導　………………402
　　1）マウス ES 細胞から胚様体（embryoid body：EB）形成まで　…402
　　2）EB 形成から ES 腸管の分化誘導まで　……………………………402
　4．*in vitro* 分化 ES 腸管と *in vivo* 発生腸管の類似点と相違点　……403
　　1）構造　…………………………………………………………………403
　　2）生理学的性質　………………………………………………………404
　5．ES 腸管に壁内神経系をつくる　………………………………………407
　　1）神経の発生・分化（神経堤）　……………………………………407
　　2）ES 腸管に形成された壁内神経系は生理的な機能を有するか？　…407
　　3）壁内神経系を有する ES 腸管の運動機能　…………………………408
　6．ES 細胞を用いた再生医学と解決しなければならない問題点　………408

Ⅶ. 下垂体後葉ホルモンの細胞工学 ……………………………………………… 410
1．バソプレシンおよびオキシトシン遺伝子の構造 ……………………………… 410
2．アデノウイルスを用いた生体へのバソプレシン遺伝子の導入 ……………… 411
3．バソプレシン受容体（V1aおよびV1b）ノックアウトマウスの開発 ……… 412
4．オキシトシンおよびその受容体ノックアウトマウスの開発 ………………… 412
5．トランスジェニック技術を用いた外来遺伝子の個体への導入 ……………… 413

Ⅷ. 腎交感神経活動の慢性連続記録 ………………………………………………… 417
1．電極の慢性留置方法 ……………………………………………………………… 417
 1）電極の作製 …………………………………………………………………… 417
 2）手術器具 ……………………………………………………………………… 417
 3）器具の滅菌 …………………………………………………………………… 418
 4）手術方法 ……………………………………………………………………… 418
2．交感神経活動の計測 ……………………………………………………………… 420
 1）計測機器 ……………………………………………………………………… 420
 2）データ記録 …………………………………………………………………… 420
 3）計測上の問題点と注意点 …………………………………………………… 420
3．解析方法 …………………………………………………………………………… 421

索　引 ……………………………………………………………………………………… 423

第1章　自律神経系の基礎

Ⅰ．自律神経系の概念と研究の歴史

　自律神経系全般にわたる研究史は，日本では詳述されたものがない。

　西欧では，英国 Manchester の Sheehan[1]，スイス Zürich の Ackerknecht[2]が詳しい。また，18世紀の研究に限っては，英国 Cambridge の Langley[3]の詳細な紹介がある。新しいものでは，英国 Wellcome 医史学研究所の Tansey[4]が神経伝達物質の研究史をまとめている。

　日本では，1977年に東京で開催された第18回国際自律神経学会の折に作成された日米合作のものがある[5]。佐藤・鈴木[6]がまとめた「自律神経系，研究の歴史」は，表のみであるが，簡潔な力作である。

　戦後日本の自律神経研究をまとめた宇尾野[7]の「日本自律神経学会50回のあゆみ」には，学会の歴史が詳述されている。

　本稿は，これらの文献を基に，歴史的文献や個人的な資料を加えて作成した（**表1**）。

1．体性神経と自律神経

1）定　義

　神経系は，末梢神経と中枢神経とに二大別される。末梢神経は，体性と自律性とに分けられる。

　体性神経系は骨格筋を支配する遠心路，皮膚・筋・関節などの感覚（広義には視・聴・嗅・味覚を含む）を伝える求心路，およびその統合中枢からなる。

　自律神経の研究は，英国の生理学者ラングリー（John Newport Langley, 1852-1925）[8,9]（**図1**）により大成された。「自律の（autonomic）」，「体性の（somatic）」という名称も，交感神経と副交感神経の区分も，ラングリーによるものである。

　ラングリーは，自律神経系の定義として，「神経細胞と神経線維とから構成されており，多数の横紋筋以外の組織に遠心性刺激を伝達する」と記載している（1921年）。1955年に改訂された国際解剖学用語（Paris Nomina Anatomica：PNA）では，自律神経系（systema nervorum autonomicum）は末梢神経系の中に分類されている。求心性の要素やその中枢機構は含まれていない。この概念は「狭義の自律神経」を示すものである。

　これに対して，時実[10]は，下記のように定義している。「自律神経系は，体性神経系と同じように，

表1 自律神経学の研究史

研究者	年	内容
Hippokrates	紀元前3世紀頃	瞳孔不同を記載
Galenos C	2世紀	自律神経の最初の解剖
Eustachio B	1552	交感神経系の詳細な図を作製
Willis T	1664	「肋間神経」の名で交感神経幹を記載。迷走神経を記載
Pourfour du Petit F	1727	頸部交感神経障害によるHorner徴候を記載
Wislow JW	1732	肋間神経を「大交感」，迷走神経を「中交感」と命名
Bichat MFX	1800～1802	生体機能を「器官性」（自律神経）と「動物性」に区分
Reil JC	1807	「植物神経系」の命名
Ehrenberg CG	1833	交感神経節細胞を記載。有髄と無髄神経を区分
Valentin GG	1836	有髄の交感神経を記載
Remak R	1838	無髄の交感神経を記載
Müller	1838	平滑筋を記載
Weber EF, Weber EH	1845	迷走神経の心臓機能抑制
Bernard C	1851, 1852	交感神経切断による血管拡張
Brown-Séquard CE	1852	交感神経切断端刺激による血管収縮
Meissner G	1857	腸管の粘膜下神経叢（Meissner神経叢）を記載
Raynaud M	1862	Raynaud現象を「四肢の局所性無酸素症」の名で記載
Auerbach L	1864	腸管の筋層間神経叢（Auerbach神経叢）を記載
Ludwig C, von Cyon E	1866	心臓の減圧神経を発見
Horner JF	1869	Horner徴候を記載
Mitchell W	1872	肢端紅痛症（Mitchell病）を記載
Gaskell WH	1885, 1886	節前線維は有髄，節後線維は無髄を確立
Gaskell WH	1886	自律神経を胸腰系と頭仙系に区分
Hirschsprung H	1886	Hirschsprung病を記載
Langley JN	1983	節前線維と節後線維の名称
Oliver G, Schäffer EA	1894～1885	副腎の水抽出物の交感神経刺激類似作用
Langley JN	1898	内臓神経など従来の語に代え，「自律神経」の語を提唱
高峰讓吉	1900	adrenalineの結晶化（ホルモンとして最初）
Elliott TR	1904	交感神経終末部からadrenaline様物質が放出
Langley JN	1905	自律神経を交感神経と副交感神経に区分
Hunt R	1906	acetylcholineの血圧降下作用
Dixon WE	1906～1907	迷走神経刺激とmuscarineの類似性
Aschner B	1908	Aschner反射を記載
Eppinger H, Hess L	1909	交感神経緊張型と迷走神経緊張型の区分
石森國臣	1909	脳内催眠性物質の発見
Dale HH	1914	acetylcholineと副交感神経刺激効果の類似性
Gaskell WH	1916	没2年後『不随意神経系』上梓
Loewi O	1921	心臓から分泌されるVagusstoffがacetylcholineであることを記載
Bradbury S, Eggleston C	1925, 1926	神経変性症としての起立性低血圧を記載
Bürger M	1926	Valsalva試験（Bürger式加圧止息法）
Cannon WB	1929	homeostasisの概念を提唱
Adie WJ	1931, 1932	Adie症候群を記載，Argyll Robertson瞳孔と区別
Cannon WB, Rosenblueth AS	1933, 1937	sympathin E（興奮性）とsympathin I（抑制性）を区分
Dale HH	1934	汗腺へのacetylcholine作用，コリン性神経の命名
久野 寧	1934	温熱性発汗と精神性発汗を区分
Gladsone SA	1935	高血圧患者で食後の血圧低下を記載
Fog M	1936	後天性全身無汗症を記載

表1 続き

研究者	年	内容
Hess WR	1936	自律神経統御としての視床下部
Schellong F	1936	Schellong 試験
Cannon WB	1939	脱神経過敏を記載
von Euler US	1946	交感神経終末からの noradrenaline の放出
Ahlquist RP	1948	adrenaline 受容体（αとβ）
Riley CM, Day RL, et al	1949	Riley-Day 症候群（家族性自律神経異常症）を記載
高木健太郎	1950	皮膚圧反射
MacLean PD	1952	「内臓脳」を「辺縁系」と呼ぶ
Plum F, Swanson AG	1958	呼吸異常の神経機構
Shy GM, Drager GA	1960	Shy-Drager 症候群を記載。自律神経症候と神経病理との関連
Severinghaus JW, Mitchell RA	1962	Ondien の呪い（睡眠時無呼吸症候群の一種）を記載
Fichefet JP, et al	1965	Parkinson 病に合併する自律神経障害（AF-PD）を記載
Delay J, Deniker P	1965, 1968	（神経弛緩薬性）悪性症候群を記載
Johnson RH, Lee G, et al	1966	慢性進行性自律神経不全症の脊髄中間質外側核変性
Hagbarth K-E, et al	1968	ヒト交感神経活動を microneurography で記録
Ross AT	1969	Ross 症候群を記載
Young RR	1969	acute pandysautonomia を記載
Graham JG, Oppenheimer DR	1969	多系統萎縮症の疾患概念と命名
Burnstock G	1976	「1 ニューロン-1 伝達物質」説の反論
Harik SI, et al	1977	急性コリン性自律神経異常症を記載
Bannister R, Oppenheimer D	1982, 1983	一次性（純粋性）自律神経不全症（PAF）の概念，分類
Dyck PJ	1984	遺伝性感覚自律神経性ニューロパチー（HSAN）の分類
Konno H, Yamamoto T, et al	1986	多系統萎縮症における Onuf 核変性
Lance JW, et al	1988	Harlequin（まだら模様）症候群を記載
Papp MI, et al	1989	多系統萎縮症のグリア細胞質内封入体（GCI）を記載
Low PA, et al	1991	定量的発汗運動性軸索反射検査（QSART）を開発
Low PA, et al	1994, 1995	体位性頻脈症候群（POTS）を記載
白水重尚，他	1994, 1995	meta-iodobenzylguanidine（MIBG）シンチと交感神経障害
Wakabayashi K, et al	1998	GCI などの α-synuclein の蓄積．α-synucleinopathy の概念

統合の中枢と，内臓の情報を中枢に伝える上行神経路と，そして中枢からの命令を内臓へ送る下行神経路から組み立てられている．下行路を，交感神経系と副交感神経系の二つの系統に分ける」この定義は「広義の自律神経」を示すもので，現在最も一般的となっている．

自律神経に関する解剖学やその機能についての研究を遡ると，古くから骨格筋や感覚器の支配する神経系と，内臓や血管などの平滑筋，内外の分泌腺，さらには呼吸，体温，睡眠などの調節を司る神経系とに分類されていた．

2) 西欧での体性神経と自律神経の認識

19 世紀初頭に刊行されたフランスの解剖学者ビシャー（Marie François Xavier Bichat, 1771-1802）（図2）の著において，彼は動物の生活を「対外的な生活（vie de relation）」と「栄養的な生活（vie de nutrition）」とに分け，前者を「動物性神経（nerf animale）」，後者を「臓器性神経（nerf organique）」と命名した．

ドイツでは，Halle 大学のライル（Johann Christian Reil, 1759-1813）は，1807 年にこれらを「動物

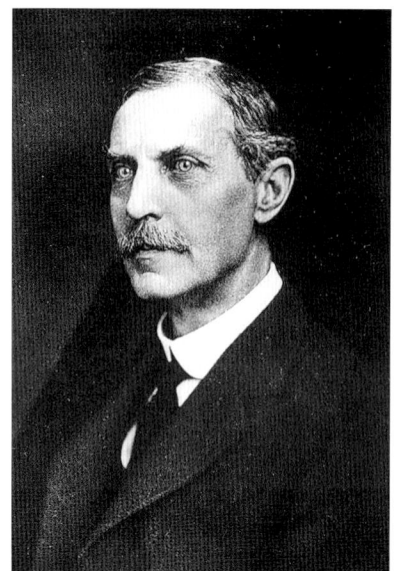

図1　自律神経系研究の巨峰ラングリー（JN Langley）

（J Physiol（Lond）；61：1-27, 1926 から引用）

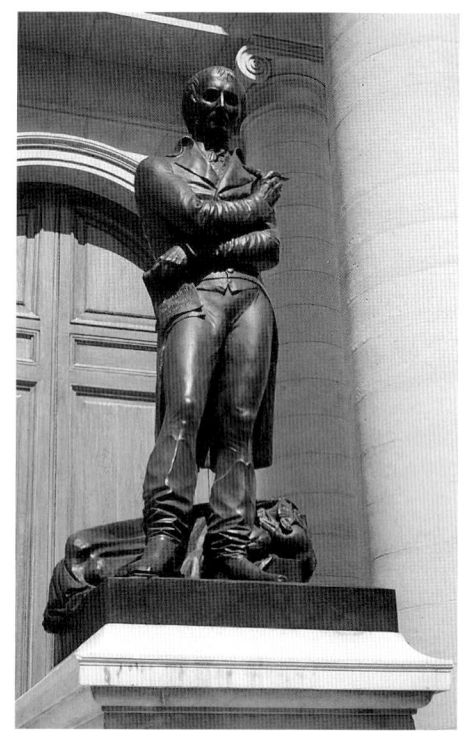

図2　フランス革命の折に夥しい人体解剖を行い，31歳の若さで他界したビシャー（MFX Bichat）のブロンズ像

パリ第5大学の円形講堂の前に設置（2005年7月，高橋撮影）。

性神経」と「植物性神経」と呼んだ。

　また，19世紀ドイツが生んだ偉大な生理学者であり Bonn 大学，後に Berlin 大学教授となったミュラー（Johannes Petrus Müller, 1801-1858）は，前者に対して「環境神経」，後者に対して当初は「植物神経」と呼んでいたが，1924年には「生命神経（Lebensnerven）」の名称を与えている。

　英国では，Cambridge 大学の生理学者ギャスケル（Walter Holbrook Gaskel, 1847-1914）が「内臓神経系（visceral nervous system）」の用語のもと，胸腰部および頭部・仙髄部とに区分した。ラングリーはギャスケルの後任者で，「visceral」の用語は皮膚を支配する神経などを含む場合もあることから，不適当な語であるとして「autonomic」という語を提唱した（1898年）。これはラングリーの造語ではなく，Jebb 教授の示唆によるものである。「autonomic」とは auto-（self），nomo-（ギリシャ語 nomos，英 law）を意味する。

　「autonomy」という語は，英語圏では1623年から使われている。ドイツ語では，哲学の分野ではカント倫理学の中心概念として「Autonomie（自律）」の用語があり，実践理性が自己に義務法則を課しそれに服することを意味していた。

　ギャスケルはまた，自律神経の節前線維は有髄線維，節後線維は無髄であることを見出した（1886

年)。

2. 日本への自律神経の概念の導入とその邦訳

　日本における近代西欧医学の幕開けは，安永3（1774）年の『解体新書』[11]の刊行に始まる。本書の「巻の二，脳髄并びに神経篇，第八」に下記の記載がある。

　「第八神経は，（中略）頭蓋を穿ち，出でて頭茎に下り，胸腹に循る。その別なる者，心肺とに向い，兼て他臓に循る。またその支別は，項の初椎に循い，集りて塊をなし，漸く長じて縄の如く，下りて心肺と胸とを絡う（後略）」

　原著者クルムス（Johann Adam Kulmus, 1689-1745）のドイツ語版[12]と照合すると，「第八神経」は「8 Vagum」とあり，上記は迷走神経と交感神経幹とその枝を記載しているものと解される。杉田玄白（1733-1817）は『解体新書』の邦訳に満足しておらず，その改訂を弟子の大槻玄沢（1757-1827）に命じた。玄沢は翻訳をやり直し，文政9（1826）年に『重訂解体新書』13巻を出版した。その原稿は寛政10（1798）年頃にほぼ完成していたが，出版は約30年後と遅れた。

　本書では，「運旋神経」と「動覚神経」という語が使われており，前者は内臓に分布し，「第八対の走散神経［今日の迷走神経］」と「肋間対神経［今日の交感神経幹とその枝］」から成る，と述べられている。本書の原稿完成から印刷までの18世紀末～19世紀初頭にかけては，西欧では丁度ビシャーやミュラーらが「臓器性神経」や「植物性神経」の概念や用語を発表した頃でもあり，玄沢はこれらを参考に訳語を生んだものと考えられる。

　『解体新書』刊行後約30年経って，宇田川玄真（榛斎）は文化2（1805）年に『医範提綱』3巻を刊行した。本書では解剖学のみならず生理学や病理学にも及んで記載され，『解体新書』よりも多くの人々に広く読まれた。この書では「運化神経」，「意識神経」の語が使用された。また，「脳神経の第八対［今日の迷走神経］」が胸内から胃までを支配し，「肋間対神経［今日の交感神経幹］」が腹内を支配していると解説しているのは正しくない。

　1898年に，ラングリーが「autonomic」の新語を提唱した[9]。邦訳として20世紀初頭には一時「自宰神経」，「自立神経」の用語が使われたことがあったが，やがて「自律神経」がこれらにとって代わった。

3. 交感神経と副交感神経

　自律神経を，交感神経と副交感神経とに区分したのはラングリーである（1905年）。解剖学的には，前者を胸腰系（thoracolumbar system），後者を頭仙系（craniosacral system）とも呼ぶこともある。

1）交感神経

(1) 解　剖

　医学において，「交感（sympathy）」の語はガレノス（Galenos, A.D.130-200）の時代から「体内の互いに離れている器官が相互に影響を及ぼす現象（consent）」を意味するものとして使用されていた。

　ガレノス，ヴェサリウス（Andreas Vesalius, 1514-1564）ら多くの解剖学者が，区分することなく一

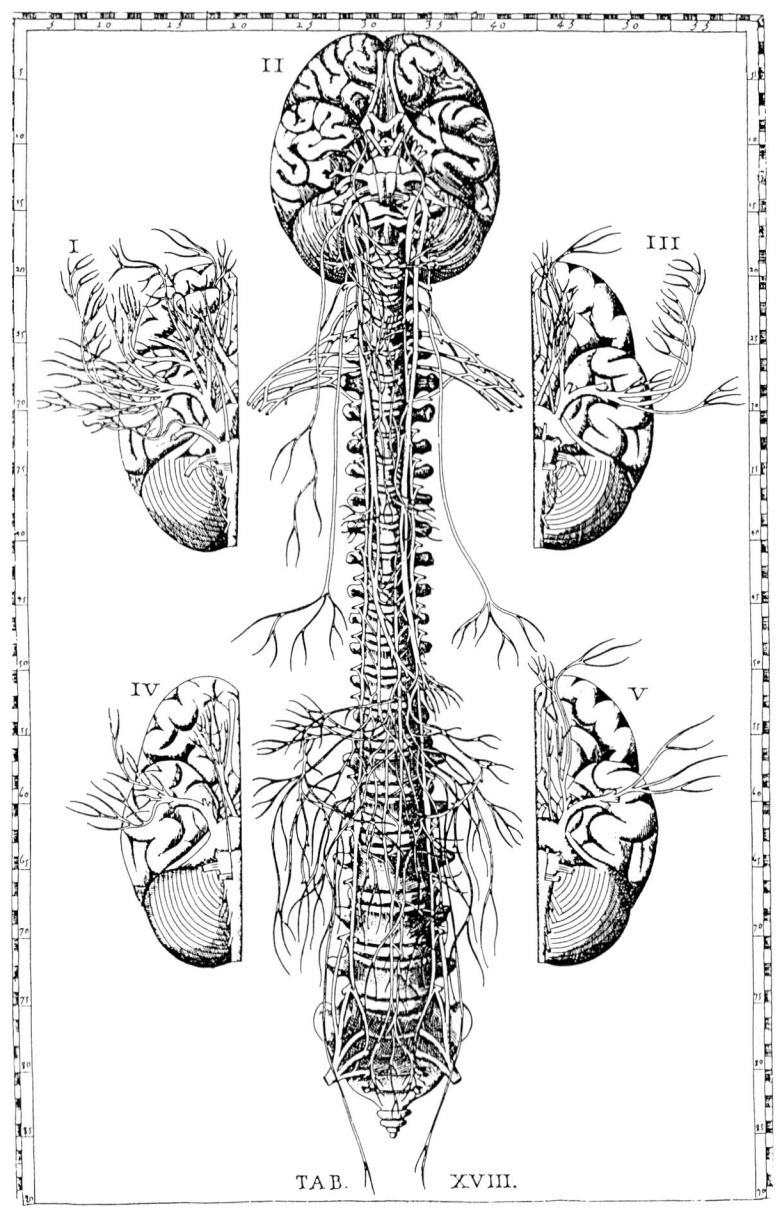

図3　エウスタキオ（B Eustachio）が1552年に描いた交感神経と迷走神経の銅板画

当時の最も正確な自律神経の図。刊行は1714年と遅れた。

括していた交感神経幹と迷走神経を解剖学的に区別して扱ったのはフランスのエティエンヌ（Charles Estienne, 1503-1564）（1545年）とローマのエウスタキオ（Bartolommeo Eustachio, 1520-1574）（銅版作1552年，刊行1714年）である[13]（図3）。エウスタキオは交感神経系と脳神経の正確な描写を行い，迷走神経と交感神経が分離して描かれている。しかし，交感神経幹の起始部を外転神経とした誤りがある。

17世紀を代表する英国の神経解剖学者ウィリス（Thomas Willis, 1621-1675）が「肋間神経（intercostal nerve）」の名のもとに記述したものは，今日の交感神経幹に相当する[14]（図4）。これは，脊椎に沿った交感神経幹が，各椎間で肋骨の基部から分枝を受けていることから命名されたものである。

デンマーク人でパリ大学教授となったウィンスロー（Jacques-Benigne Winslow, 1669-1760）は，1732年に，この「肋間神経（nerf intercostal）」と呼ばれていた神経を「大交感神経（les grands nerfs sympathiques）」と命名した[15]（図5）。これが，今日まで「交感神経幹」の名として定着するに至った。

交感神経の起始は，エウスタキオ（1552年），ヴェサリウス（1555年），ウィリス（1664年）などによって脳幹，特に外転神経から派生するとされた。この考えを改め，脊髄から派生することを明らかにしたのは，フランスの外科・眼科医プールフール・デュ・プティ（François Pourfour du Petit, 1664-1741）である（1727年）。

交感神経の解剖で特筆すべきものとしてギャスケルによる節前線維は有髄線維からなり，節後線維は無髄からなるという研究がある（1885，1886年）。彼は，没2年後1916年に，『Involuntary nervous system』と題する自律神経系のモノグラフを刊行した[16]。

(2) 機　能

上記プールフール・デュ・プティは，1727年にヒトにおいて，頚部交感神経の損傷により，眼瞼下垂，縮瞳などを生じることを観察し，またイヌで，頚部交感神経を切断することによって，この眼症状を実験的に作りだした。その後，この症候はホルナー（Johann Friedrich Horner, 1831-1886）によりヒトで観察され（1869年），今日「ホルナー症候群」として広く知られている。彼はまた，実験的に迷走神経切断とを比較し，交感神経幹は脳幹から派生するという従来の考えを完全に否定した。

心臓，立毛筋，汗腺などの機能が，交感神経と密接な関係をもつことが明らかにされた一方，1900年に高峰譲吉によりホルモンとして最初のアドレナリン（adrenaline）が抽出，結晶化された。1904年，エリオット（Thomas R. Elliott, 1877-1961）はアドレナリンの作用が交感神経の働きと酷似することから，交感神経刺激が平滑筋に達すると，そこでアドレナリンを放出し，これが化学的作用を発揮するものと推定した。

交感神経興奮の生体反応とアドレナリン投与時のそれとは類似性が高いが，必ずしも一致するものではない。この事実が徐々に判明し，交感神経末端から分泌される物質に対して，レーヴィ（Otto Loewi, 1873-1961）は「Acceleransstoff」と命名，またキャノン（Walter Bradford Cannon, 1871-1945）は「sympathin」と呼んだ。スウェーデンのオイラー（Ulf Svante von Euler, 1905-1983）（図6）は交感神経組織の抽出液の検討から，交感神経伝達物質はアドレナリンではなく，ノルアドレナリン（noradrenaline）であることを証明（1946），この研究に対して1970年にノーベル医学・生理学賞が授与された。

交感神経系に対する「アドレナリン性神経」という名称は，英国のデール（Sir Henry Dale, 1875-1968）が1934年に「コリン性神経」の名称とともに提唱したものであるが，ノルアドレナリンの発見後もこの名称は変更されていない。

2) 副交感神経

(1) 解　剖

現在，副交感神経系は，脳幹由来のものと，仙髄由来のものとに大別されている。

8 第1章 自律神経系の基礎

a
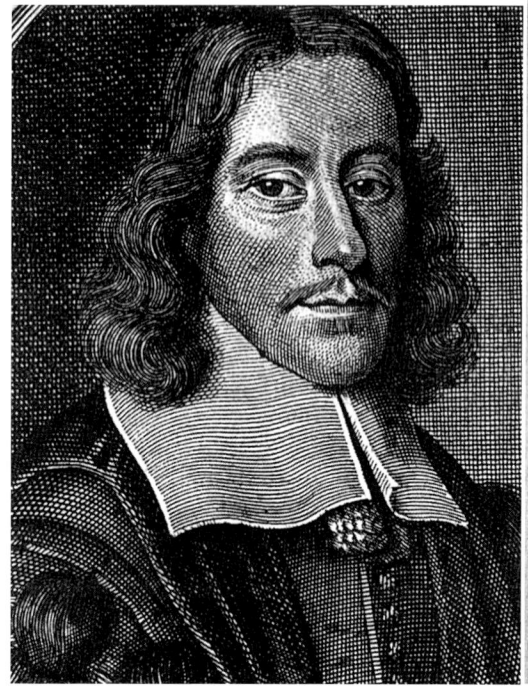

b
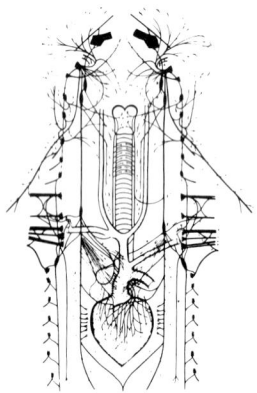

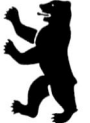

図4

a：17世紀の最も偉大な神経解剖学者トーマス・ウィリス（Thomas Willis）とその名著『脳解剖学』（1664年）の表紙。
b：ウィリスの描いた交感神経の図。第19回国際自律神経学会（ベルリン，1984年）案内の表紙。

EXPOSITION ANATOMIQUE DE LA STRUCTURE DU CORPS HUMAIN,

Par JACQUES-BENIGNE WINSLOW, de l'Academie Royale des Sciences, Docteur Régent de la Faculté de Medecine en l'Université de Paris, ancien Professeur en Anatomie & en Chirurgie dans la même Faculté, Interprète du Roy en Langue Teutonique, & de la Societé Royale de Berlin.

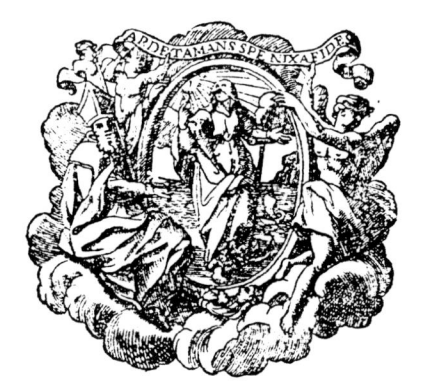

A PARIS,

Chez { GUILLAUME DESPREZ, Imprimeur & Libraire ordinaire du Roi,
ET
JEAN DESESSARTZ, Libraire, ruë Saint Jacques à S. Prosper, & aux trois Vertus.

M. DCCXXXII.
AVEC APPROBATIONS ET PRIVILEGE DU ROI.

図5 ウィンスロー（JB Winslow）著『人体構造解説』（1732年）の表紙

本書の中でこれまで「肋間神経」の名で記載されてきたものを「大交感神経」と命名。以後これが「交感神経幹」と呼ばれるようになった。

　副交感神経系の大元をなすものは迷走神経であり，これはアレキサンドリアの学者 Marinus により A.D.100 年頃から注目されていた。本神経に「vagus」の名を与えたのはイタリア Padova 大学解剖学教授マルケッティ（Demenico de Marchetti, 1628-1688）である。

　「迷走神経」の邦訳は明治初年から見られるが，『解体新書』[11]では，クルムスの原著[12]で「8. Vagum」

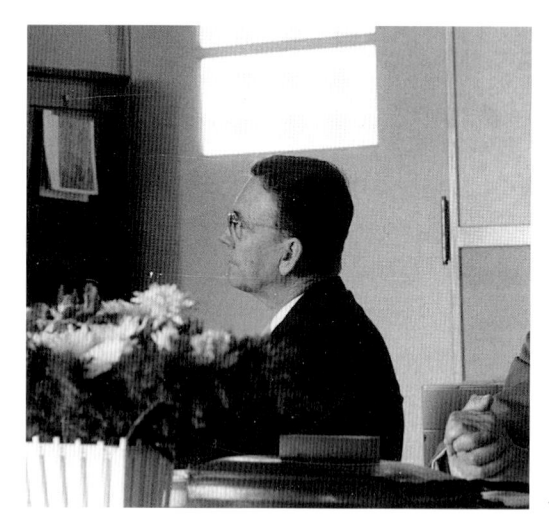

図6 交感神経の神経伝達物質ノルアドレナリンを発見したスウェーデンの神経科学者オイラー（US von Euler）

名古屋大学医学部にて，1960年頃（高橋撮影）。

とあるのを「第八神経」とのみ訳し，「Vagum」には訳を与えていない（当時は脳神経は十対とされていた）。おそらく「Vagum」の適訳が見つからなかったためであろう。

ラテン語の vagus は，動詞 vagor［歩き回る，広く行きわたる］に由来し，名詞［放浪者，遍歴学生］と形容詞［遍歴する，住居不定の，放浪の］がある。

大槻玄沢の『重訂解体新書』では「走散神経」と訳され，宇田川玄真の『医範提綱』では「蔓延対神経」とされた。ドイツでは「Lungen-Magennerv」，フランスでは「nerf pneumo-gastrique」（肺胃神経）とも呼ばれる。

仙髄由来の副交感神経は，骨盤臓器を支配する。このうち，Onufrowicz 核（Onuf 核）が前角に存在する。これは頚髄から腰髄にわたり存在する四肢横紋筋を支配する前角の運動ニューロン細胞に似た構造をもつ。

(2) 機 能

時実[10]は，自律神経系の活動の基調は副交感神経であり，交感神経の働きは，むしろアクセント的な役割である，と述べている。

迷走神経刺激が心臓に対して抑制作用を有することを実験的に証明したのは，ドイツ Leipzig 大学教授のヴェーバー兄弟（Ernst Heinrich Weber, 1795-1878；Eduard Friedrich Wilhelm Weber, 1806-1871）であり，1845年のことである。従来，神経刺激はすべて興奮性の効果をもたらすものとされていたが，抑制効果が存在することを立証した生理学上の画期的な発見であった。ちなみに，心拍数の増加と心拍出力の増加が交感神経の心臓枝の刺激でもたらされることは，この21年後の1866年 Ludwig と von Cyon とによって報告された。

英国 Cambridge 大学のギャスケルは，脳幹や胸腰仙髄の副交感神経を証明し，平滑筋や分泌機能に興奮性と抑制性とがあることを報告した。ラングリーは，ギャスケルによるこの研究成果を基として，さらにピロカルピン，ムスカリン，アレコリン（arecoline）などの薬物が，中脳，延髄，仙髄系の神経刺激で生じる効果と近似した作用を有すること，またこの作用はアドレナリンによる交感神経興奮効果とまったく異質なものであるという彼自身の研究から，これらの自律神経を一括して「副交感神経系」とし交感神経と対比させた（1905年）。

迷走神経刺激がムスカリンの作用と類似することはディクソン（Walter Ernst Dixon, 1871-1931）により観察された（1906-1907 年）。デールはアセチルコリンとの類似性を認め（1914 年），レーヴィは心臓から分泌される「Vagusstoff 迷走神経物質」がアセチルコリンであることを確認した（1921 年）。コリン作動性神経の名はデールにより提唱されたが（1934 年），汗腺は交感神経支配であるにもかかわらず，コリン性である。

仙髄の Onuf 核は，古くから外陰部の坐骨海綿体筋や球海綿体筋の中枢であろうとされていたが，日本の研究者により，泌尿生殖器や肛門の機能に関係が深いことが示唆された。

4. 自律神経の臨床知見

ほとんどすべての内臓器官は，交感神経と副交感神経の二重支配を受けている。自律神経は，瞳孔，涙・唾液分泌，心血管，発汗，泌尿生殖，排便などの機能と深い関係があり，さらに近年はホルモンやペプチドなど体液性調節との関連も明らかになりつつある。

瞳孔との関係はヒッポクラテス（Hippokrates）が，瞳孔不同を記載し，プールフール・デュ・プティが今日のホルナー徴候を記載した（1727 年）。アーガイル・ロバートソン（Argyll Robertson）徴候（1869 年），アディー（Adie）症候群（1931 年）など瞳孔に関する冠名徴候は多い。

心血管系に関する臨床研究は非常に多い。Bradbury, Eggleston（1925 年），Shy, Drager（1960 年），Graham, Oppenheimer（1969 年）などの臨床病理学的な疾患の記載は，起立性低血圧，食事性低血圧の病態解明から治療開発へと発展しつつある。

発汗は分節的，局所的な異常を呈し，病変の局在との関連から注目されてきた。アディー症候群，ロス（Ross）症候群，まだら模様（harlequin）症候群など特異な発汗障害のほか，全身性の無汗症（先天的，後天的）などが記載され，近年は QSART（1961 年）などの発汗検査が開発され，自律神経機能検査としては，定量的また局所的な異常へのアプローチ可能なものとして広く臨床に応用されている。

仙髄 Onuf 核の臨床的意義に関しては，純粋な体性の運動ニューロン変性を来す筋萎縮性側索硬化症では障害を免れ，泌尿生殖器の機能障害を来す Shy-Drager 症候群（多系統萎縮症）では，高度の変性に陥ることなどが証明された。

これらに関しては，表 1 および本書の各論を参考にされたい。

5. 自律神経学関係の学会

1）日　本

（1）日本自律神経学会[7]

1956 年に国際自律神経研究会日本支部会として発足，1966 年に日本自律神経研究会，1973 年に日本自律神経学会と改称し，今日に至る。1987 年以来，毎年 1 回の学術研究発表会が開催されており，世界最多の会員数から構成されている。学会誌「自律神経」は年 6 回の発行，研究発表会の英文抄録は，国際誌「Autonomic Neuroscience ; Basic and Clinical」誌に掲載されている。

2）国際学会

（1）国際自律神経学会（International Society for Neurovegetative Research：ISNR）

1955年9月に第1回会議がストラスブール（Strasbourg）で開催され，以後不定期に学術会議をもっていた．1995年11月米国フェニクス（Phoenix）市で第22回が開催されたのが最後となった．

第18回（1977年，会長：沖中重雄教授）と第20回（1990年，会長：吉川政己教授）は東京で開催された．日本自律神経学会とは密接な関係があった．

本学会が中心となり1950年に第1巻を発刊した「Acta Neurovegetativa」は30巻（1967年）で終刊，31巻（1968年）からは「Journal of Neuro-visceral Relations」と改称，さらに33巻（1972年）から「Journal of Neural Transmission」と改称され，自律神経との関係は希薄になった．

（2）国際自律神経科学学会（International Society for Autonomic Neuroscience：ISAN）

1997年に英国のバーンストック（Geoffrey Burnstock）を会長として発足，第1回の学会をオーストラリアのケアンズ，2000年ロンドン，2003年カルガリ，2005年マルセイユで開催された．第5回は京都での開催が予定されている．

自律神経関係の国際英文誌として1975年以来発刊されていた「Journal of the Autonomic Nervous System」（アムステルダム）は，本学会の機関誌となり，「Autonomic Neuroscience：Basic and Clinical」と改称され，今日に至っている．

（3）欧州自律神経学会連合会（European Federation of Autonomic Societies：EFAS）

欧州各国の自律神経学会が連合する学会として，1999年イタリアのボローニアにおいて第1回の学術会議が開催された．第2回ロンドン，第3回ドイツのエアランゲン，第4回アテネ，第5回フランスのトゥールーズで各年開催された．第6回に相当する学会は2004年10月に米国自律神経学会（American Autonomic Society：AAS）との第1回合同会議としてアムステルダムで開かれ，第7回はスロヴェニアのBledにて2005年5月に開催された．

国際的な臨床自律神経誌である「Clinical Autonomic Research」（CAN）誌は1991年にClinical Autonomic Research Societyの機関誌として創刊されたが，第10巻第2号（2000年）からはAAS，Clinical Autonomic Research Society（CARS），およびEFASの三者の機関誌として年6回発行されている．

CARSは英国で誕生した自律神経に関する集会である．その第8回集会において本誌の発刊が決定された．

（4）国際自律神経系シンポジウム（International Symposium on the Autonomic Nervous System）

AASがスポンサーとして毎年1回北米にて開催されている．最近では，第14回が2003年に米国ヴァージン諸島，第15回に相当するものが上記2004年アムステルダムにおいてEFASとの第1回合同会議として，第16回がメキシコのLos Cabosで2005年10月6～9日に開催された．

■文　献

1) Sheehan D：Discovery of the autonomic nervous system. Arch Neurol Psychiatry；35：1081-1115, 1936
2) Ackerknecht EH：The history of the discovery of the vegetative（autonomic）nervous system. Med Hist；19：1-8, 1974
3) Langley JN：Sketch of the progress of discovery in the eighteenth century as regards the autonomic nervous system. J Physiol（Lond）；50：225-258, 1916

4) Tansey EM：Historical perspectives on the autonomic nervous system. With a particular emphasis on chemical neurotransmission. Autonomic failure. 4th ed（Mathias CJ, Bannister R eds）, Oxford University Press, New York, pp.xxiii-xxix, 1999
5) Brooks CMcC, Uchizono K, Uono M：The development of our knowledge of the autonomic nervous system. Integrative functions of the autonomic nervous system（Brooks CMcC, Koizumi K, Sato A eds）, Univ Tokyo Press, Tokyo, pp.473-496, 1979
6) 佐藤昭夫, 鈴木はる江：自律神経系. 研究の歴史. Clin Neurosci；10：612-613, 1992
7) 宇尾野公義：日本自律神経学会 50 回のあゆみ. 自律神経 35：18-28, 1998
8) Langley JN：The Autonomic Nervous System, W Heffer & Sons, Cambridge, 1921
9) Langley JN：On the union of cranial autonomic（visceral）fibres with the nerve cells of the superior cervial ganglion. J Physiol（Lond）；23：240-270, 1898
10) 時実利彦：脳の話. 岩波新書, 岩波書店, 東京, pp.161-172, 1962
11) 杉田玄白, 他訳：解体新書. 東武書林, 江戸, 1774
12) Kulmus JA：Anatomische Tabellen. C Fritsch Leipzig, 1759
13) Eustachio B：Tabulae Anatomicae. F Gonzagae, Roma, 1714
14) Willis T：Cerebri Anatome. Gyl Hall, London, 1667
15) Winslow JB：Exposition Anatomique de la Structure du Corps Humain. G Desprez & J Desessartz, Paris, 1732
16) Gaskell WH：The Involuntary Nervous System. Longmans, Green & Co, London, 1916

高橋　昭

II. 自律神経系の形態と機能

A. 機能形態学的にみた自律神経系

1. 自律神経系の構成[1,2,3,4]

　自律神経系（autonomic nervous system）は四肢に分布する骨格筋を収縮させ，歩行などの機能を司る体性運動神経系（somatic motor nervous system）とは異なり，心臓・消化管・血管・腺などに分布する心筋・平滑筋・筋上皮細胞などに不随意的に作用して心筋収縮・内臓運動・血管収縮・腺分泌などを行い，身体の恒常性（homeostasis）を維持し，内的・外的環境変化に対応する神経系である。
　自律神経系は大きく分けて二つの部分から構成される。

　┌交感神経系（胸腰系）〔sympathetic nervous system（thoracolumbal system）〕
　└副交感神経系（頭仙系）〔parasympathetic nervous system（craniosacral system）〕

　両神経系はそれぞれ節前ニューロン（preganglionic neurons）と節後ニューロン（postganglionic neurons）から構成されている。例えば効果器である消化管平滑筋に作用する場合，少なくとも一つ以上のシナプス交換を行う。骨格筋の収縮を行う体性運動神経の場合，脊髄前柱細胞の軸索は直接骨格筋にシナプス形成（神経筋接合：neuromuscular junction，筋終板：muscular endplate）する。
　節前ニューロンの軸索は有髄B線維からなり，節後ニューロンの軸索はほとんどが無髄C線維からなっている。節前ニューロンと節後ニューロンとの比率については1対数10であり，一つの節前ニューロンが数10個の節後ニューロンにシナプス形成を行っている。

1）交感神経系

（1）節前ニューロンの分布

　下部頸髄，胸髄および上部腰髄（C8, T1〜12, L1〜2），側柱中間質外側核（intermediolateral nuclei）に分布し，節前ニューロンの軸索は脊髄前根を出て，節後ニューロンにシナプス形成を行う。

（2）節後ニューロンの分布

　脊髄に沿って交感神経幹（sympathetic trunk）および種々の交感神経節（sympathetic ganglion）が存在する。主な交感神経節には上，中，下頸神経節（superior, middle and inferior cervical ganglion）（図7a），腹腔神経節（celiac ganglion），腸間膜動脈神経節（mesenteric ganglion）などがある（後述）。節後ニューロンの軸索は全身の臓器に分布する平滑筋・腺・血管などに終末し交感神経機能を営む。なお，四肢や体幹に分布する汗腺や血管に終末する節前ニューロンの軸索は白交通枝として，交感神経幹で節後ニューロンとシナプス形成し節後ニューロンの軸索は灰白交通枝として再び脊髄神経に加わり，四肢や体幹に分布する。

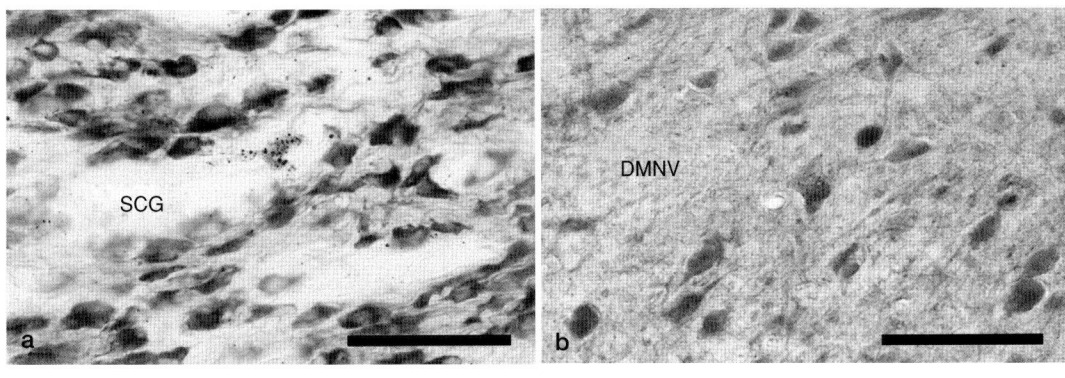

図7

a：上頸神経節（SCG）に分布するノルアドレナリンニューロン（tyrosine hydroxylase（TH）免疫陽性）
b：迷走神経背側核（DMNV）に分布するアセチルコリンニューロン（choline acetyltranspherase（CAT）免疫陽性）
scale bar＝50μm

2）副交感神経系

（1）節前ニューロンの分布

　四つの脳神経〔動眼神経（oculomotor nerve），顔面神経（facial nerve），舌咽神経（glossopharyngeal nerve），および迷走神経（vagus nerve）〕および仙髄側柱（lateral colum）内部に節前ニューロンが分布している。節前ニューロンの分布は動眼神経においては，動眼神経副核（accessory nucleus, Edinger Westphal），顔面神経においては上唾液核（superior salivatory nucleus），舌咽神経においては下唾液核（inferior salivatory nucleus），迷走神経においては迷走神経背側核（dorsal nucleus）（図7b）に認められる。それぞれの節前ニューロンのうち動眼神経副核，上唾液核および下唾液核に分布するニューロンの軸索はそれぞれに対応する節後ニューロンにシナプスを形成し，節後ニューロンの軸索のうち，動眼神経副核からのものは最終的に眼球の瞳孔括約筋，毛様体筋を支配する。上唾液核からのものは最終的に顎下腺，舌下腺，涙腺を支配する。下唾液核からのものは最終的に耳下腺を支配する。

　迷走神経背側核に分布する節前ニューロンは骨盤内臓を除く内臓の副交感神経支配を行うもので，その軸索は長い経路を通り多くの神経叢（交感神経も含む）を形成し，それぞれ支配する臓器近傍あるいは内部でシナプス形成を行い，節後ニューロンの短い軸索が平滑筋などに分布する。

　仙髄側柱の節前ニューロンは前根を出て骨盤内臓神経（pelvic splanchnic nerve）として骨盤内臓周囲で種々の神経叢を形成し，内臓近傍あるいは内部でシナプス形成を行い，節後ニューロンはやはり短い軸索が平滑筋や腺に分布する。

（2）節後ニューロンの分布

　動眼神経副核を起始とする節前ニューロンに対応する節後ニューロンは毛様体神経節（ciliary ganglion）に分布する。上唾液核を起始とする節前ニューロンに対応する節後ニューロンは顎下神経節（submandibular ganglion）（顎下腺および舌下腺支配），翼口蓋神経節（pterygopalatine ganglion）（涙腺支配）に分布する。下唾液核を起始とする節前ニューロンに対応する節後ニューロンは耳神経節（otic ganglion）に分布している。

2. 自律神経系と視床下部[5,6]

1）視床下部機能

　視床下部は自律神経のみならず，内分泌，体内リズム，摂食，体温など，生体の恒常性維持のために必要な機能の中枢として間脳の第三脳室を挟んだ両側に位置している。種々の機能を統合する重要な役割を担うにもかかわらず大変小さな領域で，1,400 g の成人脳のわずか 4 g を占めるにすぎない。その働きは生存していく上での基本的な生理機能の調節統合である。視床下部へは嗅覚や視覚などの特殊知覚を含めて全身からの感覚情報が入力されており，さらに視床下部自体も体温，浸透圧，血糖値などの変化を感知する機構を備えている。視床下部は，このようにして感知された身体の状況を生体が予め設定しているセットポイントと比較し，それより変位した分を調節するために，つまり恒常性をなるべく維持できるように自律神経系や行動反応，内分泌系を作動させる。
　列挙すると視床下部機能には以下のようなものがあげられ，これらの作用にも自律神経系の調節機能が関与している。
　①血漿浸透圧や血管壁のトーヌスを調節することによる循環器系への作用
　②基礎代謝や行動による熱産生に伴う体温調節作用
　③摂食，消化によるエネルギー代謝調節作用
　④ホルモン調節を通じた性行動や妊娠，授乳調節作用
　⑤筋肉などへの血流調節や副腎ホルモンの調節を介したストレスに対応する身体的，免疫応答作用

2）視床下部への上行性入力と自律神経系への下行性出力

　視床下部への求心路であるが，末梢組織からの視床下部への上行性入力のうち大部分の内臓感覚，例えば圧受容，呼吸，消化管運動などの情報は迷走神経や舌咽神経を通じて延髄の孤束核（solitary nucleus）に入力している。孤束核のニューロンは上行性に直接視床下部室傍核やほかの諸神経核へ入力する。痛覚などの体性感覚は後根神経節や三叉神経節を経由して，二次ニューロンが脊髄視床下部路を通じて，または延髄の腹外側部や背内側部を経由して視床下部へ入力している。
　次に視床下部から自律神経系への出力であるが，その自律神経調節の仕方から下行性の投射は大きく分けて 3 種類が考えられる。第一には直接自律神経系の節前ニューロンへの投射であり，交感神経系へは胸髄から上部腰髄にかけての中間質外側核にある節前ニューロンへ，副交感神経系へは迷走神経背側核へ単シナプス投射がみられる。次に自律神経節前ニューロンへ投射する脳幹カテコラミンニューロン群への投射，最後に末梢から視床下部へ入力する脳幹や脊髄の知覚ニューロン群へフィードバック投射し，視床下部へ入力する感覚情報を調節するものである。

3）視床下部室傍核と自律神経系

　視床下部諸核の中では主に室傍核，弓状核，脳弓周囲核（perifornical nucleus），外側視床下部の 4 領域から自律神経節前ニューロンへの下行性投射が認められる。他にも少数派であるが, medial preop-

図8

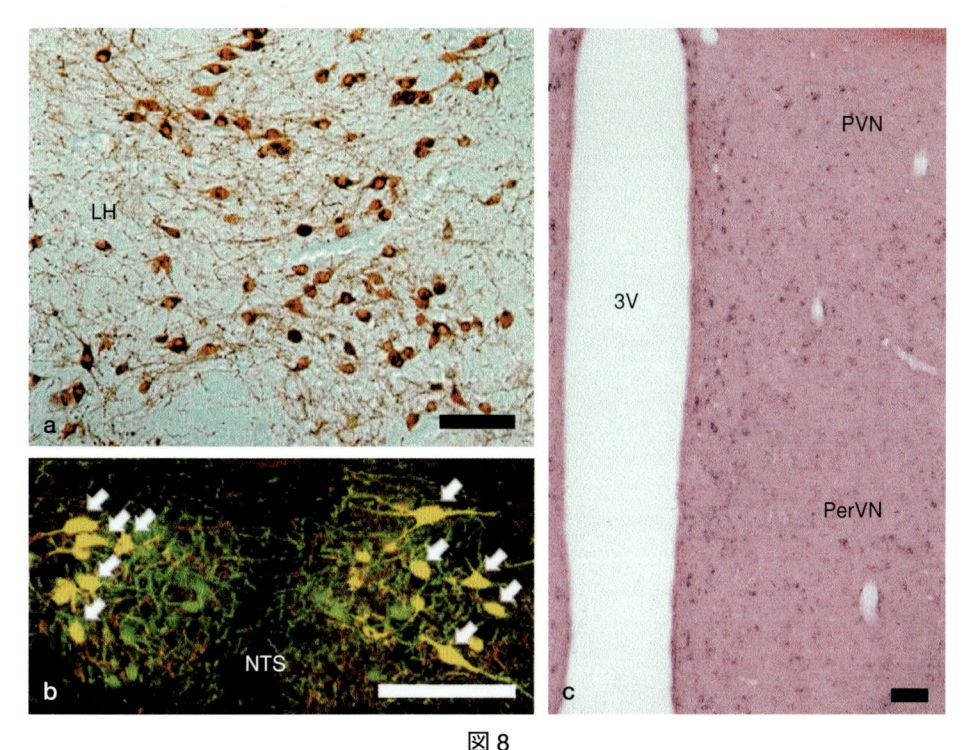

a：外側視床下部に分布するオレキシン免疫陽性ニューロン
b：延髄孤束核（NTS）に分布する PrRP 免疫陽性ニューロン（黄色のものは PrRP とノルアドレナリン二重標識，緑色のものはノルアドレナリン（TH）のみ陽性
c：視床下部室傍核（PVN），室周囲核（PerVN）に分布する PrRP 受容体。3 V：第 3 脳室
scale bar＝100μm

tic, ventromedial, tuberomamillary nuclei などからの投射も報告されている。解剖学的には視床下部前部から副交感神経系へ，後部からは交感神経系への投射が多いといわれている。

最もよく研究されているのが，視床下部室傍核からの投射である。室傍核は恒常性のコントロール機構の中核とも呼ばれる神経核で，大きく大細胞ニューロン領域と小細胞ニューロン領域に分かれる。小細胞ニューロン領域のうち，内側領域は正中隆起へ投射して多くの放出ホルモンを下垂体門脈へ分泌する神経内分泌領域であるが，残る背側，腹側，外側領域が中枢性自律神経調節領域で，交感，副交感節前ニューロンへの投射を含めて，中脳水道周囲灰白質，脚間核，孤束核，吻側延髄外側部への投射が認められる。脊髄へ投射するものは室傍核小細胞ニューロン領域の背側領域からが多く，迷走神経諸核へ投射するものは腹側と外側領域のニューロンが中心である。

脊髄へ下行する室傍核ニューロンの大部分はオキシトシンもしくはバソプレシン免疫陽性であり，最近の in situ hybridization と逆行性トレーサーを用いた研究ではそれぞれ 40% を占めると報告されている。ほかのペプチドとして DYN なども報告されている。

4）新規ペプチドの視床下部作用と自律神経系

この 10 年以内にオーファン G 蛋白質共役型受容体に対するリガンド検索やゲノムデータベースか

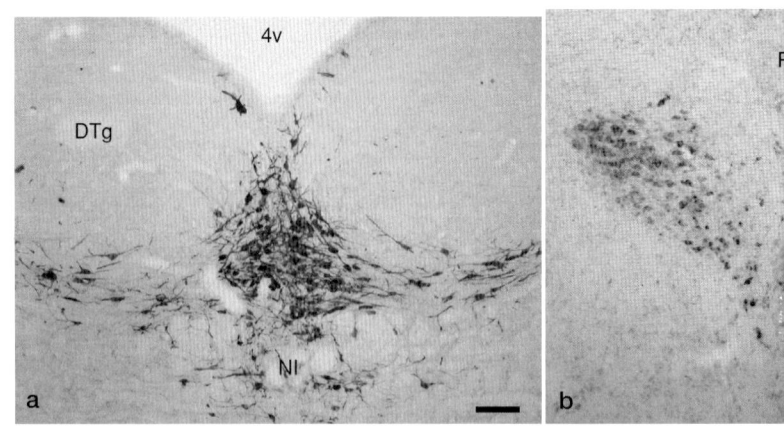

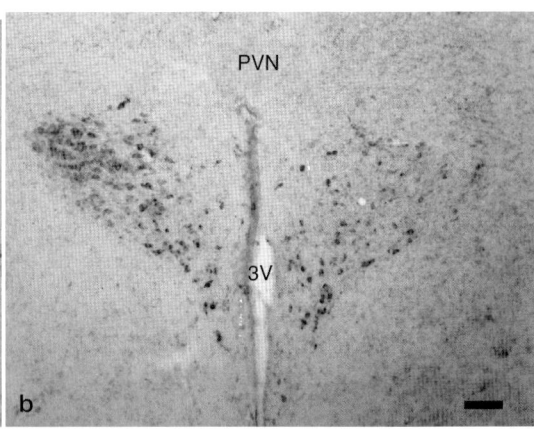

図9

a：橋背側部に分布する relaxin 3 免疫陽性ニューロン
b：視床下部室傍核（PVN）に分布する relaxin 3 受容体
3 V：third ventricle, 4 V：fourth ventricle,
DTg：dorsal tegmental nucleus, NI：nucleus incertus,
PVN：paraventricular hypothalamic nucleus
scale bar：100μm

らの検索などから新規脳内ペプチドが続々と発見され，視床下部機能への関与が種々報告されてきた。例えば睡眠・覚醒に関与するオレキシン（図8a）[7]や摂食行動に関与する melanin-concentrating hormone（MCH），室周囲核のソマソスタチンニューロンを介した成長ホルモン分泌制御を行うプロラクチン放出ペプチド（PrRP）（図8b，c）[8]などがあげられる。これらのペプチド産生ニューロンは室傍核，弓状核や外側視床下部を介して直接または間接的に自律神経系を調節していると考えられる。

最近 insulin/relaxin super family に属し，脳に高発現する新たなペプチド relaxin 3（図9）[9]が発見された。このペプチド発現ニューロンは橋の背側正中部に存在して，上行性に視床下部に軸索を投射している。実際に受容体が室傍核に発現しており，またオレキシンを発現する外側視床下部にも密な線維が分布している。relaxin 3 も室傍核や外側視床下部を介して自律神経系を調節すると考えられる。今後このような新規ペプチドおよびペプチド発現ニューロンの自律神経系への調節機能の詳細が明らかにされると思われる。

3．自律神経系の神経伝導路 （図10）[1,2,4]

1）交感神経系の神経伝導路

（1）頭部，顔面への神経伝導路
上部胸髄（T1〜2）側柱中間質外側核（節前ニューロン）→交感神経幹（シナプスを換えず），交感神経として上行→上頚神経節（節後ニューロン） ⟶

II．自律神経系の形態と機能　**19**

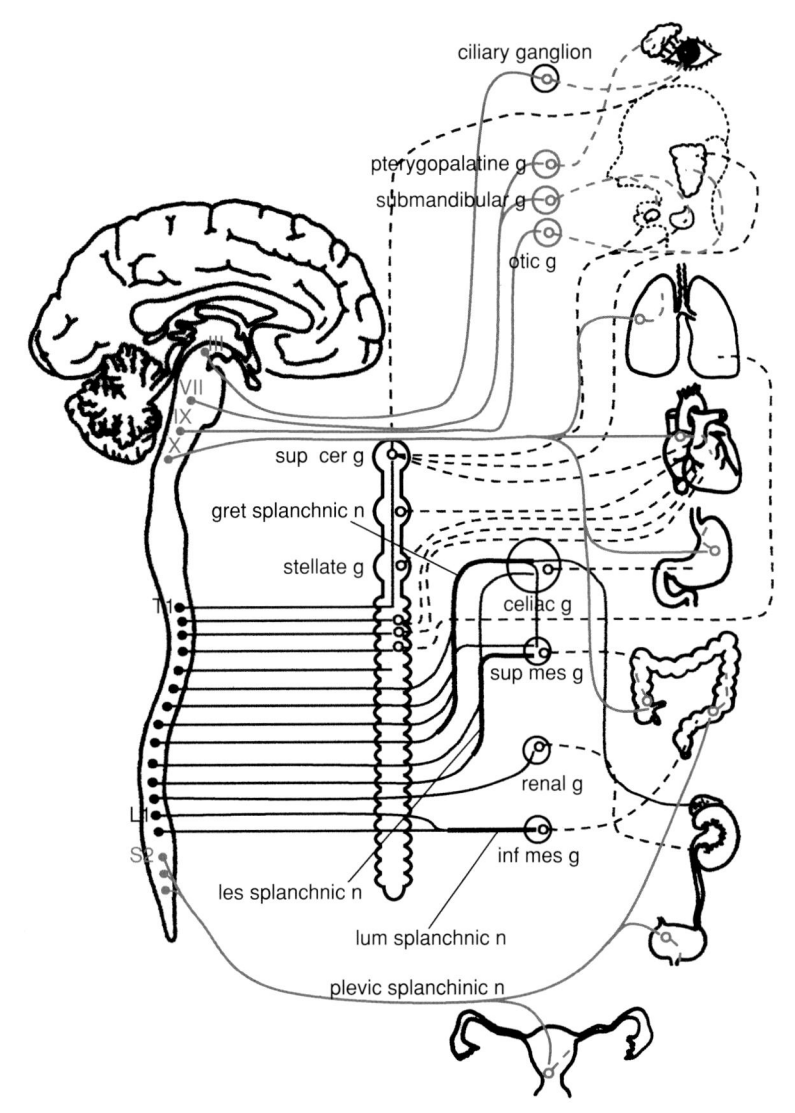

図10　交感神経系（黒色）副交感神経系（灰色）の伝導路
名称は本文参照。実線は節前線維，点線は節後線維。

├─→内頸動脈に伴行→毛様体神経節（シナプス交換せず）→短毛様体神経→眼球，瞳孔括約筋（収縮），毛様体筋に分布する。
├─→外頸動脈に伴行→顎下神経節（シナプス交換せず）→顎下腺，舌下腺に分布する（濃い唾液分泌）。
├─→内頸動脈神経叢→深錐体神経→翼口蓋神経節（シナプス交換せず）→上顎神経，頬骨神経を経て交通枝を通り→涙腺動脈に伴行→涙腺に分布する（涙の分泌抑制）。
└─→外頸動脈神経叢→耳下腺に分布する（濃い唾液分泌）。

(2) 胸部内臓（特に心臓などへの）神経伝導路

上部胸髄（T1〜5）側柱中間質外側核（節前ニューロン）→上頚神経節，中頚神経節あるいは下頚神経節（星状神経節：stellate ganglion）（節後ニューロン）→上，中あるいは下心臓神経（cardiac nerve）→心臓神経叢（cardiac plexus）→胸大動脈に伴行→深心臓神経→冠状動脈神経叢（coronary plexus）→心臓に分布（心拍数増加，心収縮力増加）。

その他，節前ニューロン→上胸部交感神経幹内胸神経節（thoracic ganglion）（節後ニューロン）→胸心臓神経（thoracic cardiac nerve）→気管，気管支，食道，心臓などに分布する。

(3) 腹部内臓（特に消化管など）への神経伝導路

下部胸髄（T6〜12），腰髄（L1〜2）側柱中間質外側核（節前ニューロン）から大内臓神経（greater splanchnic nerve, T6〜T9），小内臓神経（lesser splanchnic nerve, T10〜12）（両神経は横隔膜を貫いて腹腔内へ），腰内臓神経（lumbar splanchnic nerve, L1〜2）として，大内臓神経の多くと小内臓神経の一部→腹腔神経叢（coeliac plexus）内の腹腔神経節（節後ニューロン）→種々の神経叢（例えば，肝神経叢：hepatic plexus）をつくり→胃・小腸・肝臓・膵臓などに分布する（胃，腸分泌抑制，運動抑制，幽門括約筋収縮など）。

大内臓神経の一部と小内臓神経の多く→上腸間膜動脈（superior mesenteric artery）周辺で→上腸間膜動脈神経節（superior mesenteric ganglion）（節後ニューロン）→結腸上部に分布する。

腰内臓神経は主として→下腸間膜動脈（inferior mesenteric artery）周辺で→下腸間膜動脈神経節（inferior mesenteric ganglion）（節後ニューロン）→結腸下部，直腸，腎臓，膀胱に分布する。

(4) 副腎への神経支配

下部胸髄交感神経節前ニューロンおよび大内臓神経→腹腔神経節および神経叢からの節前ニューロン→副腎髄質内クロマフィン細胞や多極細胞にシナプス形成，クロマフィン細胞などは節後ニューロンと考えられる。

(5) 骨盤内臓（精巣・卵巣・子宮・前立腺など生殖器）への神経伝導路

上部腰髄（L1〜2）側柱中間質外側核→腰部交感神経幹神経節（節後ニューロン）→腰内臓神経→上下腹神経叢（superior hypogastric plexus）や下下腹神経叢（inferior hypogastric plexus）（骨盤神経叢：pelvic plexus）などを介し生殖器に分布する。

2）副交感神経系の神経伝導路

(1) 頭部，顔面への神経伝導路

中脳動眼神経副核（節前ニューロン）→動眼神経とともに眼窩へ→毛様体神経節（シナプス交換，節後ニューロン）→短毛様体神経→眼球，瞳孔括約筋（収縮），毛様体筋に分布する。

延髄上唾液核（節前ニューロン）
→顔面神経とともに顔面神経管内を走り→途中顔面神経管から離れ→鼓索神経（chorda tympani）→舌神経（lingual nerve）を介し→顎下神経節（節後ニューロン）→顎下腺，舌下腺に分布する（希薄な唾液分泌）。
→大錐体神経（greater petrosal nerve）→翼突管→翼口蓋神経節（節後ニューロン）→翼口蓋神経→上顎神経（maxillary nerve）→頬骨神経→交通枝→涙腺に分布する。

延髄下唾液核（節前ニューロン）
└→舌咽神経とともに→鼓室神経→小錐体神経（lesser petrosal nerve）→耳神経節（シナプス交換，節後ニューロン）→耳介側頭神経（auriculotemporal nerve）→耳下腺枝→耳下腺に分布する（希薄な唾液分泌）．

(2) 胸部内臓への神経伝導路

延髄迷走神経背側核（節前ニューロン，疑核（ambiguus nucleus）近傍からも）→迷走神経─→
 ├→上および下心臓神経→心臓神経叢（節後ニューロン）→心房・心室などに分布する．
 ├→肺神経叢（pulmonary plexus）（節後ニューロン）→気管・気管支・肺などに分布する．
 └→食道神経叢（esophageal plexus）（節後ニューロン）→食道に分布する．

(3) 腹部内臓への神経回路

延髄迷走神経背側核（節前ニューロン）→迷走神経─→
 ├→胃・小腸・上行結腸などに分布する血管に伴行し→胃・小腸・上行結腸へ（それぞれの内部の壁内神経叢（後述，節後ニューロンとして機能））分布する．
 └→肝臓・胆嚢・膵臓・腎臓・副腎などに分布する血管に伴行し→それぞれの臓器の近傍の神経叢（肝臓神経叢：hepatic plexus，腎神経叢：renal plexus など）（節後ニューロン）→それぞれの臓器に分布する．

仙髄側柱（S2～4）（節前ニューロン）→骨盤内臓神経（pelvic splanchnic nerve）として上行→上下腹神経叢などを介し，横行～S状結腸，直腸（それぞれの壁内でシナプス交換，節後ニューロンとして機能）に分布する．

(4) 骨盤内臓への神経回路

仙髄側柱（S2～4）（節前ニューロン）→骨盤内臓神経→骨盤神経叢（pelvic plexus）（下下腹神経叢）─→
 ├→膀胱神経叢（vesicular plexus）（節後ニューロン）→膀胱に分布する．
 └→生殖器近傍で神経叢（前立腺神経叢（prostatic plexus），子宮膣神経叢（uterovaginal plexus）など）（節後ニューロン）→前立腺・卵巣・精巣・子宮などに分布する．

自律神経の作用において心臓など循環器に対しては交感神経は亢進，副交感神経は抑制，消化器（特に消化管など）に対しては交感神経は抑制，副交感神経は亢進，泌尿器（特に膀胱排出筋，括約筋など）に対しては交感神経は排出筋を弛緩，括約筋を収縮，副交感神経は排出筋を収縮，括約筋を弛緩，男性生殖器に対しては交感神経は勃起を起こす，副交感神経は射精を起こす[10]．

なお，視床下部室傍核背側，腹側，外側部に分布するバソプレシンニューロンなどは迷走神経背側核や脊髄側柱に分布する自律神経節前ニューロンへの密な投射を行っている．また，延髄青斑核（locus coerleus）のノルアドレナリンニューロン（A6）など多くのカテコラミンニューロンや縫線核（raphe nucleus）のセロトニン（5HT）ニューロンは脊髄自律神経節前ニューロンへ密な投射を行っている．

4. 自律神経系の神経伝達物質（neurotransmitter），神経修飾物質（neuromodulator）および受容体（receptor）[1,2,11]

神経伝達物質としての定義は，①神経刺激によりシナプス末端よりシナプス間隙に放出される，②受容体がシナプス後膜に存在する，③シナプス後部にはそれらの物質を不活性化する酵素が存在する，

などである。

1) 交感神経系の主たる神経伝達物質

交感神経系において，節前ニューロンの神経伝達物質はアセチルコリン（Ach），節後ニューロンの神経伝達物質のほとんどはノルアドレナリン（NA）（図7a）である。ただ，交感神経節後ニューロンのうちエクリン汗腺に分布し，汗腺分泌を促進するものはAchである。

2) 副交感神経系の主たる神経伝達物質

副交感神経系においては，節前ニューロン，節後ニューロンともに伝達物質はAchである（図7b）。

3) Ach，NAの受容体について

Ach受容体はG蛋白共役型受容体とイオンチャネル内蔵型受容体とに大きく分類される。

G蛋白共役型受容体はムスカリン性（muscarinic）受容体であり，副交感神経節後ニューロン終末を受ける腺細胞膜などに分布し，腺分泌に関与する（m1〜m5などサブユニットに分かれている）。イオンチャネル内蔵型受容体はニコチン性（nicotinic）受容体であり，副交感性節前ニューロンの終末する節後ニューロンの細胞膜に分布する（α, βなどサブユニット，それぞれがさらに小さなサブユニットに分けられる）。

NA受容体（カテコラミンCA受容体）は大きく分けてα受容体とβ受容体とからなり，それぞれがα_1, α_2受容体とβ_1, β_2受容体のサブユニットに分けられる。交感神経節後ニューロンの終末を受ける細胞膜にはCA受容体が分布するが，それらの分布は，交感神経終末の作用を受ける細胞により異なる（例えば心臓拍動数の増加はβ_1受容体を介し，胃平滑筋の収縮はα受容体を介する）。

4) ほかの神経伝達物質，神経修飾物質

自律神経系においてはAch，NAが神経伝達物質として大きな役割を果たしているが，1960年代に入り自律神経系における神経伝達物質，修飾物質にも多様な物質がその候補となり得ることが多くの研究から明らかにされてきた。まず，ATPが神経伝達物質の定義を満たすことが判明した後，多くのペプチドが自律神経系ニューロン，神経終末に存在することが明らかになった。特に腸管壁内神経叢などにおいて，non-adrenergic，non-cholinergic（NANC）[12]の存在が明らかになってきた。すなわち，自律神経系における神経伝達物質，修飾物質にはAch，NAなどアミン，GABA，グルタミン酸などアミノ酸，ペプチド（それぞれ特異的受容体を有する），および後述するガス状伝達物質である一酸化窒素（nitric oxide：NO）などが含まれる。特に交感神経節後ニューロンおよびそれらの終末内にはNA，ATP，NPY，ENK，VIP，SOMなどが，副交感神経節後ニューロンおよびそれらの終末内にはAch，VIP，ATP，NO，NPY，DYN，SOMなどが含まれている。また，自律神経系機能調節に大きく関与する視床下部ニューロンにもオレキシン，PACAP，プロラクチン放出ペプチド（PrRP）など多くのものが含まれ，それらにはNA，5HT，ドパミンなどが共存することも明らかにされている。

神経修飾物質の機能も多様であり，神経終末から放出される伝達物質量のコントロール，神経終末後部における伝達物質の作用時間や作用強度のコントロールなどであり，伝達物質と修飾物質のcotransmissionにより共同作用を行うことも考えられる。また，神経伝達物質や修飾物質が終末から

放出され，シナプス後でそれ自身の役割を果たすとともに，それ自身の放出をコントロールする自己抑制（autoinhibition）にも働いている。

5）ガス状伝達物質[13]

　NO はガス状ラジカルであり，L-アルギニンから NO 合成酵素（nitric oxide synthese：NOS）により NADPH を補酵素として合成される。NOS には神経型（nNOS），誘導型（iNOS），血管内皮型（eNOS）とが存在する。1990 年に中枢神経組織において NOS が分離精製，クローニングが行われた。神経系における NO の検出には nNOS の抗体を用いた免疫組織化学が用いられる。また，DNA プローブを用いた in situ hybridization によっても証明可能である。NO は拡散により細胞から細胞へ直接情報伝達を行い，中枢神経系においてニューロンの可塑性や細胞死に関与している。自律神経系における NO の働きについては，NO（nNOS）の分布は消化管壁内神経叢，翼口蓋神経節など副交感神経節に認められる。NO は自律神経系，特に平滑筋へ副交感神経終末からの情報伝達の初期に関与し，平滑筋収縮に重要な働きをしていることが示唆される。同じガス状伝達物質である一酸化炭素（CO）も自律神経系を含む神経系において情報伝達に関与することが明らかになっている。

5．壁内神経叢（enteric plexus）（図 11）

1）壁内神経叢の概要[14]

　壁内神経叢（腸壁内神経系：intramural nervous system）は消化管壁において粘膜下神経叢（submucosa plexus，マイスネル）と筋層間神経叢（myenteric plexus，アウエルバッハ）とそれらを連絡あるいは外から入力する神経線維からなり，多くの神経細胞（神経堤（neural crest）を起始とする）と神経線維とが錯綜する組織であり，消化管全体として神経細胞の数は 10^7〜10^8 個とされる[15]。それらを構成するニューロンにも知覚神経，介在ニューロン，内臓運動ニューロンが含まれ，壁内反射弓（enteric reflex arch）を形成している。消化管粘膜腺上皮には内分泌細胞（ガストリン，SOM，ヒスタミン，グレリンなどを分泌）も存在しており，消化管運動，腺分泌は神経系では交感神経，副交感神経，壁内神経による調節とホルモンによる体液性調節も受けている。

2）壁内神経機能（図 12）[16]

（1）コリン作動性ニューロンの働き
　消化管壁内神経のうち Ach を伝達物質とするコリン作動性ニューロンは，副交感神経節後ニューロンとして平滑筋細胞膜上のムスカリン受容体を介して平滑筋の収縮を促し，消化管運動や胃液分泌亢進に働く。

（2）アドレナリン作動性ニューロンの働き
　交感神経節後ニューロンは NA を伝達物質とするアドレナリン作動性ニューロンであり，この神経線維は腸管壁の平滑筋細胞膜上のアドレナリン受容体サブユニット（α_1，β_2 など）を介し平滑筋の収縮を抑えるとともに，壁内神経叢内のコリン作動性ニューロンに作用して Ach の放出を抑制し，間接的にも平滑筋の収縮を抑え消化管運動を抑制する。

24　第1章　自律神経系の基礎

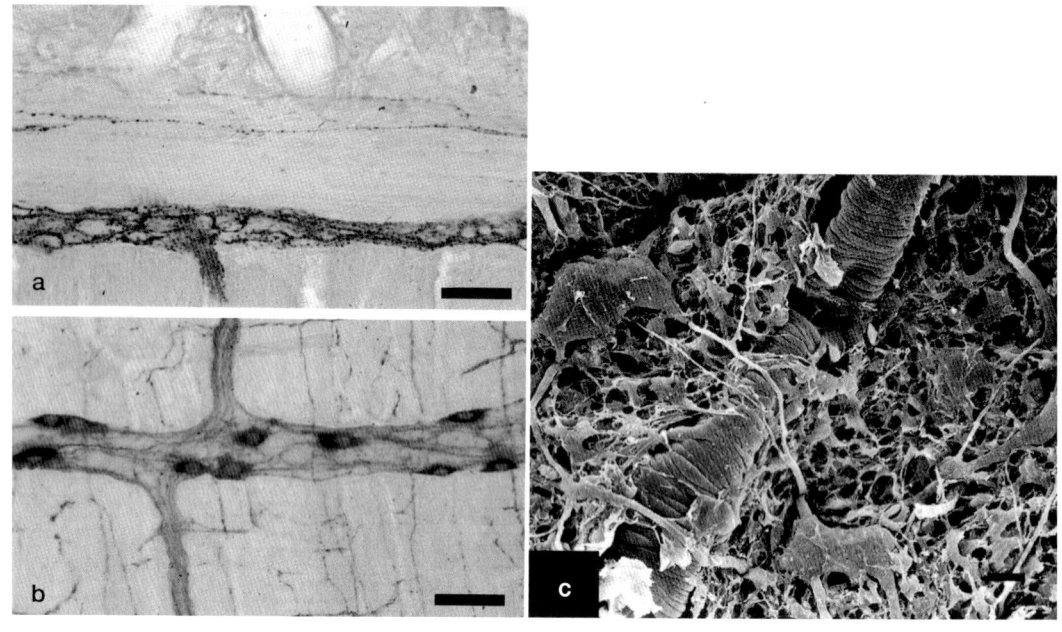

図11

a：アウエルバッハ神経叢内のエンケファリン免疫陽性線維。scale bar：100μm
b：アウエルバッハ神経叢内に分布するNO（nNOS免疫陽性）ニューロン。scale bar：100μm
c：マイスネル神経叢内の神経細胞（N）および神経線維の錯綜した走行。走査電子顕微鏡。scale bar：20μm

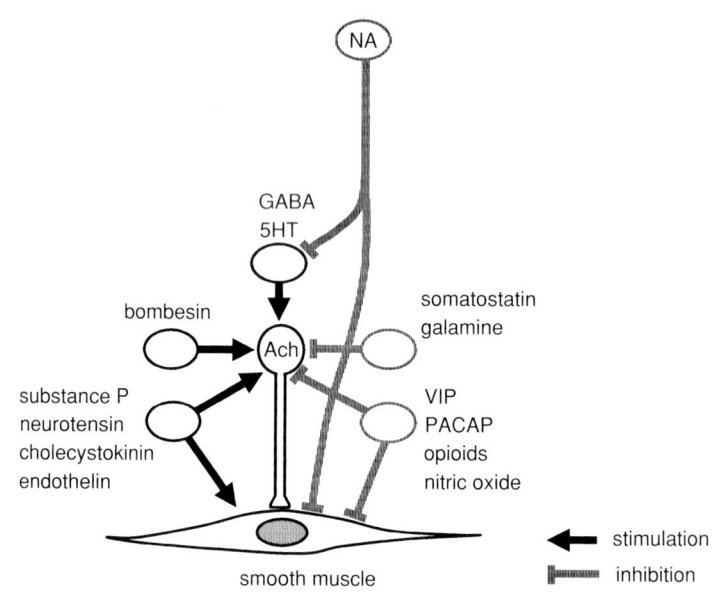

図12　壁内神経叢内の種々の神経伝達物質修飾物質の機能を示す略図（文献16)の図を参考に改写）

(3) ペプチド作動性ニューロンの働き

壁内神経叢内ニューロンには，SP, NT, CCK, ガストリン, エンドセリン, モチリンやオピオイドペプチド（ENK, END など）などの多くのペプチドが存在する。そのうち SP, NT, CCK, ガストリンなど多くのペプチドはコリン作動性ニューロン上のペプチド受容体を介し Ach 放出を促すとともに，直接平滑筋細胞膜上の受容体を介し平滑筋細胞を収縮させ，消化管運動を促進する。一方，オピオイドペプチドはコリン作動性ニューロン上の受容体を介し Ach の放出を抑制して平滑筋収縮を抑制するが，オピオイドペプチドの働きについては受容体サブタイプにより作用が異なるようである。

(4) 5HT ニューロンの働き

壁内神経叢内の 5HT ニューロンは，コリン作動性ニューロン上の主として $5HT_4$ 受容体を活性化させ Ach の放出を促し，平滑筋を収縮させることにより消化管運動を促進する。

(5) GABA ニューロンの働き

壁内神経叢内 GABA ニューロンにおいて，$GABA_A$, $GABA_B$ 2 種類の受容体サブタイプがともにコリン作動性ニューロン上に存在し（$GABA_A$ 受容体はコリン作動性ニューロンの細胞体および樹状突起に，$GABA_B$ 受容体は神経終末上に），コリン作動性ニューロンから Ach の放出に対し $GABA_A$ 受容体は促進的に，$GABA_B$ 受容体は抑制的に働く。

GABA は初期には両受容体を活性化するが，$GABA_A$ 受容体を介した反応が優先的に発現し，その後 $GABA_A$ 受容体の脱感作により $GABA_B$ 受容体を介する反応が見られる。生体内では $GABA_B$ 受容体が優位に働き消化管運動を抑制すると考えられる。

以上，壁内神経叢には副交感神経節前ニューロンおよび交感神経節後ニューロンが入力するが，壁内神経叢内には副交感神経節後ニューロンであるコリン作動性ニューロンをはじめとして多くのペプチドニューロン，アミンニューロン，アミノ酸ニューロンや NO ニューロンなど多様なニューロンが存在するとともに内分泌細胞も存在し，非常に密で複雑なネットワークを形成し，多岐にわたる機能調節を行っている。

6．求心性自律神経[1,3]

自律神経系における求心性神経は血管壁や腺の拡張や分泌状況，内臓の痛み，その他の知覚情報を脊髄や延髄へ伝え，それに対応した自律神経系遠心性反応をもたらす機能を司るものである。

1）脊髄への求心性線維入力

脊髄への求心性（知覚性）入力は仙骨神経，腰神経，胸神経から伝えられる。それらのニューロンはそれぞれの脊髄神経節に分布し，後根から脊髄に入力する。それらのうち骨盤内臓からの性的感覚，排尿，排便などの感覚（例えば膀胱充満感）など多様な感覚は仙骨神経を介して伝えられる。それら脊髄からの神経は脊髄を上行し延髄に達するものもあるが，仙髄における副交感神経反射 (sacral parasympathetic reflex) に働くものもある。

心臓，胃，小腸，腎臓，胆嚢などからの痛みは腰神経，胸神経を介し脊髄に伝達される。それらの求心性神経は空腹感，膨満感，吐気などの感覚も司る。内臓痛を司る神経と体性痛を司る神経との間に収斂が見られるために関連痛（投射痛：refered pain）が生ずる（例えば，心筋梗塞時に左上腕痛，

胸痛が見られる)。

2) 延髄への求心性入力

　心臓，気管，肺，食道，消化管などからの求心性線維は舌咽神経，迷走神経を介しても伝えられる。その場合，知覚神経節は舌咽神経下神経節，迷走神経下神経節であり，それらのニューロンからの線維は孤束 (solitary tract) を形成し延髄孤束核に終末する。孤束核ニューロンからの線維は上行し視床 (thalamus) や視床下部に達するものや迷走神経背側核へ終末するものなど多様である。

　内頚動脈と外頚動脈との分岐部内壁にふくらみが存在し，それを頚動脈洞 (carotid sinus) と呼ぶ。血圧や酸素分圧の感知装置であり，血圧や酸素分圧の変化をそこに分布する舌咽神経を介し延髄に伝達する。また，大動脈弓にも同様な構造 (大動脈洞：aortic sinus) が存在し，その部位には迷走神経心臓枝が分布し，やはり酸素分圧や血圧の変化を迷走神経を介し延髄に伝える。それぞれの装置と神経を介し反射的 (頚動脈洞反射：aortic sinus reflex など) に血圧調節を行っている。

7. 自律神経系，内分泌系，免疫系のクロストーク[17,18]

　神経系および内分泌系は体性感覚などの外界情報，血圧，ホルモンなどの内界情報により，免疫系は微生物，異物などの外界情報，自己抗原などの内界情報に対応し身体の恒常性維持を行っている。

　身体に恒常性を乱すような回避できないストレスが負荷された場合，神経系，内分泌系および免疫系が互いに関連し合いストレスに対応する。すなわち生体内における通常の恒常性維持機構では認められない神経系，内分泌系，免疫系の反応が惹起される。

　拘束ストレスが負荷されるとリンパ組織の一つである脾臓において natural killer 細胞 (NK 細胞) の活性抑制が起こる。この免疫系の変化に神経系および内分泌系が関与する。脳において脳炎などの感染症や虚血，梗塞などの病的状態においてインターフェロン (IFN-α) やインターロイキン (IL-1β) などサイトカインが産生されることがそれらの mRNA 増加により判明しているが，拘束ストレス負荷時においてもサイトカインが産生される。サイトカインの産生部位は主として視床下部であり，サイトカインは脊髄交感神経節前および節後ニューロンを賦活し，脾臓に終末するカテコラミンニューロンの終末により NA 放出を促進し，β-受容体を介し NK 細胞活性を抑制する。一方，サイトカインは視床下部-下垂体-副腎皮質系 (CRH-ACTH-グルココルチコイド) をも賦活し脾臓の NA 細胞活性を抑制する。

　このように身体に加わったストレスに応答し，神経系，内分泌系および免疫系が連携し作動することによりストレスに反応するものと考えられる。

謝　辞

　稿を終えるにあたり，写真を供与いただいた北海道大学大学院医学研究科 岩永敏彦教授，新潟大学大学院医歯総合研究科 牛木辰男教授 (壁内神経叢)，日本医科大学 小澤一史教授 (オレキシンニューロン) および京都府立医科大学大学院医学研究科 久育男教授 (上頚神経節，迷走神経背側核) に感謝いたします。

■文 献

1) Williams PL, et al：Gray's anatomy 38th ed, Churchill Livingstone, New York, 1995
2) Standing S, et al：Gray's anatomy 39th ed, Elsevier Churchill Livingstone, Edinburgh, 2005
3) Waxman SG, et al：Correlatie Neuroanatomy 24th ed, Lange Medical Books/McGraw-Hill, New York, 2000
4) 平澤　興：分担解剖学2　脈管学・神経学，金原出版，東京，1983
5) Iversen S, et al：The autonomic neurous system and the hypothalamus. Principles of Neural Science 4th ed, McGraw-Hill Press, New York, pp960-981, 2000
6) Palkovits M：Interconnections between the neuroendocriue hypothalamus and the central autonomic system. Front Neuroendcreinol；20：270-295, 1999
7) Sakurai T, Amemiya A, Ishii, et al：Orexin and orexin receptors：a family of hypothalamic neuropeptides and G protein-coupled receptors that regulate feeling behavior. Cell；92：573-585, 1998
8) Ibata Y, Iijima N, Kataoka Y, et al：Morphological survey of prolactin-releasing peptide and its receptor with special reference to their functional roles in the brain. Neurosci Res；38：223-230, 2000
9) Tanaka M, Iijima N, Miyamoto Y, et al：Neurons expressing relaxin 3/1NSL 7 in the nucleus incertus respond to stress. Europ J Neurosci；21：1659-1670, 2005
10) 佐藤健次：泌尿器，生殖器の自律神経支配．自律神経 36：330-336，1999
11) Björklund A, Hokfelt T, Owman C, eds：The peripheral nervous system. Handbook of chemical neuroanatomy vol 6, Elsevier, Amsterdam, 1988
12) Burnstock G：Purinergic nerves pharmacol. Rey；24：509-581, 1972
13) Bredt DS, Snyder SH：Isolation of nitric oxide synthese, a calmodulin-requiring enzyme. PNAS；87：682-685, 1990
14) Furneso JB, Costa M：Types of nerves in the enteric neurous system. Neurosci；5：1-20, 1980
15) Hoyle D, Burnstock G：Neuronal populations in the submucous plexus of the human colon. J Anat；166：7-22, 1989
16) 上園保仁，貝原宗重，林日出喜，谷山紘太郎：消化管運動における壁内神経系．自律神経 40：116-121, 2003
17) 今城俊浩：ストレスと自律神経機能．臨床神経科学 21：1018-1021, 2003
18) 片渕俊彦：ストレスと免疫異常．臨床神経科学 21：1025-1027, 2003

略語の説明

ACTH：副腎皮質刺激ホルモン　　GABA：γ-アミノ酪酸
ATP：アデノシン三燐酸　　　　　NPY：ニューロペプチドY
CCK：コレシストキニン　　　　　NT：ニューロテンシン
CRT：副腎皮質刺激ホルモン放出ホルモン　SOM：ソマトスタチン
DYN：ダイノルフィン　　　　　　SP：サブスタンスP
END：エンドルフィン　　　　　　VIP：バリアクティブペプチド
ENK：エンケファリン

井端泰彦，田中雅樹，飯島典生

B. 神経伝達物質・生理活性物質からみた自律神経系

はじめに（概要）

　生体は内・外部環境変化に対応して、主に自律神経系、内分泌系さらには調節性行動を介して、内部環境の恒常性を維持している。これら調節系に見られる多様性・階層性・冗長性は極めて多くの生理活性物質によってもたらされ、生体の複雑な営みはこれらの物質の多様性かつ選択的な作用によって維持されている。自律神経系についてみれば、主にシナプスにおいて神経伝達物質あるいは神経修飾物質として、受容体を介して機能を発揮している。これらの生理活性物質には、古典的神経伝達物質以外に、ホルモン、オータコイド、サイトカイン、ケモカイン、成長因子などが含まれており、それぞれ固有の受容体蛋白に結合することにより作用を発揮する。これら受容体はイオンチャネル内蔵型受容体と代謝型受容体（G蛋白共役型受容体）などに大別される。

　本稿では自律神経系における神経伝達物質と受容体に関して、最近新たに明らかとなった生理活性物質を中心に、それらのシナプス伝達における働きについて概説する。

1. 末梢自律神経系（ANS）における神経伝達物質と受容体

1）アセチルコリンとニコチン受容体

　すべての自律神経節前ニューロン（交感神経と副交感神経ともに）はアセチルコリン（Ach）を分泌し、自律神経節後ニューロンのN_2ニコチン受容体を刺激する。ニコチン受容体は五角形をしたリガンド作動性チャネル（イオンチャネル内蔵型受容体）である。一般的にイオンチャネル内蔵型受容体は数個の構造のよく類似するサブユニットで構成されるオリゴマーで、細胞膜に組み込まれている。各サブユニットは4回の膜貫通部位を有する。伝達物質やリガンドが結合すれば、そのサブユニットあるいはほかのサブユニットの構造が変化し、サブユニットで構成されるチャネルが開口する。**表2**はニコチン受容体の性質のいくつかをまとめたものである[1]。自律神経節後ニューロンに認められるニコチン受容体は、神経筋接合部のもの（N_1）とは異なりN_2タイプである。両方ともニコチンあるいはAchにより活性化されるリガンド作動性イオンチャネルであるが、神経筋接合部のN_1チャネルはデカメトニウムにより刺激され、D-ツボクラリンにより選択的に阻止される。自律神経系のN_2受容体はテトラメチルアンモニアにより刺激され、D-ツボクラリンには抵抗する。刺激されると、いずれの受容体もNaとKイオンに対する透過性が高まり、その中でNaイオンが主である。このようにして自律神経節前ニューロンの興奮によって活性化されたニコチン伝達は速やかな自律神経節後ニューロンの興奮をもたらす。

2）ムスカリン受容体

　副交感神経節後ニューロンはAchを分泌し、内臓臓器の膜上にあるムスカリン受容体を介して作用する。この受容体の活性化は標的器官の機能を促進あるいは抑制させる。ムスカリン受容体刺激によ

表2 ニコチン，ムスカリンとアドレナリン受容体を介する情報伝達系

受容体タイプ	アゴニスト	アンタゴニスト	G蛋白	関連酵素	セカンドメッセンジャー
N_1ニコチンAch	Ach（ニコチン，デカメソニウム）	D-ツボクラリン，α-ブンガロトキシン	—	—	—
N_2ニコチンAch	Ach（ニコチン，TMA）	ヘキサメソニウム	—	—	—
$M_1/M_3/M_5$ムスカリンAch	Ach（ムスカリン）	アトロピン，ピレンゼピン（M_1）	$G\alpha_q$	PLC	IP_3 and DAG
M_2/M_4ムスカリンAch	Ach（ムスカリン）	アトロピン，メソクトラミン（M_2）	$G\alpha_i$と$G\alpha_o$	アデニル酸シクラーゼ	↓ $[cAMP]_i$
α_1-アドレナリン	NE≧Epi（フェニレフリン）	フェントラミン	$G\alpha_q$	PLC	IP_3 and DAG
α_2-アドレナリン	NE≧Epi（クロニジン）	ヨヒンビン	$G\alpha_i$	アデニル酸シクラーゼ	↓ $[cAMP]_i$
β_1-アドレナリン	Epi>NE（ドブタミン，イソプロテレノール）	メトプロロール	$G\alpha_s$	アデニル酸シクラーゼ	↑ $[cAMP]_i$
β_2-アドレナリン	Epi>NE（テルブタリン，イソプロテレノール）	ブトキサミン	$G\alpha_s$	アデニル酸シクラーゼ	↑ $[cAMP]_i$
β_3-アドレナリン	Epi>NE（イソプロテレノール）	SR-59230A	$G\alpha_s$	アデニル酸シクラーゼ	↑ $[cAMP]_i$

Ach：アセチルコリン，cAMP：環状アデノシン一リン酸，DAG：ジアシルグリセロール，Epi：アドレナリン，IP_3：イノシトール 1,4,5-三リン酸，NE：ノルアドレナリン，PLC：ホスホリパーゼC，TMA：テトラメチルアンモニウム

る細胞反応はニコチン受容体刺激によるものより多様である。ムスカリン受容体は三量体G蛋白と結合する代謝型受容体であり，①ホスホイノシチドの加水分解を刺激し，細胞内カルシウムを増加させて，プロテインキナーゼCを活性化させる，②アデニル酸シクラーゼを抑制し，環状アデノシン一リン酸（cAMP）レベルを低下させる，あるいは③G蛋白βγ複合体を介してKチャネルを直接修飾することにより作用を発現する。これらは細胞内セカンドメッセンジャーを介するので，ニコチン受容体による早い反応とは異なり，ムスカリン反応は遅く持続時間が長い。

ムスカリン受容体には五つの異なる遺伝子によってコードされた五つの薬理学的に異なるサブタイプ（M_1〜M_5まで）がある。これら五つのサブタイプは互いに非常に近似しているが，リガンド作動性受容体であるニコチン受容体とは明らかに異なっている。M_1〜M_5のサブタイプはそれぞれAchとムスカリンにより刺激され，アトロピンによりブロックされる。

ムスカリン受容体の分子的特徴として，第3番目の細胞質内でのループ（第5と6番目の膜貫通部分について）はM_1，M_3，M_5とM_2，M_4では異なっている。このループは受容体を介するシグナル伝達において情報を下流につなぐ上で重要な働きをしているようである。一般的に，M_1，M_3，M_5は主に$G\alpha_q$，そしてホスホリパーゼC（PLC）とリンクしており，イノシトール 1,4,5 三リン酸（IP_3）とジアシルグリセロールを分泌する。一方，M_2とM_4は主に$G\alpha_i$と$G\alpha_o$とリンクしており，アデニル酸シクラーゼを抑制し，細胞内cAMPを減少させる。

五つのムスカリンサブタイプ受容体の体内組織における分布は異なっており，この多様性はまた種

差間でも認められる。多くの平滑筋においては複数のムスカリン受容体サブタイプが共存しており，シナプス伝達において異なった働きをしているようである。したがって，ある特定の組織に Ach を投与したときの効果を予測することはしばしば困難である。

3) アドレナリン受容体

交感神経節後ニューロンはノルアドレナリンを分泌し，アドレナリン性受容体を介して標的器官の調節を行う。汗腺の交感神経支配は例外である。汗腺は Ach を伝達物質とし，ムスカリン受容体を介して調節されている。アドレナリン性受容体はすべて代謝型（G 蛋白共役型）でムスカリン受容体と大変似通っている。アドレナリン性受容体には二つの主なタイプ，α と β があり，それぞれには複数のサブタイプ（α_1，α_2，β_1，β_2，β_3 など）がある。さらに α_1 と α_2 にはそれぞれクローンされたサブタイプがある。表 2 にはこれら受容体にリンクしたシグナル伝達系をあげている。例えば心臓にある β_1 受容体は三量体 G 蛋白（Gαs）を活性化し，アデニル酸シクラーゼを刺激し，ムスカリン受容体の効果に拮抗する。

アドレナリン性受容体のサブタイプは部位特異的に分布している。α_1 は主に血管に，α_2 はシナプス前終末，β_1 は心臓，β_2 は肺の気管支筋肉内に高濃度にあり，β_3 は脂肪細胞に存在する。このような分布に基づき，異なったサブタイプで特定の組織に選択性のある臨床上有用な薬が開発されてきた。例えば，α_1 作動薬は鼻閉解除薬として，α_2 拮抗薬はインポテンツの治療に使われてきた。β_1 作動薬はうっ血性心不全において心拍出量を増やし，一方 β_1 拮抗薬は降圧薬として有用である。β_2 作動薬は喘息や慢性肺疾患の患者において気管支拡張薬として使用されている。

4) 非アドレナリン・非コリン作動性（NANC）神経伝達/修飾物質

1970 年代になって，バーンストック（Burnstock）が初めて交感神経あるいは副交感神経系に非アドレナリン性・非コリン性伝達系の存在（NANC）を提唱し，アデノシン三リン酸（ATP）が神経伝達物質として働いていることを示唆した。細胞内のエネルギーの基質であるアデノシン三リン酸が，またシナプス伝達物質としても働いているという考えは当初証明がなかなか難しかった。しかし，今や細胞間情報連絡においてニューロンが数多くの分子を用いていることは明らかである。注目すべき二つの例としてアデノシン三リン酸（ATP）と一酸化窒素（NO）があり，これらはいずれも最初自律神経系の神経伝達物質として同定され，調べられたが，今や神経系全般にわたって用いられていることが明らかとなっている。

(1) アデノシン三リン酸（ATP）

消化管の壁内には，非アドレナリン・非コリン作動性（NANC）の抑制性神経の存在が古くから指摘されていたが，バーンストックによりその伝達物質は ATP であると提唱された。ATP を放出する神経はプリン作動性神経と呼ばれ，その後消化管以外にも存在することが明らかとなった。例えば血管支配の交感神経からはノルアドレナリンに加えて ATP も放出されて，ATP は一過性の早い収縮を，ノルアドレナリンは持続性の血管収縮を起こす（図 13）。

ATP は交感神経節後血管収縮ニューロンの中にノルアドレナリンと共存している。シナプス顆粒中にあり，電気刺激により分泌され，血管平滑筋に直接投与すると血管収縮を起こす。ATP の効果はリガンド作動性チャネル（P$_2$X）と G 蛋白共役型受容体（P$_2$Y）からなる P$_2$ レセプターの活性により生じ

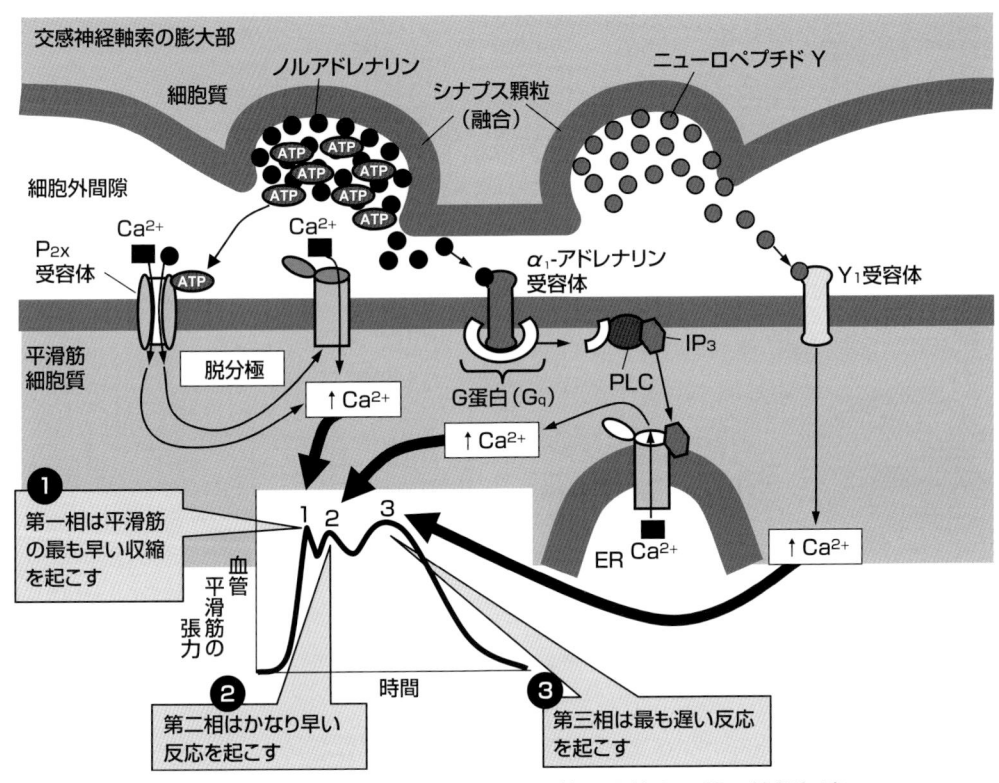

図13 交感神経節後ニューロンと血管平滑筋との間の情報伝達

交感神経線維終末におけるアデノシン三リン酸（ATP），ノルアドレナリンとニューロペプチドY（NPY）の共存。交感神経節後線維を電気刺激した際，血管平滑筋の三相性収縮が起こる。本文参照。（文献1）より引用改変）

る。P_2レセプターは自律神経ニューロン，血管の平滑筋，膀胱やほかの内臓器官に存在する。P_2Xレセプターはカルシウムイオンに対し比較的高い透過性を示す。平滑筋においては脱分極が電圧依存性Caチャネルを活性化し，細胞内Ca濃度の増加を起こし，速やかな収縮を起こす（図13）。ノルアドレナリンはαアドレナリン受容体に結合して，三量体G蛋白を介して細胞内貯蔵庫からCaイオンを放出し，ゆっくりとした収縮を引き起こす。最後に，持続的で強い刺激により，ニューロペプチドY（NPY）の分泌が起こり，第三相の収縮が生じる。末梢神経におけるATPは痛み，機械的受容，温度，O_2化学感受性などの情報伝達にかかわっており，それらの受容体はP_2XとP_2Yである。

(2) 一酸化窒素（NO）

1970年代，血管の内皮細胞は血管平滑筋を弛緩させる物質を作ることが発見された。最初，内皮由来弛緩物質（EDRF）と呼ばれたが，1987年にそれは一酸化窒素（NO）であることが同定された。NOはL-アルギニンから一酸化窒素合成酵素（NOS）により合成される短期間のみ持続するガスであり，珍しい細胞間情報伝達分子である。NOの信号伝達系を阻害すると海馬脳スライス標本における長期増強が起こらなくなり，これよりNOは学習時の細胞レベルにおいて後シナプスニューロンから前シナプスニューロンへの逆行性伝達物質であると想定されている。シナプス効率に対するNOの同様な効果は自律神経ニューロンでも見出されている。

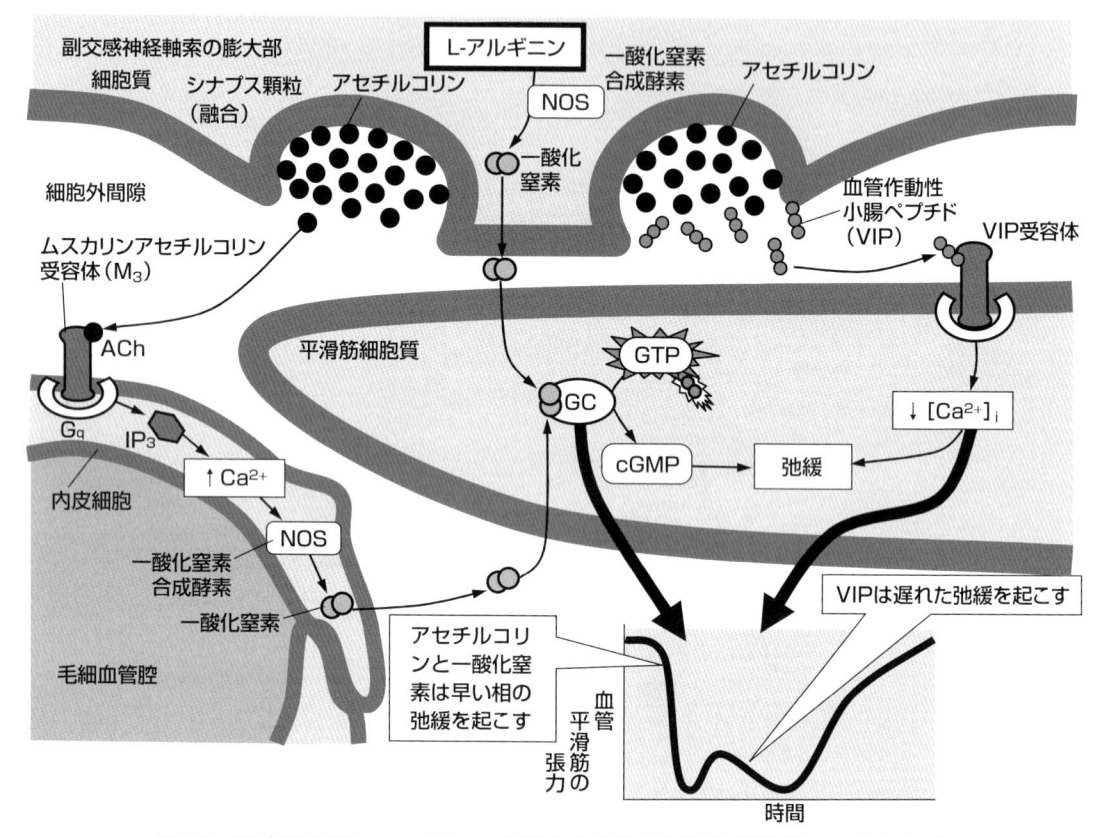

図14 副交感神経ニューロン，血管内皮細胞と平滑筋細胞間での情報伝達

アセチルコリン（Ach），一酸化窒素（NO）と血管作動性小腸ペプチド（VIP）による血管弛緩。詳細は本文参照。（文献1）より引用改変）cGMP：環状グアノシン3',5'-一リン酸，G,C：グアニル酸シクラーゼ，CTP：グアノシン三リン酸

　血管内皮細胞以外にも，交感神経系と副交感神経系の節前ニューロンと節後ニューロンともにNOSを産生している。いろいろな神経ペプチドとともにノルアドレナリン，アセチルコリンを含むニューロンいずれにもNOSは認められ，ある特別なニューロンに限定していない。図14は副交感神経節後ニューロンがNO，Ach，血管作動性小腸ペプチド（VIP）を同時に分泌し，協調的に働き細胞内カルシウム濃度を低下させ血管平滑筋を弛緩させる様式を示している。NOがなぜそんなに普遍的に存在し，いつ分泌されるのかは重要な問題であるがいまだ明らかでない。しかしながら，NO系の異常が成人の肺疾患，高地での肺浮腫，脳出血やほかの疾患にかかわっていることは今や明らかである。NOの生理的ならびに病態生理的役割をよく理解しておくことはNO系に関連した薬剤を臨床治療において用いる場合不可欠である。例えば，NO産生薬としてニトロプルシドを狭心症治療に用いること，勃起不全治療として環状グアノシン一リン酸（cGMP）ホスホジエステラーゼ5拮抗薬であるシルデナフィル（バイアグラ），また肺浮腫へのガス状NOの利用がある。

(3) その他共存する生理活性物質[2]

A．交感神経節前ニューロンに含まれる物質

　Ach以外に，エンケファリン（Enk），ソマトスタチン（SOM），サブスタンスP（SP），ニューロテンシン（NT），副腎皮質刺激ホルモン放出因子（CRF），さらにグルタミン酸（Glu）も含まれる。

B. 交感神経節ニューロンのうち末梢臓器に投射する主細胞に含まれる物質

ノルアドレナリン以外に，ニューロペプチドY（NPY），SOM，血管作動性小腸ペプチド（VIP）など。中でもNPYが最も多い。

C. 交感神経節ニューロンのうち，軸索が神経節内の血管に終末するSIF（small intensely-fluorescent cells）細胞に含まれる物質

ドパミン（DA），セロトニン（5HT），Enk，心房性ナトリウム利尿ホルモン（ANP）など。

D. 副交感神経節前ニューロンに含まれる物質

Ach以外に，Enk，VIP，コレシストキニン（CCK），ダイノルフィン（Dyn），NT，FMRF-amide（FMRF），NPY，SPなど。

E. 副交感神経節後ニューロンに含まれる物質

Ach以外にVIP，ペプチド・ヒスチジン・イソロイシン（PHI），一酸化窒素（NO）など。

2. 自律神経中枢調節回路における神経伝達/修飾物質

　自律機能の多くは中枢神経系を介して反射性に調節されている。内臓からの情報は主として迷走神経（第X脳神経）・舌咽神経（第IX脳神経）を介して，延髄孤束核（NTS）へ伝えられる。NTSからの上行性投射領域は広範囲にまたがっている。例えば動脈圧受容器や化学受容器からの情報は扁桃体中心核，視床下部室傍核（PVN）や視床下部外側野へ伝えられている。またこれらNTSからの情報はバソプレシン分泌調節にかかわる正中視索前核，視索上核やPVNへ伝えられている。NTSのうち交連亜核は第IXと第X脳神経を介した内臓情報の主な受容部位であり，ここから橋，中脳や前脳の自律神経系や神経内分泌系調節にかかわる部位へ情報を伝えている。この部位はまた脊髄灰白質第Ⅰ，ⅤとⅩ層ニューロンから投射を受けており，体性神経系と自律神経系とを結びつける重要な場所である。さらにNTS亜核は交感神経・副交感神経節前ニューロンと直接連絡している脳内部位（自律神経プレ運動ニューロン）とも相互連絡し，フィードバック回路を形成している。それらの部位とは視床下部室傍核（PVN），A_5ノルアドレナリン細胞群（A_5），吻側延髄腹外側部（RVLM），尾側縫線核，延髄腹内側部（VML）である。さらに間接的に線維連絡をもつ部位として，視床下部外側野，扁桃体中心核，分界状床核や島皮質も含まれ，これらの部位はいずれも迷走神経背側運動核と連絡しており，胃腸管系への迷走神経出力に影響を与えている[3,4]。また中枢神経系（特に島皮質・扁桃体・視床下部など）は種々の環境変化に応じて，中枢性プログラムあるいは中枢性コマンドに基づき上記反射とは独立して，自律神経出力を調節している。

　これら脳内局部にはグルタミン酸（Glu），アスパラギン酸，ガンマアミノ酪酸（GABA），グリシン，Ach，モノアミン（ドパミン，ノルアドレナリン，アドレナリン，セロトニン），ヒスタミンなど古典的神経伝達物質以外に，数多くのペプチド（アンジオテンシン，バソプレシン，オキシトシン，オピオイド，ANPファミリー，SOM，SP，NT，NPY，CRFなど）の存在が認められている。さらに近年，分子生物学的ならびにゲノム情報に基づき発見された新規ペプチドも存在している。

1）中枢神経系における新規ペプチド-オーファン G 蛋白共役型受容体のリガンドとして同定

　G 蛋白共役型受容体は細胞表面に存在し，神経伝達物質やホルモンの受容体として機能している。G 蛋白共役型受容体は N 末端を細胞外とし，7 回の膜貫通部位を有する。静止時には G 蛋白共役型受容体は G 蛋白の α サブユニットと結合し，G 蛋白との複合体を作る。α サブユニットは GTP，GDP との結合能を有し，静止時には GDP と結合している。神経伝達物質やリガンドが結合すると，Mg^{2+} イオン存在下で GDP から GTP への変換が起こる。すると受容体と G 蛋白が乖離し，さらに G 蛋白は α サブユニット-GTP 複合体と β・γ 複合体に分離する。このそれぞれがイオンチャネルなどの効果器に結合し，その活性を変化させる。その結果，種々のセカンドメッセンジャー［cAMP, cGMP, ジアシルグリセロール（DG），イノシトール三リン酸（IP3）］の発現変化を引き起こし，基質蛋白がリン酸化され細胞応答へ続く。役目を終えた α サブユニット-GTP 複合体は α サブユニット-GDP 複合体，再び β・γ 複合体と結合し，元の G 蛋白に戻る。

　近年活発に行われている大規模な DNA 配列決定とバイオインフォマティクスの発達により，DNA 配列情報に基づいて多くの新しい G 蛋白共役型受容体遺伝子が単離されている。このようにして見出された G 蛋白共役型受容体は，しばしば結合する因子（リガンド）が不明なため，「オーファン」受容体と呼ばれる。従来は何らかの生理作用を示す活性因子が最初にわかっており，ついでそれに対する受容体が同定され，最後に受容体の遺伝子が解明されるという順序で研究が進められてきた。しかし最近は，大量の cDNA やゲノム DNA 配列の解析によって得られた情報に基づき，DNA 配列から直接遺伝子が予測できるようになってきた。従来の研究方向とは丁度逆であり，これは"逆遺伝学"，あるいは"逆薬理学"と呼ばれている。この手法で明らかとなった代表的なオーファン G 蛋白共役型受容体のリガンドを示す（表 3）。オーファン G 蛋白共役型受容体そのものを利用したリガンド探索の最初の成功例はノシセプチンの同定である[5,6]。

（1）ノシセプチン（nociceptin/orphanin FQ）

　1995 年，ORL1 と名付けられたオーファン受容体のリガンドとして見つけられ，疼痛過敏作用をもつことから，ノシセプチン（nociceptin）と命名された。また N 末端がフェニルアラニン（アミノ酸一文字表記で F），C 末端がグルタミン（Q）であることから，orphanin FQ とも呼ばれている。ノシセプチン受容体はほかのオピオイド受容体と同様 G 蛋白共役型受容体であり，塩基配列やアミノ酸配列において部分的に類似構造を有している。いずれの受容体も細胞内 cAMP レベルの上昇の抑制，Ca^{2+} チャネルの不活性化，K^+ チャネルの活性化など，神経細胞の興奮性を抑制する系を動員する。ノシセプチン受容体は大脳皮質，海馬，歯状回，中隔部，扁桃体，視床下部，脳幹，骨髄に多く分布しており，ノシセプチンの分布とほぼ一致している。注目すべき作用としては，痛覚（増強あるいは抑制），学習機能（抑制）への関与がノックアウト動物実験から示唆されている。

　ノシセプチンの脳室内投与あるいは吻側延髄腹外側部（RVLM），孤束核（NTS）への局所投与で，交感神経活動は抑制され，血圧は低下する。その作用部位としては吻側延髄腹外側部（RVLM），孤束核（NTS）以外に脊髄中間質外側核（IML），視床下部室傍核（PVN）や視索上核（SON）も考えられている[7]。

表3 逆薬理学的研究によって同定されたオーファンG蛋白共役型受容体（o-GPCR）のリガンド

リガンド（ペプチド）	受容体	検索パラメータ	リガンド源	主な機能	発見年
ノシセプチン/オーファニンFQ	ORL-1	cAMP↓	ブタ脳	不安・記憶	1995
オレキシン/ヒポクレチン	HFGAN72, (OX1, OX2)	$[Ca^{2+}]_i$↑	ラット脳	摂食行動 睡眠・覚醒	1998
プロラクチン分泌ペプチド	GPR10/hGR3	アラキドン酸	ウシ視床下部	プロラクチン分泌	1998
アペリン	APJ	細胞外pH	ウシ胃	新生児の免疫反応	1998
グレリン/モチリン関連ペプチド	GHS-R	$[Ca^{2+}]_i$	ラット胃	成長ホルモン分泌 摂食行動	1999
メラニン濃縮ホルモン	MCH$_1$/SLC-1	$[Ca^{2+}]_i$↓	ラット全脳	摂食行動	1999
ウロテンシンII/SENR	GPR14	アラキドン酸 $[Ca^{2+}]_i$	ブタ脊髄・脳/ペプチド検索	血管収縮	1999
モチリン	GPR38	$[Ca^{2+}]_i$↑	ペプチド検索	胃運動	1999
ニューロメジンU	FM-3/FM-4	$[Ca^{2+}]_i$↑	ラット小腸/ペプチド検索	子宮収縮	2000
ウロコルチンII, III/ストレスコーピン関連, ストレスコーピン	CRF-R$_2$	cAMP↑	ペプチド検索	ストレス反応	2001

（2）オレキシン（orexin）

1998年，二つのグループによって摂食促進作用を有する新規ペプチドとして，オレキシンあるいはヒポクレチンとして見出され，二つのサブタイプが見出された。オレキシンA/ヒポクレチン-1（33アミノ酸残基，分子量は3,562）とオレキシンB/ヒポクレチン-2（28アミノ酸残基，分子量は2,937）である。また受容体はともにG蛋白共役型で，二つのサブタイプ，オレキシン/ヒポクレチン受容体（受容体1および受容体2）が桜井・柳沢らによって同定された。受容体1はオレキシンA/ヒポクレチン-1に高い親和性を示し，受容体2はオレキシンA/ヒポクレチン-1とオレキシンB/ヒポクレチン-2にほぼ等しい親和性を示す。産生ニューロンは視床下部外側野に限局し，脳内の広範囲な部位（大脳皮質，扁桃体基底核，中隔野，海馬，視床下部，脳幹）へ投射している。機能としては，近年，覚醒維持，またストレス反応への関与が想定され，注目を浴びている。

脳室内投与で交感神経活動は増加し，血圧は上昇する。一方，副交感神経（迷走神経）活動は増加あるいは減少する。それらの作用部位としては扁桃体（AM），PVN，NTS，RVLM，IMLなどが考えられている[8]。

（3）グレリン（ghrelin）

グレリンはオーファン受容体であるGHS-Rの内因性リガンドで，胃から成長ホルモン分泌促進活性をもつペプチドとして精製された。アミノ酸28残基からなるペプチドで，3番目のセリンがオクタン酸で修飾されており，しかもこの修飾基の存在が活性発現に必要であるという，これまでの生理活性ペプチドには見慣れない構造をしている。グレリンは胃で最も多く産生されており，*in situ* hybridization，免疫組織染色では胃の粘膜下層の内分泌細胞に認められる。その他脳内，特に視床下部にもグレリン産生神経細胞が認められている。その生理作用としては視床下部においては摂食促進ペプチドであり，末梢では糖・脂肪代謝調節に関与するペプチドである。

静脈内ならびに脳室内投与で血圧が低下し，腎臓や褐色脂肪組織支配の交感神経活動が低下する。一方，膵臓への遠心性迷走神経活動は増加する。作用部位としては局所投与実験や単一ニューロン活動から孤束核が考えられている[9]。

(4) ニューロメジン U (neuromedin U)

ニューロメジン U 自体は 1985 年，南野らによってブタ脊髄から見つけられ，子宮平滑筋収縮作用が報告されていた。いろいろな種族に認められ，胃腸管と下垂体に特に多く認められている。しかし機能についての研究はこれまであまり行われなかった。ところが，ニューロメジン U はオーファン G 蛋白共役型受容体 FM-3/FM-4 の逆薬理学研究からその内因性リガンドであることが判明し，注目を浴びている。受容体には二つのサブタイプがあり，ニューロメジン-R1 とニューロメジン-R2 である。

自律神経系との関連では，脳室内投与で交感神経出力が増加し，血圧は上昇する。視床下部 PVN にはニューロメジン-R2 が特に多く認められており，また脳スライス標本実験より，ニューロメジン U は PVN ニューロン（自律神経プレ運動ニューロンを含む）を過分極作動性内向き陽イオンチャネル（Ih チャネル）を介して興奮させる[10]。

■文 献

1) Richerson GB：The autonomic nervous system. Medical physiology（Boron WF, Boulpaep EL eds），Saunders, Philadelphia, pp.378-398, 2003
2) 遠山正彌：分子脳・神経機能解剖学，金芳堂，京都，pp.438-453，2003
3) 河南 洋：脳による循環調節のメカニズム―自律神経系を介する調節．ブレインサイエンス・シリーズ 20 脳と循環―血圧は脳によって調節される（山下 博，河南 洋，前田正信編），共立出版，東京，pp.36-89，1998
4) Loewy AD：Central autonomic pathway. Central regulation of autonomic function（Loewy AD, Spyer KM eds），Oxford Univ. Press, New York pp.88-103, 1990
5) Civelli O, Nothacker HP, Saito Y, Wang Z, Lin SHS, Reinscheid RK：Novel neurotransmitters as natural ligands of orphan G-protein-coupled receptors. Trends Neurosci；24：230-237, 2001
6) Katugampola S, Davenport A：Emerging roles for orphan G-protein-coupled receptors in the cardiovascular system. Trends Pharmacol；24：30-35, 2003
7) Shirasaka T, Miyahara S, Takasaki M, Kannan H：Nociceptin/orphanin FQ and [Ph$^1\psi$(CH$_2$-NH)Gly^2]-nociceptin(1-13)NH$_2$ modulates the activity of hypothalamic paraventricular nucleus neurons *in vitro*. Brain Res；89：147-153, 2001
8) Shirasaka T, Takasaki M, Kannan H：Cardiovascular effects of leptin and orexins. Am J Physiol；284：R639-R651, 2003
9) Korbonits M, Goldstone AP, Gueorguiev M, Grossman AB：Ghrelin-a hormone with multiple functions. Front Neuroendocrinol；25：27-68, 2004
10) Qui DL, Chu CP, Shirasaka T, Nabekura T, Kunitake T, Kato K, Nakazato M, Katoh T, Kannan H：Neuromedin U depolarizes rat hypothalamic paraventricular nucleus neurons *in vitro* by enhancing I$_H$ channel activity. J Neurophysiol；90：843-850, 2003

河南 洋

C. 自律神経機能の統合と地域性

　ラングレー（Langley, 1898）が自律神経系を交感神経と副交感神経に分類したとき，すでにこれらの神経が全身の臓器・組織を極めて個別に支配していることに気づいていた。にもかかわらず，その後キャノン（Cannon）らによって，強いストレスに対する適応反応の研究に基づき「交感神経-副腎系」の概念が提唱されると，日常的なホメオスターシスの維持機能においても，あたかも全身の交感神経活動が一斉に消長しているかのような認識として広まった。さらに，交感神経機能と副交感神経機能という二極化した捉え方が，交感神経による細分化された神経支配の理解やその中枢メカニズムの解明に関する研究を遅らせる一因となった。

　交感神経活動は常に全身的に消長するものではないことは，1970年ジーモン（Simon），入來らによって初めて報告された[1]。ラングレーの認識から70年余が経った後であった。その実験結果を図15に示す。脊髄冷刺激および温刺激によって，耳皮膚交感神経活動性と内臓交感神経活動性が拮抗的に応答している。この交感神経系の応答は，並行して行われた皮膚血流と内臓血流の拮抗的応答によっても確かめられた。同様な交感神経系の拮抗的応答は，視床下部や皮膚の温度刺激によっても引き起こされた。

　この報告の後，温度刺激以外にも，種々の自然刺激によって交感神経系に不均一な反応（交感神経系地域性反応）が引き起こされることが相次いで報告された。現在では，交感神経の活動性は必ずしも全身的に消長するものではないこと，通常のホメオスターシス維持においては，むしろ，極めて個別に応答していることが明らかとなっている。

　本稿ではまず，交感神経節前線維および節後線維に見られる地域性反応について紹介する。交感神経系の最終出力がいかに細分化されたものであるか，機能の異なる効果器が交感神経系によっていかにきめ細かく支配されているのかを示す。次に，種々の刺激に対する交感神経系地域性反応のパターンを手がかりとして，機能ごとに細分化された交感神経の出力経路を，末梢から上位中枢へとたどっていく。交感神経系には，各レベルごとに統合メカニズムが存在しているのと同時に，細分化された交感神経系の出力経路は意外にも末梢から上位中枢まで分離した"チャネル"を形成していることを示す。また，これらの分離したチャネルを統合し，最終的に交感神経系地域性反応のパターンを生成する中枢メカニズムについて考察する。

1. 交感神経系地域性反応のパターン

1）交感神経枝レベルにおける不均一性応答

　交感神経系地域性反応は，種々の自然刺激で引き起こされる。表4にまとめられているように，低酸素や高炭酸刺激，心房拡張や冠動脈閉塞，皮膚の非痛み・痛み刺激など，種々の内臓求心路および体性求心路の刺激によって，また暗算などの精神活動によって引き起こされる[2]。その応答のパターンは，それぞれの刺激によって異なり，またそれぞれの神経枝によって異なっている。

図15 脊髄温熱刺激によって引き起こされる交感神経系地域性反応の1例

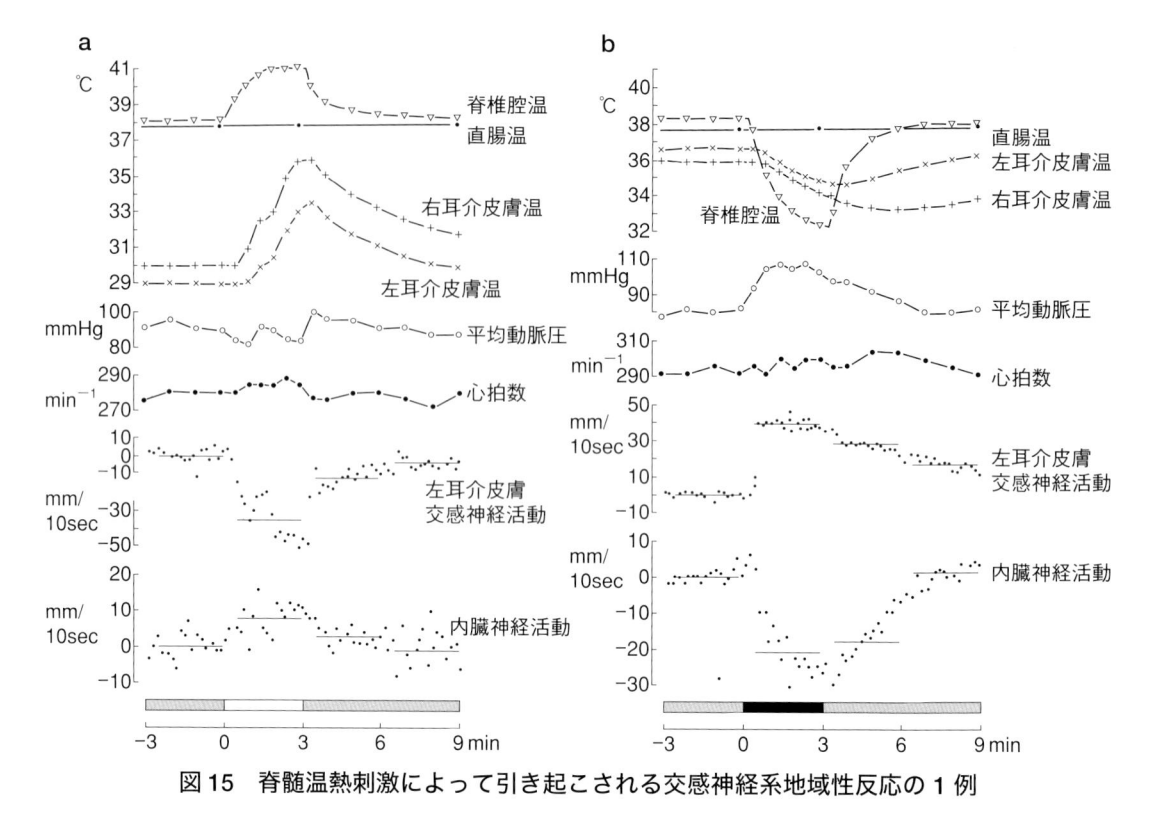

a：麻酔下ウサギの脊椎管内に熱極を挿入し，白枠で示す期間，熱極に温水を灌流した．脊髄温刺激によって，耳介皮膚交感神経活動が抑制されるとともに，内臓神経活動は拮抗的に亢進した．
b：黒枠で示す期間，熱極に冷水を灌流して脊髄を冷刺激した．耳介皮膚交感神経活動は亢進し，内臓神経活動は抑制された．交感神経活動は，10秒ごとの整流積分値にて評価した．刺激前を0とし，＋が亢進，－が抑制を表す．
（文献1）より引用）

2) 1本の交感神経枝に含まれる神経線維間の不均一性応答

1本の神経束内でも，刺激に対して不均一に反応する複数の線維群が混在していることが，単一神経線維記録によって明らかにされている．表5にイェニッヒ（Jänig）らの報告を紹介する[3,4]．各種刺激に応答する12種類の神経線維で得られた結果である．皮膚交感神経では，皮膚血管収縮線維（CVC），皮膚血管拡張線維（CVD），発汗運動線維（SM），立毛運動線維（PM）：骨格筋では筋血管収縮線維（MVC），筋血管拡張線維（MVD）：内臓では内臓血管収縮線維（VVC）：ほかに，吸気相のみに活動する気道粘膜の血管運動線維（INSP）：瞳孔散大筋運動線維（PUP）：2種の内臓平滑筋運動線維（MR），生殖器平滑筋運動線維（REPR）である．表に示されるように，刺激によって引き起こされる応答のパターンは刺激ごとに異なっている．

この他に，副腎交感神経（節前線維）と腎交感神経でも，刺激に対する反応パターンが異なる複数の神経線維群が確認されている．副腎交感神経では，低血糖刺激によって興奮するが圧受容体刺激にはほとんど反応しない線維群と，低血糖刺激には反応せず圧受容体刺激によって強く抑制される線維群が存在する．各々，アドレナリン産生細胞とノルアドレナリン産生細胞を支配しているものと思わ

表4 自然刺激によって引き起こされる交感神経系地域性反応のパターン

Experimental conditions	Sympathetic efferents					
	Cutaneous	Splanchnic	Cardiac	Muscle	Renal
Cold stimulation	+	−	−	φ	−
Warm stimulation	−	+	+	φ	+
Hypoxic stimulation					
Mild arterial	−	+	−	+	+
Severe arterial	+	+	+	+	+
Hypercapnic stimulation	−	+	−		
Chemoreceptor stimulation	−			+	
Baroreceptor stimulation	φ	−	−	−	−
Atrial dilatation		φ	+	φ	−
Coronal occlusion	−	+			
Cutaneous stimulation					
Non-noxious	+(−)			−	
Noxious	−(+)			+	
Mental arithmetic	+			−	
Hyperventilation	+			−	

＋：activation, －：inhibition, φ：no change　　　　（文献2）より引用一部改変）

れ，副腎髄質における交感神経支配が，血糖調節系と循環調節系に分離している可能性を示唆している[5]。腎交感神経にはノルアドレナリン投与で活動性が抑制されるのに，アンジオテンシン投与では活動性が亢進する線維群と，両者によってともに活動性が抑制される線維群が存在する[6]。

　以上のように交感神経系の応答は，全身的に同一方向に消長するとされていたのとは異なり，極めて不均一な応答を示す。このことは，交感神経系による臓器・組織の支配が細かく分化しており，それぞれが刺激に対して柔軟に応答していることを示唆するものである。

2. 各レベルにおける交感神経活動の統合と地域性反応のパターン生成

1）交感神経節レベル

　交感神経節では，節前ニューロンから節後ニューロンへのシナプス伝達の過程において，（部位による程度の差はあるものの）発散と収束が起きている。また，節後ニューロンの一部は末梢求心性線維からの修飾も受けている。しかしながら，節後ニューロンにおいて確認された交感神経系地域性反応のパターンの多くは，そのまま上流の節前ニューロンの中からも見出すことができるので，地域性反応のパターンは，節前ニューロンのレベルですでに確立しているものと考えられる[3,4]。同時に，機能ごとに細分化した交感神経のチャネルは，神経節における統合を経てもなお，十分に分離されたまま節前ニューロンから節後ニューロンに受け継がれていることも示唆される。

2）脊髄レベル

　脊髄レベルにおける交感神経の統合メカニズムを探索する方法の一つとして，脊髄をより上位の中

表5 神経線維レベルでの交感神経系地域性反応のパターン

Type of neurons	Vasoconstrictor			Vasodilator		Sudomotor	Pilomotor
	Muscle (MVC)	Cutaneous (CVC)	Visceral (VVC)	Muscle (MVD)	Cutaneous (CVD)	(SM)	(PM)
Likely target tissue	Resistance vessels	Thermo-regulatory vessels	Resistance vessels	Muscle arteries	Skin vasculature	Sweat glands	Piloerector muscles
Ongoing activity	+	+	+	−	−	−(+)	−
Respiratory modulation[1]	I	φ (I, E)	I			E	
Arterial baroreceptor stim.	−	φ or −	−	φ	φ	φ	φ
Chemo-receptor stim.[2]	+	−(+)		φ	φ	+	φ
Warming (spinal cord, hypothalamus)	φ	−				+ or φ	
Cooling (spinal cord, hypothalamus)	φ	+ or φ				+ or φ	
Electrical stim. (hypothalamic defence area)				+			+
Cutaneous nociceptor stim.	+	−(+)		φ	φ	+	φ
Hair follicle receptor stim.	−	+		φ	φ	φ	φ
Pacinian corpuscles stim.		− or φ				+	
Bladder distension	+	−		φ		+	φ
Colon distension	+	−		φ		+	φ

Type of neurons	Inspiratory (INSP)	Pupillo-motor (PUP)	Motility regulating		(REPR)
			(MR1)	(MR2)	
Likely target tissue	Nasal mucosal vasculature	Pupil dilator muscle	Visceral smooth muscle		Reproductive organs smooth muscle, other?
Ongoing activity	+	−(+)	+	+	−
Respiratory modulation	I*		φ (E)	φ (E)	
Arterial baroreceptor stim.			φ	φ	
Light		−			
Bladder distension			+	−	
Colon distension			−	+	

＋：亢進，−：抑制，φ：変化なし，一部応答が異なる場合は両者を併記．（ ）内は少数線維の結果を示す．
[1] I：吸息相にて亢進（ただし，CVCの一部を除き，呼吸性の血圧変動のため呼息相にもピークをもつ）．
[2] 低酸素（8%O_2）あるいは高炭酸（7%CO_2）吸入刺激，あるいは神経の直接刺激にて誘発．
I*：吸息相のみに活動あり．E：呼息相（特に後吸息相）にかけて亢進．φ：呼吸リズムの影響を受けない．

(文献3，4）より抜粋）

枢から離断する方法がある．離断直後は，内臓や非血管性組織などを支配する交感神経の一部を除いて，交感神経の基礎活動はほぼ消失する．健常な状態では，交感神経の基礎活動はより上位の中枢からの興奮性入力によって維持されているためである．ところが，離断して数日から数週間経つと，徐々に交感神経の基礎活動が回復してくる．

慢性脊髄動物における交感神経系の刺激に対する応答パターンは，健常動物と一部異なっている．図16は，MVC，CVC，SMにおいて，種々の刺激に対する応答を健常動物と慢性脊髄動物で比較したものである[3]．MVCやSMの活動性においては，刺激に対する応答に変化は認められない．一方，CVC活動性においては，冷刺激，振動刺激などでは健常動物と慢性脊髄動物で同じ方向の応答である

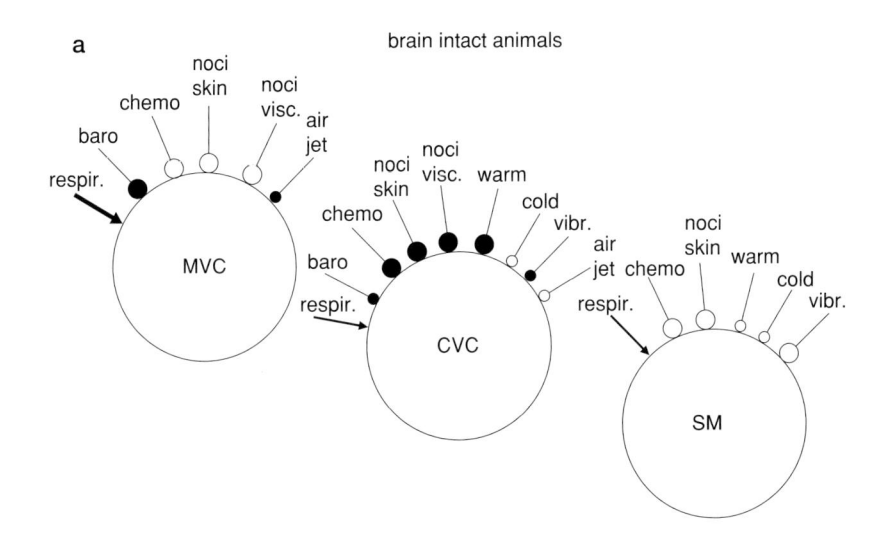

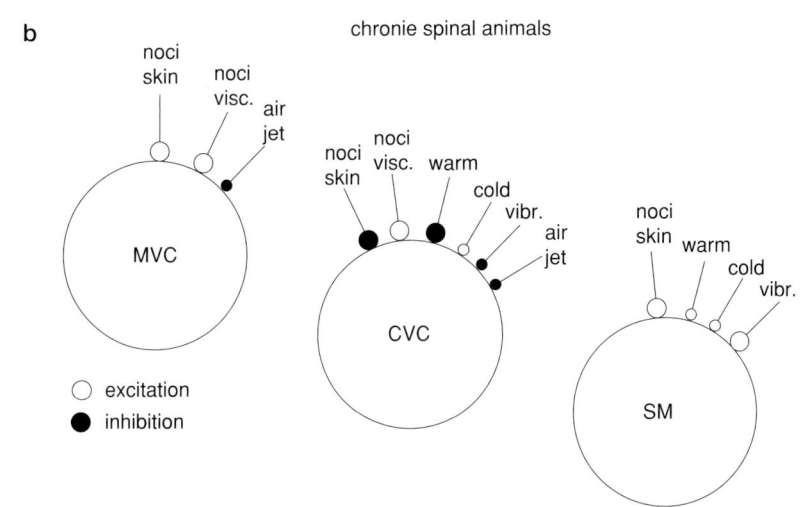

図16 健常動物（a）および慢性脊髄動物（b）における交感神経系地域性反応パターンの比較

麻酔下ネコに種々の刺激を与え，筋血管収縮線維（MVC），皮膚血管収縮線維（CVC），および発汗運動神経線維（SM）の活動性の変化を記録した。
respir.：呼吸リズムの影響（矢印の太さは影響の強さ）を表す。baro：動脈圧受容器刺激，chemo：化学受容器刺激，noci skin：侵害性皮膚刺激（同側），noci visc.：侵害性内臓刺激（膀胱・結腸），warm/cold：脊髄・視床下部の温/冷刺激，air jet：気流による毛胞受容器刺激，vibr.：振動によるパチニ小体刺激。○：亢進，●：抑制（サイズは反応の大きさの程度を表す） （文献3）より引用）

のに，毛包受容器刺激や内臓の侵害刺激では，健常動物と応答が逆転し，MVCの応答と多くが一致してくる。

このように，慢性脊髄動物でもすでに交感神経系地域性反応が引き起こされるけれども，その反応のパターンは健常動物と同じではない。このことは，すでに脊髄レベルで，独自の交感神経系の調節

機構が存在している（あるいは上位中枢離断によって新たに独自の調節機構が発現する）ことを推定させる。この脊髄レベルでの応答パターンの形成について，イェニッヒは"脊髄交感神経機能単位（spinal sympathetic function unit）"の概念を提唱している。脊髄レベルですでに脊髄分節内反射および脊髄分節間反射によって，健常動物とは異なった独自の交感神経系地域性反応のパターンが作り出されているとの主張である。

3）延髄レベル

すでに述べたように，健常動物では，多くの交感神経節前ニューロンの活動性は上脊髄性の強力な支配を受けている。節前ニューロンに直接投射し，その活動性を支配する神経細胞を交感神経プレモーターニューロンと呼ぶ。延髄では，吻側延髄腹外側部（rostral ventrolateral medulla：RVLM），縫線核群，および延髄腹内側部などに多く存在する。循環調節系に深くかかわる部位として RVLM の機能が[7]，また最近では，体温調節と深くかかわる皮膚血管や褐色脂肪組織を支配する部位として縫線核群[5,8,9]および延髄腹内側部[10]の機能が注目されている。

RVLM プレモーターニューロンは，図 17a に示されるように，頸動脈や大動脈弓の圧受容器からの情報を孤束核および尾側延髄腹外側部を介して受けとり，出力線維を脊髄中間質の心臓，血管，副腎髄質支配の交感神経節前ニューロンに送ってその活動性を調節している。RVLM ニューロンは，これらの領域における交感神経の基礎活動を維持し，また圧受容体反射を発現させる上で必要不可欠な存在であると考えられている。圧受容体からの入力以外にも，同ニューロンには中枢および末梢から極めて多様な入力が収束しており，種々の自律性および体性反射の発現に深くかかわっている。

興味深いことに，RVLM 内の小区画を化学的に刺激すると，特定の交感神経線維を優先的に興奮させることができる[11]。図 17b は報告の 1 例で，CVC，MVC，VVC，RSN（腎交感神経線維），および SM を興奮させる領域が，（互いに相当な重なりをもってはいるが）ある一定の部位に固まって見られる。プレモーターニューロンの分布は，身体の部位の違い（例えば，上肢と下肢の違い）を反映するのではなく，支配する組織の機能的な違い（例えば，MVC と CVC の違い）を反映しているのが特徴である。これらの結果は，交感神経遠心路の機能別チャネルが，プレモーターニューロンレベルですでに分離していることを示している。したがって，交感神経系地域性反応のパターンは，機能分化した多種類のプレモーターニューロンの反応パターンを反映しているものと推定される。しかし，特定の機能を担った節前ニューロンが 1 種類の機能特異的なプレモーターニューロンによって支配されているのか，多種類のプレモーターニューロンのセットによって支配されているのかは明らかになっていない。

4）中脳レベル

表 6 は，交感神経系地域性反応のパターン生成における上位中枢の関与を示す実験結果の 1 例である[12]。温度刺激と低酸素刺激による地域性反応を健常動物と急性除脳動物（中脳離断動物）で比較したものである。

温度刺激では，除脳動物で引き起こされる応答のパターンは健常動物と同じである。温度刺激に対しては，基本的に同じパターンを生成する神経回路網が，視床下部より延髄以下まで広がっていると推定される。一方，低酸素によって引き起こされる地域性反応は除脳動物では消失し，記録したすべ

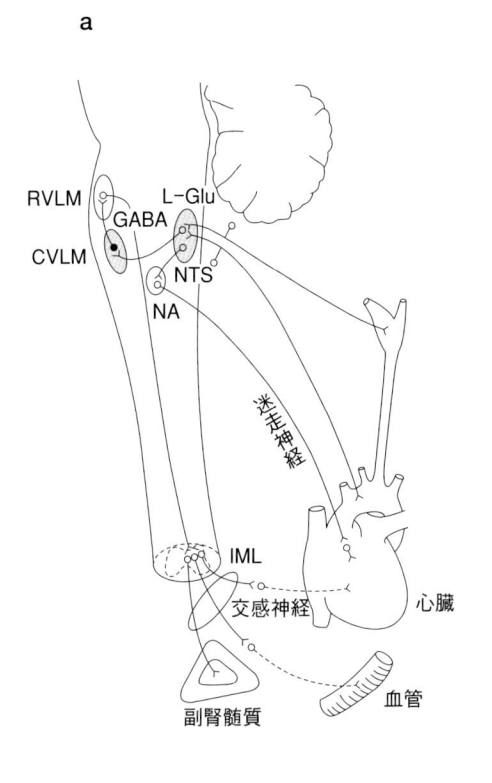

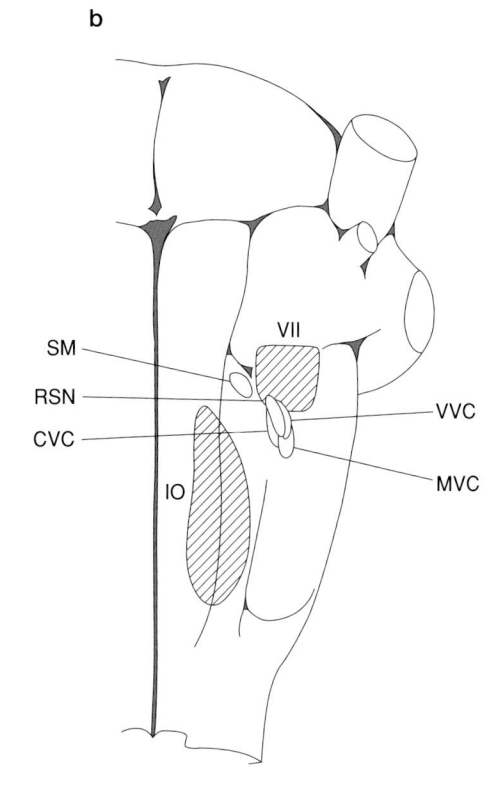

図17

a：吻側延髄腹外側部（RVLM）と動脈圧受容器反射の主経路。RVLM には，脊髄中間質外側核（IML）の交感神経節前ニューロンに直接投射する交感神経プレモーターニューロンが存在する。頚動脈洞および大動脈弓にて受容された血圧情報は，孤束核（NTS）の二次知覚ニューロン，および尾側延髄腹外側部（CVLM）の介在ニューロンを経て RVLM に入力する。NTS に入力した血圧情報は，疑核（NA）および迷走神経背側運動核にある迷走神経節前ニューロンにも入力する。L-Glu：L-グルタミン酸作動性ニューロン，GABA：γ-アミノ酪酸作動性ニューロン。（文献 7）より引用）

b：ネコの吻側延髄腹外側部（RVLM）における交感神経支配の局在性。興奮性アミノ酸の微量投与によって，皮膚血管収縮神経（CVC），筋血管収縮神経（MVC），内臓血管収縮神経（VVC），腎交感神経（RSN），あるいは発汗運動神経（SM）の興奮を優先的に引き起こす部位を延髄腹側表面からの透視図で示す。VII：顔面神経核，IO：下オリーブ核。（文献 11）より引用）

表6 健常動物，除脳動物における脊髄加温，加冷と動脈性低酸素刺激（8%O₂吸入）により引き起こされる交感神経系地域性反応のパターン

			Sympathetic Efferents		
			Cutaneous (ear)	Cardiac	Splanchnic
Intact	spinal cord	warming	−	+	+
		cooling	+	−	−
	arterial	hypoxia	−	−	+
Decerb.	spinal cord	warming	−	+	+
		cooling	+	−	−
	arterial	hypoxia	+	+	+

＋：亢進，−：抑制

（文献 12）より引用

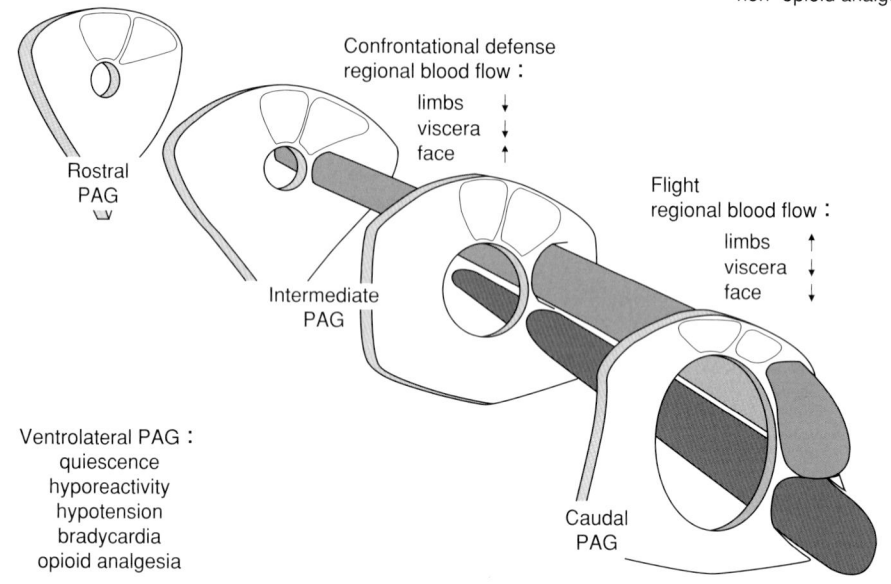

図18 中脳中心灰白質（PAG）の機能局在

外側 PAG・腹外側 PAG への興奮性アミノ酸微量投与によって引き起こされる行動性の変化およびそれに伴う自律神経系および知覚系の変化を模式的に示す。詳細は本文参照。

（文献 13）より引用）

ての交感神経枝が均一に反応している。このことは低酸素刺激によって引き起こされる地域性反応には，中脳あるいはより上位の中枢の関与が不可欠であることを示している。このように，健常動物における交感神経系地域性反応のパターンは，延髄および脊髄レベルで生成される基本的なパターンの上に，上位中枢において生成されるより細分化された，そしておそらくはより適切に統合された応答パターンが重なることによって生み出されているものと推定される。

中脳中心灰白質（midbrain periaqueductal gray：PAG）の局所刺激によって，全身性の交感神経系地域性反応が引き起こされる[13]。PAG の刺激は，自律神経系の反応に加えて，感覚系，運動系，および内分泌系の変化を伴い，生体全体の反応として意味づけの可能なものとなるのが特徴である。例えば，外側 PAG 刺激では防御行動とともに血圧上昇，頻脈，および非オピオイド性の痛覚低下が，腹外側 PAG 刺激では，行動停止とともに，血圧低下，徐脈，およびオピオイド性の痛覚低下が起こる（図18）。さらに細かく見ていくと，外側 PAG の中間部刺激では対峙的な防御姿勢とともに，四肢骨格筋や内臓血流の減少，顔面血流の増加などが起こり，外側 PAG の尾側部刺激では，回避的（逃走的）な行動とともに，四肢骨格筋血流の増加，内臓血流および顔面血流の減少が起こる。

これらの結果は，中脳レベルあるいは中脳を含む脳幹レベルで，情動行動に付随する全身的な反応の一つとして，交感神経系地域性反応のパターンが生成されていることを強く示唆するものである。PAG 局所刺激と RVLM からの逆行性神経トレーシングの実験結果によると，PAG から RVLM プレ

モーターニューロンへ向けて，興奮性および抑制性の豊富な線維連絡が存在し，その投射パターンが交感神経系地域性反応の発現に関与している可能性が指摘されている[14]。

このように，全身的に統合された交感神経系地域性反応は，意外にも脳幹レベルの局所刺激で誘発することができる。しかし，外界および生体内部の環境変化に応じて，それを適切に発現させるためには，生体内外の情報を幅広く収集し処理できるシステム，すなわち，以下に述べるような，より上位の中枢の存在が不可欠となる。

5）視床下部・辺縁系・連合野のレベル

視床下部には，個体維持および種族保存にかかわる種々の自律機能の調節中枢が存在する。各中枢の機能は専門化され，その機能を実現するために独自の神経回路網をもつ。しかし，共通点も多い。それぞれの中枢に必要な情報は，末梢および中枢の各階層を通して集約されると同時に，中枢のニューロン自身が必要な情報に対して高い感受性をもっている。また，各調節中枢からの司令は，下位の神経性要素および液性因子を介して，自律神経系，体性神経系，内分泌系，および免疫系へと，司令系統を越えて幅広く伝達される。

視床下部は，大脳辺縁系および連合野と双方向に連絡している（図19）[15]。視床下部に収束した求心性情報および視床下部ニューロン自らが収集した情報は，これらの連絡を通して大脳辺縁系および連合野へと送られ，認知される。一方，これら上位中枢によって高度に処理・統合された情報は，双方向の連絡を通して再び視床下部へと発信される。

交感神経応答の実行系にあたるPAGなどの下位中枢は，内側前脳束などを介して視床下部から司令を受け取るとともに，大脳辺縁系および連合野からも直接入力を受けている。

3. 交感神経応答の可変性

1）調節システム間の相互作用

交感神経系による生体調節では，ほとんどすべての効果器が複数の調節系によって共有されている。その結果，一つの調節系が作動すると，必ずほかの調節系に影響を及ぼす。したがって，生体は，システム間の相互干渉を見越した調節を行う必要があるとともに，時にはどのシステムを優先させるかを決定する必要がある。

例えば，暑熱曝露によって高体温と脱水が同時に発生した場合，生体はまず発汗を抑制して血液循環の悪化を防ぐ。しかし，高体温が進行すると，今度は血液循環を犠牲にしても発汗を優先させ，高体温による脳障害を防ぐ。

このように，個別に作動しているシステムを調整し，個体としてのホメオスターシスを最大限維持する機能は，おそらく視床下部およびより上位の中枢の存在によって初めて実現するものと思われる。しかし，その機能解剖学的な裏付けは乏しく，多くは今後の課題として残されている。

2）病態における交感神経応答の変化

病的状態では，ホメオスターシス維持のしくみが健常時とは異なる場合があることが予測される。

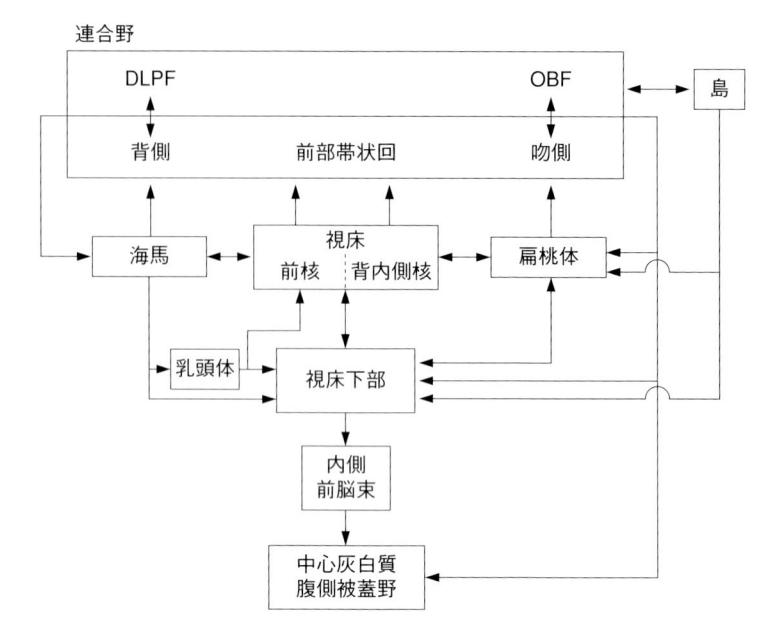

図19　自律神経系と大脳辺縁系・連合野との線維連絡

視床下部は大脳辺縁系（帯状回，扁桃体，海馬など）および連合野（眼窩前頭前野：OBF，背外側前頭前野：DLPF，島など）と双方向の接続をもつ．視床下部に収束した情報は，辺縁系および連合野に伝えられるとともに，そこで高度に処理され，再び視床下部に戻される．模式図の右側（視床下部・視床背内側核・扁桃体・前部帯状回吻側部・OBF などの連絡）は情動系，左側（視床前核・海馬・乳頭体・視床下部・前部帯状回背側部・DLPF などの相互連絡）は認知系に属する．視床下部には，認知系および情動系両方から高度に統合された情報が入力する．一方，下位中枢（中心灰白質など）には，視床下部からの入力に加えて，辺縁系・連合野からの入力も存在する．
（大村　裕：上位中枢から自律神経への統御．Clin Neurosci, 21；1360-1367, 2003 より転載）

したがってホメオスターシス維持に重要な交感神経系地域性反応にも，健常時とは異なる応答が見られることが期待される．

　イェニッヒらは，反射性交感神経性ジストロフィー（reflex sympathetic dystrophy：RSD，別名 complex regional pain syndrome type-I：CRPS-I）の病態モデルとして，神経を損傷して神経腫を作ったウサギを用いた実験を行っている[16]（表7）．RSD モデル動物における MVC の反応は健常動物と同じで，血圧反射により抑制され，化学受容器反射と痛み刺激により促進される．一方，CVC の反応は健常動物とは異なり，血圧変化に強く応答し，痛み刺激と低酸素刺激により促進される．すなわち，RSD モデル動物では CVC に特徴的なパターンが消失し，全体として MVC に類似する傾向が見られる．

　RSD において交感神経系が知覚系を修飾するメカニズムについては解明が進んでいるが，反対に慢性痛み刺激により交感神経系の応答のパターンが変化するメカニズムについてはまだ明らかにされていない．

表7 神経損傷による慢性痛み刺激下のウサギと健常動物での，化学受容器刺激，血圧受容器刺激，皮膚痛み刺激に対する皮膚・筋血管収縮線維の応答の比較

	化学受容器刺激	血圧受容器刺激	皮膚痛み刺激
健常動物			
皮膚血管収縮線維	●	●	●
筋血管収縮線維	○	●	○
慢性痛み刺激			
皮膚血管収縮線維	○	●	◌
筋血管収縮線維	○	●	◌

○：促進，◌：促進または不変，●：抑制，● ：わずかに抑制

（文献16）より引用）

おわりに

　交感神経系の応答は，全身的に同一方向に消長するとされてきた。しかし1970年のわれわれの報告以来，機能の異なる神経線維ごとその応答が異なる場合のあることが確かめられた。以来応答のパターンが詳しく解明されている。さらにこの交感神経系地域性反応のパターンがどのように生成されるかについての研究も進められている。多くの研究成果が蓄積され，交感神経系の統合過程が明らかにされるとともに，個体としてのホメオスターシス維持の観点から交感神経系地域性反応の役割が明らかにされることを期待している。

■文　献

1) Walther O-E, Iriki M, Simon E：Antagonistic changes of blood flow and sympathetic activity in different vascular beds following central thermal stimulation. II. Cutaneous and visceral sympathetic activity during spinal cord heating and cooling in anesthetized rabbits and cats. Pflügers Arch；319：162-184, 1970
2) Iriki M, Simon E：Regional differentiation of sympathetic efferents. Integrative control functions of the brain（Ito M ed）, Kodansha, Tokyo, pp.221-238, 1978
3) Jänig W：Organization of the lumbar sympathetic outflow to skeletal muscle and skin of the cat hindlimb and tail. Rev Physiol Biochem Pharmacol；102：119-213, 1985
4) Jänig W：Spinal cord reflex organization of sympathetic systems. Prog Brain Res；107：43-77, 1996
5) Morrison SF：Differential control of sympathetic outflow. Am J Physiol；281：R683-R698, 2001
6) Riedel W, Peter W：Non-uniformity of regional vasomotor activity indicating the existence of 2 different systems in the sympathetic cardiovascular outflow. Experientia；33：337-338, 1977
7) 黒澤美枝子：自律神経系．標準生理学第6版（小澤瀞司，福田康一郎，本間研一，大森治紀，大橋俊夫編），医学書院，東京，pp.406-431, 2005
8) Nagashima K, Nakai S, Tanaka M, Kanosue K：Neuronal circuitries involved in thermoregulation. Auton Neurosci Basic Clin；85：18-25, 2000
9) Nakamura K, Matsumura K, Kobayashi S, Kaneko T：Sympathetic premotor neurons mediating thermoregulatory functions. Neurosci Res；51：1-8, 2005
10) Ootsuka Y, Rong W, Kishi E, Koganezawa T, Terui N：Rhythmic activities of the sympatho-excitatiory neurons in the medulla of rabbits：neurons controlling cutaneous vasomotion. Auton Neuosci Basic Clin；101：48-59, 2002

11）McAllen RM, May CN, Shafton AD：Functional anatomy of sympathetic premotor cell groups in the medulla. Clin Exp Hypertens；17：209-221, 1995
12）Iriki M, Kozawa E：Patterns of differentiation in various sympathetic efferents induced by hypoxic and by central thermal stimulation in decerebrated rabbits. Pflügers Arch；362：101-108, 1976
13）Bandler R, Shipley MT：Columnar organization in the midbrain periaqueductal gray：modules for emotional expression? Trends Neurosci；17：379-389, 1994
14）Carrive P, Bandler R：Viscerotopic organization of neurons subserving hypotensive reactions within the midbrain periaqueductal grey：a correlative functional and anatomical study. Brain Res；541：206-215, 1991
15）大村　裕：上位中枢から自律神経への統御．Clin Neurosci；21：1360-1367, 2003
16）Blumberg H, Jänig W：Changes of reflexes in vasoconstrictor neurons supplying the cat hindlimb following chronic nerve lesions：a model for studying mechanisms of reflex sympathetic dystrophy? J Auton Nerv Syst；7：399-411, 1983

入來正躬，三枝岳志

III. 自律神経系とホメオスターシス

A. ホメオスターシスと神経系,内分泌系,免疫系の三角ネットワーク

はじめに

　神経系,内分泌系,免疫系はそれぞれ,情報伝達物質と受容体機構(少なくともそれらの一部)が共通であるため,これら三者の間に相互対話が成立する[1,2]。すでに,神経系と内分泌系の連関は神経内分泌学としてよく知られている。本稿では,①中枢神経系が免疫系機能に及ぼす知見を紹介し,それらが,②末梢神経系(特に自律神経系)および③内分泌系の活動により媒介されること,逆に④免疫系の活動が神経系および内分泌系の活動に影響を及ぼすことを述べ,最後に⑤ホメオスターシス維持における意義を抄述する。

1. 中枢神経系による免疫系機能修飾

　次のような現象が知られている。
　①免疫反応の亢進,抑制を条件づけできる。
　動物で抗体産生反応,肥満細胞からのヒスタミン放出などを味,におい,視聴覚刺激などの条件刺激に条件づけできる。
　②ストレスが免疫反応を変化させ,それは交感神経や内分泌系の活動に依存している。
　身体的および社会心理的なストレスによりナチュラルキラー細胞(NK細胞)活性,抗体産生反応,マイトジェンに対するリンパ球芽球化試験(LTT)が抑制されることが,ヒトや動物において,報告されている。これらの免疫抑制効果は,下垂体除去や交感神経切除により消失あるいは減弱するので,下垂体副腎皮質系の亢進と交感神経活動の増強によると思われる。さらに,成長ホルモンおよびプロラクチン分泌低下の関与も考えられる。
　③脳内特定部位の破壊,刺激および情報伝達物質動態変化が免疫反応を変化させる。
　前視床下部を両側破壊すると,LTTおよびNK活性の低下,胸腺および脾臓の細胞数の減少が観察される。一方,海馬,扁桃体を破壊すると,LTTの亢進,胸腺および脾臓の細胞数が増加することが報告されている。これらの現象の一部は下垂体除去で消失あるいは減弱するので,下垂体機能に依存していると考えられる。しかし,交感神経の関与も否定できない。ストレス時に視床下部で放出されストレス反応を誘起する物質の一つ,副腎皮質刺激ホルモン放出因子(CRF)を視床下部へ微量注入すると,ストレス時と同様,脾臓のNK活性,IL2の産生能およびT細胞増殖反応が抑制される。これらのCRFに対する反応にはグルココルチコイド(GC)産生増加のみならず,脾臓交感神経の活動

亢進も関与している。

2. 末梢神経系による免疫系機能修飾

1）自律神経系による免疫系機能修飾

以下のような興味ある知見がある[3]。

①マクロファージやリンパ球に，アドレナリンβ2およびα受容体，ムスカリン性およびニコチン性のコリン作動性受容体が発見されている。

②交感神経線維が胸腺および骨髄（一次性リンパ器官）や脾臓およびリンパ節（二次性リンパ器官）の血管のほかに，リンパ球が多い部位にも分布している。さらにチロシン水酸化酵素(tyrosine hydroxylase：TH)含有神経終末がマクロファージ，TおよびB細胞に近接して分布していることが電顕像で見られる。

③脾臓交感神経を外科的および化学的（6OHD投与による）に切除すると，脾臓細胞の抗体産生反応が亢進する。

④逆に，脾臓交感神経を電気刺激すると，NK活性がβ受容体を介して抑制される。

⑤ in vitro で 10^{-8} M 程度のノルアドレナリン（NA）を作用させると，抗体産生反応やNK活性が抑制される（表8）。しかし，これらの知見からストレスにより免疫系が交感神経によって，一様に抑制されると考えるのは単純すぎる（詳細はⅢBを参照）。

一方，アセチルコリンを in vitro でリンパ球に作用させると，ムスカリン受容体を介し，T細胞によるIL2産生反応および細胞傷害性T細胞活性が増強する（表8）。しかし，形態学的には，リンパ性器官には副交感神経性のコリン作動性神経が支配していることを示す証拠に乏しい。むしろ，これらのリンパ球がコリン作動性副交感神経線維の豊富な消化管，唾液腺などへ運ばれて，その局所で効果を発揮している可能性もある。

2）体性神経による免疫機能修飾

ペプチド含有神経の関与も考えられている。サブスタンスP（SP）含有神経および血管小腸作用ペプチド（VIP）含有神経が胸腺，脾臓，リンパ節などに存在する。また，ニューロペプチドY（NPY）は交感神経終末において，NAと共存している。リンパ球にはこれらのペプチドに対する受容体が発現している。実際，SPは抗体産生反応，LTT，サイトカイン産生を増強し，VIPはLTTを抑制する（表8）。これらの作用は，神経原性炎症の少なくとも一部に関与していることを示している。

3. 内分泌系による免疫系機能修飾

次のような知見がある[5]。

①リンパ球，単核球，好中球には種々のホルモンに対する受容体があり，in vitro でホルモンを作用させると，免疫反応が影響を受ける（表8）。

②下垂体あるいは甲状腺を切除あるいは化学的に破壊すると，胸腺の生後発達が抑制される。

表8 神経活性物質およびホルモンの免疫系への作用

グルココルチコイド	リンパ球（幼若T細胞）破壊，T細胞の増殖↓，単球，マクロファージ数↓，IL-1, 2, 3, TNF, IFN産生↓，IL-4産生↑，NK活性↓
エストロゲン	リンパ球幼若化反応↓，移植片対宿主反応↓，抗体産生↑
アンドロゲンプロゲステロン	リンパ球幼若化反応↓，抗体産生↓，混合リンパ球試験↓
T3, T4	T細胞からのTSH分泌↓，多核白血球の貪食能↑，甲状腺除去または老化による諸種のリンパ球反応低下を改善
成長ホルモン	T細胞増殖分化↑，細胞傷害性T細胞活性↑，NK活性↑，マクロファージ活性化↑，胸腺ホルモン分泌↑
プロラクチン	リンパ球幼若化反応↑，移植片対宿主反応↑，IFNγ産生↑
ACTH	抗体産生（in vitro）↓，IFNγ産生↓，マクロファージ活性化↓，B細胞からのIgM分泌↑
αMSH	リンパ球の化学走化性↓，白血球活性化↓，IL-1, IL-6, TNFαの作用↓
TSH	抗体産生↑
TRH	T細胞からのTSH分泌↑
βエンドルフィン	抗体産生↓，リンパ球化学走化性因子の作用↓，NK活性↑，細胞傷害性T細胞増殖↑，IFNγ産生↑，好中球とマクロファージの遊走性↑，T細胞増殖↑または↓（動物種による）
メチオニン・エンケファリン	NK活性↑，IFNγ産生↑，マクロファージ遊走性↑
バソプレシンオキシトシン	IFNγ産生↑
ヒト絨毛性ゴナドトロピン	細胞傷害性T細胞活性↓，胎盤からのプロゲステロン分泌を介する作用（リンパ球幼若化反応↓，混合リンパ球試験↓）
サブスタンスP	リンパ球幼若化反応↑，マクロファージ貪食能↑，多核白血球走化性↑，肥満細胞の脱顆粒↑，抗体産生↑，単球によるサイトカイン産生↑
ソマトスタチン	リンパ球幼若化反応↓，結合織肥満細胞脱顆粒↑，好塩基球からのヒスタミン，ロイコトリエン放出↓
VIP	Tリンパ球増殖反応↓
CRF	リンパ球からのACTH，βエンドルフィン分泌↑
GRF	リンパ球からの成長ホルモン分泌↑
LHRH	リンパ球増殖↑
NPY	ヒトNK細胞活性↓，ヒト結腸粘膜固有層のリンパ球増殖↑
ノルアドレナリン	刺激された細胞の種類，タイミング，受容体の種類などにより異なる。(1) 誘導期および増殖期のα受容体を介する促進作用，(2) 誘導期のβ受容体を介する促進作用（β受容体の多いサプレッサーT細胞機能抑制による）(3) 増殖期およびエフェクター期のβ受容体を介する抑制作用（IL-2によるリンパ球増殖↓，NK細胞活性↓，細胞傷害性T細胞活性↓，抗体産生↓）
アセチルコリン	T細胞によるIL-2産生↑，細胞傷害性T細胞活性↑（いずれもM受容体を介する）

（大村　裕，堀　哲郎編著：脳と免疫，共立出版，1995より引用改変）

③この抑制は成長ホルモン，プロラクチン，甲状腺ホルモン，インスリンなどの投与により改善される。これらのホルモンはいずれもその標的は胸腺上皮で，そこで胸腺因子を産生し，それが胸腺機

表9 サイトカインの神経系および内分泌系への作用

インターロイキン-1 (IL-1)	発熱,徐波睡眠増加,摂食抑制,痛覚増強（局所性および視床下部性（小量）),痛覚抑制（視床下部性（大量）),胃酸およびペプシン分泌抑制,中枢ニューロンの活動変化,脾臓,副腎の交感神経活動増加,内分泌反応（CRF↑, ACTH↑,成長ホルモン↑,プロラクチン↑, TSH↓, LH↓,エンドルフィン↑,ソマトスタチン↑,バソプレシン↑,オキシトシン↑), PGE2↑,海馬アセチルコリン放出↑,海馬長期増強↓,グリア細胞成長増殖↑, NGF産生↑,オリゴデンドログリア活性化,アミロイド前駆体蛋白合成↑,脳CRF・下垂体・副腎皮質系および交感神経系を介する細胞性免疫（NK活性, IL-2産生,リンパ球幼若化反応）の抑制,視床下部と前頭前野のノルアドレナリンとセロトニン代謝回転↑,交感神経突起伸展↑（NGF産生を介する)
IL-2	発熱,徐波睡眠増加,下垂体ACTHおよびエンドルフィン放出↑,海馬アセチルコリン放出↓,精神神経症状,オリゴデンドログリア増殖分化
IL-3	神経細胞突起伸展,脳コリン作動性ニューロンの生存維持,ニューロンのコリン・アセチルトランスフェラーゼ活性↑,交感神経突起伸展↑
IL-6	発熱,内分泌反応（ACTH↑, LH↓, TSH↓), NGF産生↑,脳コリン作動性ニューロンの生存維持,交感神経突起伸展↑,海馬長期増強↓,痛覚増強（局所性および中枢性),肝急性期蛋白の産生↑
顆粒球マクロファージ・コロニー刺激因子 (GM-CSF)	発熱,脳コリン作動性ニューロンの生存維持,ニューロンのコリン・アセチルトランスフェラーゼ活性↑,交感神経突起伸展↑
腫瘍壊死因子α, β (TNFα, β)	発熱,徐波睡眠増加,摂食抑制,痛覚増強（局所性および視床下部性（少量）),痛覚抑制（視床下部性（大量）),中枢ニューロンの活動変化,褐色脂肪組織交感神経活動促進（β）と抑制（α),オリゴデンドログリア変性,脱髄
インターフェロンα (IFNα)	発熱,徐波睡眠増加,摂食抑制,鎮痛とカタレプシー,モルフィン禁断症状の軽減,精神神経症状,中枢ニューロンの活動変化,脾臓交感神経活動増加,リンパ球からのACTHおよびエンドルフィン放出↑,副腎皮質からのコーチゾン放出↑,ライディッヒ細胞からのテストステロン放出↓, NK活性↓（脳オピオイド受容体・CRF・脾臓交感神経賦活による)
マクロファージ炎症性蛋白-1 (MIP-1)	発熱（プロスタグランジン非依存性),摂食抑制
IL-8	発熱（プロスタグランジン非依存性,しかしグルココルチコイドにより抑制される)

（大村　裕,堀　哲郎編著：脳と免疫,共立出版,1995より引用改変）

能を修飾すると想像されている。

④よく知られているように,ストレスによる免疫反応の抑制は下垂体や副腎などを除去すると減弱する。

4. 免疫系による神経系および内分泌系の機能修飾

①抗原投与後の脾臓細胞抗体産生反応と脾臓NA濃度とは時間的のみならず,量的にも相関がある。また,視床下部活動にも同様のことが見られる[5]。これは,免疫系が変化していることを,脳が認識していることを示している。

②免疫系の情報伝達物質であるサイトカインの少なくとも一部は神経系,および内分泌系に作用し,「急性期反応」を起こす。

III. 自律神経系とホメオスターシス　53

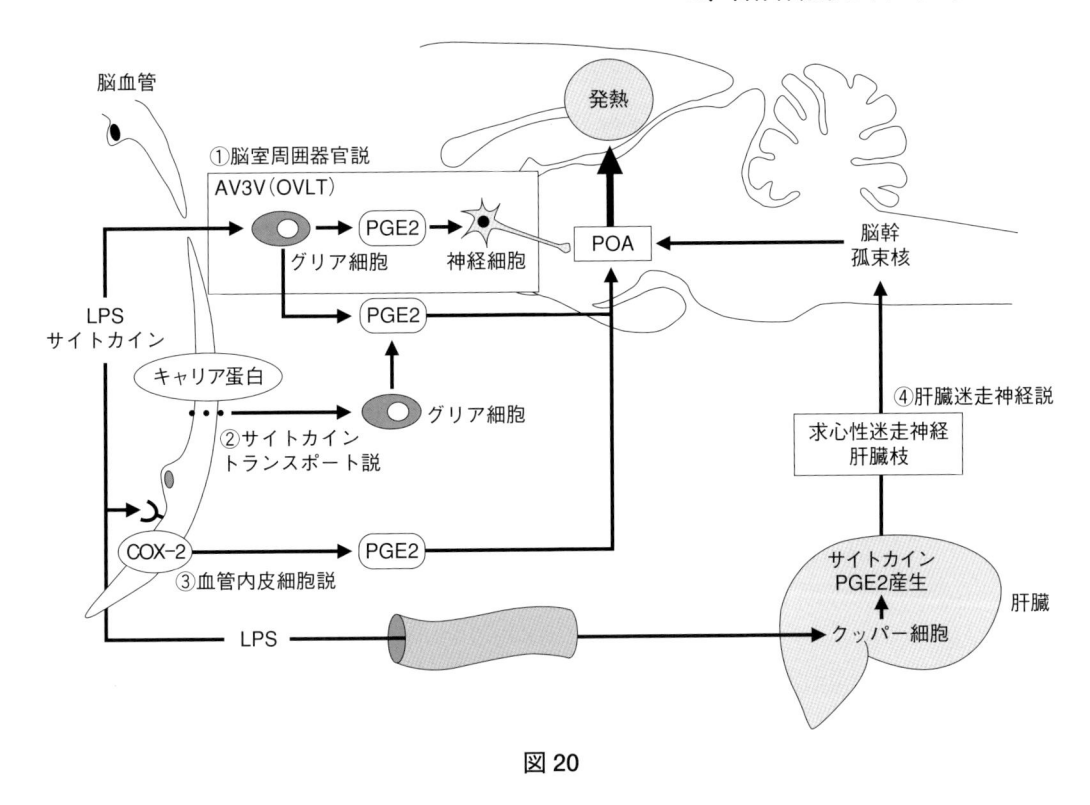

図20

　例えば，インターロイキン-1（IL-1），IL-2，IL-6，腫瘍壊死因子（TNF）などを末梢投与すると，脳内の特定部位の特定の性質を有するニューロン（室傍核のCRFニューロン，視索前野の温度ニューロン，視床下部腹内側核のグルコース反応ニューロンなど）の活動変化や，モノアミンの代謝回転の変化が起こる．その結果，感染時に見られるような全身的で多彩な，急性期反応が起こる（表9）．それは，下垂体副腎皮質系の活性化，発熱，食欲減退，徐波睡眠量の増加，痛覚の変化（少量で過敏，量が増加すると鎮痛），脾臓の交感神経活動の増加，プロラクチン，成長ホルモン，インスリン放出増加などである．これらの反応のほとんどが，CRF拮抗薬やcyclooxygenase（COX）抑制物質を投与すると，消失または減弱する．
　これらサイトカインの内分泌系への作用は上記のように，中枢神経系の反応を介する二次的反応のほか，内分泌系への直接作用もある．しかし，IL-1は視床下部のCRFニューロン活動増加による下垂体副腎皮質系の賦活によるものが最も迅速で，下垂体や副腎皮質への直接作用による効果は緩やかである．

5．免疫系から神経系および内分泌系への通信様式

　以上のように，神経系および内分泌系は免疫系をいわば「感覚系」として，病原微生物の侵入，腫瘍の増殖に関する情報を受け取る．その時，用いられる情報伝達物質は，免疫細胞から放出されるサイトカイン，胸腺ホルモン，ペプチドなどである．これらの物質は内分泌系へは血流を介し作用する．しかし，中枢神経系へはどのような形式で信号が伝達されるかについては次の4説がある[7]（図

表10　免疫系が産生する神経活性物質およびホルモン

物質	産生細胞および組織
GRF（成長ホルモン放出因子）	リンパ球
ソマトスタチン	多核白血球，単球，肥満細胞
CRF（副腎皮質刺激ホルモン放出因子）	リンパ球，好中球
LHRH（黄体形成ホルモン放出ホルモン）	リンパ球
GH（成長ホルモン）	TおよびBリンパ球
ACTH（副腎皮質刺激ホルモン）	リンパ球，マクロファージ
TSH（甲状腺刺激ホルモン）	Tリンパ球
プロラクチン	Tリンパ球
エンケファリン	ヘルパーTリンパ球
LH（黄体形成ホルモン）	リンパ球
絨毛性ゴナドトロピン	Tリンパ球
バソプレシン	胸腺細胞
オキシトシン	胸腺細胞
VIP（血管作用性小腸ペプチド）	多核白血球，単球，肥満細胞
サブスタンスP	マクロファージ，肥満細胞
NPY（ニューロペプチドY）	骨髄，脾臓
ニューロテンシン	胸腺
ノルアドレナリン	TおよびBリンパ球
ドーパミン	TおよびBリンパ球

（大村　裕，堀　哲郎編著：脳と免疫，共立出版，1995 より引用改変）

20）．

①血液・脳関門がない部位の一つ，終板器官（第3脳室前にあり視床下部に近く，お互いに神経連絡がある）にあるグリア細胞にサイトカインなどが作用し，プロスタグランジンE2（PGE2）を産生し，それに局所の神経細胞が反応することにより，信号が伝達される。

②サイトカイン受容体をもつとされる脳微小血管の内皮細胞に作用し，COX2を産生が誘導され，PGsが合成されて脳内に情報が伝達される。

③わずかではあるが，一部のサイトカインは脳微小血管を通過することで信号伝達が行われる。

④肝門脈領域にあるサイトカイン受容体をもつ迷走神経線維が刺激され，脳へ信号が伝達される。

これらの4説はお互いに矛盾しないので，すべてが働いているかもしれない。

6. 免疫細胞が産生するホルモンおよび神経伝達物質

1980年に神経-免疫-内分泌ネットワークの概念を確立する上で，重要な発見があった[8]．それは白血球がウイルスに感染すると，ACTH，γエンドルフィンを産生することである．その後，リンパ球が成長ホルモン，プロラクチン，オピオイド，オキシトシン，バソプレシン，ヒト絨毛性ゴナドトロピン，NPYなどを産生することや，マクロファージ，好塩基球，肥満細胞からSP，ソマトスタチンなどが放出されることが判明している．さらに，最近，ドーパミン，NAがマクロファージ，TおよびB細胞から放出されることも判明している（表10）．

ここで最初に浮かぶ疑問は，これらの免疫細胞が産生した物質が内分泌的に（血流を介して）神経

系および内分泌系の細胞に作用するか否か，である。実際，下垂体除去動物にウイルスを感染させると，リンパ球から ACTH が放出され，コルチコステロンの分泌が高まるという。しかし，これには下垂体除去が不完全であったのではないかという批判があり，決着がついていない。

しかし，確かなことは，これらの物質の少なくとも一部は自己または傍分泌的に働くことである。例えば，リンパ球標本に成長ホルモン遺伝子のアンチセンスオリゴヌクレオチドを加えると，T および B 細胞からの成長ホルモンの分泌が抑制されるとともに，リンパ球増殖が抑制される。プロラクチンについても同様のことがわかっている。また，リンパ球やマクロファージが産生するドパミンや NA はリンパ球の分化，増殖の抑制やアポトーシスなど自己または傍分泌的に調節作用を発揮すると想像される。

7. 神経系および内分泌系でも産生されるサイトカイン

前節で述べた事実とはまったく対照的な知見がある。すなわち，免疫系で発見され，重要な信号分子であるサイトカイン類や成長因子類の少なくとも一部が，神経系および内分泌系の細胞においても産生される。例えば，IL-1，IL-2，IL-6，インターフェロン（IFN），腫瘍壊死因子（TNF）などは脳のウイルス感染や損傷を受けたときはもちろん，末梢へのエンドトキシン（LPS）投与や，拘束ストレス負荷した場合でも，脳内でサイトカインの mRNA や蛋白として検出されている。その産生細胞はマイクログリア，アストロサイトなどと考えられている。この脳内で産生されたサイトカインはどのような働きをしているか。次の 2 点が考えられる。

まず，第一に，サイトカインが産生された細胞に作用すること（自己分泌），およびその近くの細胞に作用する（傍分泌）という局所作用である。例えば，IL-1 はアストロサイトの成長を促進する働きがある。IL-3 はアセチルコリン・ニューロンの生存維持に関与している。このように，神経栄養因子，分化制御因子としての意義がある。

第二に，これらのサイトカインのあるものは急性期反応（発熱，徐波睡眠量増加，食欲減退，痛覚の修飾，交感神経活動の地域的変化，多彩な内分泌反応）を起こす（表 9）。それは，血液由来のサイトカインが起こす全身的急性期反応パターンとほぼ同様である。すでに述べた急性期反応誘起に関与する特定のニューロンが，局所のサイトカインによっても，同様の活動変化を起こすことが明らかになっている。

8. 炎症性サイトカインの作用における負の制御

神経系，内分泌系にはそれぞれ，情報伝達物質の産生，放出，標的における反応機構などの各レベルにおいて，負の制御機構が内在しているが，免疫系も例外ではない。

例えば，

①単核球に *in vitro* で LPS を作用させると，炎症性サイトカイン（IL-1，IL-2，IL-6，TNFα）が放出されるが，その後，IL-1 受容体拮抗物質（IL-1RA）や IL-4，IL-10 などが放出され，炎症性サイトカインの産生，放出，作用が過剰にならぬように働く。

②一部の炎症性サイトカインは脳内で αMSH を産生し，これが炎症性サイトカインの作用を抑制す

る[9]。

③炎症性サイトカインが起こす下垂体副腎皮質系賦活の結果，放出された副腎ステロイドは炎症性サイトカインの産生を抑制する。

9. 神経系，内分泌系，免疫系ネットワークの生理的意義

このような三系の相互連関は，信号物質と受容体機構が少なくとも一部が共通であることによる。系統発生的に見ると，情報伝達物質のうちモノアミン，ACTH などは細菌にも存在するが，サイトカイン（IL-1，IL-6，TNFαなど）はヒトデやホヤ，腔腸動物あたりまでしか遡れないが，アメフラシ（軟体動物）には TNF 様の物質があり，それを紫汁液中に吐き出し，殺菌をする防衛反応に関与する。と同時に，体内で神経系の信号物質として用いている。このように，系統発生的には相互連関は古い。

さらに，炎症性サイトカインは脳や内分泌系に作用して，多彩な全身的な急性期反応を起こす。その多くは，感染した生体にとって生存確率を増加させる適応反応であると考えられている。もし感染時に発熱することが生体にとって有害なら，進化の過程で消滅することが期待される。しかし，細菌感染の時，恒温動物（哺乳類，鳥類）のみならず，変温動物（爬虫類以下）でも行動性体温調節反応（例えば，高温の部屋へ移動する）を発揮して，発熱する。そこで，大トカゲを細菌感染させ，種々の温度環境において，体温レベルを固定すると，高体温になるほど，生存率が高かった[10]。同じことが感染時の摂食抑制や徐波睡眠量増加でも確認されている。このように，三系はそれぞれ体内および対外環境の変化に対応するという従来の概念ではなく，生体全体としてホメオスターシス維持を行っている。

■文　献

1) Ader R, Felten DL, Cohen N：Psychoneuroimmuology 3rd ed Vol. 1, Academic Press, New York, pp.1-727；vol. 2 pp.1-856, 2001
2) 井村裕夫，堀　哲郎，村松　繁編：神経内分泌免疫学，朝倉書店，東京，pp.1-312, 1993
3) Bellinger DI, Lorton D, Lubahn C, Felten DL：Innervations of lymphoid organs—association of nerves with cells in the immune system. Psychoneuroimmunology（Ader R, et al eds）Academic Press, New York, pp.55-111, 2001
4) Berczi I：Pituitary hormones and immune function. Acta Paediatrica；423（suppl）：70-75, 1997
5) Besedovsky HO, delRay AE., orkin, et al：The immune response evokes changes in brain noradrenergic neurons. Science；22：564-565, 1983
6) Hori T, Katafuchi T, Take S, et al：The autonomic nervous system as a communication chanell between the brain and the immune system. Psychoneuroimmunomodulation；2：203-215, 1995
7) Blatteis CF, Sehic E：Prostaglandin E2：a putative fever mediator. Fever and Basic Mechanisms and Management, 2nd Edition（Mackowiak PA ed）, Lippincott and Raven, Philadelphia, pp.117-145, 1996
8) Blalock E：A molecular basis and bidirectional communication between the immune and neuroendocrine systems. Physiol Rev；69：1-32, 1989
9) Catania A, Lipton J：The neuropeptide alpha melanocyte stimulating hormone：a key component of neuroimmunemodulation. Neuroimmunomodulation；1：93-99, 1994
10) Kluger M：Fever：role of pyrogns and cryogens. Physiol Rev；71：93, 1991

堀　哲郎

B. 自律神経系と免疫系

はじめに

ⅢA で述べたように，自律神経系は内分泌系と並んで，脳と免疫系とを結ぶ通信路の一つである[1]。本稿では，①免疫系への神経支配の形態学的知見と自律神経伝達物質に対する受容体の分布，②いろいろな状況下における交感神経活動と免疫応答，③免疫系におけるヘルパーＴ細胞（Th1）と Th2 のバランスに及ぼす交感神経活動の影響，④コリン作動性神経線維の免疫系機能修飾の可能性，最後に，⑤自己免疫疾患と交感神経との関係について解説する。

1. 免疫器官の自律神経支配

一次性リンパ器官（骨髄，胸腺）と二次性リンパ器官（脾臓，リンパ節）には，自律神経が分布している。①ノルアドレナリン（NA）を含有するアドレナリン作動性交感神経，②コリン作動性副交感神経，および③種々のペプチドを含有するペプチド作動性神経などがある[2]。また，NA とニューロペプチド Y（NPY）とが共存している交感神経もある。

NA 含有交感神経であることの形態学的証明は，蛍光組織化学法による NA の存在，NA 合成の律速酵素であるチロシン水酸化酵素（tyrosine hydroxylase：TH）の組織化学染色法での検出などで得られる。一方，コリン作動性であることは，従来，コリン分解酵素（choline esterase：AchE）を組織上で見出せることが十分条件であったが，神経細胞以外の細胞にも見られることがあり，必ずしもコリン作動性とは結論できない現在では，コリンアセチル化酵素（choline acetyl transferase：ChAT）が組織上で検出されることが確証とされている。

1）骨　髄

骨髄では，①TH 陽性，あるいは蛍光組織化学で確認される NA を含有する交感神経線維あるいは神経終末が，②AchE を含有する副交感神経と思われる神経終末，③さらに，求心性という証拠がある細い有髄の線維などが見られる。NA 線維の多くは栄養血管に分布するので，血流調節に関与していると想像される。さらに，そこから枝分かれした線維が骨髄実質に終わっている。発達過程において，骨髄の交感神経の有髄化は造血機能が活発になる時期に一致する。これらのことは交感神経が血液幹細胞の分化，増殖に関与する可能性を示唆している。骨髄交感神経を電気刺激すると，末梢血の網状赤血球が増加する。しかし，これが骨髄細胞への効果によるのか，血流の変化に伴う現象なのかは不明である。

一方，コリン作動性神経の存在については形態学的には十分な証拠がない（詳細は後述）。

2) 胸　腺

　NA含有神経線維は血管に沿って，胸腺内へ進入し，髄質を含めた境界領域と皮質に神経叢を形成し，幼弱な胸腺細胞の近くに分布する。それらは主にTH陽性の交感神経の終末である。

　一方，コリン作動性線維が胸腺に存在するという証拠は，次のように，形態学的には弱い。胸腺に逆行性神経線維追跡法で，胸腺へトレーサーを注入すると，延髄の疑核などの神経細胞が染色されるという報告がある。しかし，トレーサーが胸腺外の組織（食道，横隔膜など）へ広がったためという批判がある。トレーサーを拡散しない方法を用いて胸腺へ注入すると，染色された細胞は脳幹には見られないが，胸腺外の組織に注入すると見つかる。胸腺にはAchEに染色される細胞が観察されるが，迷走神経を切断してもその細胞の密度は変化しない。このことは，AchEの密度が低いため変化が検出できないか，または，迷走神経が胸腺に分布しているとしても，AchE陽性ではないことを意味する。詳細にAchE染色法で調べた報告では，確かに神経叢が血管周囲に見られるが，それがコリン作動性か，非コリン作動性かはわからない。胸腺内でもAchEはリンパ球以外の細胞にも見られるからである。

3) 二次性リンパ器官—脾臓とリンパ節

　脾臓には，ChAT含有線維，AchE含有線維がほとんどなく，交感神経が主体である。NA含有あるいはTH陽性の神経が中心動脈に沿って，中心動脈周囲リンパ鞘（PALS）に神経層を形成している。主として，白脾髄に分布する。特に，T細胞が多いPALS実質やマクロファージのある周辺帯領域に，また，リンパ濾胞の外周，B細胞があるリンパ濾胞の内部にも，わずかであるが見られる。電顕ではTH陽性の神経終末がリンパ球に陥入しており，神経シナプス様構造を示し，わずかの間隙で接している像も見られている[3]。

　頚部，腹腔および膝かリンパ節などへNA含有線維が血管とともに入り，T細胞がある傍皮質，皮質，リンパ節辺縁洞，髄索や髄洞に分布している。この他，粘膜付属リンパ組織にも分布している。コリン作動性神経の存在はAchE染色法のデータのみで，今後の研究に待たねばならない。

2. 免疫系細胞のカテコラミン受容体

　リンパ球，マクロファージ，好中球などにはNA受容体（$\alpha 2$と$\beta 2$の2種類）が存在する。$\beta 2$受容体の相対的分布密度はヒトでは，高い方から，B細胞＞単核球＞T細胞の順である。また，分布密度は活性化されたTh1細胞はTh2細胞より高い。ストレス時には脾臓交感神経が活性化され，放出されたNAはTh1細胞をTh2細胞より強く抑制するので，Th2優位状態になる（4.参照）。

3. 交感神経系活動と免疫系の状態

1) 免疫反応の進行と脾臓NA

　ラットをヒツジ赤血球で感作した後，それに対する抗体産生反応（PFC）と脾臓のNA濃度を経時

的に調べると，NA の濃度は感作後下がり始め，3日目で最低に達し，その後上昇に転じ8日目で感作後の値にまで回復する。PFC は3日目に出現し，4日目にピークに達し，その後低下する。このような両者の間に見られる相反関係は，時間的のみならず，量的にも見られる[4]。このような濃度の変化は同じ抗原を与えても，非リンパ器官では起こらないので，少なくとも脾臓に特異的な現象である。また，前視床下部/視索前野のニューロンのマルチユニット活動を観察していても，抗原投与後の日数に応じて変動する。このことは末梢組織に異物が侵入したことを脳が「知っている」ことを示唆する。

2) 脾臓交感神経の切除，電気刺激およびストレスに伴う免疫系の変化

①脾臓交感神経を切除すると，ラットのヒツジ赤血球に対する抗体産生反応（PFC）は増強する。

②また，拘束ストレス，視索前野の局所破壊，サイトカイン脳内微量注入などによる脾臓 NK 活性の低下は，脾臓交感神経切除や交感神経節ブロックにより減弱または阻止できる。

③脾臓交感神経を電気刺激すると，脾臓の NK 活性抑制はαブロッカー投与によっては影響されないが，βブロッカーにより，阻止できる。すなわち，脾臓交感神経はこのリンパ球のβ受容体を介して，その活性を抑制している。

④拘束ストレスを与えると，脾臓交感神経活動が増強する。さらに，ラットで，マクロダイアリシス法を用い，20分ごとに脾臓 NA 濃度を測定しながら拘束ストレスを与えると，NA 濃度は20分で最高に達し，基礎値の約4倍まで上昇する。この NA 濃度の上昇は脾臓神経を切除した動物では起こらないので，この上昇した NA は交感神経終末から放出されたものである[5]。また，CRF の第3脳室内へ注入しても，このような交感神経性 NA 濃度の上昇が起こる。

⑤NA を *in vitro* で投与すると，ⓐ誘導期におけるβ受容体を介する免疫反応の亢進（高濃度のβ受容体をもつサプレッサー T 細胞機能の抑制による），ⓑ誘導期および増殖期におけるヘルパー細胞に対するα受容体を介する機能促進，ⓒエフェクター期におけるβ受容体を介する免疫系抑制（抗体産生細胞，細胞傷害性 T 細胞，NK 細胞などの機能抑制による）が見られる。

4. ストレス—視床下部 CRF 系と Th1-Th2 バランス

免疫系では，T 前駆細胞，T0 細胞の段階を経て，機能的に分化成熟したヘルパー T 細胞（Th 細胞）が中心的な役割を担う。それらが産生するサイトカインの種類により，二つのサブセット（Th1 細胞と Th2 細胞）に分けられる。Th1 細胞は IL-2, IFNγを，マクロファージは IL-12 を産生し，Th1 系を亢進させ，細胞性免疫の発現に関与する。Th2 細胞は IL-4, IL-5, IL-6, IL-10 を産生し，マクロファージは IL-10 を産生し，Th2 細胞の活性を亢進することにより，体液性免疫に関与する。これらのサイトカインは Th1 系と Th2 系のバランスを調節している[6]。

拘束ストレスなどが加えられると，視床下部の CRF ニューロンが活性化され，交感神経と下垂体-副腎皮質系を介し，NA とグルココルチコイド（GC）が放出される。NA と GC は次のようにして，免疫系を Th1 パターンから Th2 パターンへとシフトさせる（図21）。

①NA と GC は Th1 系のエフェクター細胞（細胞傷害性 T 細胞，NK 細胞）やマクロファージの機能を直接抑制する。

②アドレナリン性β2 受容体は Th1 細胞に発現しているが，Th2 細胞にはほとんどないので，Th1

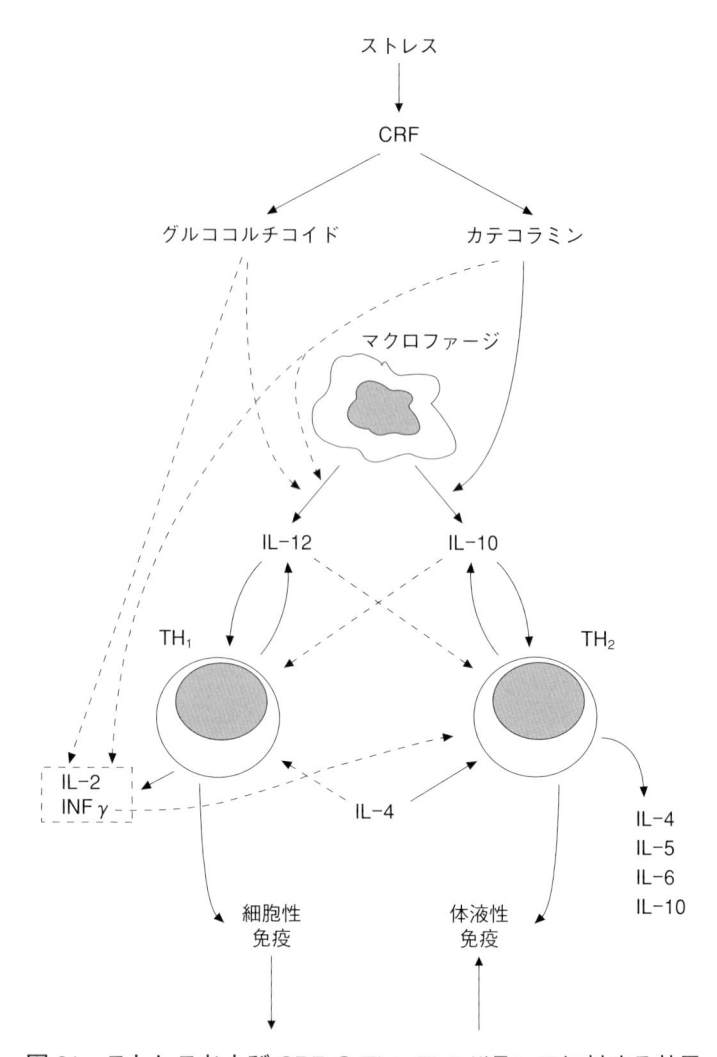

図 21 ストレスおよび CRF の Th1-Th2 バランスに対する効果

実線は促進効果，点線は抑制効果を示す．
(Webster C, et al：Ann NY Acad Sci；840：21-32, 1998 より許可のうえ引用)

系がより強く抑制される．

③さらに，Th1 細胞の抑制は，NA がマクロファージなどの単核球の IL-12, TNFα 産生を抑制し，IL-10 の産生を促進することによっても起こる．その結果，Th1 細胞からの IL-2 と IFNγ 放出が減少する．これらのことは Th1 系の機能を抑制し，細胞性免疫が低下する．

④GC は単核球や Th1 細胞による IL-12 と IFNγ の産生を抑制し，Th2 細胞による IL-4, IL-5, IL-10 の産生を増加させる．その結果，Th2 系が促進する．以上のことから，ストレスが長く続くと，免疫系は細胞性免疫より体液性免疫へとシフトする．

⑤また，NA は特定の部位，あるいは状況により，α 受容体を介して β2 受容体による反応とは異なる効果を示す．例えば，マウスの LPS で刺激された腹腔マクロファージの TNFα 産生を増強する．

出血時に NA の濃度が上昇すると，最初に肺の単核球による IL-1，TNFα，TGFβ 産生が亢進する。実際ヒトの単球がマクロファージへ成熟する時期にはβ2 アゴニストは効果がないといわれている。

　これらのことから，NA の特定の部位，状況，免疫細胞の分化成熟のある段階によって，NA の α 受容体を介する効果が一過性に優位になり，その部位における細胞性免疫反応を増強していると想像される。

5. コリン作動性神経線維の免疫系への作用

　すでに述べたように，リンパ球にはコリン作動性受容体があるが，脾臓にはコリン作動性神経は見られない。また，一次性リンパ器官である胸腺には，一部批判もあるが，遠心性のコリン作動性迷走神経が存在するという形態学的知見がある。それを支持し，その機能について次のような事実が判明している[7]。

1) 電気生理学的知見

　①ラットで，片側の頚部の迷走神経を電気刺激すると，胸腺に分布している神経の切断中枢側の線維から誘導電位が記録される[8]。
　②その反応は，神経節ブロッカーであるヘキサメソニュウム（hexamethonium）投与により影響されない。
　③右側の頚部迷走神経を切断すると，胸腺から循環系へ放出されるリンパ球の数が減少する。逆に同神経を電気刺激すると，一過性にこのリンパ球が増加する[9]。この反応は反回喉頭神経の切断により消失する。さらに，ニコチン性アセチルコリン受容体のブロッカーを投与すると，迷走神経切断と同様，このリンパ球減少を再現できる。しかし，ムスカリン性ブロッカーは無効であった。
　以上のことから，ニコチン性コリン作動神経が胸腺からのリンパ球放出に関与していると想像される。しかし，この場合，標的になった細胞や放出される細胞の種類は不明である。

2) in vitro リンパ球標本における知見

　次のように，in vitro リンパ球標本では，コリン作動性受容体を介して免疫反応を修飾することが明らかにされている。
　①ムスカリン性受容体アゴニストが，細胞傷害性 T 細胞の機能の促進とロゼット形成試験で見て T 細胞の活性化，T および B 細胞の運動性の増加をもたらす。
　②カルバミルコリンにより，誘発されたサプレッサー T 細胞の活性化は，ニコチン性受容体拮抗薬により抑えられる。
　③ニコチンがサプレッサー T 細胞の産生を誘導する。これはニコチン性受容体拮抗薬あるいは，重症筋無力症患者の血清（ニコチン性受容体の産生に対する抗体を持つ）の存在下では，出現しない。
　④リンパ球の膜標本で，ニコチン性およびムスカリン性受容体の結合実験，細胞内メッセンジャーの同定などからも，リンパ球，胸腺細胞にこの 2 種類の受容体の存在が明らかになっている。

6. 自己免疫疾患と交感神経系

　免疫臓器を支配する交感神経は，リンパ球の血中分布のみならず免疫細胞の活性に影響し，免疫反応を修飾する．例えば，動物で6OHDA投与法による交感神経切除を行うと，リンパ球のβアドレナリン性受容体の数が増加し，マイトジェンに対するリンパ球幼若化反応および抗体産生反応（PFC）の増強が起こる．また，交感神経切除は，自己免疫疾患の動物モデルである実験的アレルギー性脳脊髄炎や実験的重症筋無力症の症状を悪化させることが知られている．

　ヒトでは，ある種の神経疾患の患者において，交感神経系の異常が認められる．例えば，多発性硬化症（MS）患者の半数に，皮膚電気刺激による皮膚反応（GSR）の欠如が認められる．また，MS患者では，サプレッサーT細胞（CD8＋サブセット）の機能低下とともに，β受容体数が健常者に比べ増加している．これはMSにおける交感神経系の慢性的障害のため，NAの放出量が減少し，その結果，受容体のup-regulationによると考えられている．MSのCD8（＋）リンパ球β受容体のリガンド親和性や細胞内情報伝達系とのカップリングは正常である．したがって，MSのサプレッサーT細胞機能の低下は，CD8（＋）サブレットβ受容体数の増加が原因と考えられている[10]．

　このサプレッサーT細胞の活性化に加え，NK細胞および細胞傷害性T細胞の活性もβ受容体を介し，抑制される．ストレスなどで交感神経系が亢進すると，MS患者の症状が悪化する．さらに，ストレスにより放出されるグルココルチコイドがリンパ球のβ受容体数の増加，cAMP産生の増強などを起こす．ストレス時のMSの症状の悪化は，これらの異常を背景に起こると想像されている．

■文　献

1) Hori T, Katafuchi T, Take S, et al：The autonomic nervous system as a communication channel between the brain and the immune system. Neuroimmunomodulation；2：203-215, 1995
2) Bellinger DL, Lorton DC, Cohen N, Felten DL：Innervation of lymphoid organs—association of nerves with cells of the immune system. Psychoneuroimmunology（Ader R, Felten D, Cohen N eds）, 3rd ed, Academic Press, New York, pp.55-111, 2001
3) Madden K, Felten D：Experimental basis for neural-immune interaction. Physiol Rev；75：77-106, 1995
4) Besdovsiky HO, delRay AE, Sorkin E, et al：The immune response evokes brain noradrenergic neurons. Science；221：564-565, 1983
5) Shimizu N, Kaizuka Y, Hori T, Nakane H：Immobilization increases norepinephrine release and reduces NK cytotoxicity in spleen of conscious rat. Am J Physiol；271：R537-R544, 1996
6) Elenkov IJ：Neuroendocrine regulation of Th1/Th2 balance. Brain and Biodefence（Oomura Y, Hori T eds）, Karger, Basel, pp.13-26, 1999
7) Maslinski W, Cholinergic receptors of lymphocytes. Brain, Behavior, and Immunity；3：1-14, 1989
8) Niijima A：An electrophysiological, study on the vagal innervation of the thymus in the rat. Brain Res Bull；38：319-323, 1995
9) Antonica A, Magni F, Mearini L, Paolocci N：Vagal control of lymphocyte release from rat thymus. J Autonom Nerve System；48：187-197, 1994
10) Reder AT, Karaszewski JW, Arnason GW：Sympathetic nervous system involvement in immune responses of mice and patients with multiple sclerosis. Neuroimmune Networks：Physiology and Diseases（Goezl F, Spctor H eds）, Alan R Liss, Inc., New York, pp.137-148, 1989

〈堀　哲郎〉

C. 自律神経系と内分泌系

はじめに

　交感神経による副腎髄質のアドレナリン分泌の例をあげるまでもなく，自律神経系と内分泌系には密接な関連がある．作用の面でも甲状腺ホルモン，副腎皮質ホルモンなど，自律神経の興奮と類似の生体反応を起こすホルモンは枚挙に暇がないが，本稿では特に最近理解の進んだ性ホルモンに限って述べる．性ホルモンが自律神経機能に大きな影響を及ぼすことは，女性では卵巣の性ホルモン分泌が減少する更年期にさまざまな自律神経症状が現れること，あるいは生殖年齢の女性に見られる月経前緊張症が自律神経症状を伴うことから容易に推論されるところで，性ホルモンが気分に及ぼす作用をもつことも相まってさまざまな不快な現象を起こす．個人差は大きいが，男性にも加齢に伴う生殖内分泌機能の低下の結果，自律神経症状を伴った男性の更年期があるとする見解が有力となっている．性ホルモンが自律神経に及ぼす作用の中枢機序については，これまで漠然と性ホルモンの作用標的である視床下部が，同時に自律神経調節の中枢であるためと理解されてきたが，古典的なエストロゲン受容体 ER である ERα に加え，新たに ERβ と呼ばれる受容体が ERα の存在しない脳内諸部位や血管内皮や平滑筋など末梢臓器に発現していることから最近になって理解が進んだ．受容体を介さないエストロゲン作用の可能性や，デヒドロエピアンドロステロンに代表される副腎皮質由来の性ホルモンの関与の可能性も考えられるが，今日の時点では以下の 3 項目を性ホルモンによる自律神経作用機序として考えるべきである．①エストロゲンのネガティブフィードバック効果を介する視床下部−下垂体系の活動の変化，②延髄の自律神経中枢に投射する視床下部 ER 陽性ニューロンに対するエストロゲン作用，③末梢臓器における作用．

1. エストロゲンのフィードバック作用の欠如

　生殖内分泌系の最終共通路は視床下部に分布する性腺刺激ホルモン放出ホルモン（GnRH）産生ニューロンである．GnRH ニューロンは同期してパルス状に活動することが知られており，その結果ヒトやサルでは 60 分に一回の周期で下垂体から性腺刺激ホルモンが分泌され末梢血中濃度も上昇する．GnRH ニューロンの活動は男性では常時，女性では排卵期の一時期を除き，性腺由来の性ホルモンのネガティブフィードバック作用により抑制されている．パルスの頻度が内因性オピエートやプロゲステロンにより減少するのに対して，パルスの振幅はエストロゲンにより抑制されることがヒツジでは確かめられている[1]．そこで，更年期や性腺の摘除により血中性ホルモン濃度が低下すると，抑制が解除されて GnRH 産生ニューロンの活動が高まり，パルスの振幅が目立って大きくなり，性腺刺激ホルモンの分泌量が著しく増加する．更年期女性で末梢血中の性腺刺激ホルモン濃度の上昇に先行して顔面のほてり（hot flushes），すなわち顔面皮下血管の一過性の拡張と血流の増加が起こる[2]．子宮内膜症の治療目的で GnRH アゴニストを投与し，下垂体ゴナドトローフ細胞の GnRH 受容体のダウンレギュレーションを起こした場合や，前立腺がんの治療のために精巣の除去や男性ホルモン作用を抑制した男性でも同様の現象が出現する．これらの状態では下垂体の性腺刺激ホルモン分泌は抑え

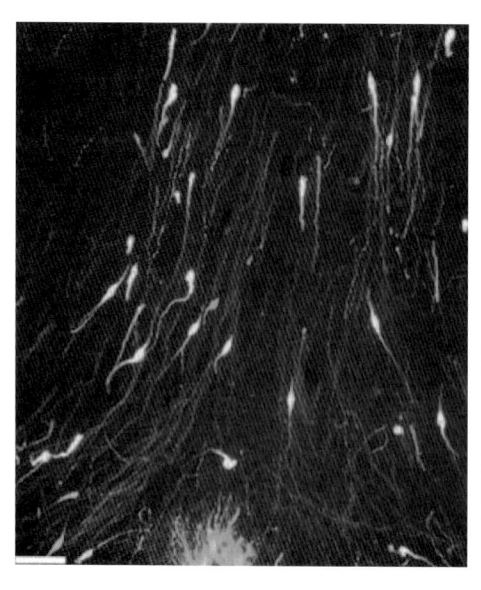

図 22
ラット前脳の前額断面では GnRH ニューロンが第三脳室（Ⅲ）を囲んで逆 V 字型に分布する。ヒトでもラットでもわずか 700〜2,000 の GnRH ニューロンが生殖内分泌調節の最終調節路となっている。この図ではトランスジェニック法で GnRH ニューロンに蛍光蛋白 EGFP を発現させている（Kato, et al, Endocrinology, in press, を改変）。

られているから，顔面の血流の変化は下垂体のホルモン分泌とは独立した視床下部 GnRH ニューロンの活動亢進の結果と考えられる。

皮下血流の増加は本来上昇した体温を散熱により低下させる自律反応で，ラットでは尾部の血流や温度をモデルに研究が進められている（図 22）。ラットでは温度感受性ニューロンの分布する内側視索前野を局所的に加温すると尾部の血管が拡張し，温度が上昇する。細野ら[3]は脳内に定位的に GnRH を注入し，GnRH が中隔の神経回路に作用して血管拡張の閾値を低下させると報告している。内因性オピエートによる GnRH ニューロンの抑制を解除して性腺刺激ホルモンの分泌を促すとされているナロクソンの脳内投与は，通常の卵巣摘除ラットでは尾部の温度に影響しないが，モルヒネ依存により GnRH ニューロン活動が低下している状態では尾部温上昇を起こすという[4]。卵巣摘除ラットでは発熱物質であるリポポリサッカライド（LPS）の静注により，性ステロイドによる GnRH ニューロンの賦活が妨げられ性腺刺激ホルモンの分泌が見られない[5]。この所見から，GnRH が体温のホメオスターシス維持に生理的にかかわっている可能性も考えられる。GnRH 産生ニューロンには ERα が存在しないことが通説であるが，一部の GnRH 産生ニューロンは ERβ 陽性であるとされているので，エストロゲンの作用は ERβ を介するか，あるいは経シナプス的に作用を発揮していると考えられる。内因性オピエートをはじめとするさまざまなペプチドや，グルタメートや GABA の支配が GnRH ニューロンには想定されている。ヒトでは GnRH アゴニスト治療中の顔面のほてりがクロニジンや α-メチルドーパといった $α_2$ アドレナリン作動薬によって軽減される。この治験は $α_2$ 受容体が一般に神経興奮を抑制すること，エストロゲンによる GnRH パルス振幅の抑制がノルアドレナリン作動性ニューロンを介するという報告[1]に一致する。一方，ノルアドレナリンは GnRH 産生ニューロンの細胞体に分布する $α_{1B}$ 受容体を介して GnRH 分泌を促進するといわれている。

2. 自律神経中枢と性ホルモンの作用

　ウォルター・ヘスは視床下部の電気刺激がさまざまな自律反応を起こすことを示しノーベル賞を受賞（1949年）したが，実際には電気刺激によって起こる変化は性行動や摂食，飲水行動，怒りや攻撃行動など自律反応を伴う一連の情動行動や自己刺激によって示される動機づけや忌避行動であって，個々の臓器の個別の自律反応は得られない。呼吸，循環，消化管の運動や分泌，排尿，瞳孔反応，立毛などの自律反応にかかわる神経回路は中脳以下に存在し，視床下部は大脳辺縁系とともに反応の統合・協調を行っている可能性が大きい。ただし，これまでの電気刺激が多数の細胞と通過線維を同時に興奮させたことが，一見統合的な効果を発揮した可能性も否定できない。教科書的には体内諸臓器は交感・副交感両神経の二重支配・拮抗支配を受けるとされているが，これは機械的なものではなく，例えば甲状腺機能亢進により頻脈，心収縮力の増加と血圧上昇といった，交感性反応と同時に消化管運動の亢進や全身の発汗といった副交感性の反応が現れる。β-ブロッカーにより頻脈などの症状が抑えられるから，この症状は甲状腺ホルモンの直接作用ではなく，交感神経興奮の結果である。エストロゲン反応性エレメント（ERE）を介する遺伝子転写活性の調節にあたって，甲状腺ホルモン受容体とERの間にクロストークが起こることが知られているから，エストロゲンも同じような効果を発揮する可能性がある[6]。雄の性行動ではペニスの勃起が副交感性の反応であり，射精は交感性というように，経時的な役割の分担も見られる。このような統御に視床下部がかかわると考えられる。

　内側視索前野や視床下部腹内側核にはERα陽性ニューロンが存在し，性行動や睡眠は性ホルモンがこれらのニューロンに直接作用して起こることが判明している。エストロゲンによるプロゲステロン受容体，$α_{1a}$受容体，ムスカリン受容体，オキシトシン，エンケファリン，GnRHなどの合成の促進が雌ラットの性行動と交感神経緊張を起こす[6]。副交感神経優位となる徐波睡眠は，エストロゲンにより腹内側核でプロスタグランジンD2合成酵素が誘導されることが関与している[7]。一方，グスタフソンのグループ[8]が1996年に報告したERβが，これまでERαの分布の知られていた内側視索前野，腹内側核や扁桃核に加え，視床下部室傍核や視交叉上核，中脳の縫線核，青斑核など自律神経機能との関連が想定されている脳部位に発現していることがマウス，ラット，ヒトなど多くの種で新たに判明し，これらのニューロンを介した自律神経調節がエストロゲンにより直接調節される可能性が考えられるに至った[9〜11]（図23）。例えば圧受容反射による血圧調節，呼吸や消化管運動にかかわるとされている延髄腹外側部には室傍核や扁桃核からの投射が存在する[12]。縫線核や青斑核は視床下部や前脳に広汎な投射を送っているので，延髄や脊髄に対する下行系とともに，ERβを介したエストロゲン作用により自律反応に影響を及ぼす可能性がある。最近の注目すべき報告[13]に，蛍光蛋白EGFPとβガラクトシダーゼをレポータとして発現するように操作したpseudorabies virusをそれぞれ肝迷走神経末端と副腎髄質の交感神経から取り込ませた実験がある。逆行性超シナプス輸送により迷走神経は背側運動核，交感神経は脊髄中間外側索といった古典的な遠心路中継核を経て，室傍核次いで視交叉上核に標識が出現し，副交感・交感神経の上位ニューロンとしてこれらの核内に異なったサブグループが存在すること，内臓感覚神経の求心路中継核である孤束核で交感性出力と副交感性出力の間に連絡がある可能性などが見事に示されている。

　性ホルモンによる自律神経機能の修飾はER陽性ニューロンからの経シナプス性入力により，孤束核や中脳中心灰白質などでも起こる可能性がある。孤束核には前脳前腹側室周囲核からの下行性投射

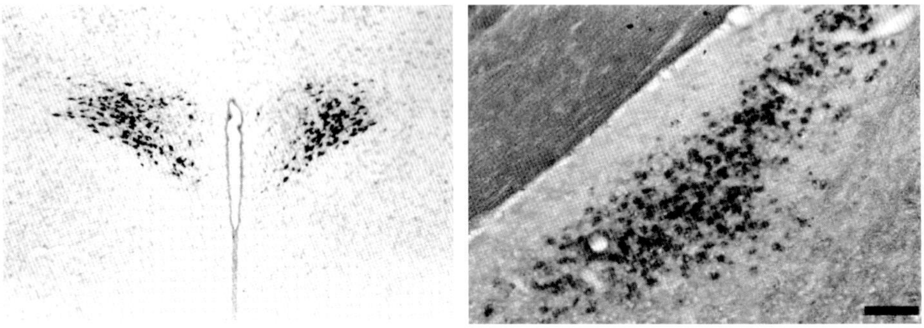

図23 ラット視床下部室傍核（a），扁桃核内側部（b）に in situ hybridization 法で認められるエストロゲン受容体（ER）βmRNA 陽性細胞
室傍核には ERβ のみが，扁桃核内側部では ERα と β がともに存在する（Orikasa 原図）。

が到達する。ラットでは前腹側室周囲核は雌で細胞数が多く，大きな体積をもつ[14]。この部位のニューロンは ERα と ERβ を共発現するものが多いが，われわれは特に ERβ 陽性ニューロンは雌で多く，この性差は周産期の性ホルモン環境に依存することを示した[15]。中心灰白質は電気刺激や興奮性アミノ酸の注入により，血圧や心拍数，あるいは自律神経性の鎮痛が起こる部位である。この部位の機能は中脳水道を境に背腹で異なっており，背側の興奮は延髄への非オピオイド性投射により交感性反応を起こし，腹側の興奮は延髄縫線核へのオピオイド性投射により副交感性反応を起こす[16]。中心灰白質には前腹側室周囲核のみならず，内側視索前野からも多量の下行性投射があり，多くがエストロゲン感受性の支配と考えられている。内側視索前野は前腹側室周囲核とは逆に，雄ラットで細胞数やシナプスの数が目立って多い。一方内側視索前野など前脳に上行性の投射を送る背側縫線核にも，エストロゲン投与によってプロゲステロン受容体を発現するニューロン数が雌で多いという性差がある[17]。自律神経調節に性ホルモン依存性の性差が見られるのは，これらの神経回路の作用により説明できるかもしれない。

3. 末梢における性ホルモンの作用

　生殖年齢の女性では同年齢の男性に比べ虚血性心疾患の発症率が低いことが広く知られている。閉経後の女性では相違がなくなることから，この現象に性ホルモンが関与することが想定されてきた。2004 年公表され論議を呼んだ米国の Women's Health Initiative（WHI）治験では，心疾患予防を有効性の指標とし，浸潤乳がんの増加を危険性の指標としてエストロゲン・プロゲステロン配合薬群，プラセボ群それぞれ 8,000 名を対象にホルモン補充療法の有効性が検討された。試験は 5.2 年の時点で中止されたが，これは乳がん，冠動脈疾患や肺塞栓が中止基準の棄却限界を越えたため，トータルに判断するとリスクがメリットを上回るという判断によるものであり，例えばエストロゲンが冠血管系に及ぼす生理的作用を否定したものではない[18]。実験的には末梢レベルでも自律神経伝達に対する性ホルモンの作用が知られている。エストロゲンとプロゲステロンの投与によりラットの心筋の β アドレナリン受容体やムスカリン受容体が増加する[19]。エストロゲンにより冠血管平滑筋の α_1 アドレナリン受容体の親和性が増加するが，心筋細胞には無効という報告がある[20]。交感神経を刺激すること

で起こるラットの心灌流標本のノルアドレナリン遊離量にも性差があり，エストロゲンはシナプス前膜のα₂アドレナリン受容体に作用してノルアドレナリン放出を抑制するという[21]。シナプス前膜における受容体の発現量は直接測られていないが，血小板のα₂アドレナリン受容体発現量は男性より女性で多く，血中エストロゲン量の影響を受けるとする報告もあるが，異論もある[22]。エストロゲンが血管内皮細胞に存在するERβを介して，内皮型の一酸化窒素（NO）合成酵素の産生と活性化を起こし，NOの血管平滑筋弛緩作用や内皮の修復作用が虚血性心疾患の防止に有効であることが多くの実験で支持されている[23]。交感神経や血管内皮細胞に対するエストロゲンの作用が膜受容体を介する可能性も指摘されているが，交感神経節ニューロンにはERα, ERβのそれぞれを発現するサブポピュレーションがあり，エストロゲン受容体αノックアウトマウスで子宮を支配する交感神経を免疫組織化学的に可視化したところ，子宮の大きさの減少にかかわらず，野生型に比べて大量の支配神経が認められた[24]という報告もあり，膜受容体の存在，なかんずく自律神経調節への関与の可能性は今後の課題である[25]。

■文 献

1) Goodman RL, Gibson M, Skinner DC, Lehman MN：Neuroendocrine control of pulsatile GnRH secretion during the ovarian cycle：evidence from the ewe. Reproduction Suppl；59：41-56, 2002
2) van Leusden HA：The flush revisited. Eur J Obstet Gynecol Reprod Biol；57：137-139, 1994
3) Hosono T, Yanase-Fujiwara M, Zhang YH, Xiao-Ming C, Fukuda Y, Asaki Y, Yamaji K, Kanosue K：Effect of gonadotropin releasing hormone on thermoregulatory vasomotor activity in ovariectomized female rats. Brain Res；754：88-94, 1997
4) Katovich MJ, Simpkins JW, O'Meara J：Effects of acute central LH-RH administration of the skin temperature response in morphine dependent rats. Brain Res；494：85-94, 1989
5) He D, Sato I, Kimura F, Akema T：Lipopolysaccharide inhibits luteinizing hormone release through interaction with opioid and excitatory amino acid inputs to gonadotropin-releasing hormone neurones in female rats：possible evidence for a common mechanism involved in infection and immobilization stress. J Neuroendocrinol；15：559-563, 2003
6) Pfaff DW, Vasudevan N, Kia HK, Zhu YS, Chan J, Garey J, Morgan M, Ogawa S：Estrogens, brain and behavior：studies in fundamental neurobiology and observations related to women's health. J Steroid Biochem Mol Biol；74：365-373, 2000
7) Mong JA, Devidze N, Frail DE, O'Connor LT, Samuel M, Choleris E, Ogawa S, Pfaff DW：Estradiol differentially regulates lipocalin-type prostaglandin D synthase transcript levels in the rodent brain：evidence from high-density oligonucleotide arrays and *in situ* hybridization. Proc Natl Acad Sci USA；100：318-323, 2003
8) Kuiper GG, Enmark E, Pelto-Huikko M, Nilsson S, Gustafsson JA：Cloning of a novel receptor expressed in rat prostate and ovary. Proc Natl Acad Sci USA；93：5925-5930, 1996
9) Mitra SW, Hoskin E, Yudkovitz J, Pear L, Wilkinson HA, Hayashi S, Pfaff DW, Ogawa S, Rohrer SP, Schaeffer JM, McEwen BS, Alves SE：Immunolocalization of estrogen receptor beta in the mouse brain：comparison with estrogen receptor alpha. Endocrinology；144：2055-2067, 2003
10) Kruijver FP, Swaab DF：Sex hormone receptors are present in the human suprachiasmatic nucleus. Neuroendocrinology；75：296-305, 2002
11) Shughrue PJ, Lane MV, Merchenthaler I：Comparative distribution of estrogen receptor-alpha and -beta mRNA in the rat central nervous system. J Comp Neurol；388：507-525, 1997
12) Cobos A, Lima D, Almeida A, Tavares I：Brain afferents to the lateral caudal ventrolateral medulla：a retrograde and anterograde tracing study in the rat. Neuroscience；120：485-498, 2003

13) Buijs RM, la Fleur SE, Wortel J, Van Heyningen C, Zuiddam L, Mettenleiter TC, Kalsbeek A, Nagai K, Niijima A：The suprachiasmatic nucleus balances sympathetic and parasympathetic output to peripheral organs through separate preautonomic neurons. J Comp Neurol；464：36-48, 2003
14) Gu GB, Simerly RB：Projections of the sexually dimorphic anteroventral periventricular nucleus in the female rat. J Comp Neurol；384：142-164, 1997
15) Orikasa C, Kondo Y, Hayashi S, McEwen BS, Sakuma Y：Sexually dimorphic expression of estrogen receptor b in the anteroventral periventricular nucleus of the rat preoptic area：implication in luteinizing hormone surge. Proc Nat Acad Sci USA；99：3306-3311, 2002
16) Lovick TA：Central nervous system integration of pain control and autonomic function. News Physiol Sci；6：82-86, 1991
17) Alves SE, Weiland NG, Hayashi S, McEwen BS：Immunocytochemical localization of nuclear estrogen receptors and progestin receptors within the rat dorsal raphe nucleus. J Comp Neurol；391：322-334, 1998
18) Rossouw JE, Anderson GL, Prentice RL, LaCroix AZ, Kooperberg C, Stefanick ML, Jackson RD, Beresford SA, Howard BV, Johnson KC, Kotchen JM, Ockene J：Writing Group for the Women's Health Initiative Investigators：Risks and benefits of estrogen plus progestin in healthy postmenopausal women：principal results from the women's health initiative randomized controlled trial. JAMA；288：321-333, 2002
19) Klangkalya B, Chan A：The effects of ovarian hormones on beta-adrenergic and muscarinic receptors in rat heart. Life Sci；42：2307-2314, 1988
20) Colucci WS, Gimbrone MA Jr, Alexander RW：Regulation of myocardial and vascular alpha-adrenergic receptor affinity. Effects of guanine nucleotides, cations, estrogen, and catecholamine depletion. Circ Res；55：78-88, 1984
21) Du XJ, Dart AM, Riemersma RA, Oliver MF：Sex difference in presynaptic adrenergic inhibition of norepinephrine release during normoxia and ischemia in the rat heart. Circ Res；68：827-835, 1991
22) Peters JR, Elliott JM, Grahame-Smith DG：Effect of oral contraceptives on platelet noradrenaline and 5-hydroxytryptamine receptors and aggregation. Lancet；2：933-936, 1979
23) Chambliss KL, Shaul PW：Estrogen modulation of endothelial nitric oxide synthase. Endocr Rev；23：665-686, 2002
24) Zoubina EV, Smith PG：Sympathetic hyperinnervation of the uterus in the estrogen receptor alpha knock-out mouse. Neuroscience；103：237-244, 2001
25) Levin ER：Cellular functions of plasma membrane estrogen receptors. Steroids；67：471-475, 2002

佐久間康夫

D. 自律神経系と生体リズム

はじめに

　ヒトを含めた哺乳類の自律神経機能には，ミリ秒単位から年単位までのさまざまな周期をもつ生体リズムがみられる。生体リズムの周期は，多くの場合，体重やエネルギー消費量などに相関する。その中で，約1日の周期をもつ概日リズム，約1月の周期をもつ概月リズム，そして約1年の周期をもつ概年リズムは，種にかかわらず共通した周期を示す生体リズムである。それは，これらの「概」リズムが地球という共通した環境に適応する機能であることを考えると，容易に理解できる。本稿では，地球の周期的環境に適応し，それによって生体機能の恒常性を維持している「概」リズム，中でも最も研究が進んでいる概日リズムと生物時計について述べる。

1. 概日リズム

　動物の行動や自律生理機能には24時間を1周期とする生体リズムが認められる。概日リズムは，動物の環境から周期的な因子をすべて取り除いた条件下で観察することができ（フリーランリズム），その周期は24時間とはわずかに異なる。フリーランリズムの周期は動物種や個体によって異なり，また性や年齢の影響も受ける[1]。

　フリーランリズムは明暗サイクルに同調して24時間リズムとなる。これを光同調といい，光に対する位相反応により達成される。位相反応とは，光刺激により概日リズムの位相が体系的に変化することで，位相変化の大きさと方向（前進か後退）は光刺激が与えられたリズム位相に依存する。フリーランリズムの各位相に光パルスをあてて位相反応を求め，リズム位相の関数として表示したものを位相反応曲線という。フリーランリズムの周期（τ）と明暗サイクルの周期（T）の差が位相反応（$\Delta\phi$）で補正されたとき，概日リズムの周期と明暗サイクルの周期が一致し，リズム同調が達成される。位相反応曲線の特性から，同調状態では光とリズム位相に一定の時間的関係が成立する。光に同調する概日振動体は，哺乳類では視床下部視交叉上核にある。

2. 視交叉上核─中枢時計

　視交叉上核は，自律神経系および内分泌系の中枢である視床下部に存在し，げっ歯類では一対の神経核が視交叉直上第3脳室を挟む形で存在している。視交叉上核は，霊長類では形態はより不鮮明，神経細胞も散在している。ラット視交叉上核には1側約8,000個の神経細胞が存在する[2]。

1）階層的多振動体機構

　視交叉上核細胞の分散培養系やスライス培養系を用いた電気活動の概日リズムの測定から，視交叉上核生物時計は構成する個々の細胞が独自の振動機構をもつ多振動体であることが明らかになっている。これは，生物発光レポーターを用いた細胞レベルの解析でも確認されている。多数の振動細胞

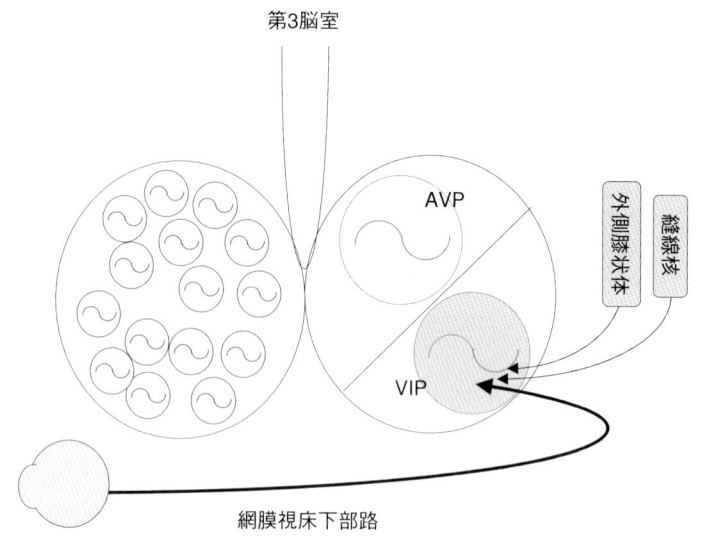

図24 ラット視交叉上核の階層的多振動体構造

AVP (arginine vasopressin), VIP (vasoactive intestinal peptide)

がいかにして視交叉上核としての統合された1個の概日リズムを表現する機構は不明であるが，細胞間コミュニケーションが重要と考えられている．細胞間コミュニケーションが比較的疎な分散培養系では，個々の細胞振動周期は広い範囲に分布するが，より密なスライス培養系では分布の範囲は狭い．

視交叉上核は組織学的に，arginine vasopressin（AVP）を含むニューロンが分布する殻（shell）とvasoactive intestinal peptide（VIP）を含むニューロンが分布する核（core）の2つの領域に分けられる．2つの領域の機能は異なると考えられ，核領域，特に腹外側部には視神経などの入力系が分布し，一方，殻領域，特に背内側部からは出力系が分布すると考えられている．培養視交叉上核では，AVPとVIPが異なる周期で振動する内的脱同調が観察され，また，時計遺伝子発現リズムの再同調が視交叉上核の部位で異なることが報告されていることから，領域により異なる概日振動体の存在が示唆されている．さらに，視交叉上核の部位により，光周期に異なる反応をみせる振動体の存在が示されており，視交叉上核には少なくとも2つの異なる振動系があると考えられている[3]．

以上をまとめると，視交叉上核は多数の細胞振動体からなるが，細胞振動体がさらに2つの振動系を形成し，光周期などの環境条件に合わせて視交叉上核概日リズムを発振していると考えられる（図24）．2つの振動系の局在や，形成機構には不明な点が多いが，最近VIP受容体欠損動物では，個々の細胞リズムは保存されているが，視交叉上核としてのリズムが変化することが示され，VIPが振動細胞間コミュニケーションや振動系形成に重要なことが示唆されている．

2) 概日リズムの分子機構

ショウジョウバエでは，行動の概日リズム発現に関与する時計遺伝子 *Per* が長いこと知られていたが，概日リズム発振の分子機構が明らかになったのは，1997年Takahashiらのグループが哺乳類で初めて時計遺伝子 *Clock* を同定してからである[4]．*Clock* の発見は正統なフォーワード遺伝学に基づいており，遺伝子変異物質を作用させ，行動の概日リズムが変異したマウスの遺伝子解析により明らかに

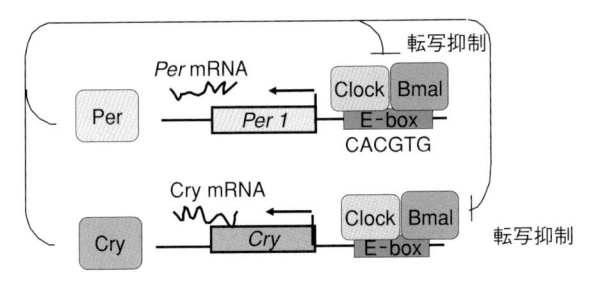

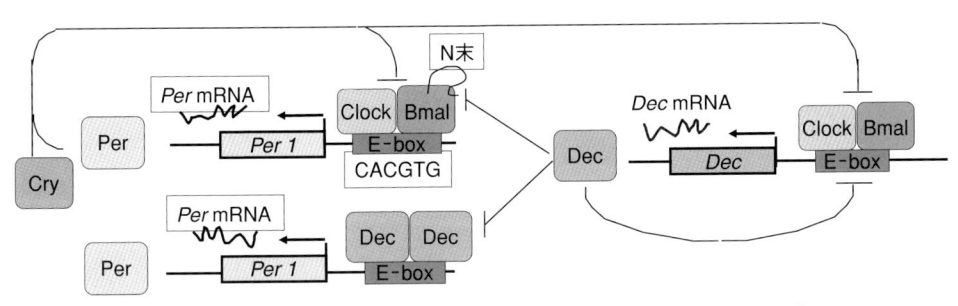

図25 概日リズム発振のコアループに共役したDecループ

DEC蛋白はBMAL1/CLOCK蛋白によるPerやCry遺伝子の転写促進作用を抑制し，PER/CRY蛋白はBMAL1/CLOCKによるDec遺伝子転写促進作用を抑制する。またDEC蛋白は自身の遺伝子発現も抑制する。

された。その後，*Per*遺伝子の哺乳類ホモローグや*Clock*とヘテロダイマーを形成する*Bmal 1*が相次いで発見された。*Clock*と*Bmal 1*はbHLH型の転写因子で，*Per*遺伝子プロモーター領域にあるEボックスと呼ばれるDNA配列に結合し，*Per*遺伝子の転写を促進する。その結果，合成されたPER蛋白は核に移行し，別の時計遺伝子産物であるCRY蛋白と結合して，BMAL1/CLOCKの*Per*遺伝子転写促進作用を抑制する。この，*Per*遺伝子の転写調節をめぐる正と負のフィードバックループが概日リズム発振の分子機構（核ループ）であり，この核ループが1回転するのに要する時間が約24時間と考えられている[5]。核ループには，Bmalループ，Rev-Erbαループ，Decループなど，さらにいくつかの遺伝子フィードバックループが共役しているが，その生理的役割は不明である（図25）。

*Per*遺伝子，*Cry*遺伝子にはファミリーがあり，*Per 1*, *Per 2*, *Per 3*, *Cry 1*, *Cry 2*が知られている。PER1/PER2のダブル欠損，CRY1/CRY2のダブル欠損，BMAL1の欠損動物は，それぞれ恒常暗で行動リズムが消失する。概日リズムの分子機構解明の糸口となった時計遺伝子*Clock*は，その後，概日リズムの発振には直接関与していないか，あるいは機能を代償するほかの分子が存在することが判明した。

3）リズム同調

概日リズムの重要な機能は昼夜変化に同調することである。昼夜変化の最も大きな因子は明暗サイクルである。この他，気温などの気象条件，食事などの社会的スケジュールなどが同調因子として作用する可能性がある。

(1) 光同調

　光同調は，網膜で感受された光刺激が網膜視床下部路を介して視交叉上核に伝わる。光刺激の神経伝達物質はグルタミン酸である。光刺激は腹外側部の視交叉上核細胞にある，グルタミン酸受容体を活性化し，細胞内シグナル伝達系を介して，核ループに作用すると考えられる。視交叉上核内では，細胞間コミュニケーションにより光情報が伝達されていると思われる。

　視交叉上核の *Per 1*, *Per 2* 遺伝子は光刺激に反応して転写を亢進させる。しかし，転写亢進が起こるのは概日リズムのある特定位相で光刺激を与えたときで，それは行動が盛んになる活動期前半から後半にかけての主観的夜である。このリズム位相は，光刺激で行動リズムに位相反応が生じる位相と一致しており，*Per 1*, *Per 2* 遺伝子の転写亢進が核ループの動態に変化を与えて，リズム位相を変化させると解釈された。一方，*Per 1*, *Per 2* 遺伝子発現を抑制する DEC1 をコードする *Dec 1* 遺伝子も主観的夜の光刺激に反応して，転写を亢進させる。光刺激による *Per 1*, *Per 2* 遺伝子の転写亢進を制御しているのかもしれない[6]。

　光同調の諸性質は，光の強さと概日振動体の特性で決まる。ヒトでは，光同調ができず通常の生活でも概日リズムがフリーランする例が報告されている。ヒトの光同調のモデルとして *Clock* 変異マウスが提唱されている。*Clock* 変異マウスは，恒常暗での周期がヘテロで約 1 時間，ホモで約 4 時間延長する。この他，行動リズムの光に対する反応性が亢進し，0 型の位相反応曲線を示す。0 型の位相反応曲線は，光刺激（感受性）が強い場合か，概日振動体の振動力が低い場合にみられ，*Clock* 変異マウスでは光刺激による *Per 1*, *Per 2* 遺伝子の転写亢進はむしろ低下しているので，*Clock* 変異により概日振動体の振動力が低下したと想定される。0 型の位相反応曲線はヒトでも報告されている。

(2) 非光同調

　概日リズムは光以外の環境因子にも同調することがある。これを非光同調という。最もよく知られているのが，周期的な給餌（周期的制限給餌）へのリズム同調である。ただし，周期的制限給餌は視交叉上核概日リズムを同調させるものではない。視交叉上核概日リズムを同調させる非光因子は，新生時期の母親のリズムである。ヒトでは，身体運動に対するリズム同調が知られている。周期的制限給餌には末梢振動体が関与しているので，ここでは母親のリズムに対する同調と身体運動への同調について述べる。

　ラットでは，視交叉上核振動体は胎児期ですでに機能しており，母ラットと同じリズム位相を示す。新生児ラットを生後 5 日間明期の 12 時間母ラットから離して，暗期だけで飼育を行うと，仔ラットの視交叉上核概日リズムは逆転する。この場合，光の影響は除外されている。この概日リズムの逆転は，離乳後顕在化する行動リズムにも反映される。母ラットの飼育は明期に盛んになる 24 時間リズムを示すので，母ラットの飼育リズムの逆転が仔ラットのリズム逆転の原因と考えられるが，真の同調因子は不明である。

　ラットやマウスに身体運動（輪回し運動）を負荷すると，行動リズムが身体運動に同調する。身体運動による位相反応曲線も報告されており，身体運動が何らかの機構を介して視交叉上核概日リズムに影響したと思われ，視交叉上核に入力することが知られている外側膝状体からの NPY 系ニューロン，青斑核からのセロトニン系ニューロン，視床下部乳頭体からのヒスタミン系ニューロンの関与が想定されている。

4) 概日シグナル伝達

視交叉上核で発振される概日リズムのシグナルは，神経性あるいは体液性に伝達されて，末梢組織における時計機能を調節していると考えられる。このシグナル伝達で最もよく理解されているのは，松果体メラトニン合成リズムに関する神経性伝達機構である[7]。

(1) 神経性伝達

視交叉上核から松果体までは，神経性に概日シグナルが伝達される。まず，概日シグナルは，視交叉上核から視床下部室傍核を経由し，内側前脳束を通り，頚髄中間質外側部の交感神経節前ニューロンに達する。その後概日シグナルは，上頚部交感神経節の節後ニューロンを介し，松果体に伝達される。神経伝達物質はノルアドレナリンである。松果体にはこれ以外にも神経系が分布しているが，その役割は不明である。概日シグナルがこの神経系を経由していることは，上頚神経節を両側性に切除すると松果体のメラトニン合成リズムが消失することから知れる。肝臓，腎臓，副腎に分布する交感神経系も視交叉上核からの概日シグナル伝達に関与している可能性がある。

視交叉上核からはAVPを含むニューロンが視床下部室傍核に分布している。このAVPニューロンはおそらく介在ニューロンを経て室傍核のCRHニューロンに概日シグナルを伝達し，視床下部・下垂体・副腎皮質系の概日リズムを調節していると考えられる。AVPニューロンは性腺系の概日リズムにも関与している。

(2) 液性伝達

ラット脳脊髄液中にはAVPが存在し，概日リズムを示す。視交叉上核を破壊すると，脳脊髄液中のAVP概日リズムが消失することから，視交叉上核からの概日シグナルは脳脊髄液を介して伝達されている可能性がある。

視交叉上核を破壊され，行動リズムが消失したラットの第3脳室に，幼弱ラットの視交叉上核を移植すると，行動リズムが回復する。視交叉上核をネット状のかごに入れて移植し，再生神経線維の宿主への再分布を阻止しても，行動リズムが回復するので，視交叉上核移植によるリズム発現は体液性の機構によると考えられた。しかし，ハラスナイフを用いて視交叉上核を周辺の組織から島状に切断すると行動リズムが消失し，視交叉上核から行動への概日シグナル伝達は神経性と考えられることから，視交叉上核の移植により発現する行動リズムは，発現機序が異なる可能性がある。

3. 末梢振動体

時計遺伝子の発現リズムは視交叉上核以外の臓器にも認められ，また視交叉上核の影響を除いた培養条件下などでもリズムが持続することから，視交叉上核以外の組織にも概日振動体が存在することが明らかとなった[8]。視交叉上核以外の組織の振動体を末梢振動体，あるいは，視交叉上核振動体を中枢時計と呼ぶのに対して，末梢時計ともいう。末梢振動体は，視交叉上核からの概日シグナルに同調して，独自の生理機能に概日リズムを発現させる（図26）。

1) 中枢時計への同調

視交叉上核を両側性に破壊すると，行動や生理機能の概日リズムはほとんど消失する。この現象か

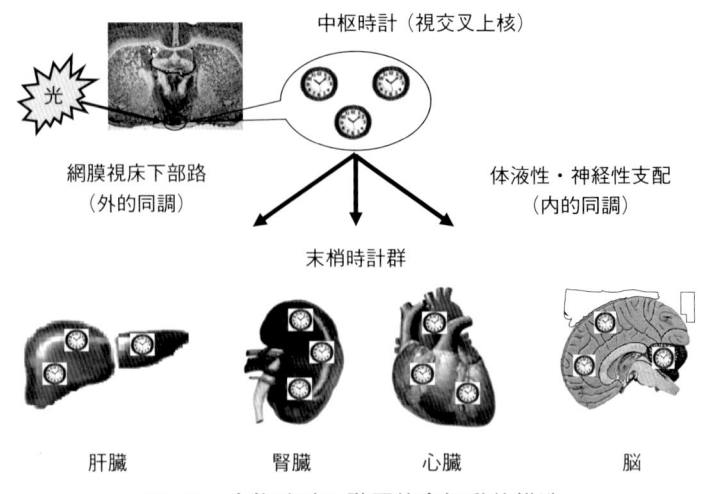

図26 生物時計の階層的多振動体構造

中枢時計（視交叉上核）は網膜視床下部路を介して明暗サイクルに同調し（外的同調），また末梢時計群を同調させる（内的同調）。

ら，従来は，行動や生理機能の概日リズムは視交叉上核概日リズムに駆動されたもの，あるいは視交叉上核概日リズムをそのまま反映したものと解釈されていた。しかし，末梢組織にも概日振動体が存在し，視交叉上核がない条件下でもリズムが持続することから，行動や生理機能の概日リズムは末梢振動体が発振するもので，視交叉上核振動体は末梢振動体を統合し，明暗サイクルの情報を伝達するものと考えられるようになった。末梢振動体の統合と，明暗サイクルの情報伝達は，位相反応に基づくリズム共役を介して同時に達成されると考えられている。

培養ラット線維芽細胞の培養液を高濃度の血清を含む培養液と交換すると（血清ショック），線維芽細胞の時計遺伝子 *Per* の発現に概日周期のリズムが数サイクル表れる。同じ現象は，デキサメサゾンや培養液交換だけでもみられる。時計遺伝子の発現を光レポーターでモニターして，1細胞レベルで時計遺伝子発現リズムを測定すると，細胞レベルではショックを与える前からすでにリズム振動が認められるが，個々の細胞のリズムは不統一で，リズム位相がばらばらである。また，ショックにより発現する概日リズムは0型の位相反応曲線を示す。これらの結果から，ショックにより，ばらばらだったリズム位相が一致して，培養系全体としてリズムが表現されたと解釈される[9]。

2）非光因子への同調

行動や生理機能の概日リズムは，光のほかに，周期的な食事などの非光因子にも同調する。周期的な食事に対する同調は視交叉上核振動体を必要としない。一方，視交叉上核概日振動体は食事周期には同調しない。この結果から，従来，視交叉上核以外の組織に食事に同調する概日振動体があるとの仮説がだされ，食事性振動体の局在が探索されてきた。

ラットに周期的食事を与えた後，中枢時計（視交叉上核）と末梢時計（腎臓，肺）の時計遺伝子発現リズムを別々に測定すると，中枢時計は周期的食事の影響をまったく受けなかったが，末梢時計は周期的食事の影響を受けリズム位相が変化した。ただし，位相変化の程度は臓器により異なった。この結果は，周期的食事は視交叉上核概日振動体を介さないで，直接末梢振動体を同調することを示唆

している[10]。

おわりに

　自律神経系は内部環境の恒常性を維持する調節系の1つである．従来，恒常性とは一定の設定値に基づく動的平衡状態と理解され，恒常性の維持とは外部環境の変化に対応した生体機能の反応と考えられてきた．しかし，周期的に変化する外部環境に対しては，生体は設定値を維持するのではなく，周期的に設定値を変えている．その典型が生物時計である．ここでは，内部環境の動的平衡でなく，内部環境と外部環境の動的平衡が重要となる．

　哺乳類の細胞には概日リズムを刻む時計機構が存在し，細胞機能は振動している．視交叉上核に存在する中枢時計は，環境の明暗サイクルに同調し，明暗サイクルの情報を末梢細胞に伝達するとともに，細胞リズムを統合して行動や生理機能に概日リズムを発現させる．すなわち，生物時計は，多数の細胞振動体から構成される中枢時計と末梢時計からなる．また，中枢時計にも複数のサブ時計が存在している．哺乳類の生物時計は階層的な多振動体機構であり，外界の周期性に同調して生体機能の時間的秩序を維持している．

■文　献

1) 本間研一，本間さと，広重　力：生体リズムの研究．北海道図書刊行会，札幌，1-310，1989
2) Kline M, Moore RY, Reppert SM：Suprachiasmatic Nucleus, The Mind's Clock. Oxford University Press, New York, 1-467, 1991
3) Daan S, Albrecht U, van der Horst GTJ, Illnerova H, Ronneberg T, Wehr TA, Schwartz WJ：Assebmling a clock for all seasons：are there M and E oscillators in the genes? J Biol Rhythm 16：105-116, 2001
4) King DK, Zhao Y, Sangoram A, Wilsbacher D, Tanaka M, Antoch P, Steeves T, Vitaterna M, Kornhauser J, Lowrey P, Turek F, Takahashi J：Positional cloning of the mouse circadian clock gene. Cell 89：641-653, 1997
5) Reppert SM, Weaver DR：Coordination of circadian timing in mammals. Nature 418：935-941, 2002
6) Honma S, Kawamoto T, Takagi Y, Fujimoto K, Noshiro M, Kato Y, Honma K：Dec1 and Dec2 are regulators of the mammalian molecular clock. Nature 419：841-844, 2002
7) Arendt J：Melatonin and the Mammalian Pineal Gland, Chapman & Hall, London, 1-331, 1995
8) Yamazaki S, Numano R, Abe M, Hida A, Takahashi R, Ueda M, Block GD, Skaki Y, Menaker M, Tei H：Resetting central and peripheral circadian oscillators in transgenic rats. Science 288：682-685, 2000
9) Nagoshi E, Saini C, Bauer C, Laroche T, Naef F, Schibler U：Circadian gene expression in individual fibroblasts：cell-autonomous and self-sustained oscillators pass time to daughter cells. Cell 119：693-705, 2004
10) Stokkan KA, Yamazaki S, Tei H, Skaki Y, Menaker M：Entrainment of the circadian clock in the liver by feeding. Science 291：490-493, 2001

本間研一

E. 自律神経系と体温調節

体温調節に関する研究は，1970年代に当時工学系の分野で発展していた自動制御理論を用いて整理され始めた。その基本的な考え方は，体温調節に一つの目標値（設定値：set point）が存在することを仮定し，体温調節系全体を一つのフィードバック制御系とみなすものであった[1,2]（図27）。設定値の概念を導入することによって，種々の体温調節反応（例えば，発熱時の対寒反応や解熱時の対暑反応など）をわかりやすく説明することが可能となったのである。

ところが，発熱時，運動時，あるいは絶食時など，さまざまな状況下における体温調節反応を検討していくうちに，各効果器の「温度-反応」特性は，設定値の移動に伴っていつも足並みを揃えて変化しているのではないことが明らかになってきた。例えば，内毒素による発熱時には，皮膚血管収縮の閾値温度は体温と平行して上昇しているのに，ふるえの閾値温度は発熱前と変わらない[3]。このように効果器の特性が乖離する現象は，一つの設定値に従って体温調節系全体が駆動されるという，図27bに示したような概念だけでは説明が難しい。

これに対して，制御系は効果器ごとに別々に存在しているという考え方がある。古くは，1970年代当初から存在する仮説であるが，当時はあくまで理論上の考察で終わっていた。しかし近年，体温調節の中枢内経路に関する研究は目覚ましく進展し，この仮説を支持する知見が現実の神経回路の中から見い出されつつある[4]。

本稿では，まず生体の熱収支と体温調節反応の基本について整理したのち，熱産生と熱放散を担う各効果器の特性，およびこれらを支配している自律神経系の役割について解説する。その上で，体温調節系の中枢内下行経路に関する最近の研究成果と，これに基づく体温調節の動作原理に関する新たな仮説を紹介する。

1. 生体の温度：核心温と外層温

恒温動物であっても，生体内の温度は決して一様ではない。図28はヒトの生体内での温度勾配を模式的に示したものである[5]。

温熱生理学では，生体を核心部と外層部に分けて取り扱う。国際生理学会温熱生理委員会の用語集[6]では，次のように説明されている。

①核心部：恒温動物の生体内部の組織である。その部位の温度である核心温は，循環調節や生体の外層部に影響する環境への熱放散によって変わらない。

②外層部：環境との熱の交換に直接携わる生体の皮膚，粘膜表面と，さらにこれらの体表面の下にあり，その温度が環境との熱の交換や，循環系による核心部から熱の交換が行われる体表面への熱輸送の変化によって変化する部位にある組織が含まれる。外層温は環境温，環境への熱放散，皮膚への，または皮膚からの血流の量と分布に左右される。

図28に示される左図の寒冷環境でも37℃を保っている黒色の部分が核心部であり，この部位の温度は高温環境でも変わらない。これより外側にある部位の温度は，環境温の変化によって変わる。

核心部と外層部は，体温調節で担っている役割がまったく異なっている。核心部の温度である核心温は，体温調節系における制御量（制御対象変数）である。一方，外層部は，熱放散を調節する効果

図27

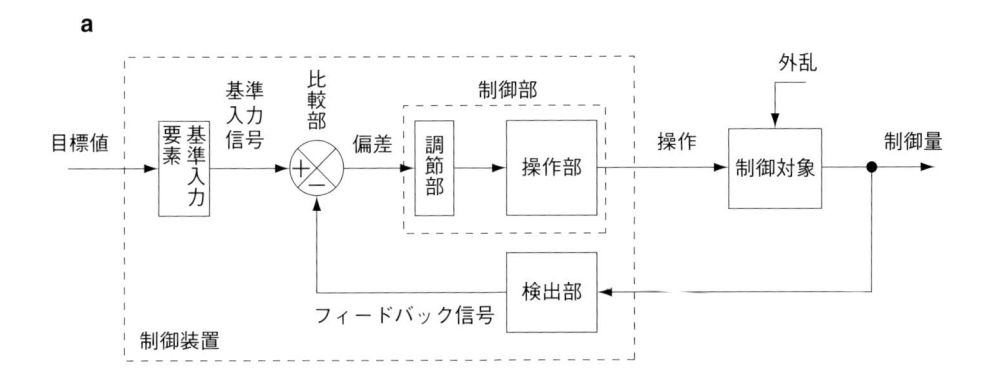

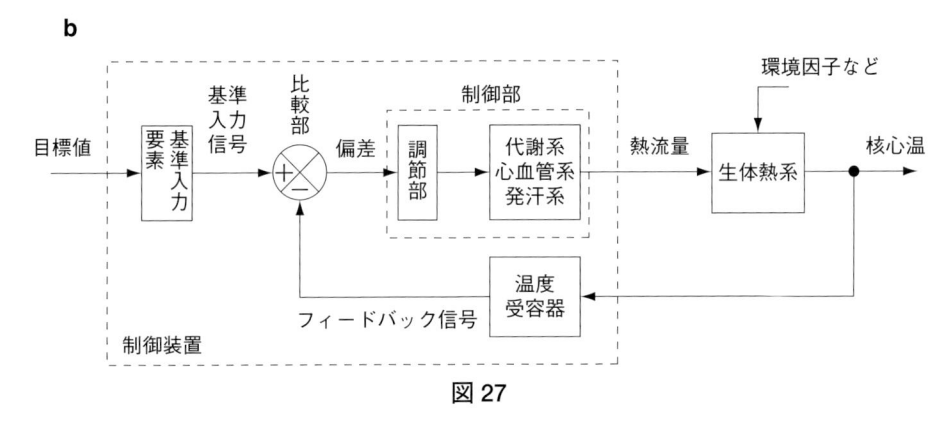

a：フィードバック制御系の基本ブロック線図。フィードバック制御系は，予期せぬ環境の変化（外乱）や制御対象の変化により制御量（制御対象変数）が変化した場合，負のフィードバックによってその変化を打ち消す方向に制御対象を操作し，制御量を安定させるシステムである。制御量は常に検出部によってモニターされ，目標値と比較される。制御量とその目標値の差（実際には，基準入力信号とフィードバック信号の差；偏差，誤差）に基づいて操作部が駆動される。

b：体温調節系のフィードバック制御モデル。制御対象は生体という熱系に，操作部は体温調節にかかわる効果器に，検出部は核心温をモニターする温度受容器（温度受容細胞）にそれぞれ対応づけられる。一方，体温の目標値によって決まる基準入力信号の実体を生体内に見出すことは難しい。そのため，このモデルを修正し，特性の異なる2種類のフィードバック信号を用いて基準入力信号を不要としたモデルなども提案されている。

器の一つとして働く。その温度である外層温は，生体の内部や外部の温度変化によって著しく変化する。

2. 体温調節反応

恒温動物では，体温調節によって核心温が狭い一定の温度域内に維持される。これは，熱産生量と熱放散量（熱損失量）が等しくなることによって実現される。生体内で産生された熱は，血流により（ごく一部は組織の熱伝導により）体表面に運ばれ，体表面より生体外に放散される。

熱産生と熱損失の大要は次の式に集約される。

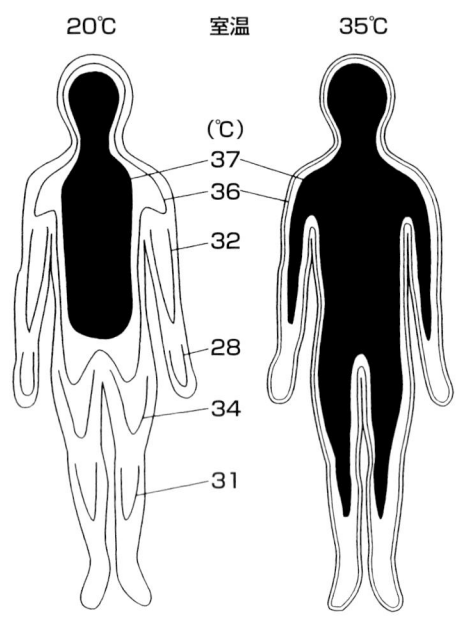

図 28　生体内部の温度勾配

室温 20℃と 35℃における等温線。（文献 5）より引用）

$$S = M - (W) - (E) - (C) - (K) - (R) \ [\text{watt} \ (=J/s)]$$

S：貯熱量（＋貯熱量増加；－貯熱量減少），M：代謝率（生体では常に＋），W：仕事量（＋遂行した有効な機械的パワー；－生体に吸収された機械的パワー），E：蒸発性熱放散（＋蒸発性熱損失；－蒸発性熱利得），C：対流性熱伝達（＋周囲への伝達；－生体内への伝達），K：伝導性熱伝達（＋周囲への伝達；－生体内への伝達），R：放射性熱伝達（＋周囲への伝達；－生体内への伝達）

貯熱量が＋（熱産生が熱損失より多い）の場合には，核心温が上昇する．逆に貯熱量が－（熱産生が熱損失より少ない）の場合には，核心温が下降する．体温を一定に保つためには，体温調節によって貯熱量が 0 となることが必要である．

恒温動物の体温調節は，**表 11** に示されるように，自律性体温調節と行動性体温調節（体温調節行動）に分類される[7]．

①自律性体温調節：暑熱や寒冷に対して効果器の自律性（不随意性）の応答によって体温が調節される．熱産生と熱損失（発汗，あえぎ，ふるえ，非ふるえ熱産生，心血管系による体表面への熱輸送）の調節が行われる．

②行動性体温調節：生体が環境と熱交換（熱獲得と熱損失，または熱平衡）するのに適した温熱環境を作り出すのに役立つ，統御された行動による調節．

表 11 に示されるように，自律性体温調節は，熱産生の制御，熱抵抗の制御，および水分蒸発の制御の三つの要因にまとめることができる．行動性体温調節では，この三つのほかに，環境温の選択と幾何学的要因が加わる．この中で自律神経系が直接関与するのは自律性体温調節である．

表11 ヒトなど内温動物（恒温動物）の自律性および行動性体温調節

物理的要因	自律性調節	行動性調節（調節行動）
環境温		移住
		日陰，日向の選択など
		人工冷暖房
熱産生	ふるえ	意識的運動
	非ふるえ熱産生	食物摂取
		特異力学的作用
		冷たい，温かい食物
熱抵抗	皮膚血流	着衣
［体内→体表	（放射，伝導，対流）	巣作り
体表→環境］	立毛	熱伝導の異なる環境の選択
		（水，土など）
		送風機による風
		空調
水分蒸発	発汗	体表の湿潤化
	呼吸性，蒸発性熱放散	（水，唾液，鼻汁で）
	鼻・口腔腺の分泌	着衣をぬらす
幾何学的要因		姿勢
		数個体の集合

（文献7）より引用）

3. 体温調節における自律神経系の役割

　体温調節反応の強さやパターンは，体温調節中枢からの遠心性インパルスによって制御されている。遠心性インパルスは，自律神経系，内分泌系，体性神経系を介してそれぞれの効果器に伝達される。図29にその概要を示した。

　内分泌系では，副腎皮質ホルモンによる内臓の熱産生増加，甲状腺ホルモンによる内臓および骨格筋の熱産生増加などが見られる。

　体性神経系は，ふるえによる熱産生や，筋運動による熱産生増加に関与する。

　その他の体温調節反応が自律神経系による支配を直接受けている。熱産生，熱抵抗（熱の移動），および水分蒸発の応答が自律神経により制御されている。

1) 代謝系—熱産生

　熱産生は非ふるえ熱産生（nonshivering thermogenesis：NST）とふるえ熱産生（shivering thermogenesis）に大別される。自律神経系が直接関与しているのはNSTである。NSTは，代謝エネルギーの転換による熱産生である。ただし，骨格筋の緊張，収縮による熱産生は含まない。NSTは次の二つに分類される。

(1) 不可避的非ふるえ熱産生（obligatory nonshivering thermogenesis：NST(O)）

　NSTの中で環境温の短時間の変化とは無関係の部分である。NST(O)は基礎代謝量に相当し，生命を維持するのに必要最低限の熱産生量である。NST(O)は短時間の寒冷曝露には影響されないが，持続的な寒冷曝露や暑熱曝露に対する適応過程では変わりうる。

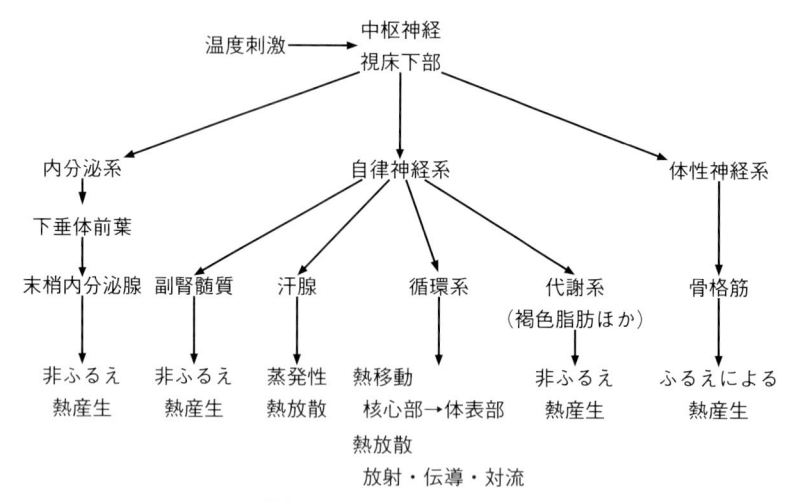

図29 体温調節に関与する調節系の大要

(2) 体温調節性非ふるえ熱産生 (thermoregulatory nonshivering thermogenesis：NST(T))

NST(T) は急性寒冷曝露により引き起こされる NST の増加である。温熱生理学では，NST(T) のことを単に NST と呼ぶことが多い。

NST(T)は内臓臓器でも見られるけれども，主な効果器は褐色脂肪組織(brown adipose tissue：BAT)である。BAT の熱産生は種々の内分泌性因子の影響を受けるとともに，交感神経による強力な支配を受けている。BAT を支配する交感神経は，心血管系の交感神経とは異なり，圧受容体刺激には無反応で，冷刺激によって興奮する[8]。代謝を支配する特異的な交感神経線維として大変興味深い。なお，BAT にはα，β両受容体が存在し，β受容体については，β_1からβ_3まですべてのサブタイプが共存している。β_1刺激は BAT の未分化細胞の増殖を，β_3刺激は成熟細胞の熱産生を促進させる。

2) 循環系・発汗系—熱放散

生体内部で作られた熱の大部分は血流に乗って（ごく一部は組織を通る熱伝導によって）体表に運ばれ，体表から生体外に放散される。体表から生体外への熱放散の様式には次のものがある。

(1) 非蒸発性熱放散

①伝導，②伝導＋対流，③放射

①は接触している固形の物体との間の熱交換であり，通常の環境下ではごくわずかである。

②は大気など流動性のある物体との間の熱交換であり，皮膚表層のごく限られた領域までは伝導によって，その後は対流によって運ばれる。熱の移動量は，皮膚温と環境温（大気温など）との差に比例する。

③は生体と外界との間で交換される放射（電磁波）のエネルギーであり，原理的には表面温度（絶対温度）の4乗に比例した放射エネルギーが授受される。近似的には，皮膚温と環境温（壁温など）の差に比例するとみなすことができる。

(2) 蒸発性熱放散

①不感蒸散，②発汗

蒸発により皮膚表面あるいは気道より失われる水分量に比例する。

発汗は体温調節の特異的調節反応として貴重な研究対象である。しかし，残念ながら，用いられている実験動物で，ヒトと対比しうる発汗のある動物がいない。最近は測定器の進歩によりヒトでの実験が容易になり，興味深い結果が蓄積されつつある。詳細は，第1章III.F.「自律神経系と発汗調節」を参照されたい。

体温調節反応における循環系の特徴的な応答を紹介する。

(1) 皮膚交感神経の応答

すでに述べたように，非蒸発性熱放散は皮膚温と環境温の差に比例する。皮膚温は皮膚血流量に依存し，皮膚血流量は皮膚血管の収縮，拡張に依存している。皮膚血管の収縮，拡張は，主として皮膚交感神経に属する皮膚血管収縮神経線維（cutaneous vasoconstrictor：CVC）の緊張によって制御されている。

図30は，皮膚血流がCVCにより調節されていることを示す実験結果である[9]。ウサギの耳介中心動脈を支配する神経の活動性と，皮膚血流の指標として皮膚温を同時記録したものである。自発的にCVC活動性が増すと皮膚温が低下し，CVC活動性が減少すると皮膚温が上昇する。横棒で示されるところで温刺激（脊髄加温）を加えると，対暑反応が引き起こされてCVC活動性が減少し，皮膚温が上昇する。

CVCは毛細血管を除き，小動脈から静脈に至るまで広く分布しているが，皮膚血流に最も重大な影響を及ぼしているのは動静脈吻合（arteriovenous anastomosis：AVA）である[10]。AVAは四肢末端の無毛部および顔面の突出部に多く，その血管壁は厚い平滑筋層に包まれている。中間温度域では，AVAを流れる血流は制限されているが，暑熱曝露時にはCVC活動が弱まり，AVAが開大して大量の血液が流れこむようになる。開大したAVAを通過した血液は，四肢末端の皮膚温を上昇させるだけでなく，皮膚表層の静脈を還流する際に，四肢近位部の皮膚温も上昇させる。反対に，寒冷曝露時には，CVCの活動性が高まり，AVA血流は著しく減少する。

一方，AVAの乏しい四肢近位部では，AVAが存在する部位に比べて中等度の寒冷および暑熱曝露による皮膚血流の変化は小さい。ところが，暑熱刺激があるレベルを超え，発汗が始まるようになると，突然皮膚血流が増加し始める。動物実験では，この能動的な血管拡張を引き起こす神経線維として，皮膚血管拡張神経線維（cutaneous vasodilator：CVD）の存在が確認されている。ヒトの場合もCVDが存在しているものと思われるが，能動的な血管拡張と汗の拍出が同期して起こるため，発汗運動神経線維と明確に区別してCVDを同定することは困難である。

(2) 交感神経系地域性反応

交感神経系の応答は全身的に同一方向に消長するのではなく，交感神経枝により（地域により）異なっている。この交感神経系の応答が明らかにされたのは，冷刺激で皮膚交感神経活動性が促進されるのと同時に内臓交感神経活動性が抑制され，反対に，温刺激では皮膚交感神経活動性が抑制されて内臓交感神経活動性が促進されることが報告されてからである[11]。

表12に温度刺激により引き起こされる交感神経系の反応のパターンを示した。温度刺激により，全身の心血管系にさまざまな反応が引き起こされ，全体として統合された合目的的な応答が組み立てられる。例えば暑熱曝露時には，著明な皮膚血流増加に対応するため，心拍出量の増加に加えて腹部

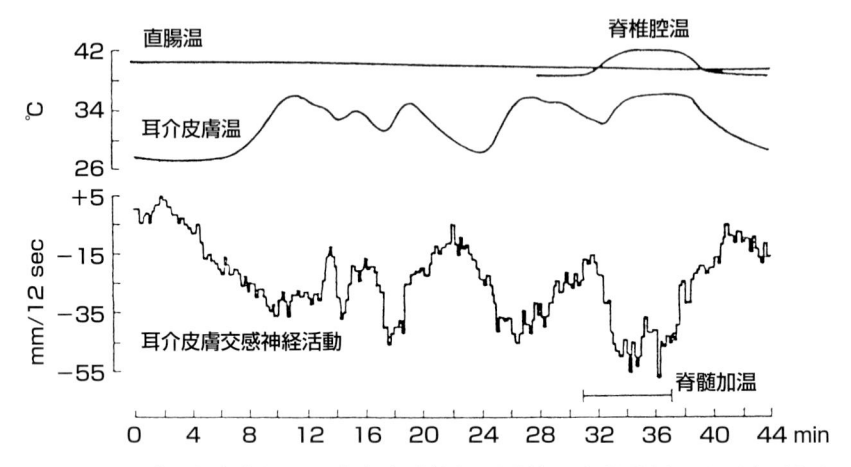

図30 ウサギ耳介皮膚温と耳皮膚交感神経活動性の自然動揺および脊髄加温時の応答

耳介皮膚温と耳皮膚交感神経活動性の逆相関を示す。室温 23.8〜25.1℃。ペントバルビタール麻酔ウサギを 37.8〜38.1℃の床上に横たえる。右横棒の時点で脊髄加温を行うと，耳温は上昇し，耳皮膚交感神経活動性は最小にまで低下する。耳皮膚交感神経活動性は記録紙上の振れ幅で相対的な値を表す。（文献 9）より引用）

表12 温度刺激により引き起こされる交感神経系地域性反応のパターン

	交感神経				皮膚交感神経 神経線維			
	皮膚	内臓	腎	心	血管収縮	発汗	立毛	血管拡張
温刺激	↓	↑	↑	↑	↓	↑		↑
冷刺激	↑	↓	↓	↓	↑		↑	

臓器から皮膚への血流再分配が起こる。ヒトの実験結果によると，心拍出量の実に 60%もの血流が皮膚に割り当てられても，血圧の変動は最小限に抑えられる。なお，交感神経系地域性反応の詳細については，本書の第 1 章 Ⅱ.C.「自律神経機能の統合と地域性」の稿を参照されたい。

4. 体温調節系の中枢内経路

　心血管系の交感神経活動を支配するプレモーターニューロンが吻側延髄腹外側野（rostral ventro-lateral medulla：RVLM）に存在することはよく知られている。一方，体温調節にかかわる交感神経の応答には，RVLM より内側の領域，すなわち延髄腹内側部および正中に位置する縫線核群（raphe nuclei）のプレモーターニューロンが重要な役割を演じていることが明らかにされつつある[4,12]。

　一方，温度感受性ニューロンが存在する視索前野/前視床下部（preoptic area/anterior hypothalamus：PO/AH）から延骨面プレモーターニューロンへ至る下行性経路についても，近年，急速に解明が進んでいる。これまでに得られた知見を総合すると，PO/AH から延髄のプレモーターニューロンを経て

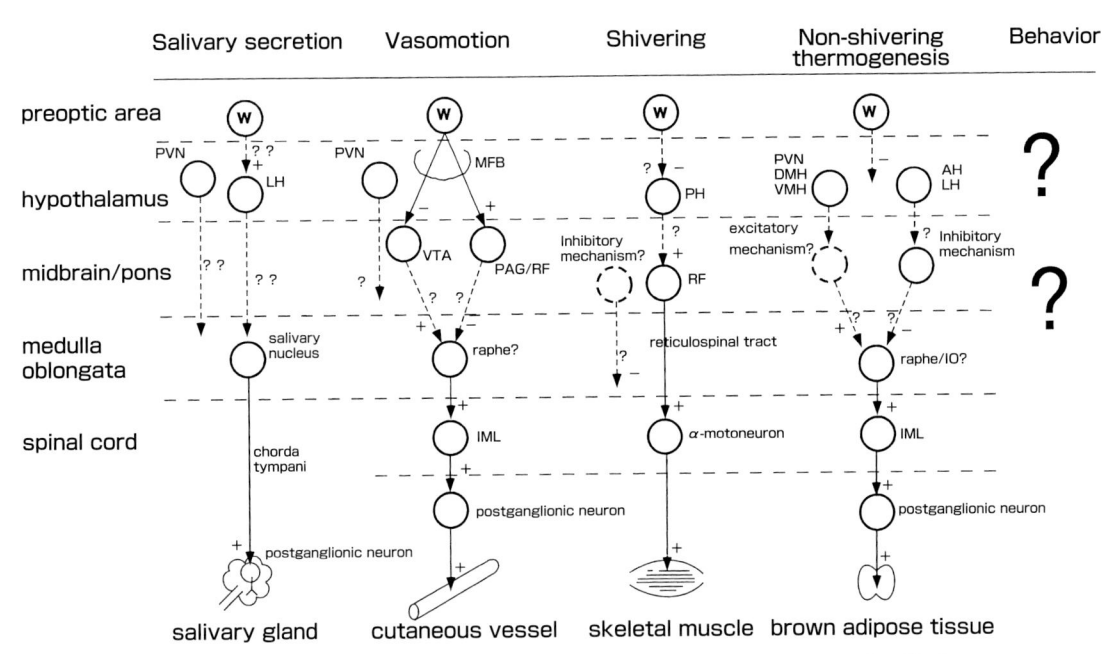

図31 ラット視索前野から個々の体温調節効果器へ至る遠心性経路の模式図

実線は同定ずみ，点線は未確認の線維連絡．行動性体温調節に関する神経回路網は未解明．
＋：促進，－：抑制．W：温ニューロン，AH：前視床下部，DMH：視床下部背内側核，IML：脊髄中間質外側核，IO：下オリーブ核，LH：視床下部外側野，MFB：内側前脳束，PAG/RF：中脳中心灰白質/網様体，PH：後視床下部，PVN：視床下部室傍核，SN：唾液核，VMH：視床下部腹内側核，VTA：腹側被蓋野（文献13）より引用）

末梢交感神経に至る経路は，効果器の種類ごとに独立したモジュールを形成しているものと推測される[4,13]（図31）．彼末らは，このモジュールに PO/AH の温度感受性ニューロン自体も含まれているのではないか，との仮説を提唱している[4]．もしそうであるならば，核心温の検出から効果器に至るまで，体温調節系は効果器ごとに固有の制御装置を有していることになる．

効果器ごとに分散した制御装置が互いにどのような作用を及ぼしあって，全体として極めて合目的的で，かつ堅牢な体温調節系を形作っているのかは，将来の大きな研究テーマになるであろう．

■文献

1) 入來正躬：体温生理学テキスト，文光堂，東京，2003
2) 入來正躬：体温調節研究の歴史的背景と時代的変遷．体温調節のしくみ（入來正躬編），文光堂，東京，pp.2-8, 1995
3) Iriki M, Hashimoto M, Saigusa T：Threshold dissociation of thermoregulatory effector responses in febrile rabbits. Can J Physiol Pharmacol；65：1304-1311, 1987
4) 彼末一之，中島敏博：脳と体温―暑熱・寒冷環境との戦い，共立出版，東京，2000
5) Ashoff J：Wechselwirkingen zwischen Kern und Schale im Waermehaushalt. Arch Physikal Therapy；8：113-133, 1956
6) IUPS Thermal Commission：Glossary of terms for thermal physiology. 3rd ed. Jpn J Physiol；51：245-280, 2001
7) Hensel H：Thermoreception and temperature regulation. Academic Press, London, 1981

8) Morrison SF：RVLM and raphe differentially regulate sympathetic outflows to splanchnic and brown adipose tissue. Am J Physiol；R962-R973, 1999
9) Iriki M, Hales JRS：Spontaneous thermoregulatory oscillations in custaneous efferent sympathetic activity. Experientia；32：879-880, 1976
10) Hales JRS, Iriki M, Tsuchiya K, Kozawa E：Thermally-induced cutaneous sympathetic activity related to blood flow through capillaries and arteriovenous anastomoses. Pflügers Arch；375：17-24, 1978
11) Walther O-E, Iriki M, Simon E：Antagonistic changes of blood flow and sympathetic activity in different vascular beds following central thermal stimulation. II Cutaneous and visceral sympathetic activity during spinal cord heating and cooling in anesthetized rabbits and cats. Pflügers Arch；319：162-184, 1970
12) Nakamura K, Matsumura K, Kobayashi S, Kaneko, T：Sympathetic premotor neurons mediating thermoregulatory functions. Neurosci Res；51：1-8, 2005
13) Nagashima K, Nakai S, Tanaka M, Kanosue K：Neuronal circuitries involved in thermoregulation. Auton Neurosci Basic Clin；85：18-25, 2000

〔三枝岳志, 入來正躬〕

F. 自律神経系と発汗調節

はじめに

　生体の種々な組織—臓器の働きの制御のうちで，秒から分のオーダーの迅速な制御は主に交感・副交感神経よりなる自律神経系によって行われている．自律神経調節系のうち，循環器系や呼吸器系などの調節は主に脳幹レベルで統合されている．一方，体温や発汗などの制御は脳幹よりさらに高位の中枢神経系，特に間脳・視床下部・大脳辺縁系レベルで統御されている．すなわち，視床下部・辺縁系は，生体内外の環境変化に関する情報を統合する高次の自律神経調節中枢として生体のホメオスターシス（恒常性）維持に大変重要な役割を果たしている．

　本稿では発汗調節における自律神経系の役割とその機能特性，ならびにその臨床検査学的意義について解説する．

1. 発汗の生理学[1〜3]

1）温熱性発汗と精神性発汗

　発汗は一般に，暑熱刺激によって誘起される温熱性発汗と，精神的緊張や情緒の変動によって発生する精神性発汗とに大別することができる．両者の発汗の特徴をまとめたものが**表13**である．

　温熱性発汗は，手掌，足底を除く体表面全体に見られ，視床下部の体温調節中枢によってその発汗量が制御されている．すなわち，皮膚温や深部温などの温度上昇を感知した体温調節中枢は体表面全体の蒸発水分量（発汗量）を高め，気化熱を利用して体温を低下させる．この発汗現象は，1分間に数回ないし十数回の頻度で汗が拍出してくるもので（これを発汗波と呼ぶ）手掌，足底を除いた体表面の汗腺から周期的に拍出するのが特徴である．この発汗波は分泌性細胞の拍動性興奮によると考えられている．事実，この温熱性発汗は直腸温が39℃以上になると最高に達し，発汗量は1時間当たり1.5〜2.0 l，単一汗腺当たり約600〜800 nl/時間を示す．また，この発汗は立位，座位のときは全身の皮膚でほぼ同時に始まり，頭部，体幹前後面で一般に発汗量が多く，四肢ことに上腕屈側，大腿内側などの水分の蒸発しにくい部位では少ない．背臥位のときは，発汗が体幹部より下腿・大腿部に先に現れる．これは，皮膚が圧迫されていると，反射的にその部位での発汗が抑制される皮膚圧-発汗反射[4]で説明される．

　これら全身の汗腺には，第8頸髄から第3腰髄の中間外側核を脊髄中枢とする交感神経の節後線維が分布している．これらの神経はコリン作動性であり，一部の神経線維にはVIP（vasoactive intestinal polypeptide）が共存し，アセチルコリンは主に汗分泌に，VIPは主に汗腺に分布する血管の拡張に働き，お互いに協調しあって発汗現象を支えていると推察されている．ゆえに，この発汗はアトロピンの前処置で完全に遮断される．一方，ヒトの体表面発汗はアドレナリンの局所投与によりわずかに認められるが，個人差が著しい．この発汗はアトロピンでは遮断されず，α-アドレナリン受容体遮断薬で抑制される．

表13 温熱性ならびに精神性発汗の特徴

	温熱性発汗	精神性発汗
発汗部位	全身の皮膚（手掌・足底は少ない）	主に手掌・足底の皮膚
発汗刺激	温熱性刺激	情動性刺激
発汗量	多い	少ない
発汗潜時	長い	短い
汗腺	エクリン腺	エクリン腺
遠心神経	コリン作動性交感神経	コリン作動性交感神経
生理学的意義	体温調節制御の効果器作用	防衛反応の効率上昇作用

　近藤ら[5]によれば，ラットの汗腺支配を個体発生過程で調べると，汗腺を支配する運命にある交感性ニューロンは発生過程早期ではノルアドレナリン（NA）を発現しているのに，成熟してその軸索を汗腺原基に接近させるにつれてアセチルコリン（ACh）を発現するよう表現型を変換する．また，ラットの有毛皮膚部では，血管や毛乳頭はNA作動性の交感神経節後ニューロンによって神経支配されているが，出生早期にその部位に新たに移植された汗腺はそこでの交感神経に再支配されるが，汗腺との接触によってその神経はNA性からACh作動性に表現型を変換する．さらに，実験的に出生早期に足底部の汗腺を摘出し，唾液腺をそこに移植すると，移植された唾液腺（正常位置での支配神経は交感系NA作動性）を再支配する神経（ACh作動性であった）はNA作動性となる．これらの事実から，この節後ニューロンのNAからAChへの表現型の変換はその神経標的の汗腺上皮細胞から分化過程のある時期に産生放出される分子により誘導されるのでは，という仮説が推察できると述べている．

　一方，精神性発汗は常温において，手掌，足底で認められ，精神的興奮に反応して，瞬時にしかも微量で相動的な分泌を呈するのが特徴である．覚醒時には精神的興奮がほとんどないと思われる状態でも，手掌・足底部にわずかな水分の分泌が絶えず行われており，これを「不断の分泌」あるいは「基礎発汗」と呼んでいる．これは手掌，足底表面を絶えず湿らせ，物をつかんだり，運動したりするとき，滑り止めの役割を果たしていると考えられている．この基礎発汗はアトロピンでもα-，β-アドレナリン受容体遮断薬でも抑制されない．シェーグレン症候群の患者では，この基礎発汗量がほぼゼロに近く，手掌部はかさかさしている．副腎皮質ステロイドホルモン薬の内服で基礎発汗量が出現してくると同時に，自覚症状も改善する．

　こうした精神性発汗の中枢機構には大脳皮質の前運動野，辺縁系，視床下部などが関与する．手掌部発汗の脊髄中枢は第8頸髄から第6脳髄の側角にあり，発汗神経核と呼ばれている．この神経核からのインパルス情報が，コリン作動性交感神経節後線維を通って手掌の汗腺に伝えられ発汗量が調節されている．前頭葉の皮質出血を起こした患者は，手掌部発汗が止まらない．ゆえに，前頭葉から間脳，大脳辺縁系の精神性発汗の中枢に抑制性の神経支配が存在するものと考えられる．事実その中枢機構の関与が最近の本間ら[6]の脳波双極子追跡法による脳内電位発生源特定の研究によって証明された．すなわち手掌部発汗は扁桃体-海馬-辺縁系の興奮後6〜7秒で発生してくることが判明した．その結果を図32に示すが，「前首相の名前は何でしたか」という質問に被験者が答えがでず，「ウーン」とうなっていると扁桃体から海馬，大脳辺縁系領域にかけた部分に電位発生源が出現し，その約6秒後に両側の手掌部に著明な発汗が観察された．潜時が予想より長いように思われるのは，手掌部に分

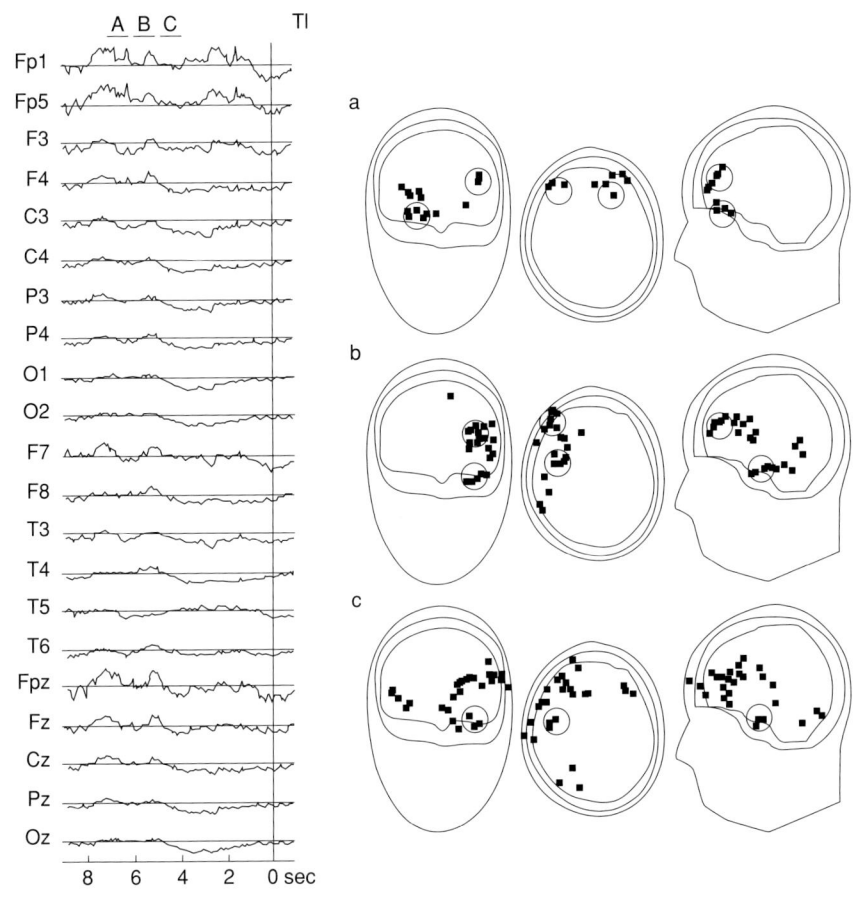

図32 解答困難問題に遭遇した被験者（TI）の手掌部発汗前9秒間の21部位脳波変化の典型例（左側）と脳波双極子追跡法による脳内電位発生源（右側丸印）の特定結果を示す

右側の小型ドットは脳波実記録より算出した双極子の位置を示す。
左図A〜Cは手掌部発汗前約7秒，約6秒，約5秒のそれぞれ1秒間の時間幅を示す。
右図a〜bは左図の時間幅で算出したそれぞれ前頭面（左），水平面（中），矢状面（右）のデータを示す。（文献6）より引用）

布するエクリン腺の導管の長さや形状やコンプライアンスなどが影響しているためと思われる。また，手掌部で物を握ったりすると反射的に両側の手掌部発汗が亢進することもわかってきた。滑らずに物をつかむことができるようにするための合目的反射であろう。こうした生理学的知見より，微量な手掌部発汗を定量的に，しかも連続的に測定することができれば，①情動活動の生物学的指標，②脊髄の発汗中枢から汗腺に至るまでのコリン作動性交感神経節後線維の活動状態を評価する指標，③手掌部汗腺の活動状態の指標として，臨床応用することができるものと予測できる。事実，精神電流現象（後述）と呼ばれる方法を用いて，こうした臨床応用が試みられてきたが，定説を得るまでには至っていない。

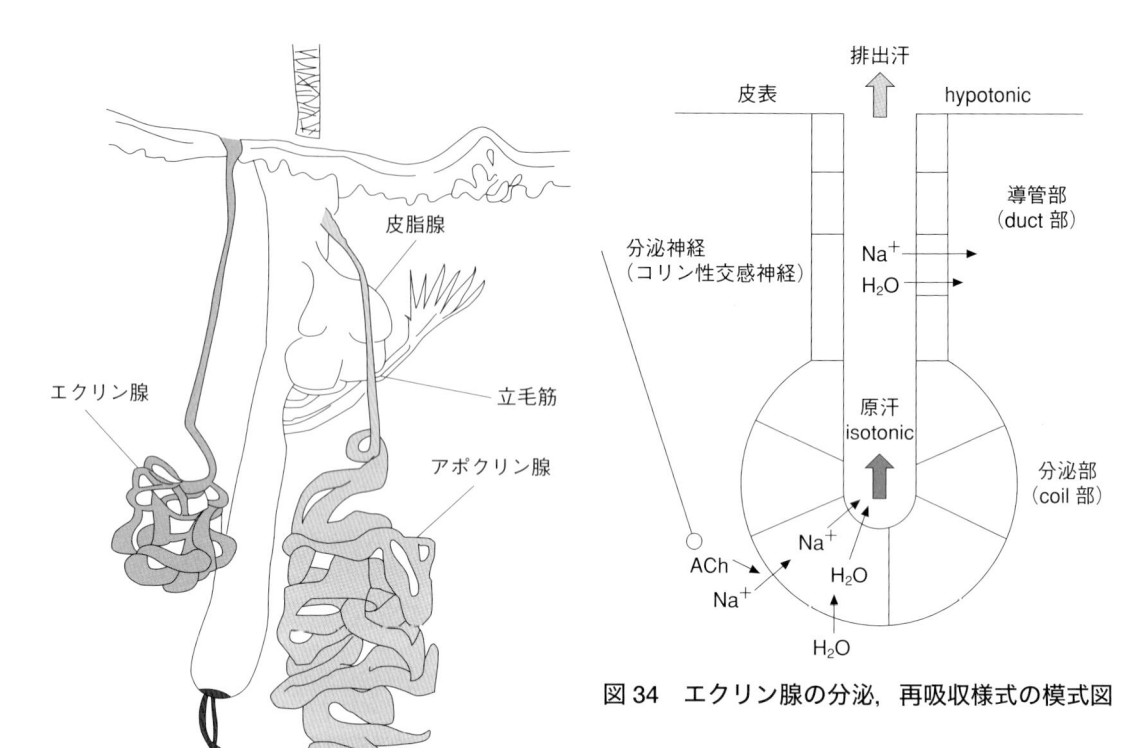

図33 エクリン腺，アポクリン腺の皮膚における存在様式

図34 エクリン腺の分泌，再吸収様式の模式図

2）汗腺の生理学

　汗腺は一般にエクリン腺とアポクリン腺とに分類される。この分類は腺の分泌様式に基づくもので，前者は腺細胞の形や大きさを変えることなく，塩分に富んだ液体を分泌する（漏出分泌）のに対し，後者では細胞体の一部が腺腔内に突出し，これが離出し，蛋白成分を多く含んだ細胞内液を排出する（離出分泌）。アポクリン腺は腋窩，会陰部など体のごく一部に限局して存在する。それに対し，エクリン腺は手掌，足底を含んだ体表面のほとんど全面に分布している。また両者は，解剖学的にもはっきり区別される。図33に示すように，アポクリン腺はその導管が毛根部に開口しているのに対し，エクリン腺は毛根部以外のところに導管開口部をもっている。汗腺の総数はそのヒトの生活している環境温度で大きく変化するが，発汗機能を示す能動汗腺数は日本人で平均230万個といわれている。そのうち，エクリン腺は一般に露出部に密に分布し，手掌・足底・前額部に特に多いが，個人差も著しい。

　エクリン腺の分泌様式は図34で示すように，分泌細胞によって原汁が生成され，それが分泌圧および汗腺の筋上皮細胞の収縮によって導管を経て皮膚表面に押し出される。原汁は尿の生成と同じように導管を通過する際，その水分および塩分の一部が再吸収を受ける。その結果，血漿と等張であった原汁は皮膚表面に分泌されるときには低張になっており，その主な成分の濃度は表14に示すとおりである。コリン作動性神経末端より分泌されたアセチルコリンは分泌細胞基底膜側のNa^+透過性を

表14 汗の主要成分濃度

無機成分	Na^+	30〜120 mM
	Cl^-	10〜100 mM
	K^+	5〜35 mM
	HCO_3^-	2〜10 mM
有機成分	ブドウ糖	1〜10 mg/dl
	蛋白質	20〜70 mg/dl
	乳酸	10〜40 mM
pH		5〜8

表15 防衛反応に伴った自律神経反射の反射弓

受容体	求心路	中枢	遠心路	効果器
防衛反応自律神経反射 視覚の特殊受容器 聴覚の特殊受容器 嗅覚の特殊受容器 味覚の特殊受容器	感覚神経	大脳皮質 大脳辺縁系 視床下部	アミン作動性交感神経 コリン作動性交感神経 副腎交感神経 体性運動神経	心臓・血管・瞳孔 手掌・足底部汗腺 骨格筋血管（運動性充血） 副腎髄質 骨格筋・顔面筋 情動反応

高め，細胞外より内に多量の Na^+ を流入させる。この Na^+ の流入に伴って電気的平衡を保つために Cl^- が細胞内に受動的に流入する。この結果，細胞内外に浸透圧差が生じ，水が受動的に細胞内に呼び込まれる。細胞内の Na^+ 濃度上昇によって，Na^+-K^+ ATPase 活性が高まり Na^+ が腺腔内に能動輸送される。腺腔内に分泌された原汁は導管を通過する途中で導管細胞基底膜の Na^+-K^+ ATPase 活動を介して，Na^+ の一部が再吸収される。この Na^+ の再吸収はアルドステロンによって促進される。

2. 防衛反応の自律神経反射

　Hess[7]の一連の仕事から，意識のある拘束されていない動物の視床下部を刺激すると生体反応が単独で生じてくるのではなく，組織立った行動として独特の型を示してくることがわかってきた。例えばネコの外側視床下部を電気刺激すると怒りの反応を引き起こすが，その時に特有な自律神経反射反応と体性運動反応が起こることが明らかになった。すなわち，血圧上昇，立毛，瞳孔拡大などのアミン作動性交感神経の興奮反応と，背中を丸め，尾を上げるなどの体性運動反応が起こってきた。Hessはこのような一連の反応を，「動物が緊急事態（ヒトでは自己の判断や決断を迫られたような状況に遭遇した状態と考えられる）に出会った際に非難や攻撃などの行動と直結して起こす全身的な生体反応」という意味で防衛反応と呼んだ。この防衛反応の機能の統合は視床下部レベルで行われ，さらにその視床下部統合中枢は，大脳の皮質（特に前頭前野が重要であるらしい）あるいは大脳辺縁系からの制御を受けていることがわかってきた。特殊感覚刺激（視覚，聴覚，嗅覚，味覚などの融合した刺激で広義の体性感覚とみなすことができる）によって生じた体性-内臓自律神経反射の一つとしてみなしてもよいかもしれない。これらの反射弓をまとめたものが**表15**である。

防衛反応時には，大脳皮質運動野が興奮して骨格筋の収縮を伴う体性運動も起こる。この体性運動が生じる直前に運動野からの情報は視床下部に伝えられ，骨格筋の血管床に分布するコリン作動性交感神経を興奮させ，骨格筋の細動脈を拡張させ，充血を引き起こす。これが運動性充血と呼ばれる自律神経反射現象の一つである。同時にこの自律神経反射に付随してヒト，サルでは手掌や足底部の発汗（精神性発汗）が出現する。

一方，防衛反応に関与した大脳皮質・視床下部の興奮は脳幹の循環調節中枢にも伝わり，骨格筋以外のアミン作動性交感神経の血管収縮神経や心臓交感神経を興奮させて体血圧の上昇と心拍数の増加を誘起する。注目すべきことは，この際体血圧上昇に伴って圧受容器反射が駆動しても，延髄レベルにおける心臓血管中枢に対して反射性抑制機構が働きにくくなっていることである。さらに緊急時には副腎髄質支配の交感神経も興奮し，副腎髄質から多量のカテコラミンが分泌されて血糖値の上昇など，種々のカテコラミンのホルモン作用が惹起されてくることも知られている。

3. 発汗量の測定法[8]

発汗現象は，先に述べた基礎発汗と何らかの負荷を加えて発汗を誘導した反応性発汗とに区別することができる。いずれの発汗においても，その発汗水分量を鋭敏に測定することが望まれ，現在までいくつかの方法が開発されてきた。それらの方法は大別して，①定性法，②定量法に分類される。両者の方法は，さらに連続的測定か間欠的測定かに分けることができる。

1）定性法

臨床的に発汗の有無とその分泌水分量を大まかに見分けることが目的の方法で，その大部分は間欠的測定である。最も広く用いられている方法は，①ミノールの呈色法である。この変法として，②ヒマシ油にデンプンを混ぜて指標液を作製した和田-高垣法，③デンプン紙を用いるランダール法，④食品包装用ラップフィルムの上にヨード液と合成水糊を一定割合混合したものを塗布し，乾燥後オブラート紙を密着させて作製した試験紙を利用するラップフィルム法，などがある。これらの方法は，皮膚の小範囲の汗滴を観察するのに適する。

定性法のうち，発汗消長の相対的変化を連続的に記録する方法に，⑤皮膚電気活動記録法がある。発汗に伴って皮膚には電気抵抗や表面電位の変動が見られる。この電位変動は一般に皮膚電気反射と呼ばれ，その変動を直接記録する電位法と，弱い電流を流したときの見かけの抵抗変化をブリッジ回路を通して記録する通電法とがある。通電法によって求めた皮膚電気抵抗値が発汗量の増加に伴って減少する（汗は電解質溶液であるので電流が流れやすくなり，この抵抗値は低下する）ことを利用して発汗の消長を推定しようという汗の測定法である。しかし，両者の変動は必ずしも平行せず，しかも発汗量減少過程の記録が難しいなどの難点がある。また皮膚電気抵抗の変化は電極液や電極の設置場所の影響を受けるほか，汗の塩類濃度などの因子によっても修飾され，長時間の発汗の推移を観察するには信頼性が低い。

2）定量法

初期の定量法は大部分が間欠的な汗の測定法であった。その代表的なものに，

①濾紙法。本法は分泌した汗を皮膚面に密着させた濾紙に吸収させ，その重量変化から発汗量を求める方法である。同様な方法に，

②測定皮膚をビニール袋で覆い滴下する汗を集め，一定時間ごとにその水分重量を測定するアームバッグ法がある。本法は簡便で，大量の発汗が見られる温熱性発汗の測定には有用だが，精度の点で問題がある。また，

③一定の気密性で全身体重の変化分より発汗量を推定する体重法がある。

④換気カプセル法。気密性の小型カプセルで，皮膚の一部分を覆い，カプセル内に乾燥ガスを流し，汗の蒸発による気湿の変化分をこの乾燥ガス内に取り込み，それを体外に誘導し，恒温状態の中，さまざまな湿度感知器で発汗量を連続的に測定する方法である。久野の方法は $CaCl_2$ を詰めた U 字管に誘導し，その重量増加分から発汗量を求める方法である。中山-高木法は，赤外線ガス分析計によって換気ガスの水分含有量を測定するものである。ブードラル法，カスタンス法はともに吸湿度性素子の電気抵抗が気湿によって変化するのを利用するものであり，一方，小川らの方法は静電容量型の湿度計を用いて，即時応答性の高い発汗量を測定するものである。しかし，これら湿度計は湿度依存性が高く，環境温度・皮膚表面温度が絶えず変化している皮膚表面では測定が難しいこと，また水分量変化を迅速に伝達するために，大量の換気ガスを送らねばならず，大がかりなガスボンベシステムを必要とするなどの難点をもっている。

⑤直接換気カプセル法[9]。われわれは，高感度の静電容量式湿度センサーと温度補償のできる自己制御回路を内蔵した，小型で構成が簡易な局所発汗量連続記録装置（SKINOS, SKK2000）を作製した。本装置は換気カプセル法の難点を克服し，測定したい部位の皮膚にセンサー付きカプセルを直接装着することができると同時に，大がかりなガスボンベシステムを必要としないなどの利点を有する。また本装置は次のような特徴を 2 点併せもっている。ⓐ体温や環境温度の変化によってカプセル内の温度が上下すると，このカプセル内に設置した発振器の発振振動数が変動して装置出力がドリフトする。これを防ぐために，ダミー発振器を用いて周波数の変動を補償する自己制御回路を有し，温度補正を行っている。ⓑ湿度センサーは相対温度を検出しているため，カプセル内の温度変化は装置出力に影響を与える。この問題は演算回路を用いて，相対湿度・絶対湿度・環境温度を変数とする関係式を演算し，解決している。

この局所発汗量連続記録装置の校正は本機器に取り付けてあるキャリブレーション用ビニールバッグを用いれば，5 分間の水分喪失量と装置出力との関係を容易に求めることができる。通常 300 ml/分の空気流量で，感度×1 の場合，装置出力 1 mV が 1 mg/5 分の水分喪失量を表すように調整されている。このように本機器は極めて微量の発汗量を迅速に計算することができるので，手掌・足底などの精神性発汗を評価するのに特に優れている。

3) 手掌部発汗検査における適性刺激[10,11]

手掌部発汗現象を再現性よく誘発させる方法はいまだ確立されていない。なぜなら，外因性の精神的あるいは肉体的ストレスに対する感受性は個人個人によって異なるし，同一人物でもその時の心理状態によっても変化し，それに応じて手掌部発汗量が変動するからである。本機器はむしろこうした特質を臨床各分野で上手に利用することが大切である。同時に，この発汗現象には慣れ（順応）の因子が特に混合しやすいのも特徴である（図 35）。この慣れの現象をできるだけ取り除くために，さま

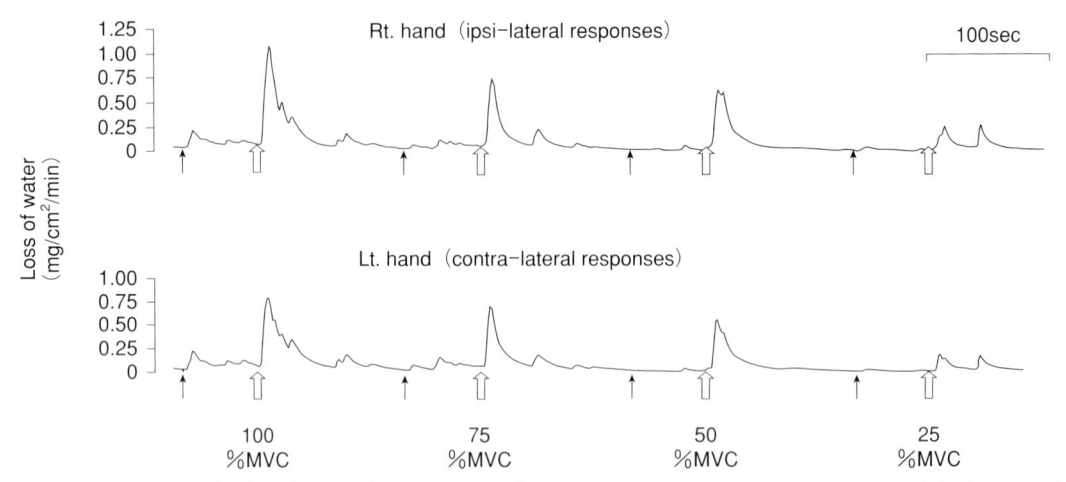

図35 健康成人女性（24歳）右手の最大握力（MVC）の100%，75%，50%，25%把持運動5秒間負荷の同側（右拇指）ならびに反対側（左拇指）手掌部発汗現象の典型例

↑把持運動の言語説明開始時点，⇧把持運動実施開始時点を示す。言語説明に伴う手掌部発汗現象は著明な慣れ現象を示してくる。（文献11）より引用）

ざまな肉体的ストレス刺激（呼吸運動，上腕や下肢の屈伸運動，息こらえ刺激，握力運動，痛覚刺激など）や精神的ストレス刺激（数字逆唱，100から7の連続引き算，暗算，mirror drawing など）をいくつか組み合わせて誘発テストとするのが妥当のようである。

このような発汗現象を定量化する方法として，一定時間内の相動的な発汗反応様式におけるスパイク数，スパイク高，plateau レベル上の面積，スパイクの立ち上がり角度，plateau レベルの高さなどを用いて行われている。そのうちでも，上記の面積やスパイク数と高さの積といったパラメータが最大汗分泌量を表すよい指標である。

むすび

発汗機能の自律神経調節の詳細と，われわれが最近新たに開発した，局所発汗量連続記録装置の自律神経機能検査法への応用の可能性について解説した。その方面の臨床検査法にご活用いただければ望外の幸せである。

■文　献
1) Kuno Y：Human Perspiration. CC Thomas, Springfield, 1956
2) 小川徳雄：蒸発性熱放散．温熱生理学（中山昭雄編），理工学社，東京，pp.135-166，1981
3) 大橋俊夫：自律神経反射：発汗・皮膚血管系．自律神経機能検査　第3版（日本自律神経学会編），文光堂，東京，pp.25-29，2000
4) Takagi K：Essential Problem in Climate Physiology．南江堂，東京，pp.212-213，1960
5) 近藤尚武：エクリン腺の構造と機能．発汗学 7：29-32，2000

6) Honma S, et al：Intracerebral source localization of mental process-related potential elicited prior to mental sweating response in humans. Neurosci Lett；247：25-28, 1998
7) Hess WR：The Diencephalon, Grune & Stratton, New York, 1954
8) 大橋俊夫：発汗の生理学と測定法．皮膚病診療 18：593-598, 1996
9) Ohhashi T, et al：Human perspiration measurment. Physiol Meas；19：449-461, 1998
10) Kobayashi M, et al：Arithmetic calculation, deep inspiration or handgrip exercise-mediated preoperational and operational active palmar sweating responses in humans. Auton Neuro Basic & Clin；104：58-65, 2003
11) Tomioka N, et al：Effects of exercise intensity, posture, pressure on the back and ambient-temperature on palmar sweating responses due to handgrip exercises in humans. Auton Neuro Basic & Clin；118：125-134, 2005

〔大橋俊夫〕

G. 自律神経系と痛み・生体警告系

1. 痛みと自律系

　痛覚系の機構は 1960 年代後半から始まる神経生理学的研究によって，初めてその詳細が明らかにされた。それ以前の痛み系の研究では，侵害性刺激に対する心拍，血圧，呼吸反応など"pseudo-affective reaction"を指標にした実験結果が重要な役割を担っていたことが示すように，痛み系と自律系は一体のものといえるほどその連関は密なものである。

　両者が密な関係をもつことは，以下のようにいろいろな面から裏付けられる。

　①発生学的に交感神経系も感覚神経もともに神経堤に由来し，その発生と機能の維持には，ともに神経栄養因子である神経成長因子（nerve growth factor：NGF）が不可欠である。

　②脳幹部の自律系の調節中枢といわれている諸神経核には脊髄の痛覚系からの入力が認められ，侵害-自律系反射回路をなしている。

　③自律系支配の平滑筋や腺などの効果器に対して，痛覚神経末端から遊離されるペプチドが局所性の調節作用をもつ。

　④慢性痛などの病態時には交感神経系と感覚神経の間に可塑的な結合が認められることがある。

　慢性痛と自律系のかかわりを示す例として，反射性交感神経性ジストロフィー（reflex sympathetic dystrophy：RSD）という，交感神経系との密な関連を示す病名が 1940 年代から用いられてきた。激しい痛みを示す慢性痛の一つで，自律神経系の異常を示す症状を伴い，交感神経系ブロックが鎮痛作用をもつケースが多いことから Evans により命名された[1]。RSD という診断が乱用されたこともあって，1994 年に国際疼痛学会は，RSD という病名を廃して CRPS type I （complex regional pain syndrome）と命名した[2]。その発症機序については交感神経系の関与があるか否かを含めて，目下，ホットな論争が続いている。

　後に述べるように，最近の研究の成果として，痛みには，①生理的状態における痛み系の働き，つまり症状としての痛みである「急性痛」，②神経系の可塑的な変容として新たに生じる病気としての痛みである「慢性痛症」，という発生機序がまったく異なる痛みがあることが明らかになった。本稿においては，個体への警告信号として働く生理的状態における痛みと，病態時における神経系の可塑的な歪み状態における痛みという 2 種類の痛みにおいて自律系がどのようなかかわりをもつかについて述べる。体のいろいろな機能の微細な調節によるホメオスターシスの担い手である自律神経系の働きと，個体の警告信号系としての痛み系の働きがどのような相互関係をもつかは，興味ある問題である。

2. 症状としての痛み（急性痛）と新たに生じた病気としての痛み（慢性痛症）（表 16）

1）症状としての痛み：急性痛

　生理的状態においては，組織の傷害は直接的にも炎症によってもその部位に分布する痛覚受容器の興奮を起こし，その興奮が脳に伝わり痛みを感じる。この痛みが急性痛であり，傷害の治癒とともに

表16 急性痛と慢性痛症

急性痛	慢性痛といわれているもの	
	急性痛が長引いたもの	慢性痛症
組織の傷害	傷害治癒後/些細なイベント	
痛覚受容器の興奮	神経系の可塑的異常	
警告信号	警告信号としての意義なし	
オピオイド有効	オピオイドは無効な場合が多い 抗うつ薬などが有効な場合あり 鎮痛薬以外の治療法が重要	

(熊澤孝朗, 山口佳子:痛みの学際的アプローチへの提言。慢性痛はどこまで解明されたか(菅原 努監), 昭和堂, 京都, pp.55-69, 2005 より引用改変)

消失する症状としての痛みであり,警告信号としての重要な意味をもつ.しかし,後述するように,強い痛みが持続すると,神経系に可塑的な歪みができあがり,慢性痛症に移行することがある.警告信号としての役割を終えた痛みは害あって一利なく,できる限り速やかな鎮痛が望まれる.手術による痛みも同様であり,術前から鎮痛処置を行う「先取り鎮痛」が良好な予後をもたらす.

(1) 一次痛と二次痛(図36)

日常の体験として,例えばどこかの角に脛をぶつけたときなど,初めにチカッとした鋭い痛み(一次痛)を感じ,遅れてズーンとする痛み(二次痛)を感じる.生理的状態において,それぞれの痛みは,図36に模式的に示すように別々の経路によって伝えられる.入力部である痛覚受容器は大別して,高閾値機械受容器とポリモーダル受容器に代表される2種類がある.高閾値機械受容器は,皮膚へ針を刺したときのような,まさに組織を傷害するに至るような刺激が加えられている最中にのみ反応し,時間的・空間的に識別性の高い一次痛に関与する.その興奮は脊髄後角第Ⅰ層最背外側の辺縁細胞に伝えられ,脊髄視床路を経て視床外側部,大脳皮質体性感覚野に達する.ポリモーダル受容器は,炎症メディエータに感受性をもち,持続性が強く,部位のはっきりしない二次痛に関与する痛覚受容器である.二次痛の中枢経路は,視床の内側部を経て大脳に達するが,視床・大脳皮質感覚野へ直行するものは限られており,延髄,橋,中脳,視床下部などに入力し,さらに島,前帯状回,扁桃体などの古い皮質へ中継される.

中枢神経系の発達をたどると,下等動物から高等動物に至る脳の進化の中で,中枢機能は「頭端移動の法則」に従って,脊髄から延髄,脳幹,古い皮質,新皮質へと移っていく.原始的な感覚受容器であるポリモーダル受容器に始まる二次痛は,Headが用いた名称である「原始感覚」として脳幹部の発達に伴って下位部から順次に上行して皮質に達したと考えられ,また,一次痛は「識別感覚」として大脳皮質の発生に伴って体性感覚領野に直行する系として発達したものと考えられる.

脳幹部の中継点には,身体の基本的機能である自律系,姿勢制御系,運動系,情動系の調節にかかわる中枢部位があり,全身機能の神経性調節と痛み系の間の密接なつながりをもつことが示される.

(2) ポリモーダル受容器(表17)

ポリモーダル受容器は,反応する刺激様式が特異的でなく,広く全身に分布している.刺激によっ

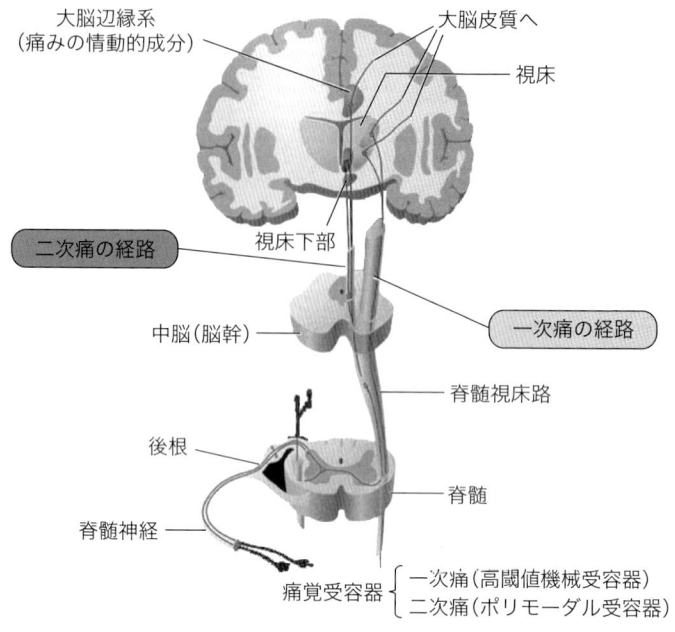

図36 一次痛と二次痛

(熊澤孝朗:痛みの科学。放送大学特別講義ビデオ,(財)放送大学教育振興会,2003より引用改変)

表17 ポリモーダル受容器

	ポリモーダル受容器は痛み系の原始性を語っている poly　modal　　　receptor 多くの様式の　　　受容器
受容器特性	多様式刺激応答:機械的,化学的,熱刺激 全身組織に分布:皮膚,筋・関節,内臓 活動の変容:炎症物質など 神経ペプチドの産生
機　能	痛覚受容器(特に病態時) 反射性入力として自律系などの働きを修飾する 内因性鎮痛系の賦活:ハリ鎮痛の入力 神経ペプチドによる局所調節作用

(熊澤孝朗:痛み研究の最近の進歩。理学療法学 23(7):393-399,1996より引用改変)

て組織に生じる炎症性変化によりその受容特性が大きく変化するなど,未分化な受容器特性をもつ[3]。唐辛子の辛味成分であるカプサイシンは痛みを誘起し,また投与方法によっては選択的に痛覚ニューロンを変性させることが知られていたが,カプサイシンの受容体(TRPV1)がクローニングされ[4],この受容体チャネルが侵害レベルの熱によって活性化され,その熱反応がブラジキニンなどの炎症物質によって増強されるなど,ポリモーダル受容器の受容特性をシミュレートするような性質をもつことも明らかにされた。

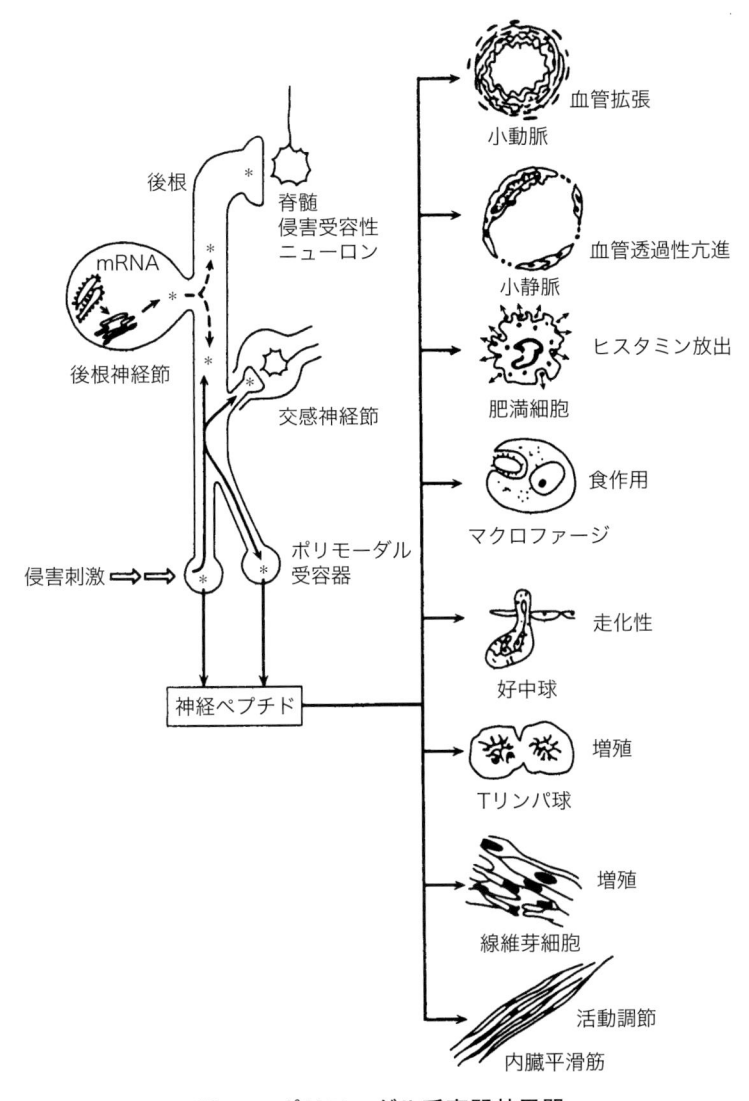

図37 ポリモーダル受容器効果器

(Kumazawa T：Functions of the nociceptive primary neurons. Jpn J Physiol；40：1-14, 1990 より引用改変)

(3) ポリモーダル受容器の効果器様作用（図37）

　この受容器ニューロンはサブスタンスP，CGRPなどの神経ペプチドを産生し，これらの神経ペプチドはこの受容器ニューロンの脊髄終末から遊離され，脊髄侵害性ニューロンへの伝達を修飾する．一方，末梢の受容器末端からも遊離され，その局所の細胞の働きを修飾して，神経性炎症や局所性効果器作用を示す．このようにポリモーダル受容器は，感覚器と効果器の分化もできていない原始的な感覚受容器である．この性質が示すように，痛み系は神経系発生の初期段階にできあがり，考える脳をもつヒトにおいてもその原始的な性質を温存している．

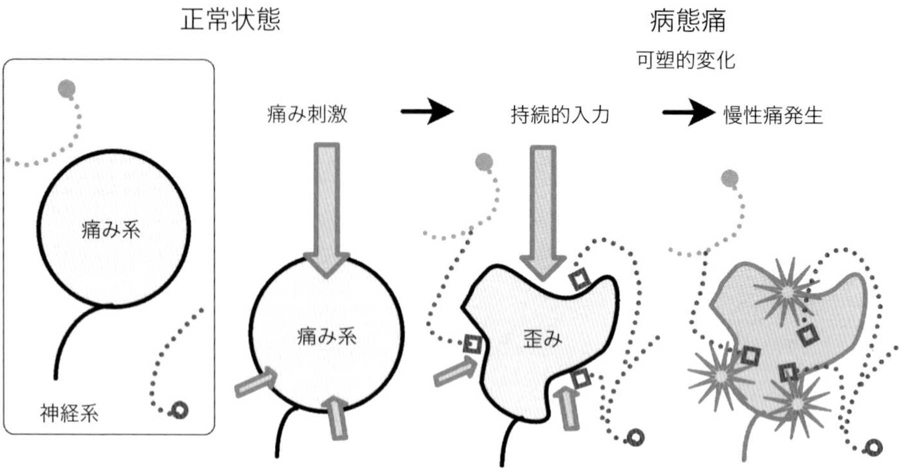

図 38　可塑性と慢性痛症

(熊澤孝朗：痛みは歪む。細胞工学 17：1444-1453, 1998 より引用改変)

(4) 脳内鎮痛系

　二次痛の中枢経路に隣接した部位を電気刺激すると鎮痛効果が得られるという報告はかなり以前からあった。1974 年に脳内にオピオイドの受容体があること，次いでそれらの受容体のリガンドである内因性オピオイド物質が産生されることが明らかになった。痛覚系の活動によって脳内鎮痛系が活性化される一種のネガティブフィードバック機序と考えられる。脳内鎮痛系には脊髄の痛み入力部への下行性抑制系，上位中枢への上行性抑制系，脊髄内の髄節性抑制系があり，オピオイド以外にも，セロトニン性，ノルアドレナリン性，アセチルコリン性などの系が関与する。また下行性抑制系は脊髄の交感神経系ニューロン群の抑制に働く。

2) 新たに生じた病気としての痛み：慢性痛症

　病態時には，正常時には決して痛みを引き起こさないような，例えば衣擦れのような触刺激や心理的な興奮などによって起こる痛みや，幻肢痛のように切断されて体に存在していない部位に感じる痛みがある。なぜこのような痛みが生じるかは，痛覚受容器の興奮から始まる生理的痛みの機序ではまったく説明できない。

(1)「慢性痛症」

　強い痛み刺激が持続すると，痛み系には一種の神経回路における記憶として歪みが残る（図 38）。可塑性の産物である。神経系内にできる可塑的な歪みとして，正常時においては認められなかったチャネルや受容体などの構成要素，サイトカインなどのシグナル物質，さらにはシナプス結合などの可塑的な変容ができあがり，それらが異常な痛みを引き起こす元になっている。その原因となる傷害からの入力をブロックしても痛覚系活動の異常な亢進状態が残る。このような病態時の痛みは，症状としての痛みとはまったく異なる新たにできあがった病気としての痛みであることから，筆者は「慢性痛症」と呼称している[5]。

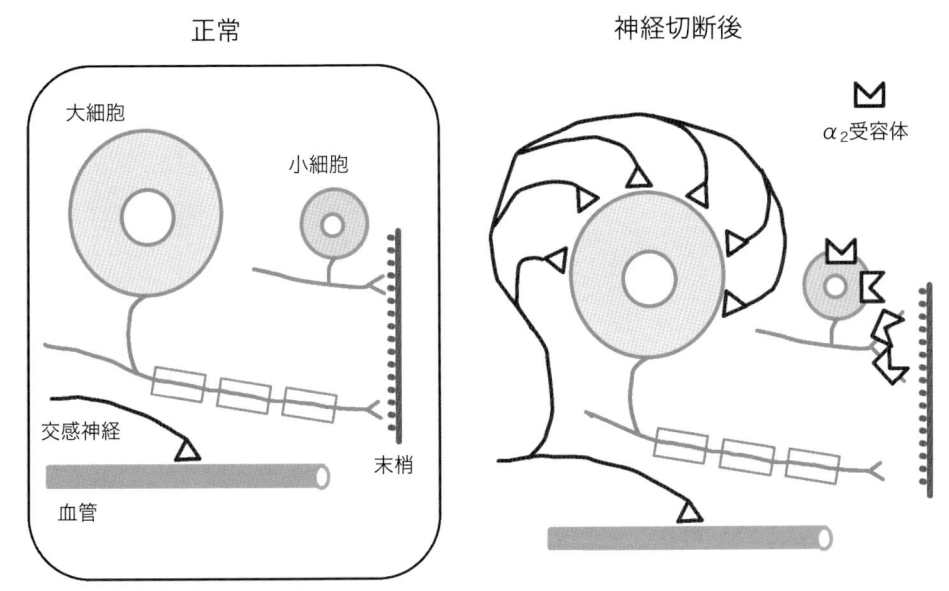

図39 交感神経系と痛み系の間の可塑的な連結の模式図

(熊澤孝朗：痛み。岩波講座現代医学の基礎 6 脳・神経の科学 I ニューロン（久野　宗，三品昌美編），岩波書店，東京，pp.139-161，1998より引用改変）

(2) 痛み系の特性としての可塑性

痛み系は神経系の発生の初期段階に誕生した系で，未分化であるために，何にでも変わり得る自由度（可塑性）が高い。痛み系には，その先住の防御系である炎症・免疫系で用いられた液性シグナリングの手段が豊富に組み込まれている。最近の研究で，免疫・炎症系の単球細胞が産生するサイトカインがこれら可塑的変容を引き起こすトリガーになっていると考えているものがあり，注目されている。グリアも単球系の細胞であり，従来は中枢神経の支持細胞としか考えられていなかったが，ニューロン活動によらない中枢神経系内の異常な可塑的結合に役割を演じていると考えられている。

(3) 実験的に認められる可塑的変容

神経障害性慢性痛モデルにおいて，触覚を伝える太径有髄神経の終末が後角膠様質に侵入して痛覚ニューロンと連絡をもつという脊髄構造の異常な変化を示す報告がある[6]。同様に，神経障害性ラットで，交感神経系刺激やノルアドレナリン動注によって，α_2受容体を介して皮膚ポリモーダル受容器の興奮が生じることが認められており，正常時とは違って，痛覚神経にα_2受容体が発現することを示唆する[7]。また，坐骨神経切断後に後根神経節の大細胞の周囲に交感神経線維が取り囲み，交感神経系刺激によって一次感覚ニューロンが反応するという所見が報告されている[8]。正常時には認められない，末梢での交感神経系と感覚神経系の間での直接的な結びつきを示す可塑的な変容（図39）を示す興味深い所見であるが，臨床例では時間的経過などにおいて食い違いがある。

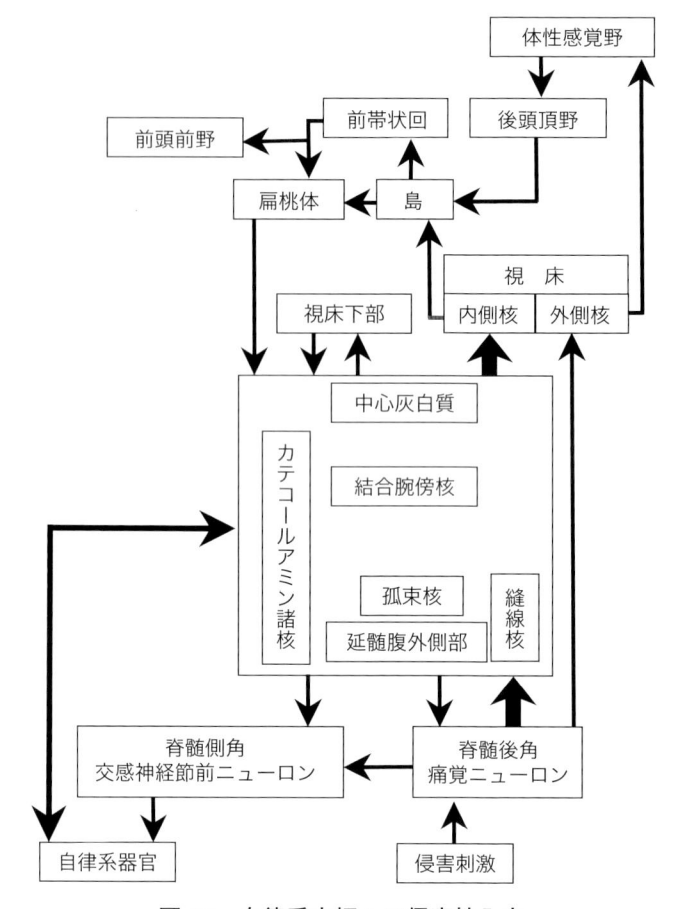

図 40　自律系中枢への侵害性入力

3. 自律系中枢への侵害性入力とホメオスターシス

1）脊髄後角の侵害受容領域から脊髄・脳幹部自律系中枢への投射

(1) 脊髄内の投射
　脊髄後角の痛覚ニューロンから側角の中間外側核，中間内側核，介在核にある交感神経節前ニューロンへ投射し，同側性の侵害性交感神経反射回路をなす。

(2) 脳幹への投射（図 40）
　前述したように，神経系発生における痛み系の成り立ちを反映して，体の基本的機能を担う自律系・姿勢制御系などの神経系との結びつきは極めて強い。
　脊髄後角からの上行路として，識別性の高い脊髄視床路以外に，侵害刺激を含む広範囲の刺激に応ずる脊髄ニューロン（広作動域ニューロン）から脳幹への豊富な投射が認められている。それらは自律系の反射性調節，行動性調節に重要な働きをもつ延髄腹外側部，孤束核，結合腕傍核，中心灰白質，およびノルアドレナリン性（A1-7）やアドレナリン性（C1，2）のカテコールアミン性諸核などへ投射する。これらの入力としては皮膚・内臓・筋からの侵害性情報が収斂しており，その投射は延髄部

へは両側性であり，橋，中脳へは主に対側性優位であるという傾向がある．

　これらの侵害性入力は各投射部位における自律性機能調節に影響するだけではなく，脊髄へ下行して側角の交感神経ニューロン活動や後角の痛覚系ニューロン活動を制御し，またその部位を中継核として，脳幹部の自律系諸核に投射して相互作用をもち，さらに上行して視床下部，島，扁桃体，海馬，大脳皮質など上位の自律系調節系や情動系の機能調節に関与するという複雑な働きを示す．

2）侵害性入力と自律系ホメオスターシス

　脳幹の自律系諸核はホメオスターシスの担い手として重要な働きをもつ．例えば，孤束核への循環系の圧・化学受容器入力は，ホメオスターシス反応として心拍低下反射を引き起こす．一方，侵害性入力はこれらの反射反応を抑制し，心拍上昇をもたらすが，この作用は孤束核への$GABA_A$拮抗薬投与によって阻害される[9]．孤束核のニューロン活動記録では，血圧および化学受容器からの入力と角膜および前肢の侵害受容器からの入力のすべてに反応して興奮するユニットも認められている．侵害性情報は，同じ孤束核へ入力する循環系情報によって起こるホメオスターシス反応をGABA性ニューロンを介して抑制し，心拍上昇を引き起こすと考えられる．この現象は，ある身体機能に関してのホメオスターシス機序が生命の維持という個体としてのホメオスターシスを保つ働きで上書きされることを意味する．

4．RSD（反射性交感神経性ジストロフィー）は交感神経系の過剰活動による慢性痛症か？

1）CRPSについて（表18）

　前述したように，慢性痛症候群の中で自律神経障害を伴う代表的な疾患として，1940年代に命名されたRSDがある[1]．この疾患に交感神経ブロックが有効であることを示した報告があり，交感神経系の過剰活動が関係すると考えられる痛みの疾患を総括した病名として提唱された．その後，国際疼痛学会は新しくCRPSという用語を提唱した[2]．

　CRPSはtype I（従来のRSD）とtype II（従来のカウザルギー）に分けられる．両者はともに，組織への何らかの傷害が引き金となって発症するが，type IIでは末梢神経の傷害が明らかであり，type Iでは明らかな末梢神経傷害を伴わず，わずかな傷により傷害部から離れた部位にまで広がる症状を呈する．痛み症状として，自発痛，健常時には痛みを引き起こさない程度の弱い刺激による痛み（アロディニア），痛み刺激に対する反応が異常に強い痛覚増強などの異常な痛みが出現する．自律系症状としては，異常な皮膚の色調や温度変化と浮腫などの血管系異常，汗腺活動異常のうち少なくとも一つの症状を伴う．運動器障害については，振戦，筋緊張や筋力の低下などを伴うケースが90％以上あり，注目すべき症状といえる．経過が長引くと骨粗鬆症所見が認められる場合（Sudeck's atrophy）がある．

2）CRPSは交感神経系-痛み系連関の異常による疾患であろうか？

　健常状態においては交感神経系が興奮しても決して痛みを引き起こすことはない．しかし，CRPS

表18 complex regional pain syndrome (CRPS)

	Type-I	Type-II
対応する旧症候群	RSD	causalgia
誘起要因	何らかの組織への傷害	末梢神経傷害
症状発現部位	傷害部を越えての拡がり	主に傷害神経支配部位

痛み症状：自発痛，アロディニア，痛覚増強
自律系症状：血管系異常（皮膚の色調と温度変化，浮腫），汗腺活動異常
運動器障害：振戦，筋緊張や筋力の低下（痛みによる二次的なものもある）
　　　　　　経過が長びくと骨粗鬆症所見が認められる（Sudeck's atrophy）

（熊澤孝朗：反射性交感神経性ジストロフィー。Clin Neurosci 15：435-437, 1997 より引用改変）

の患者の痛みが交感神経ブロックにより軽減し，その状態でノルアドレナリンを投与すると増悪する症例があり，交感神経依存性疼痛（sympathetically-maintained pain：SMP）と呼ばれている。しかし，それが無効な交感神経非依存性疼痛（sympathetically-independent pain：SIP）の症例もある。CRPSは，SMPの存在などから，交感神経系と痛覚系との間に直接的な連結が生じた病態と考えられてきたが，両系の間に直接的な連結ができあがることについては，以下にあげるように，最近疑問視する研究結果も多い。罹患初期の患者において認められる皮膚温の上昇，血管反射の所見から，交感神経系活動はむしろ低下していることが示され，また，後期に認められる皮膚温低下についても，①皮膚血管収縮のはっきりした後期のCRPS患者で交感神経放電活動の増加が認められない，②静脈血の血漿で測定した交感神経末端から遊離されるノルアドレナリンとその代謝産物のレベルは患側のほうがむしろ低い，などの報告があり，この時期における患側の血流低下を交感神経活動が上昇した結果であるとはいえない。むしろ，交感神経系活動の低下の結果生じた血管側におけるカテコールアミンに対する感受性亢進による血管収縮現象であろうと考えられる。

　これまでに述べた諸点を総合すると，CRPS type I において予想される交感神経系と痛みとの連結の問題は，末梢における直接的な連結としてではなく，もっと上位の中枢における痛み系と自律系，運動系，体温調節系，情動系などとの連関現象として考えたほうがよいのかもしれない。SMPを呈するtype I 患者のfMRIで熱刺激に対して正常時には見られない反応が前頭前野の吻側部に認められており，上位中枢の関与を示す所見である[10]。

おわりに

　痛み系と自律系は発生学的にも，機構的にも，機能的にも，極めて密な関係をもつ。生理的な状態において，警告信号として働く痛み系により誘発される生体防御反応には，自律系調節系が関与することは必須であるが，それぞれが独立の系として働き，末梢での直接的な結びつきはない。正常時に働く，自律系の中枢におけるホメオスターシス機構は，侵害性入力により個体生存に向けた逆スイッチが入る機序で上書きされる。

　CRPS type I のような可塑的変容の結果生じる慢性痛症において，交感神経系のブロックが奏効するSMPが認められるが，現時点で末梢における痛み系と交感神経系の直接的な結合の証拠はなく，

もっと上位の中枢における可塑的変容の関与が示唆される。

■文　献

1) Evans JA：Reflex sympathetic dystrophy. Surg Gynecol Obstet；82：36-43, 1946
2) IASP Task Force：Classification of Chronic Pain. Descriptions of Chronic Pain Syndromes and Definitions of Pain Terms 2nd ed（Merskey H, Bogduk N eds）, IASP Press, Seattle, 1994
3) Kumazawa T：Primitivism and plasticity of pain—implication of polymodal receptors. Neurosci Res；32：9-31, 1998
4) Caterina MJ, Schumacher MA, Tominaga M, Rosen TA, Levine JD, Julius D：The capsaicin receptor：a heat-activated ion channel in the pain pathway. Nature；389：816-824, 1997
5) 熊澤孝朗："痛みの10年"宣言と脳の世紀．医学のあゆみ 211：605-609, 2004
6) Woolf CJ, Shortland P, Coggeshall RE：Peripheral nerve injury triggers central sprouting of myelinated afferents. Nature；335：75-78, 1992
7) Sato J, Kumazawa T：Sympathetic modulation of cutaneous polymodal receptors in chronically inflamed and diabetic rats. Progress in Brain Research Vol. 113, The Polymodal Receptor：A Gateway to Pathological Pain（Kumazawa T, et al eds）, Elsevier, Amsterdam, pp.153-159, 1996
8) McLachlan EM, Janig W, Devor M, Michaelis M：Peripheral nerve injury triggers noradrenergic sprouting within dorsal root ganglia. Nature；363：543-546, 1993
9) Boscan P, Paton JFR：Nociceptive afferents selectively modulate the cardiac component of the peripheral chemoreceptor reflex via actions within the solitary tract nucleus. Neuroscience；110：319-328, 2002
10) Apkarian AV, Thomas PS, Krauss BR, Szeverenyi NM：Prefrontal cortical hyperactivity in patients with sympathetically mediated chronic pain. Neurosci Lett；311：193-197, 2001

熊澤孝朗

H. 自律神経系と睡眠

近年,睡眠や睡眠障害に大きな関心が寄せられている。人は1日の約1/3を睡眠に当てていると考えられるが,若年者も含め夜型化が進み,睡眠時間の縮小傾向が見られる。また,1日24時間フルタイム操業に伴う交替制勤務が増加し,また夜間勤労者を対象としたサービスのための深夜勤務が発生するという状況にあり,そういった人々の健康問題・事故への対策は急務といえるだろう。一方で,日本では成人のおよそ5人に1人が不眠を訴え,20人に1人が睡眠薬を服用しており[1],その背景に何らかの疾患が隠れていたり,そうでなくても睡眠は生活の質にかかわる大きな課題である。また,さまざまな研究成果から,睡眠の意味は単なる不活動ではなく,積極的な回復,記憶や技能の習得のために欠かせないものとしてとらえられるようになっている。このような睡眠に対する関心の高まりから,基礎医学から臨床医学,歯学,薬学,社会学,工学,文化学など多領域にわたる睡眠の研究をさらに推進するために,2002年には日本学術会議により,睡眠科学,睡眠医歯薬学,睡眠社会学の3本柱から構成される睡眠学が提唱された[2]。

本稿では,睡眠中の主に心臓・消化器系の自律神経機能,睡眠障害における自律神経について述べる。

1. 睡眠中の自律神経

Rapid eye movement(REM)睡眠は,1953年米国シカゴ大学のアスレンスキーらによって発見された。REM睡眠の特徴は脳波上はnon-REM睡眠のステージ1に似ているが,急速な眼球運動が見られ,またおとがい筋の筋電図が消失する。このような睡眠期には夢を見ていることが多く,身体の姿勢を保つ筋肉(抗重力筋,姿勢筋)の緊張がほとんどなくなり,感覚刺激を与えても目覚めにくいこと,脈拍,呼吸,血圧など自律神経機能が不規則に変化し,この時期には性器の勃起が起こることが知られている。Non-REM睡眠は,総睡眠時間の約85%を占め,心血管系の休息状態とされている。この間,新陳代謝,交感神経活動,心拍,心拍出量,血管抵抗が落ち,副交感神経機能が増加する。

睡眠中の心拍については,多くの研究がなされてきて,REM睡眠は交感神経活動の上昇と,non-REM睡眠は副交感神経系の優位性に関与していると報告されている。睡眠中の心拍変動を検討した研究でも,覚醒時や徐波睡眠と比べて睡眠ステージ2に心拍変動のHF(0.2〜0.4 Hz)成分のパワーが増大し,non-REM睡眠に比べてREM睡眠にLF(0.0〜0.04 Hz)成分やmedium frequency(0.04〜0.12 Hz)成分のパワーが増大するというもの[3]や,VLF(0.02〜0.05 Hz)コンポーネントとLF(0.05〜0.15 Hz)コンポーネントがステージ2やステージ4のnon-REM期に比べてREM期に高く,HF(0.15〜0.4 Hz)コンポーネントがREM期に比べてステージ2やステージ4のnon-REM期に高く,LF/HF比はREM期に最大になり,徐波睡眠前の5分間のステージ2に比べてREM期直前5分間のステージ2で増大するという報告[4]がある。HFは心臓副交感神経機能,LFあるいはLF/HFは心臓交感神経機能の指標とされており,これらの報告は,REM期には心臓交感神経活動が,non-REM期には心臓副交感神経活動が優位であることを支持する。

睡眠中の消化器機能については,夜間胃内pHを検討した研究[5]や胃電図を用いた研究[6]がある。渡辺ら[5]は,健常人,胃潰瘍患者,十二指腸潰瘍患者に胃内pHモニタリングを行い,睡眠深度に伴う

酸分泌の変動を分析した。その結果，健常人では覚醒時よりも睡眠時に胃内 pH は高くなり，REM 睡眠期には non-REM 睡眠期に比べて高値を示し，特にステージ 1，2 に比べて有意に高いことが認められた。Elsenbruch ら[6]は，健常人の睡眠中の胃電図を測定し，睡眠中は dominant power が減少すること，non-REM では，覚醒時より 2～4 cpm activity の割合が減少することを認め，睡眠中，特に non-REM 期は胃の dysrhythmia と instability の増加や，slow wave の amplitude の減少と関係があると報告した。このことは，REM 期が enhanced cortical arousal の期間で，ステージ 4 は，最大の cortical deactivation であることによっていると考察した。

2. 睡眠時無呼吸症候群における自律神経

　睡眠中，10 秒以上続く呼吸の停止，あるいは低下が 1 時間の睡眠当たり 5 回以上の割合，あるいは 7 時間の睡眠中に 30 回以上繰り返して起こり，日中過眠，もしくは閉塞型無呼吸に起因するさまざまな臨床症状のあるものが，睡眠時無呼吸症候群（SAS）とされる。日本での有病率は男性 3.3%，女性 0.5%，患者数は 200 万人近いと考えられており，米国では男性 4%，女性 2% である。SAS は，2003 年 2 月の JR 山陽新幹線の居眠り運転により，日本でも広く知られるようになった。厚生労働省の研究班で行った調査では，SAS と診断された患者の 931 人中 94 人（10.1%）が過去 5 年間に自動車の居眠り事故を起こしていた。このような交通事故やさまざまな事故の要因となるだけではなく，循環器領域における心不全や心血管疾患との合併も注目されている。最近，SAS 患者の約 10 年間の追跡調査の結果[7]が報告され，未治療の重症閉塞型 SAS（以下で説明）は，健康人・治療群・いびきだけの群に比べて，致死的・非致死的な心血管事故が高率であり（それぞれ，1.06/100 person-year，2.13/100 person-year），SAS が心血管事故のリスクであることがわかった。このような他疾患との関連のメカニズムの一つとして，自律神経系の関与が考えられ，また，SAS による自律神経系の変化も認められている。

　無呼吸は，無呼吸時の呼吸努力の有無によって三つのタイプに分類される。すなわち，無呼吸時に呼吸努力が認められ胸郭と腹壁が奇異運動を示す閉塞型，呼吸中枢から呼吸筋への出力が消失し胸郭と腹壁の動きがなくなる中枢型，同じ無呼吸発作中に中枢型から閉塞型に移行する混合型，である。SAS の 9 割程度が閉塞型 SAS（OSAS）で，ほかは診断法や治療法についていまだ十分に確立されていないので，以下 OSAS を中心に述べる。

　OSAS は，睡眠中に上気道が狭くなるか，上気道を囲む筋肉が緩むことによって起こる（図 41）[8]。解剖学的に正常な上気道では，睡眠中に筋肉が弛緩しても気道をふさぐようなことはないが，肥満などによって咽喉頭が狭くなっていると，低呼吸・無呼吸が起こる。睡眠中の無呼吸によって，心血管系システムに物理的，循環力学的，化学的，神経系，炎症性の反応が起こる（図 42）[9]。上気道閉塞に対する吸気努力によって急に胸腔内圧が低下する。左室壁内圧が増加し後負荷が増加することになる。静脈還流も増加し，右室が大きくなり，心室中隔の左方変位が起こり，これによって左心室の充満が妨げられる。左心室の前負荷の減少と後負荷の増加によって駆出量が減少する。睡眠中は本来休止する興奮系のメカニズムが相互作用して交感神経系の活性が増加し，これが OSAS の主要な特徴である。肺の伸展受容体から起こる反射は，正常な呼吸中止期には中枢の交感神経系の放出を抑制するのだが，無呼吸中には交感神経系の放出の抑制から解放する。続いて酸素の低下・二酸化炭素の上昇

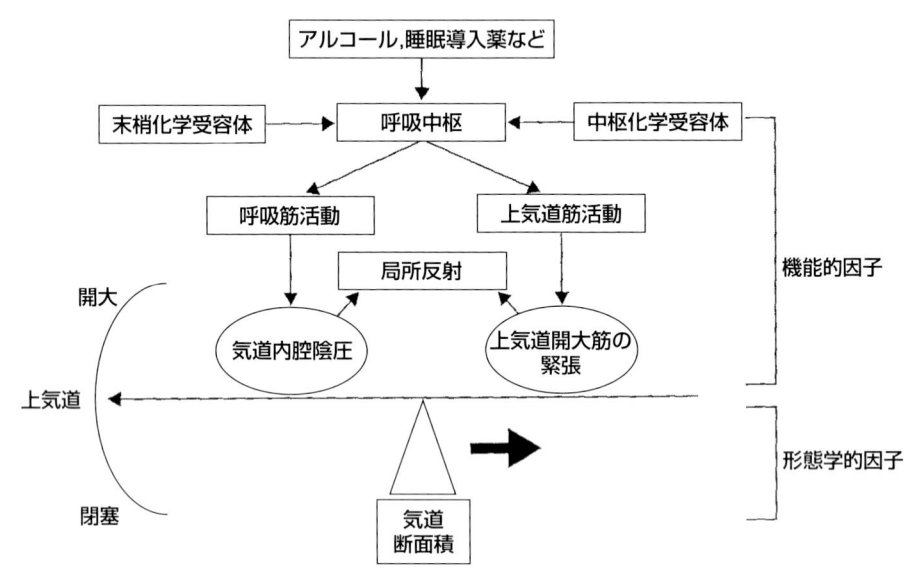

図41 上気道の開存性を規定する主な要因のバランスモデル

(Rodenstein DO, et al：Thorax；45：722-727, 1990 より引用改変)

が起こり，末梢および中枢の化学受容体による交感神経系の活性を増加させる．結果として血管収縮が末梢の抵抗を高め，高まった心臓の交感神経刺激が心拍を上昇させ心拍変動を減少させる．閉塞性無呼吸の終末に起こる睡眠からの覚醒は，咽頭開大筋を刺激することによって流量の回復を増大させるが，結果として起こる中枢からの興奮性の入力が，迷走神経系の働きの喪失と相まって交感神経系の放出を強める．したがって無呼吸直後は，血圧と心拍の急激な増加が特徴的である．睡眠が再開し，それに伴って上気道の閉塞も起こる．重症 OSAS では，無呼吸と覚醒のこのようなサイクルが一晩に数百回起こり，心臓および循環系を中枢の交感神経系活動，血圧，心拍の高振幅の変動にさらす．閉塞性無呼吸が心血管系に与える不利な影響は，睡眠に対するものだけではない．OSAS の患者では，日中の交感神経活動や血圧も上昇している．このメカニズムは明らかではないが，間欠性の無呼吸による低酸素が一役を担っていると考えられている．低酸素が交感神経の活性化と血圧上昇をもたらし，低酸素刺激がなくなってもそれが残る．OSAS の患者では，覚醒時も総心拍変動や HF が減少しているように，迷走神経活動が抑制されたままになると考えられている．

また最近，OSAS と逆流性食道炎（GERD）の関連も注目されている．GERD は，胸骨後方の灼熱感・痛み，胃内容物の逆流，口腔内の酸味といった典型的な症状や，狭窄・Barrett metaplasia・腺がんのような食道の重症な侵食性炎症を伴う複合性の運動性疾患である[10]．OSAS に GERD が存在する率は 54〜76％ という報告もあり，また，OSAS と GERD の合併例に，OSAS の治療法として第一選択肢である nasal continuous positive airway pressure（NCPAP）を用いると逆流の回数が減少したという報告もある．OSAS と GERD の関連性のメカニズムとしては，OSAS では睡眠中の上気道の閉塞によって胸腔内圧/食道内圧の陰圧が大きくなり，横隔膜を介した圧較差が増大し，胃酸の食道への逆流が起こると考えられている[11]．

このように，OSAS の病態に自律神経系は深くかかわっているが，炎症性サイトカインや心血管障

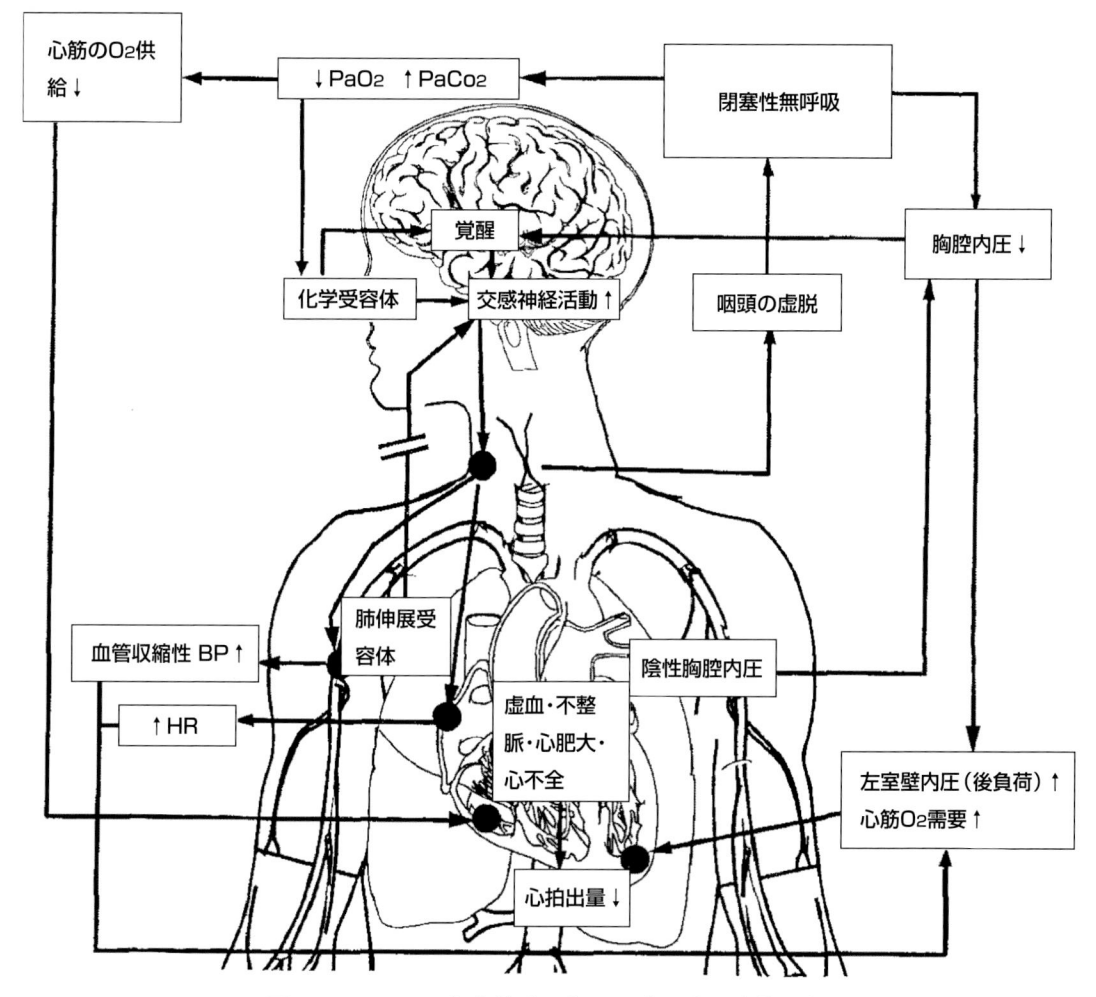

図42 OSASの心血管系に与える病理生理学的影響

害関連物質の液性因子の異常も深く関与していると考えられている。

3. ナルコレプシーの自律神経機能

　ナルコレプシーは，日中に繰り返し出現する過度の眠気，カタプレキシー（情動脱力発作）を特徴とする慢性の過眠（傾眠）疾患である[12]。ナルコレプシーの発症に，オレキシンという神経ペプチドの伝達障害が関与することが判明している。オレキシン含有神経細胞は，視床下部外側野に特異的に局在することが見出された。視床下部は，摂食，体重，エネルギーバランスの調整に関係しているとされてきたが，外側部は特に摂食に関与した領域である。成人ラットの脳の研究で，オレキシン含有ニューロンは大脳皮質，辺縁系，脳幹への投射が確認されていることから，神経分泌系，体温調節系，睡眠覚醒サイクルなどのさまざまな神経制御にかかわっている可能性が示唆されている。また，ラットにオレキシンを投与して，用量依存的に心拍・血圧が上がることも見出されている。

おわりに

　睡眠はさまざまな疾患とかかわり合い，個人の生命・生活の質だけでなく，交替制勤務や重大事故発生などの社会的問題に多大な影響をもたらすことが明らかになってきている．この広範囲な分野に対し睡眠学として多くの人が取り組むことが期待される．

■文　献

1) Doi Y, Minowa M, Okawa M, Uchiyama M：Prevalence of sleep disturbance and hypnotic medication use in relation to sociodemographic factors in the general Japanese adult population. J Electroeincephaiogr Clin Neurophysin；10：79-86, 2000
2) 日本学術会議編：睡眠学の創設と研究推進の提言, 2002
3) Vaughn BV, Quint SR, Messenheimer JA, Robertson KR：Heart period variability in sleep. Electoroencephalography and Clinical Neurophysiology；94：155-162, 1994
4) Busek P, Vankova J, Opavsky J, Salinger J, Nersimalova S：Spectral analysis of the heart rate variability in sleep. Physiol Res；54：369-376, 2005
5) 渡辺量己, 中澤三郎, 芳野純治, 他：消化性潰瘍患者における夜間胃内pHと睡眠深度に関する研究. 日消誌 92：1241-1249, 1995
6) Elsenbruch S, Orr WC, Harnish MJ, Chen JDZ：Disruption of normal gastric myoelectric functioning by sleep. Sleep；22：453-458, 1999
7) Marin JM, Carrizo SJ, Vicente E, Augusti AGN：Long-term cardiovascular outcomes in men with obstructive sleep apnoea-hypopnoea with or without treatment with continuous positive airway pressure：an observational study. Lancet；365：1046-1053, 2005
8) 睡眠呼吸障害研究会編：成人の睡眠時無呼吸症候群診断と治療のためのガイドライン, 2005
9) Bradley TD, Floras JS：Sleep apnea and heart failure Part Ⅰ：Obstructive sleep apnea. Circ；107：1671-1678, 2003
10) Demeter P, Pap A：The relationship between gastroesophageal reflux disease and obstructive sleep apnea. J Gastroentenol；39：815-820, 2004
11) Berg S, Hybbinette JC, Gislason T, et al：Intrathoracic pressure variations in obese habitual snores. J Otolaryngol；24：238-240, 1995
12) Nisshino S, Okura M, Mignot E, et al：Narcolepsy：genetic predisposition and neuropharmacological mechanisms. REVIEW ARTICLE. Sleep Med Rev；4：57-99, 2000

〈堀　礼子, 塩見利明〉

第2章 自律神経系〜基礎から臨床へ

I. 臓器機能に関連する自律神経系の生体基礎機能

A. 循環機能

はじめに

循環機能は自律神経系と内分泌免疫系により調節され，生命活動を行うに最も適した活動度を発揮する。その相互調節が適切に行われない場合に，さまざまな調節障害や疾病がもたらされる。ここ数年の間に集積された知見を中心に，心拍のゆらぎ，心電図QT間隔のゆらぎ，血圧のゆらぎ，失神とPOTS，不整脈と自律神経について概説する。

1. 心臓への自律神経分布と自律神経チャネル

心臓の自律神経系は，遠心性と求心性の神経路が互いに反射経路を形成し，神経体液性因子を介して複雑な制御系を構成している。副交感（迷走）神経は，延髄の循環中枢から，頚部迷走神経を介して，心臓の後神経節細胞のシナプスに至る。右側の迷走神経は主として洞結節に，左側は主として房室結節に連絡する。交感神経系は延髄の循環中枢から星状神経節を経て心臓神経となる。右の交感神経は主として右心房，右心室に分布する。左右の神経分布に差があり，左＞右とされている。交感神経は遠心性・求心性のいずれも心外膜下に位置し，副交感（迷走）神経は心筋内に入った後は心内膜下を走る。副交感神経の求心性線維受容体の多くは，左室下後壁に集中しており，この部分の過伸展により，心・血管系の抑制反射が起きる。

この特徴のある自律神経の分布に従って，心臓は複雑に制御され，自律的に興奮し，収縮と弛緩を効率よく繰り返している。神経性調節の主たる標的は，心筋細胞膜のイオンチャネルである。副交感神経終末から遊離されるアセチルコリンが，心拍数を制御（徐拍化）することはよく知られている。このアセチルコリンの作用が，心筋細胞Kチャネルを活性化することも1950年代からの研究で確立されていたが，最近，このKチャネルはG蛋白質$\beta\gamma$サブユニットにより活性化されることが明らかにされた。またこのG蛋白質により直接活性化されるKチャネルがKir3.1とKir3.4のヘテロ四量体で構成されていること，副交感神経作用としてのアセチルコリンによる心筋細胞K_Gチャネルの生理的

動態など，分子生物学的研究が大きく進展している。
　一方，心室筋には，遠心性副交感神経終末の分布が少なく，かつアセチルコリン感受性 K チャネルが，心室筋には分布していないため，その調節系は主として交感神経に依存している。交感神経作用の主たる標的は，心筋細胞 Ca チャネルである。Ca チャネルには，活性化と不活性化の，電位依存性ゲート機構があり，不活性化には電位依存性とともに，Ca 依存性の不活性化過程の二つが存在する。近年，交感神経作用と Ca チャネル制御機構の，分子生物学的研究も大きく展開されている。

2. 心拍のゆらぎ

　心拍変動（Heart Rate Variability：HRV）とは洞結節を歩調取りとする心周期の変動をいう。臨床的には直接洞結節の電気活動を記録することができないので，心電図の洞調律 RR 間隔（NN 間隔）の変動で代用している。この定義に基づく HRV には，洞結節の発火周期の内因性のゆらぎ，それを修飾する自律神経入力と体液性因子のゆらぎ（呼吸と血圧そしてその他の因子から構成される三つの成因に起因），およびそれらの修飾因子に対する洞結節の反応性のゆらぎが含まれる。また NN 間隔のゆらぎを代用していることから，その測定値には洞房伝導時間と房室伝導時間のゆらぎが含まれることになる。
　時間領域解析の指標としては，SDNN, SDANN, SDNNIDX（あるいは SDmean）, r-MSSD, RR50 (NN50), pNN50 がある。いずれも任意の時間ごとに計測できるが，一般的には 5 分ごとの計測と 24 時間を単位とする計測が行われる。NN の表現は，洞調律の RR 間隔を意味する。時間領域解析法とは，対象とする時系列データを時間の順に従って解析する方法である。標準偏差（SD）を求める場合と，隣りあったデータの差の平均や分布を見る場合とがある。前者は主として生命予後あるいは疾病予後の指標として用いられ，後者は自律神経機能の指標として用いられる。標準偏差の指標には以下の諸指標がよく用いられる。

- ・SDNN（msec）：24 時間におけるすべての NN 間隔の標準偏差。
- ・SDANN（msec）：単位時間（一般的には 5 分間）ごとの NN 間隔平均値の 24 時間（すなわち 5 分間であれば，288 個）の標準偏差。
- ・SDNNIDX（msec）：単位時間（一般的には 5 分間）ごとの NN 間隔標準偏差の 24 時間（すなわち，5 分間であれば 288 個）の平均値。

　隣りあったデータの差を見る指標としては，隣りあった NN 間隔の差が 50 msec 以上の回数や頻度（回数を％で表したもの）を計測した NN50（あるいは，RR50），pNN50（あるいは％RR50）と，24 時間におけるすべての「隣りあった NN 間隔の差の二乗値」の平均値の平方根（rMSSD：単位 msec）とが用いられている。この二つの指標は副交感神経機能を反映すると考えられている。
　時間領域解析の特殊解析法として，幾何学的図形解析法（geometrical method）がある。Lorenz plot と triangular index がある。前者は先行 RR 間隔を横軸に，連続 RR 間隔を縦軸にプロットすることにより計測される。5 分ごとに length・width・length/width 比を計測する。わが国ではまず Lorenz plot が普及したが，1996 年に ESC と NASPE の合同研究班から出された「HRV 標準化と臨床応用に関する報告書」以来，triangular index の使用も急速に普及した。ホルター心電図に記録された単位時間（例えば 24 時間）ごとのすべての RR 間隔を対象に，横軸に RR 間隔の長さ（msec），縦軸に RR 間

隔の出現頻度をとってRR間隔頻度分布図を描かせ，RR間隔の出現頻度が最も多い点の座標（X,Y）を頂点とする三角形をあてはめる．解析した単位時間のすべてのRR間隔頻度をYで除した値をHRVI，三角形の底辺に分布したRR間隔頻度をYで除した値をTI，三角形の底辺の長さをTINNと定義する．

　周波数領域解析はスペクトル解析とも呼ばれる．高速フーリエ変換（FFT），最大エントロピー法（MEM），自己回帰モデル（AR），CDM，CGSA，ウェーブレット変換などが用いられ，LF成分（0.04〜0.15 Hz），HF成分（0.15〜0.40 Hz），LF/HF（L/H）を計測する．MemCalc法は，非線形解析のMEMと最適余弦曲線あてはめ法を兼ね備えた手法であり，スペクトル解析結果の妥当性を直観しながら解析を進めていく．上述の時間領域以外に，TF成分（0.0001〜0.50 Hz），ULF成分（0.0001〜0.003 Hz），VLF成分（0.003〜0.04 Hz）が解析される．この解析では，3時間の時系列データを対象とし，順次，解析開始時刻を5分ごとずらして24時間の解析を実施する．

　MemCalc法では，得られた各3時間のスペクトルをlog-log表示することにより，そのスペクトルの勾配（β）（対象周波数範囲：0.0001〜0.01 Hz）が求められ，1/fゆらぎの指標として提供されている．これらは疾病予後あるいは生命予後の新しい指標として注目されている．睡眠中と覚醒中のβの絶対値は，睡眠中1よりも小さく，覚醒中は1よりも大きい．

　その他の非線形解析法も，心拍変動解析としてすでに応用されている．初期値への鋭敏性を示す指標としては，Lyapunov指数がある．正であることがカオスであることの必要条件であり，心拍変動や血圧変動のカオス特性を表現する指標として応用されている．軌道またはアトラクタの数理学的複雑性を表す指標としてはKolmogorov entropyが知られている．その簡略法であるapproximate entropyが心拍変動の指標として用いられている．自己相似（フラクタル）性の指標としては，Mandelbrotの報告以来，各種の手法が用いられている．上述の1/fゆらぎβ以外に，GrassbergerとProcacciaにより考案された相関次元がある．Yamamotoらは周期成分とフラクタル成分を分離する独自の手法を開発した．CGSA法として知られている．

　近年，心房細動のRR間隔変動解析と予後についての知見が集積されてきた．心拍変動とは洞結節の発火頻度のゆらぎである．そのため心房細動時のRR間隔の変動解析は，従来の心拍変動とは異質の情報である．Hayanoらは心房細動のRR間隔時系列をスペクトル解析し，0.005 Hz（すなわち，200秒周期に対応）より高い周波数帯では白色雑音様，それより低い周波数帯ではフラクタル雑音様の変動を示すことを見出した．外部からの影響がなければ，本来，心房細動時の心拍変動は白色雑音様を示すと考えられるため，Hayanoらの知見は，数分以上の時間単位で循環調節形の影響を受けていることを示している．心房細動であっても心拍数に概日リズムが見られる症例では，予後が良いことを示した大変興味深い成績である．さらに慢性心房細動107例を追跡調査し，心拍変動複雑性の指標であるApEnの低下が，SDNN，SDANN，rMSSDに対応する指標以上に心臓死のよい指標であることを報告している．すなわち，慢性心房細動ではRR間隔が不規則であるほど心臓死の危険性が少ないことになる．

3. Heart rate turbulence 解析

　近年，心筋梗塞の新しい予後予測因子として心室性期外収縮（VPC）後のheart rate turbulence（HRT）

図 43 Heart rate turbulence の定義と解析法

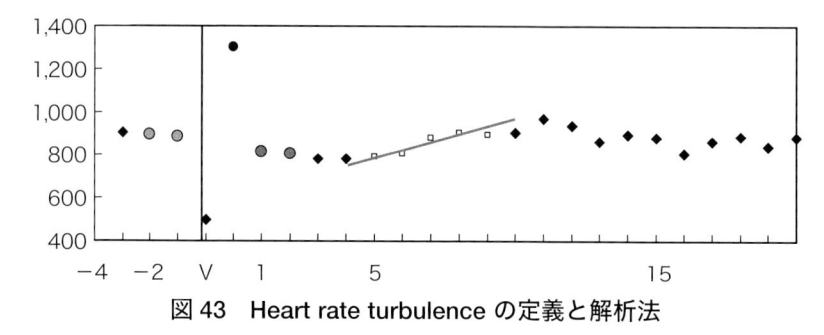

Turbulence onset（TOS）と turbulence slope（TSL）がその指標として計測される。TOS は，心室性期外収縮に先行する 2 拍の RR 間隔の和（A）から心室性期外収縮に続いて出現する 2 拍の RR 間隔の和（B）を差し引き，B で除した値（％で表示）。TSL は，心室性期外収縮出現後の 20 心拍までの RR 間隔時系列を観察し，連続する 5 心拍の回帰直線の傾きのうち，最大のもの。
TOS（onset）＝［$(RR_{n+1}+RR_{n+2})-(RR_{n-1}+RR_{n-2})$］／$(RR_{n-1}+RR_{n-2})$
TSL（slope）：VPC 出現後の 20 心拍までで連続する 5 心拍の回帰直線の傾きのうち，最大のもの

の有用性が報告されている。HRT の機序として自律神経反射が想定されている。その生理学的意義と臨床応用としての HRT の有用性について概説する。

1）HRT の定義と解析法

心室性期外収縮が出現するすべての症例に応用できる。一般には，24 時間ホルター心電図記録から得られた RR 時系列データを解析することが多い。HRT は Schmidt らにより提唱された心拍変動解析の新しい手法であり，turbulence onset（TOS）と turbulence slope（TSL）がその指標として計測される（図 43）。Schmidt ら[1]は 1999 年，心筋梗塞後 21 ヵ月追跡調査し，HRT の異常が認められた症例の生命予後が統計上有意に悪いことを報告した。

通常の心拍変動解析では，心室性不整脈が出現する症例の，洞結節のゆらぎを評価することは困難であり，一般的には解析対象外とされてきた。その点，HRT は心室期外収縮が見られる症例が解析対象である点が興味深い。図 43 に示すとおり，TOS は心室性期外収縮に先行する 2 拍の RR 間隔の和（A）から心室性期外収縮に続いて出現する 2 拍の RR 間隔の和（B）を差し引き，B で除した値（％で表示）と定義されている。心室性期外収縮の出現に伴い一過性に血圧値が低下するため，圧受容器反射により洞結節からの発射は頻脈傾向を示す。そのため，TOS は負の値を呈する場合が正常の反応様式であり，0 か正の値を示す場合を HRT の異常と定義されている。TSL は図 43 に示すとおり，心室性期外収縮出現後の 20 心拍までの RR 間隔時系列を観察する。連続する 5 心拍の回帰直線の傾きのうち，最大のものを TSL と定義している。

2）HRT の機序と臨床的意義

HRT すなわち心室性期外収縮の後に頻脈が現れ，それに引き続いて徐脈が起きる生理学的な機序として，自律神経反応，すなわち ventriculophasic sinus arrhythmia の関与が推測されている。Welch らは単発性心室期外収縮に伴う自律神経応答を，健常者を対象として動脈圧と筋交感神経活動（MSNA）

を記録することにより解析した。心室性期外収縮の場合，心室拡張期の短縮や心房収縮の欠如により十分な左室充満が得られない。そのため，1回拍出量は低下し血圧も低下する。これに呼応し心室性期外収縮の2～3拍後にMSNAのburstを認める。MSNAはその後，すみやかに元の活動レベルに回復する。代償期を有する洞調律に伴う左室収縮では，過剰な左室充満により1回拍出量が増加し動脈圧が上昇する。また，連結期が長く，心室性期外収縮に伴う動脈圧の低下が軽度の場合にはMSNAの上昇も軽度であることを見出している。以上から，HRTの発生機序として圧反射の関与を推定している。心臓迷走神経活動は動脈圧の変化を介して，MSNAと相反的な神経活動を呈する。そのため心室性期外収縮後，心臓迷走神経活動は一過性に低下し，その後元の活動レベルに復帰する。この変化が，各々，TOSとTSLに対応するものと推測される。

　Mrowkaらは2000年，循環制御系の数値シミュレーションを用いて，TOSならびにTSLと圧受容器感受性（BRS）との関連性を検討した。その結果，①BRSはTOS, TSLのいずれとも関連すること，②TSLとBRSとの関連性はβ交感神経遮断の影響を受けて変化するが，TOSとの関連性は変化しないこと，そのため③TOSがより純粋に迷走神経機能を反映していると考えた。すなわち，HRTは心室性期外収縮の出現に伴い一過性に低下した血圧が回復する過程の圧受容器反射を反映しており，BRSの機能を表現する指標であると推察される。Schmidtら[1]により，TSLが2.5以下である場合，心筋梗塞後の予後が不良であることが報告されている。TOSは心拍変動からは得られない生体情報を反映している可能性があり，心拍変動とともに，今後普及していくことが期待される。

4. 心室再分極過程（心電図T波とQT間隔）のゆらぎ

　QT間隔は心室興奮の開始から終了まで，すなわち脱分極と再分極を合わせた時間に相当する。いくつもの内向きあるいは外向きのイオンチャネルが関与しており，すでに1980年代から不整脈の発現あるいは疾病予後，生命予後との関係が研究され，報告されてきた。現在でも，QT間隔と虚血，カテーテルアブレーション，心不全，自律神経，糖尿病など，さまざまな病態における臨床的意義が注目されている。しかし，心室再分極の異常を一つの誘導あるいは一つの時間のQT間隔で評価することには限界があり，空間的・時間的広がりの必要性が求められてきた。ホルター心電図が普及し，近年，心電図記録における周波数特性が著しく改善されたことにより，QT情報の時間的広がり（変動性とゆらぎ）の解析が可能になってきた。QT間隔のゆらぎを解析するためには，いうまでもなく情報工学の応用が必要であるが，併せてQT間隔の自動計測についての技術が確立されなければならない。

　QT間隔，QT dispersionには概日リズムが観察される。健常者では心拍数による補正を行っても，QT間隔に日内変動が観察され，夜間長く昼間短いことが知られている。移植心においてはQT間隔の日内変動が消失することから，何らかの自律神経機能が関与していると考えられている。QTの日内変動は一般的には，心室再分極過程を短縮する交感神経活動の，概日リズムによると推測されている。一方，QT dispersionにも日内変動が観察され，Ishidaらの報告によれば，QT dispersionおよびQTc dispersionは夜間小さく昼間大きい概日リズムを示し，その変動幅（circadian amplitude）は各々3.5 msec, 5.3 msecであった。QT dispersionは心室再分極過程の不均一性を表す指標であり，その増大は副交感神経活動の緊張低下あるいは交感神経機能の緊張亢進が関与しているのであろうと推察されて

いる。1997 年 Pinsky らは，心臓移植待ちの症例で QT dispersion を計測し，優先順位を決める参考要因になると提案している。

1994 年 Barr らは，44 名の心不全症例を 36 カ月追跡調査し，QT dispersion が突然死を予測する指標であることを示した。地域住民の生命予後と QT 間隔についても，いくつかの検討がなされており，1998 年の Rotterdam 研究では，QT dispersion が高齢者の心臓死を予測する指標であることが，2000 年の Strong Heart 研究では，QT が地域住民の総死亡の指標であり，QT dispersion が心臓死の指標であることを報告している。

心室再分極過程の時間的不均一性を表す指標として，T 波の交替現象（T wave alternans：TWA）と QT 変動指数（QT variability index：QTVI）が注目されている。TWA の有用性についてはすでにいくつか臨床的に検討され報告されているが，TWA の計測には特殊な高価な機器が必要であり，μ ボルトレベルの小さな変化を抽出し検証する。心臓性急死の指標として注目されており，最近，ホルター心電図への応用が検討されている[2]。QTVI の概念は，1997 年 Berger ら[3]によって提唱された。256 秒の心電図記録を対象として QT 間隔の変動性（beat-to-beat QT interval variability）を計測し，QTVI が拡張型心筋症患者で増大すること，NYHA 機能分類で心不全の程度が強いほど QTVI が大きいことが示された。QTVI とは QT 間隔変動性（QT 間隔の分散を平均値の二乗で除した値）と心拍数変動性（心拍数の分散を平均値の二乗で除した値）の比を対数表示した値である。

$$QTVI = \log_{10}[(QT\ variance/QT\ mean^2)/(HR\ variance/HR\ mean^2)]$$

心拍数は RR 間隔から瞬時心拍数として計算される。元来，QT 間隔は心拍数の影響を受けるため，心拍変動が大きい場合には QT 間隔の変動性も大きくなる。QTVI は平均 QT で正規化した QT 変動の大きさを，同様に正規化した心拍変動の大きさとの log 比で表したものであり，QTVI とは心拍変動の影響を除いた QT 間隔変動性の指標といえる。心臓性急死の予知に QTVI が有用であることが期待されている。QTVI 計測は非常に興味深い手法であるため，今後，QT の自動計測技術が確定され，自動計測装置が普及することが望まれる。

心室再分極過程に関する最近の進歩に，遺伝性 QT 延長症候群がある。心電図で著しい QT 時間の延長と，心臓突然死につながる torsades de points などの，重篤な心室不整脈を発生することによって，失神や突然死を来す症候群であり，古くより家族性に発症することが知られていた。近年，SCN5A 遺伝子変異がその原因の一つであることが報告され，ヒト心筋 Na^+ チャネル α サブユニットは，第 3 染色体短腕に存在する SCN5A 遺伝子によってコードされており，心筋 Na^+ チャネル病と総称されている。現在までに，SCN5A を含めて，少なくとも五つの原因遺伝子が解明されている。

5．血圧のゆらぎ

1）血圧変動と生体時計

最近，生体リズムは時計遺伝子によって発現されていることが明らかにされ，ヒトでもその染色体座位が明らかにされた。24 時間周期の時計発振は，時計遺伝子の転写の negative feedback 機構により生み出される。時計遺伝子の転写レベルの振動は，細胞，神経核，神経相互連関の各レベルで増幅・安定化が繰り返され，ついには自律神経，内分泌機能をはじめ，睡眠覚醒周期などの各種生理学的行

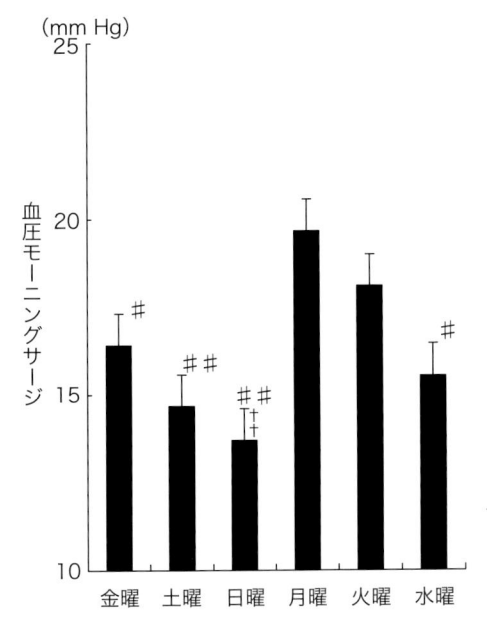

図44　血圧モーニングサージの日差変動

月曜に高い1週間の変動（マンデイ・モーニングサージ）が観察される。
＃p＜0.05
＃＃p＜0.01

動の生体リズムとして発現される。

　Lemmer らが作製した transgenic TGM（mREN2）27 高血圧ラットでは，血圧の概日変動が身体活動量の概日周期の頂点位相から約 12 時間ずれた血圧日内変動（すなわち，活動時間帯に血圧が最低となり，睡眠時間帯に最大となる）を呈する。Witte らはこの高血圧ラットにおける，SCN と血圧日内変動との関連を検討し，活動量の circadian rhythm とは相反する昼夜逆転の血圧概日リズムが，SCN 破壊により消失することを観察した。さらに Witte らは，この血圧リズムの発現に明暗サイクルが重要であることを報告している。血圧の circadian rhythm が生体時計に依存するリズムであることを証明した実験として注目されている。

2）血圧のモーニングサージと早朝高血圧

　携帯型血圧（ambulatory blood pressure：ABP）を用いた研究から，臓器障害の発症を予測するには，外来での随時血圧よりも ABP のほうが優れていることが指摘されている。その後，家庭血圧が普及し，早朝高血圧あるいは仮面高血圧の診断には欠かせないとされている。

　血圧モーニングサージと，標的臓器障害や心血管系合併症との関連が報告されているが，筆者らは血圧モーニングサージが，月曜に明瞭なピークを示すことを観察した[4]。4 時間血圧の 7 日間記録を行った 135 名（年齢 56.6 歳，男性 43.7％，BMI 24.4，喫煙者 23.7％，降圧薬服用 31.9％）を解析した結果，月曜の血圧モーニングサージは，木曜以外のいずれの週日に比較しても，有意に高値であった（図 44）。血圧モーニングサージには，神経体液性概日リズム，交感神経活動，覚醒反応に伴う血管収縮などの，病態生理学的機序とのかかわりが推察されている。これまで血圧モーニングサージと，標的臓器障害や心血管系合併症との関連が報告されているが，血圧モーニングサージの月曜ピーク現象は，これら心血管系事故が月曜に多いことの原因の一つとして，重要な役割を担っているのかもしれない。

図 45　SpO$_2$と血圧値との関係

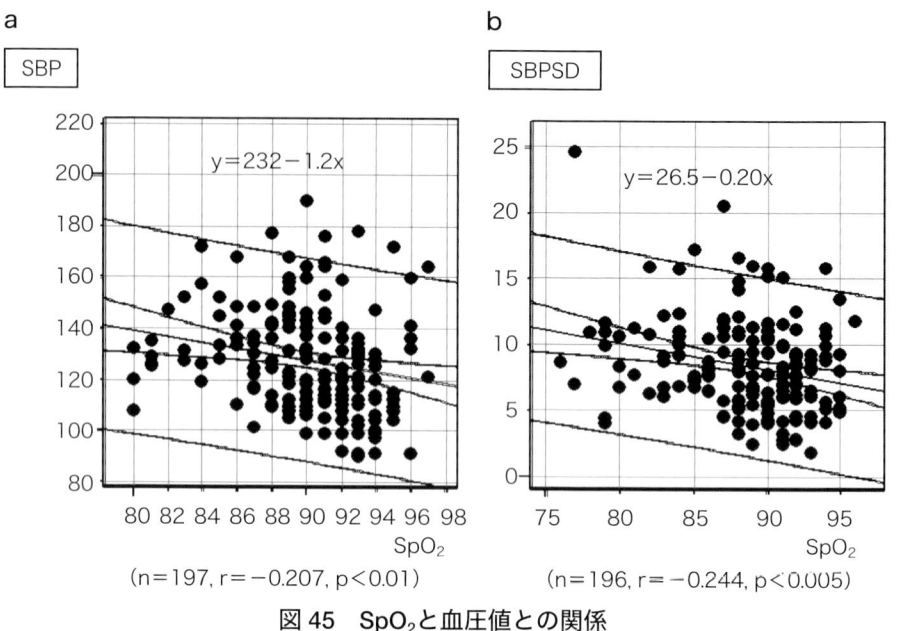

3,524 m の高地に位置する地域住民の，血圧値と SpO$_2$との関係を示す。
a：SpO$_2$が低いほど，収縮期血圧が高い。
b：SpO$_2$が低いほど，座位，臥位，立位に伴う血圧変動（標準偏差）が大きい。

3）血圧と SpO$_2$の 24 時間同時記録ホルター心電図

ホルター心電図と ABP とともに，動脈血酸素飽和度（SpO$_2$）を同時にモニターすることが可能である。夜間睡眠中の SpO$_2$は主として 95〜98％に分布するが，いびきあるいは睡眠時無呼吸と一致して，一過性に SpO$_2$が低下し，その際に特有な心拍数との関連性を示す変動様式が観察されるため，睡眠時無呼吸症候群（sleep apnea syndrome：SAS）のスクリーニング診断として有用である。睡眠中の呼吸・循環動態の変動をモニターする手法としての展開が期待される。

図 45 は，3,524 m の高地に位置するラダック Leh 地域住民の，血圧値と SpO$_2$との関係を示す。図 45 a は，高地であるが故に SpO$_2$は低く，SpO$_2$が低いほど収縮期血圧が高値であることを（p＜0.01），図 45 b は，座位・臥位・立位に伴う血圧変動（標準偏差で示す）が，SpO$_2$が低いほど大きいこと（p＜0.005）を表している。血中の慢性的な低酸素状態が高血圧をもたらし，血圧変動性をも増加させていることを示している。ホルター心電図記録に SpO$_2$の時系列情報が加わることにより，心拍変動や血圧変動の要因を探ることの有力な一助となることが期待される。

4）起立性低血圧（orthostatic hypotension）

起立時数分後に観察される収縮期血圧 20 mmHg 以上，または拡張期血圧 10 mmHg 以上の血圧低下を起立性低血圧という。老人にとっては失神，転倒の原因の一つであり，死亡率などの生命予後と関連することが報告されている。外来患者を対象にすると，65 歳以上の約 20％に認められ，加齢とともにその頻度は増大する。高血圧，糖尿病，自律神経障害を合併していると，その頻度はさらに高率

である．80歳以上の超高齢者では，併せて食後の高血圧を認めることが多く，失神することがあり注意が必要である．

　起立に伴い静脈還流が減少し心拍出量が低下すると，交感神経系が刺激され副交感神経系が抑制される．その結果，心拍数が増加し血圧は元に復するが，過度の静脈還流の減少が生じる場合と，心血管系の代償機転が十分でない場合には，起立性低血圧が発現する．心拍出量低下に基づくものと，自律神経障害によるものとに分けられる．心拍出量低下によるものでは反射が維持されているので，血圧低下とともに心拍数が増加する．一方，自律神経障害によるものでは心拍数増加が見られない．それ故，起立性低血圧の病態生理を考える上で，起立時に血圧とともに心拍数を見ることが大切である．起立性高血圧あるいは起立に伴う血圧変動性が大きいと，生命予後が悪いとの報告がある．起立性血圧低下を認める場合は，その再現性と，血圧変動性にも注意をはらうことが大切である．

5）Postural tachycardia syndrome（POTS）

　POTSは起立時の著しい頻脈と，多彩な虚弱症状を特徴とする症候群である．起立性低血圧がないことと定義されている．慢性疲労症候群やパニック障害，神経調節性失神，あるいは小児の起立性調節障害との重なりがあり，同義とも報告されている．POTSの背景には，循環血液量が少ないことがあり，起立時の心肺内圧低下により，心肺圧反射が過剰に軽減される結果，交感神経系が賦活され，頻脈が生じると考察されているが，その病態はまだ十分には明らかにされていない．健常者では，循環血液量が少ない場合には，レニン・アンジオテンシン系が賦活され，レニン・アンジオテンシンⅡ，アルドステロンが増加するが，POTSではこの不活化が十分ではなく，アルドステロンはむしろ低値である（renin-aldosterone paradox）とされる[5]．コップ2杯（500 cc）の水の飲用により節後交感神経が賦活され，治療として有効であることが報告されている[6]．

6）失　神

　失神とは，脳血流の減少により脳機能の可逆的低下を来して生じる一過性の意識喪失であり，起立姿勢の保持ができなくなることと定義される．その原因は多彩であり，複数の機序がかかわっていることも少なくなく，しばしば原因疾患の診断に難渋する．突然死につながるものも含まれるため，注意深い検索が必要である．①神経調節性失神（NMS：neurally mediated syncope），②心臓性失神，③起立性低血圧，④脳神経系障害（一過性脳虚血発作，Shy-Drager症候群など），⑤脳血管機能不全による失神（鎖骨下動脈盗血症候群，大動脈炎症候群）などがある．この中で，NMSの頻度が最も高く，日常診療では約半数を占める．

　NMSは，種々の状況で生じる神経反射に伴う一過性の血圧低下あるいは徐脈に起因する失神で，血管迷走神経性失神，情動失神，頸動脈洞失神，状況（咳嗽，排尿，排便）失神が該当する．長時間の立位，疼痛や採血，頭の後屈あるいは窮屈な襟による頸部圧迫に伴う場合は，失神時の状況から，各々，血管迷走神経性失神，情動失神，頸動脈洞失神が考えられる．NMSの診断にはチルト試験（head-up tilt）を行う．足台のついた傾斜台を用いて受動的に60～80°の起立位をとらせ，心拍と血圧を経時的に20～40分観察し，失神を誘発する．心拍の低下が主体の心抑制型，血圧が低下して心拍の低下を認めない血管抑制型，両者とも低下する混合型の3型に分類される．

　NMSの病態は，過度の急激な血管拡張に伴う前負荷の減少と，代償機序としての交感神経の過緊張

による。心室の過収縮により心室圧受容体が刺激され，遠心性交感神経活動の抑制と副交感神経の過緊張が起こる。失神の発生時には事前に交感神経の過緊張があることも少なくない。したがって，これらのメカニズムに応じた薬剤が選択される。

7）食後の低血圧（postprandial hypotension）

食後1〜2時間後に起きる収縮期血圧で20 mmHg以上の血圧低下を食後の低血圧と呼ぶ。食後に血圧が低下することは，1977年Seyer-Hansenによりパーキンソン症候群で報告された。以来，数多くの報告があり，高齢者にも多く認められる。その程度が強いと，ふらつき，転倒，一過性の脳虚血が生ずる。Jansenらの報告では施設入所高齢者の100%に食後の低血圧が観察され，食後75分以内に収縮期血圧で20 mmHg以上の血圧低下が観察されている。Syst-Eur研究では，平均年齢70歳の収縮期高血圧高齢者の24時間血圧を解析し，食後の低血圧は収縮期血圧と拡張期血圧のいずれにも見られ，食後2時間以内に出現することを見出した。また，80歳を超える高齢者では，①糖尿病を合併し，②3剤以上の薬剤治療を受けていると，③朝食後の血圧低下が生じやすいこと，血圧低下の程度が著しい場合には脳梗塞の誘因にもなることが報告されている。

食後の低血圧の病態生理は以下のように考えられている。食後は血流が内臓血管に集まる。正常群では門脈血流は50%増大し，心拍出量も40%増加する。内臓血管床の血流増加に，何らかの生理的機転が代償することにより心拍出量が増加し，食後の血圧を維持している。この代償機転に何らかの障害が生じた際に，食後の低血圧が生じる。血圧が低下する理由として，一つの機序ではなく，数多くの要因が重なりあった結果であると考えられている。食後に比較的長い時間続けて立位をとることは，血圧低下の程度が増大するため望ましくないが，食後の散歩は問題ない。

適量摂取の場合には，食事量と食後に見られる血圧の変化，集中力，気分に差が見られないが，食事量が著しく多いと，食後の血圧下降の程度も大きい。特に自律神経調節障害をもつ患者群ではその頻度も，また血圧低下の程度も大きいため，食事量を少なく食事回数を増やすといった配慮が有効である。食事の内容では，蛋白質や脂質に比較して炭水化物が食後の低血圧を来しやすく，また温かい食事のほうが血圧低下の程度が大きいことも知られている。

食後の血圧低下には，インスリンやソマトスタチン，その他の血管拡張性ペプチドの関与が推測されている。食後の血圧低下を予防するにはカフェイン摂取が有効である。脂肪分の多い食事は，食後の低血圧だけではなく，食後4時間にも及ぶ血管内皮機能の減弱をもたらすことが報告されている。この予防にはビタミンCとEの摂取が有効である。

8）入浴と血圧下降

入浴は浴温によって低温浴（32℃以下），不感浴（33〜37℃），中温浴（38〜41℃），高温浴（42℃以上）に区分されるが，家庭浴としては中温浴と高温浴とが用いられている。適切な入浴習慣（浴温42℃以下，10〜15分以内の入浴時間，1日2回までの入浴回数）は，副腎皮質ホルモン・インスリン分泌の改善，免疫・代謝系への作用も報告されており，高血圧や心臓病への治療的効果も期待されている。

入浴が血圧へ影響する機序としては次のように考えられている。入浴に伴う静水圧効果で，静脈還流量が増大する。全身加温により全身の血管が拡張する。また入浴による温熱効果として深部体温が

上昇し，視床下部体温中枢が刺激され，血管拡張と発汗による放熱反応が惹起される。その結果，血圧は下降し，心拍出量は増大する。入浴の血圧，心拍出量に及ぼす影響は，浴温により異なる。41〜42℃に10分入浴すると，深部体温は0.7〜1.0℃上昇し，血圧は平均血圧で5〜10 mmHg低下し，心拍出量は40〜60％増大する。この反応には著しい浴温依存性があり，また極端な高温や低温での入浴における血圧の反応は，さまざまである。

著しい高温浴では交感神経刺激による，血漿カテコラミンの増加，血圧，心拍数の増大が見られ，脳卒中や心筋梗塞の引き金になることが報告されている。一方，著しい低温浴でも寒冷昇圧反応に準じて交感神経活動が高まり血管収縮反応が生じると報告されている。入浴に伴う温熱効果は出浴後も長時間持続する。特に温泉浴の効果は翌朝まで持続する。温泉の高温浴では翌朝8：00〜12：00まで血圧下降，血液粘度の増大，血小板機能亢進，線溶能の低下が持続することがあり，心・脳事故の原因にもなりかねないので，的確な配慮が必要である。睡眠前あるいは起床後の水分摂取が推奨されている。

6. 心筋虚血発症の概日変動

循環器疾患の発症に日内変動が観察されることは，すでに1960年から知られている。1972年Smolenskyらは，この日内変動に初めてcircadian rhythmという言葉を用いた。以下のような機序が考察されている。

①午前中，心筋虚血閾値が低下する。
　a．カテコールアミン，コーチゾルなどが上昇する。
　b．自律神経活動が急激に変化する*。
　　起床や活動量増大に伴い交感神経活動が急激に緊張する*。
　　起床や活動量増大に伴い副交感神経活動が急激に低下する。
　　心拍変動が急激に減少する。
②午前中は，心筋酸素の需要と供給の不均衡が生じやすい時間帯である。
　a．心筋酸素消費量が増大する。
　　心拍数・血圧が急激に上昇する。
　　心収縮が急激に増加する。
　b．心筋酸素供給が不足する。
　　起床後，交感神経系の緊張により冠血流量が減少する。
　　血小板凝集能が高まる。
　　血液粘性が高い。
③午前中は，線溶能活性が低下しており，血栓形成が生じやすい状況にある。
線溶能はt-PAとPAI-1のバランスによって決まる。PAI-1には明瞭な日内変動があり，血中PAI-1活性は早朝に亢進するため線溶能が低下する。トランドラプリルとイミダプリルなどのアンジオテンシン阻害薬は血中PAI-1活性を低下し，日内変動を改善する。
④午前中は，血圧・心拍数の急激な上昇に伴い，すでに冠動脈内に形成された血栓が押しはがされ，それが末梢部位に閉塞する危険性がある。

ことに交感神経緊張が重要で，β遮断薬投与によって心事故の午前中のピークが抑制されることが知られている。早朝の急激な血圧上昇はモーニングサージと呼ばれ，α遮断薬の就寝前服薬で予防される。

*註：Loma Prieta 地震（San Francisco Bay Area 17：04, 1989 年 10 月）と，Northridge 地震（Los Angeles 04：31, 1994 年 1 月）が比較され，早朝（04：31）に発生した Northridge 地震でのみ急性心筋梗塞の発症頻度が約 2 倍に増大した。早朝（04：31）に精神的驚愕・恐怖が重畳することの重大性を示している。

7. メタボリック症候群と自律神経

1969 年 Gries らの報告以来，危険因子が多重に存在することの危険性が論じられてきた。わが国でも 2005 年 4 月，メタボリック症候群の四つの基準が提唱された。①腹部肥満（内臓脂肪型肥満），②空腹時血糖が 110 mg/dl 以上，③中性脂肪が 150 mg/dl 以上，あるいは HDL-コレステロールが 40 mg/dl 未満，④収縮期血圧 130 mmHg 以上，あるいは拡張期血圧 85 mmHg 以上，の 4 項目とされた。

さて，冠動脈危険因子の多くは，心拍変動を低下させる因子でもある。喫煙は心拍変動を低下させる。1990 年 Hayano らは若年健常男子でタバコ 1 本の喫煙 3 分後には心拍数の増加と HF 成分の低下が出現し，10〜17 分後には LF 成分が増加することを報告した。HF 成分の低下はタバコに含まれる nicotine 含有量と比例するとの報告があることから，nicotine の影響であろうと考察している。1 日 1 箱以上の喫煙者では 1 晩の禁煙後でも，心拍変動の低下が持続するため，喫煙は慢性的な心拍変動の低下をもたらすのであろうと考えられている。高血圧も心拍変動の低下を伴う。1988 年 Guzzetti らは，高血圧症例の臥位時の心拍変動を解析し，LF 成分の増加と HF 成分の低下を観察した。一方，1994 年 Novak らは高血圧症では HF 成分だけではなく，LF 成分のパワーも低下していると報告している。高血圧症においては，少なくとも心臓副交感神経活動が低下していることを示している。

肥満は心拍変動の低下を伴い，減量によってその増加が観察される。1993 年 Kupari らは一般集団を対象に安静臥位での心拍変動を解析し，心拍変動と血清脂質との関連を分析した。その結果，rMSSD, TF 成分，HF 成分のパワーは LDL cholesterol 値と負の，HDL cholesterol 値と正の相関を示すことが観察されている。糖尿病例で心拍変動の低下が観察されることは，数多くの研究で確認されている。臨床的にニューロパチーが現れる前から，すでに心拍変動の低下が観察され，自律神経障害が明らかになると，さらに心拍変動の低下は強くなる。糖尿病は心筋虚血の最も重要な因子である。そのため，糖尿病を合併した冠動脈疾患の心拍変動解析に関する評価のあり方について，今後何らかの基準化が望まれるところであろう。

運動不足も心臓副交感神経活動を低下させる。日常，運動トレーニングを行っている者は運動をしていない者に比べて SDNN が大きく，HF 成分のパワーも大きい。食事の摂取も心拍変動に影響する。Hayano らは 1990 年，健常男子で安静臥位調節呼吸下で心拍変動を解析し，食後 30 分には HF 成分が一過性に減少し，食後 90 分には LF 成分が増大することを観察した。HF 成分の減少は内臓血管の拡張による静脈還流量の減少と末梢循環抵抗の減少による心臓迷走神経活動の低下を，LF 成分の増加は食事による交感神経活動の亢進を反映しているのであろうと推測している。1997 年 Rossinen らは，20 名の冠動脈疾患患者にホルター心電図を装着し，飲酒の影響を観察した。その結果，飲酒は HF 成分，LF 成分，VLF 成分を減少すること，その影響は血中からアルコール分が消失した後も，持

続することを報告している。

　精神的ストレスも心拍変動に影響を及ぼす。冠動脈硬化の行動医学的危険因子であるタイプA行動パターンと心拍変動との関連を検討した報告では，KamadaらはタイプAではLF/HFがタイプBよりも大きいと報告した。睡眠と心拍変動との関連が検討されている。心拍変動は睡眠深度の影響を受け，non REM睡眠時にはHF成分が大きくLF成分が小さいこと，REM睡眠時にはHF成分が小さくLF成分が大きい。

8. 睡眠時無呼吸と自律神経

　近年，睡眠と自律神経，内分泌因子とのかかわりが，徐々に明らかにされてきた。無拘束モニタリングの技術が進歩し，さまざまな現象が比較的容易に長時間連続して観察できるようになったこと，また多岐にわたる情報処理技術が進歩したことに由来する。

　睡眠時無呼吸の出現により動脈血酸素分圧（PaO_2）は低下する。中枢型睡眠時無呼吸よりも閉塞型睡眠時無呼吸（OSA）でその低下が大きい。睡眠時無呼吸に伴って出現した，PaO_2の低下，$PaCO_2$の上昇，pHの低下は化学受容器を刺激し，その結果，脳幹網様体を賦活し覚醒反応を惹起する。覚醒とともに無呼吸は消失し正常呼吸が回復するが，入眠とともに再び睡眠時無呼吸が出現し，PaO_2が低下する。この過程が繰り返され睡眠時無呼吸症候群が成立する。この時，化学受容器感受性が低下しているか，覚醒反応閾値が上昇していると，睡眠時無呼吸持続時間が長くなり，PaO_2の低下が著しくなる。

　通常，睡眠時無呼吸の重症度は，Apnea IndexやSaO_2低下などで評価される。一方，Chinらは，睡眠時無呼吸による接着因子（intercellucular adhesion molecular-1, vascular cell adhesion molecular-1, L-selectin）の増加の程度が，PaO_2の低下の程度よりも，睡眠時無呼吸に起因する覚醒の頻度と睡眠の断片化に比例することに注目し，睡眠時無呼吸の重症度の指標として，睡眠時無呼吸出現の集族化を評価することが重要であると述べている。

　閉塞型睡眠時無呼吸が心血管病発症をもたらすことについての記載は，1976年のGuilleminaultの論文が最初である。彼らはその機序として睡眠時無呼吸に起因する自律神経調節機能の異常に注目した。副交感神経・交感神経の緊張が相次いで発現し，低酸素，夜間の中途覚醒に伴い高血圧（体高血圧と肺高血圧）を合併することが，その原因であることを報告した。Guilleminaultらは，睡眠時無呼吸の疾病予後についての研究を継続し，心血管死が多いことを初めて報告した。その後，世界中の研究者が注目することとなり数多くの研究が積み重ねられている。睡眠時無呼吸症候群の自律神経・内分泌因子への影響は，OSAに伴う急性効果と，OSAが繰り返されることに伴う慢性効果の二つが考えられている。

　OSAに伴う急性の生理学的作用は以下のとおりである。上気道の閉塞により胸腔内圧が陰圧となることから，一過性に副交感神経が賦活されるものの，結果としてもたらされる低酸素と，一過性の中途覚醒によって，急激な交感神経の緊張がもたらされ，心拍数と血圧が上昇する。この心拍数と血圧の上昇の時期は，覚醒，頻呼吸，SaO_2の極小値にほぼ一致して見られ，通常は無呼吸から5～7秒ほど遅れて観察される。睡眠時無呼吸症候群では無呼吸が繰り返されることから，その呼吸循環動態は閉塞型睡眠時無呼吸症候群（OSAS）に特有な異常な振動系を呈することになり，徐脈と頻脈が繰り返

される。その結果心拍変動は，VLF（very low frequency）領域に特有のスペクトル様式を示す。この特有な心拍変動スペクトルは，1996年にShiomiら[7]によって報告され，睡眠時無呼吸症候群のスクリーニングの一方法として提唱されている。同様の試みが，心拍変動の時間領域解析でも検討され，SDNNIDXならびにrMSSDの夜間値の増加と昼夜差の増大が有用な指標であるとも報告されている。

OSAに伴う慢性の生理学的作用は次のとおりである。OSAが繰り返されることにより，著しく亢進した交感神経緊張が持続することになり，心拍変動が低下し，圧受容器反射感受性の低下がもたらされる。その結果，交感神経緊張により血圧が上昇するものの，十分な血圧調節が行われなくなり，血圧変動性が増大する。冒頭にも述べたとおり，睡眠は毎日繰り返されるため，OSASの影響はやがて，夜間のみならず昼間にも及ぶこととなり，交感神経の緊張が昼間まで継続する。この状況は心拍変動解析や2～4時間血圧記録で観察することができる。心拍変動のLF成分とLF/HF比は増加しHF成分は減弱する。その他頸動脈小体のかかわりが大きいことが推測されている。

心拍変動の低下と血圧変動の増大が，疾病予後・生命予後の重要な指標であることが知られているが，OSASではこのいずれもが観察される。Narkiewiczらは，OSAの出現頻度（AHI）によって軽症群，中等症群，重症群の3群に分類し，筋交感神経活動，心拍変動，血圧変動の10分間記録のスペクトル解析を行った。その結果，OSAでは心拍変動のHF成分が減少し，LF成分とLF/HF比が大きいこと，血圧変動（血圧時系列の分散）が大きいこと，そして重症のOSASほど心拍・血圧変動の程度が大きいことを観察している。高血圧を発症する前にこれら心血管系の調節障害が発現すること，血圧変動の異常よりも早期に，まず心拍変動の異常が発現することを見出した点は興味深い。OSAに伴う夜間の血圧上昇は，やがて昼間の高血圧となる。この昼夜の高血圧が，降圧薬の使用なしに，CPAPのみで正常化することはまことに興味深い[8]。とはいえ，OSASで昼間にも交感神経緊張が継続する機序に関しては，まだ十分には明らかにされていない。後述する内分泌因子への影響が複雑に交絡し，昼間に及ぶ病態を発現していることが推測される。

OSASでは血中カテコールアミンやインスリンが高値を示し，レニンとルドステロンは低くなる。その他の内分泌系因子も少なからず影響を受けるはずであるが，まだ十分には明らかにされていない。血中心房利尿ホルモン（ANP）は高値となり，夜間尿が増える。低酸素血症により肺高血圧が生じること，あるいは胸腔内圧陰圧の程度が動揺することにより，ANPの分泌が亢進する結果であろうと推察されている。

ホルモンではないが，TNFα，インターロイキン（IL）-1などの炎症性サイトカインは睡眠物質として働くことが知られている。OSASではTNFαが増加し，不眠（深睡眠の減少，REMの減少と浅睡眠の増加）に伴いIL-Iβが増加し，そのため血管収縮が起こり高血圧が生じるとの報告がある。すなわち，毎晩繰り返される不眠に伴い，交感神経機能の過度の緊張，カテコールアミンの増大，血管収縮作用物質の増加が作用し，夜間の周期的な高血圧から，やがては昼間に及ぶ持続的な高血圧が生じると推測されている。OSASのほとんどは肥満を呈している。したがって，OSASの背景には，最近，急速に明らかにされてきた肥満に関与するさまざまな分子機構が関与している可能性も大きい。例えば，ストレス蛋白（HSP）もその一つであろう。

その他，低酸素環境の繰り返しに由来して，酸化還元反応が繰り返され，hypoxia inducible factor-1やnuclear factor κBなどの転写因子の発現とともに，酸化ストレス反応物質が蓄積すること，血中のvascular endothelial growth factor（VEGF）が増加し，NOが減少することなどが報告されている。抵

抗血管における血管内皮由来の拡張機構の障害[9]や，低酸素に対する末梢化学受容器反射の異常なども，自律神経内分泌系調節障害の発現にかかわっているものと推測される。

最近，OSASで繰り返される低酸素刺激への適応現象として神経保護過程の様相，すなわち，脳のプレコンディショニングとしての睡眠時無呼吸のかかわりが報告されるようになった。Hypoxia inducible factor（HIF）を介して，VEGF，エリスロポイエチン，ANP，NO が上昇すること，神経保護因子 BDNF（brain-derived neurotrophic factor）が発現することなどが報告されている。OSAS 患者でプロスタサイクリン（PGI2）/トロンボキサン A2（TXA2）が増加するとの報告がある。血管拡張にかかわるプロスタサイクリンが増加し，収縮にかかわるトロンボキサン A2 が減少することから，OSAS に合併した血管収縮・高血圧への代償機構ではないかと推察される[10]。

9. 不整脈発症の日内変動と自律神経

不整脈発症の日内変動については数多くの調査が報告されている。それをまとめると次のとおりである。

①心室期外収縮：心筋梗塞などの冠動脈疾患例では，午前 6～午後 0 時に多い。次いで午後 4～6 時に多い。報告者間で多少の差はあるものの，いずれも覚醒時活動時に多い。
②心室頻拍（心筋梗塞亜急性期）：午後 4～5 時に多い。
③心室頻拍（心筋梗塞慢性期）：午前 11～午後 1 時に多い。
④持続性心室頻拍：午前 10～午後 6 時に多い。
⑤植込型除細動器で確認した心室頻拍：覚醒活動時，中でも午前 9～10 時に多い。
⑥発作性上室頻拍：午前 10～午後 6 時に多い。
⑦持続性上室頻拍：午前と午後にピーク。
⑧発作性心房細動：午前 0～3 時に多い（夜型と呼ばれる）。起床活動時に多い昼型，あるいは一定の日内変動を示さない不定型もある（註：夜型は迷走神経の活動亢進により，昼型は交感神経によって発現されると考えられている。夜型，昼型の発作性心房細動は，発現頻度が少なく，月 1～2 回のことが多い。一方，不定型は毎日発現する例が多い）。
⑨心臓突然死：午前 8～11 時に多い。無症候性心筋虚血発作：心筋梗塞後の無症候性心筋虚血発作は，午前 6～10 時，次いで午前 8 時に多い。
⑩労作狭心症：午前 8～10 時に多い。
⑪異型狭心症：午前 5～7 時に多い。
⑫不安定狭心症：午前 6 時～午後 0 時に多い。
⑬急性心筋梗塞：午前 6～10 時，次いで午後 8～10 時に多い。
⑭Non-Q-wave 心筋梗塞：一定の日内変動は見られない。
⑮虚血性脳梗塞：午前 8～10 時に多い。

それでは，不整脈や心臓突然死などがなぜ，起床後から正午までの午前中に多く発症するのであろうか。このことに関しても数多くの報告がなされ，以下のいくつかの要因が多重に関連していると考えられている。

①起床や活動量増大に伴い交感神経活動が急激に増大する。

②起床や活動量増大に伴い副交感神経活動が急激に低下する。
③心拍変動が急激に減少する。
④心拍数の増加は不応期を短縮させ，遅延後脱分極を誘発する。
⑤心拍数の増加は伝導抑制に働く。
⑥心筋酸素の需要と供給の不均衡が生ずる結果，心筋虚血が発現する。
⑦細胞内Kが早朝（夜間睡眠から起床，活動開始とともに）低下している。
⑧心室の有効不応期にサーカディアンリズムが観察され，早朝に心室の有効不応期が最も小さくなる。Friedmanは，β受容機構ならびに中枢性自律神経系の関与を推測している。

10. 心不全と自律神経

　ACE阻害薬とβ遮断薬による心不全治療の進歩とともに，心不全患者は増加の一途をたどっている。心不全では不整脈の増悪や突然死の合併が少なくない。Kleigerらは1987年，急性心筋梗塞後の予後予測に，心拍変動の低下が有用であると報告した。CCU退室時の24時間心電図記録のSDNNが50 msec未満の症例では，死亡の相対危険度が100 msec以上の症例に比し5.3倍大きいことを明らかにした。1998年に報告されたATRAMI研究でも，心筋梗塞発症後15日目のSDNNが70 msec未満の場合の心臓死の相対危険度が5.3倍であった。心拍変動のTriangular Indexも予後とよく相関し，20 msec未満の症例の相対危険度が心臓死に対して7倍，不整脈死に対して32倍であった。心拍変動の低下は，左室駆出率，肺野のラ音，NYHA分類，ホルター心電図での心拍数，心室不整脈の重症度，薬物治療などの要因とは独立した予後予測因子であり，不整脈死あるいは突然死の予測に強く関連することが知られている。

　慢性心不全でも心拍変動の低下は予後予測の優れた指標であることが知られている。UK-HEART報告では，SDNNの低下（＜50 msec）が心不全の進行を予測する最も強力な予測因子であった。Fauchierらは特発性拡張型心筋症を対象として追跡調査し，SDNNの低下（＜100 msec）が突然死と致死性不整脈の独立した予測因子であることを報告している。

　最近，心拍変動の非線形解析の指標が，通常の心拍変動解析よりも予後予測に優れている，との報告がなされ注目されている。すでに1996年Biggerらは，心拍変動1/fゆらぎの傾き（β）が－1.372より深い場合，急性心筋梗塞後3年間の死亡率が高かったことを報告していたが，非線形解析が注目されるようになったのは2000年のHuikuriらの報告による。彼らはDFAを用いて11拍以下のRR間隔に対応する，短い時間単位のフラクタル性（α_1）を評価した。左室収縮機能不全を伴う急性心筋梗塞の死亡率の予測に，DFAのα_1の減少（＜0.75）がほかの心拍変動の指標よりも強い予測力を示した。

おわりに

　ここ数年の間に，循環機能と自律神経系とのかかわりに関する知見は，限りないほどに集積された。心拍のゆらぎ，心電図QT間隔のゆらぎ，血圧のゆらぎと仮面高血圧，失神とPOTS，冠動脈疾患・不整脈と自律神経，心不全・心臓性急死と自律神経，抑うつと循環機能など，ここ数年の間におびた

だしい知見が集積された．到底ここで，そのすべてを紹介することはできない．また紙面の都合上，すべての文献を提示することができなかった．不十分な点は，各章での各論を参照いただきたい．

■文　献

1) Schmidt G, Malik M, Barthel P, et al：Heart-rate turbulence after ventricular premature beats as a predictor of mortality after acute myocardial infarction. Lancet；353：1390-1396, 1999
2) Verrier RL, Nearing BD, Kwaku KF：Noninvasive sudden death risk stratification by ambulatory ECG-based T-wave alternans analysis：evidence and methodological guidelines. Ann Noninvasiv Electrocardiol；10：110-120, 2005
3) Berger RD, Kasper EK, Baughman KL, et al：Beat-to-beat QT interval vaiability. Novel evidence for repolarization lability in ischemic and nonischemic dilated cardiomyopathy. Circulation；96：1557-1565, 1997
4) Murakami S, Otsuka K, et al：Repeated ambulatory monitoring reveals a Monday morning surge in blood pressure in a community-dwelling population. Am J hypertens；17：1179-1183, 2004
5) Raj SR, Biaggioni I, Yamhure PC, et al：Renin-aldosterone paradox and perturbed blood volume regulation underlying postural tachycardia syndrome. Circulation；111：1574-1582, 2005
6) Mathias CJ, Young TM：Water drinking in the management of orthostatic intolerance due to orthostatic hypotension, vasovagal syncope and the postural tachycardia syndrome. Eur J Neurol 11：613-619, 2004
7) Shiomi T, Guilleminault C, Sasanabe R, Horita I, Maekawa M, Kobayashi T：Augmented very low frequency component of heart rate variability during obstructive sleep opnea. Sleep；19：370-377, 1996
8) Suzuki M, Otsuka K, Guilleminault C：Long-term nasal continuous positive airway pressure administration can normalize hypertension in obstructive sleep apnea patients. Sleep；16：545-549, 1993
9) Kato M, Roberts-Thomson P, Phillips BG, et al：Impairment of endotherium-dependent vasodilation of resistance vessels in patients with obstructive sleep apnea. Circulation；102：2607-2610, 2000
10) Brzecka A：Brain preconditioning and obstructive sleep apnea syndrome. Acta Neurobiologiae Experimentalis；65：213-220, 2005

〔大塚邦明〕

B. 呼吸機能

1. 細胞呼吸とミトコンドリア

1）ミトコンドリアの起源

われわれ人類が日々活動できるのは，細胞が化学エネルギー担体であるアデノシン三リン酸（ATP）を作りだし続けてくれるからである．その場所は細胞のミトコンドリアであり，血液によって運ばれてきた酸素を使って，燃料である糖を燃焼させて ATP を産生させる．その結果できた炭酸ガスは周囲にある水に取り込まれて処理される．すなわち，炭酸ガスは水と反応して炭酸となり，それは水素イオンと重炭酸イオンに解離する．この二つのイオンによって決定される pH は生体の内部環境を構成する重要な要素である．

このような細胞呼吸を発現させるミトコンドリアの起源は，地球の歴史で光合成をする藍藻が繁殖している時代に遡る．そもそも原始地球は炭酸ガスと水蒸気で溢れていて，無尽蔵のエネルギー源である太陽の光がふり注いでいた．そこに光合成をする藍藻が出現するようになり，太陽のエネルギーを糖の中に取り込むようになった．この過程で酸素が発生し，それが地球上に増加して，今日のように大気の約 20％を占めるようになった．大気に充満していた炭酸ガスは植物と海の水に取り込まれて，ほぼ 0.03％までに激減した．

このような地球環境で，ミトコンドリアの祖先である好気性細菌が誕生し，上記の過程を今度は逆に動かして，エネルギーを得るシステムをもつに至った．すなわち，酸素を使って糖から ATP としてエネルギーを取りだして，それを生命活動のエネルギー源として利用するようになった．

2）ミトコンドリア病

ミトコンドリアは，もともとは独立した好気性細菌がヒトを含む哺乳類の細胞内に寄生したもので，後に細胞小器官として取り込まれたと考えられている．したがって，ミトコンドリアは細胞の核とは異なる遺伝子をもつ．ミトコンドリア遺伝子（DNA）の欠損あるいは点突然変異は細胞内エネルギー供給障害によるさまざまな病態，例えばミトコンドリア心筋症，ミトコンドリア脳症，ミトコンドリアミオパチー，乳酸アシドーシスなどを発現させる．

2. 内呼吸と外呼吸

われわれの身体は膨大な数の細胞からなる．各細胞は細胞呼吸を行って ATP を作り続けているが，その源である酸素と糖の供給は循環する血液に依存する．各細胞は毛細血管を介して酸素と糖の供給を受け，炭酸ガスと水を排泄する．これが内呼吸である．

他方，各組織からの静脈血は肺で炭酸ガスを肺胞に放出し，大気中の酸素を取り込んで，血液を動脈化する．この肺でのガス交換過程は外呼吸と呼ばれる．

安静時に成人が 1 日に産生する ATP の量は約 100 kg にのぼり，細胞呼吸で使われる酸素は約

360 l，産生される炭酸ガスは約 280 l，燃焼で出現する水（代謝水）は約 300 g である。

3. 酸素と呼吸

1）赤血球と酸素解離曲線

　大気中に酸素は約 20% の濃度で存在するが，循環する血漿中には酸素は 0.7% しか溶存しない。約 1/30 しかないので，循環する血液のうち血漿は酸素の運搬媒体としては好ましくない。血液で酸素を運搬する能力を向上させるために骨髄で赤血球を造り，その中に酸素結合能の高いヘモグロビンをもつシステムが進化の途中でできあがった。この赤血球をもつことにより，血液の酸素含量はほぼ空気と同じレベルにまで引き上げられた。すなわち，細胞呼吸では直接に肺胞から酸素供給を受けるレベルにまで酸素含量が引き上げられた。外呼吸の肺と内呼吸のミトコンドリアとを仲介する赤血球造血系が骨髄組織に発生したことによって，哺乳類は酸素の安定供給を受けるシステムを備え，地上で繁栄する基礎をしっかりと確立したのである。

　ヘモグロビンの酸素結合能を表すヘモグロビン酸素解離曲線（図 46）は，直線ではなく，S 字状曲線をしている。肺胞レベルの酸素分圧（90〜100 mmHg）では曲線は平坦である。これは各肺胞の換気状態が多少変動しても（肺胞気酸素分圧が少しぐらい変動しても），ヘモグロビンが安定して 100% の酸素飽和度を達成できることを意味する。他方，内呼吸のレベル，すなわち組織の毛細血管レベルの酸素分圧のところ（40〜50 mmHg）では，曲線の勾配が急峻になっている。細胞代謝が亢進して酸素需要が増加し，酸素分圧の低下が出現すると，それを反映して十分な酸素供給ができるように，赤血球中のヘモグロビンは合目的的に作られているのである。

2）酸素中毒

　ヘモグロビンは，肺胞気の正常酸素分圧である 100 mmHg 前後で血液中に 100% の酸素飽和度に達するので，それ以上の酸素分圧に肺胞気がなっても，血液の酸素含量は変化しない。というよりも，活性酸素の毒性を発揮する。例えば，大気よりも高い酸素濃度のガスを人工的に吸入すれば，酸素の毒性による障害が出現する。大気圧下で純酸素（1 気圧の酸素）を吸入し続けると，72 時間以内に肺障害が出現する。ただし，ヘモグロビンに対する親和性が酸素よりも高い一酸化炭素を吸入して起こる CO 中毒の場合には，ヘモグロビンによる酸素運搬能が著しく阻害されるので，生命維持のためにやむなく高気圧酸素療法が実施され，血漿に溶存する酸素含量を少しでも増やすようにはかる。

3）在宅酸素療法

　肺が種々の疾患で障害された場合には，肺でのガス交換が十分ではなくなり，慢性的に低酸素血症になり，日常生活が制限されるようになる。すなわち，COPD（慢性閉塞性肺疾患），肺結核後遺症，間質性肺炎などでは，肺での酸素取り込みが障害されて慢性的に低酸素血症（60 mmHg 以下）となり，それが 1 カ月以上続くと慢性呼吸不全と診断される。この場合，在宅酸素療法が適用される。予後の改善，肺動脈圧の経年的上昇の抑制，呼吸困難感や睡眠障害の改善が期待される。

図 46

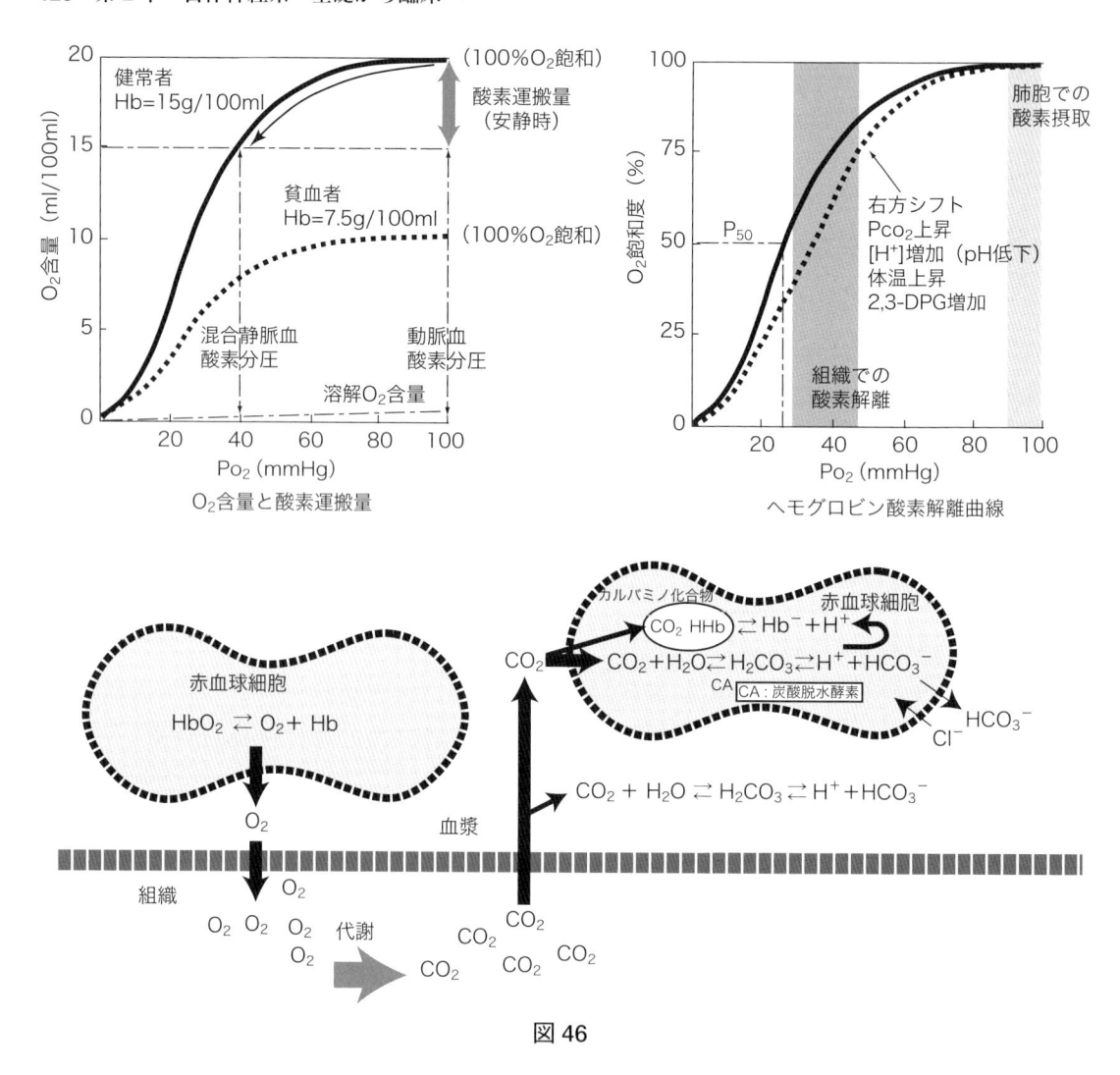

4) 低酸素への適応

われわれは海抜 2,000 m 以上の高地に滞在すると，2 週間以内に血液中の赤血球数が増えるようにできている。この低酸素適応にとって，赤血球の増加は重要である。その赤血球を増やすホルモンであるエリスロポエチンが発見されていて，その遺伝子発現が低酸素で誘発されることが明らかにされている。細胞の低酸素センシング機構である。

細胞の酸素センサーを担う蛋白として HIF-1（hypoxia inducible factor-1）という転写因子が明らかにされた。HIF-1 により遺伝子発現を制御される物質として，エリスロポエチンのほかに，解糖系を構成する各種蛋白，血管新生因子などがある。血液による細胞への酸素輸送能力と内呼吸を増強し，酸素ホメオスターシスを維持する機構として働く。

5) 低酸素モニター

全身の低酸素のモニターは総頚動脈の分岐部に頚動脈小体として存在し，その情報は洞神経（舌咽

神経の求心性線維）を介して延髄の孤束核に入力される。それは延髄腹外側野の呼吸ドライブを担うニューロンに送られて，呼吸性ニューロン活動に影響を与える。

延髄腹外側野のニューロンは呼吸中枢へのドライブだけではなく，循環調節においては交感神経の緊張を介して血圧調節にも関与する。さらには，青斑核ノルアドレナリン神経（脳幹網様体賦活系の一つ）を介して覚醒システムの賦活にも働く。

4. 炭酸ガスのホメオスターシス

1）炭酸脱水酵素をもつ細胞

代謝によって産生された炭酸ガスが処理される過程は単純である。炭酸ガスが水と反応して炭酸となり，それが解離して水素イオンと重炭酸イオンになる反応（$CO_2+H_2O \rightleftarrows H_2CO_3 \rightleftarrows H^+ +HCO_3^-$）である。ただし，この過程は通常極めて遅く，それを促進させる炭酸脱水酵素（CA）があると，反応速度が約1万倍に加速される。したがって，CAをもつ細胞が炭酸ガスあるいはpHのホメオスターシス維持に重要な役割を果たす。それらの細胞は，赤血球，腎臓の尿細管細胞，延髄の中枢性化学受容野の細胞，脈絡叢などである。

組織で発生した炭酸ガスを血液で運搬処理する主要な細胞は赤血球である。赤血球はCAを含むことによって，周囲の血漿よりも炭酸ガスを処理する能力が格段に高くなる。したがって，炭酸ガスは赤血球内にどんどん吸い込まれるように移動する。なお，赤血球中に増えた水素イオンはヘモグロビン（酸素との結合が外れた脱酸素化ヘモグロビン）と結合し肺まで到達し，炭酸ガスが肺胞に排泄されると同時に，水素イオンも元の動脈血レベルに回復する。一方，赤血球中に貯まった重炭酸イオンのほうは，濃度勾配に従って血漿中に拡散する。この時に赤血球膜のHCO_3^-/Cl^-交換輸送担体を介して電気的中性が保たれる。

血漿中の重炭酸イオンのホメオスターシス維持には，腎臓の尿細管細胞が重要な役割を果たす。

脳脊髄液の産生にかかわる脈絡叢細胞にもCAが存在し，慢性呼吸不全などで脳内に炭酸ガス蓄積が長期に継続すると，重炭酸イオンを増やして脳脊髄液のpHを補正するように働く。

延髄腹外側野を中心に延髄内にはCAを含有する細胞（グリア細胞）が数カ所に散在していて，中枢性化学受容器として呼吸制御に不可欠な役割を果たす。そこには炭酸ガス濃度の上昇を感受する神経細胞が存在し，それが，呼吸性ニューロンに興奮性の信号を送り，換気を促進させる。なお，$CO_2+H_2O \rightleftarrows H_2CO_3 \rightleftarrows H^+ +HCO_3^-$の反応により，$CO_2$の増減は$H^+$イオンの増減と連動する。したがって，$CO_2$感受性神経は，実は$H^+$イオン感受性神経でもある。すなわち，延髄腹外側野にはCO_2/H^+イオン感受性ニューロンが分布していて，それが呼吸の化学調節機構に中心的な役割を果たす。

2）過換気症候群

過換気症候群は若い女性に多く発症し，発作性に過換気状態に陥り，呼吸困難感，吸気飢餓感とともに強い不安感を伴う。高度の呼吸性アルカローシスが認められる。全身のしびれ感や意識レベルの低下，テタニー型の強直性けいれんなどの神経症状を随伴することがある。不安を根底に抱えていることが多く，それが主な誘因にあげられる。延髄の中枢性化学受容野における自律的フィードバック

制御を凌ぐ，強力な呼吸ドライブが上位脳からもたらされた結果と解釈される．

3）パニック障害

　パニック発作は，通常の不安（全般性不安障害）と違い，呼吸困難や窒息感など呼吸症状が前面に見られる．それだけではなく，5% CO_2 吸入負荷や乳酸静注など，呼吸制御系に関係したチャレンジテストで発作が誘発されるという特異性もある．このような背景から，Kleinはパニック発作のメカニズムとして窒息警報誤作動仮説を提案した．すなわち，脳内のどこかに窒息検出器が存在して，それが活性化されると窒息感を伴って窒息警報が発せられ，死の恐怖から逃避する行動や，過呼吸，頻脈などが発現するという仮説である．窒息状態に陥れば，健常者でも同様の反応が起こるので，これは生理的に備わった生体防御システムである．パニック障害の患者ではこの窒息警報の閾値が異常に低く設定されていると考えられる．

　パニック障害患者で CO_2 感受性テストを実施すると，健常者と基本的に変わりがないことが判明しているので，中枢化学受容器の異常が窒息警報の誤作動を誘発するわけではない．

　他方，青斑核ノルアドレナリン（NA）神経が窒息検出器あるいは窒息警報システムとしての条件を満たしている．青斑核NA神経を刺激すると，ストレスに対する恐怖反応が増強し，逆に青斑核を破壊すると，恐怖反応が抑えられる．さらに，5% CO_2 吸入負荷によって，NA神経活動が増えるのである．

4）CO_2 ナルコーシス

　CO_2 ナルコーシスは呼吸性アシドーシスが増悪し，意識障害（昏睡）がもたらされる病態である．多くの場合，慢性の呼吸不全患者の急性増悪で酸素投与が行われたときに発生する．患者の呼吸中枢を刺激する因子として CO_2 蓄積（中枢化学受容器）と低酸素血症（末梢化学受容器）が存在し，それぞれが最大限に働いて呼吸中枢を駆動しているが，血液ガスの改善が望めない状況である．この時に，酸素吸入によって末梢化学受容器の刺激を解除してしまうと，換気抑制が起こり，高炭酸ガス血症がさらに進行し，意識障害を出現させる，と考えられる．

5）無呼吸テスト

　臓器移植の前提条件として，各種の脳死判定基準があり，その中に無呼吸テストが含まれ，次のように定められている．
①カテーテルを気管内に挿入し咳反射がないことを確かめる．
②100％酸素で10分間人工呼吸を行う．この際，動脈血炭酸ガス分圧が40 mmHgであることを確認する．
③気管内カテーテルを介して6 l/分以上の100％酸素を流したまま10分間呼吸を止める．
④その際，胸郭の動きの有無を視診あるいは触診で確かめる．
⑤最後に動脈血炭酸ガス分圧が適切なレベル（60 mmHg以上70 mmHg以下）まで上昇したことを確認する．

　この検査では，上記の CO_2 ナルコーシスの場合と比較すると，末梢化学受容器からの刺激が呼吸中枢に対して十分に行われていないわけで，自発呼吸を促す最大限の負荷が行われていないと判断され

5. 呼吸中枢

1) 呼吸のリズム運動

　安静時の自発呼吸は，生まれてから死ぬまで，睡眠中も休むことなく続く横隔膜のリズム運動によって主に営まれる。補助的な吸気筋として，外肋間筋，胸鎖乳突筋，斜角筋などがあり，換気量が増加する状況で，明確な吸気性リズム活動を示すようになる。
　一方，呼気筋である腹筋や内肋間筋は，通常，呼吸性リズム活動を示さず，むしろ姿勢筋としての働きや，息みや嘔吐などの際に持続的な活動をする。ただし，運動負荷などでガス交換が亢進する状況において，呼気筋も呼吸性リズム活動（呼気性収縮）を示すようになる。
　呼吸性リズム運動を示す筋はもう一つ別の種類がある。それは上気道の筋群である。寝ているときも休まず活動を続ける横紋筋として心筋と横隔膜が知られているが，喉頭の声門開大筋（後筋，前筋）やおとがい舌筋なども，睡眠時に吸気性リズム活動を示す。その活動停止は睡眠時の閉塞性無呼吸につながる。
　このように，2種類の呼吸関連筋群が存在することは，ヒトの呼吸システムが進化の過程で，二つの異なる環境に生息していたことに関連する。すなわち，海の環境での鰓呼吸と，陸の環境での肺呼吸である。鰓呼吸関連の筋群は上気道筋群であり，肺呼吸関連の筋群は横隔膜や腹筋などである。

2) 肺呼吸システム

　鰓呼吸を担う鰓弓筋は，海から陸に上がって肺呼吸にシステム転換をする際に，次のような変貌を遂げている。一番先端の顎弓筋（第一鰓弓筋）は，顎を開いて水を吸い込む働きをしていたが，咀嚼筋群に分化する。次の舌弓筋は，鰓蓋を開いて水を放出する働きをしていたが，首から顔面にせりだし，顔面表情筋に変貌する。続く第三鰓弓筋は，口腔内の食物を食道へ送り込む嚥下筋に変身する。第四～六鰓弓筋は，喉頭の声門の開閉，発声諸筋に衣替えしていく。このうち肺呼吸のガス交換機能に関与するのは，喉頭の声門開閉筋だけである。ただし，それは安静時のことであって，種々の条件で呼吸活動が亢進されると，鼻翼や口腔周囲に呼吸性活動がでてくるように，かつての鰓弓筋群が呼吸を補助するために総動員される。
　これらの鰓弓筋由来の筋を支配する神経は，三叉，顔面，舌咽，迷走，副の各神経である。その細胞は脳幹に分布し，それぞれ三叉神経運動核，顔面神経核，疑核となる（図47）。

3) 呼吸リズム形成機構

　鰓呼吸の運動は内臓筋である鰓弓筋に委ねられ，非常に安定した呼吸リズムを刻み，その自律的なリズム活動は延髄にあるペースメーカ細胞によって形成される。
　肺呼吸にシステム転換が起こっても，鰓弓神経から分化した特殊臓性運動ニューロンにはリズム性活動が保持される。実際，喉頭筋群を支配する迷走性運動ニューロンは，呼吸性リズム活動を昼夜を問わず一生涯続ける。

図 47

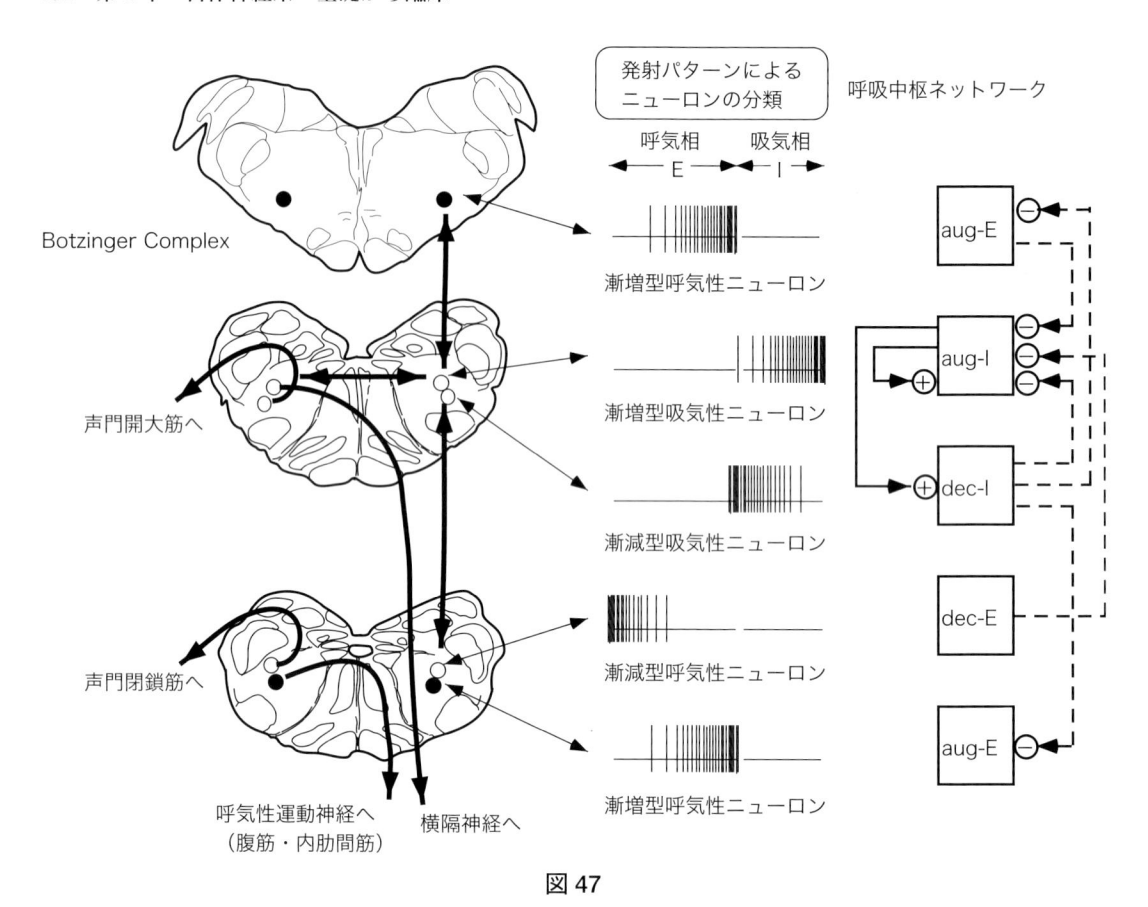

　肺呼吸システムにおいては，それまで呼吸とは何の関係もなかった体壁筋が新しく肺を動かす呼吸筋として登場してくる。肺を囲む胸郭をこしらえた爬虫類は，肋間筋を中心とした体壁呼吸システムを作りあげ，哺乳類では胸の底に１枚の筋肉をドーム状に張り巡らし，体腔を胸腔と腹腔に仕切った。これがすなわち横隔膜である。肺を拡張させる効率のよいシステム（吸気専用筋）を備えるに至った。この筋肉は首の体壁筋に由来したもので，カエルでは喉を膨らませるように働いていた。

　横隔膜は，本来，夜も寝ずにリズム活動を示す筋肉ではなかったので，肺呼吸のリズムを形成する中枢は，体壁筋である呼吸筋を寝かさないように絶えず叩き起こすようにすることを余儀なくされた。それだけではなく，横隔膜が口からはるか離れた胸底に下降したために，呼吸筋の運動と上気道筋の開閉を協調して実行させるように，同期システムも新たに呼吸中枢に必要になった。

　このような二つのシステム変革を実現するのに，生物進化では従来から使われてきた鰓呼吸の旧システムをある程度温存しつつ，その上に新システムを導入する方式が採用された。ただし，新システムの設計原理には従来にない根本的な変更が加えられた。すなわち，より柔軟性の高いシステムを実現するために，ペースメーカ細胞のような独立性の高い機能構造を極力排除して，代わって相互のネットワークを拡充させるという設計方針がとられた。

4）呼吸中枢ネットワークの全体像

　図47には，現在までに判明している哺乳類の呼吸中枢ネットワークの概要を示してある。この中

には，鰓弓性の特殊臓性運動ニューロンからなる呼吸中枢の構造と，体壁筋由来の呼吸筋を支配する呼吸中枢の構造とが混在している。しかし，両者には活動様式の点で決定的な違いが刻印されている。前者は漸減型発射パターンを示し，後者は漸増型発射パターンを示すという違いである。

　例えば，鰓弓由来の喉頭筋である声門開大筋と，それを支配する特殊臓性運動ニューロン（疑核に分布）は，漸減型吸気性発射パターンを示す。

　他方，漸増型吸気性ニューロンと漸増型呼気性ニューロンは，鰓呼吸から肺呼吸システムに転換された際に，新たに追加，導入されたものである。そのリズム形成機構は，ペースメーカ細胞の性質によるのではなく，ネットワーク内で相互に信号をやりとりすることによって実現される。具体的には，漸増型吸気性ニューロン相互によるポジティブフィードバックのネットワークが，漸増型発射を形成させると考えられる。

〈有田秀穂〉

C. 消化機能

1. 消化器とその役割

　栄養分子を吸収し血流の中に取り込むことが消化器の機能である。しかし，摂取した食物をそのままでは吸収できないことが多く，食物を消化して吸収可能な状態にするまでの消化機能が大きな位置を占める。さらに，食物を口から肛門側へ移送しながら撹拌・混和し，残渣を排出する多様な運動機能が加わって消化と吸収の効率が上がる。消化器は口から肛門までの消化管および肝臓，膵臓や外分泌腺などの付属器群より構成される。

　消化管は口から幽門部までの鰓腸（腸管呼吸部）と幽門部から肛門までの腸管（腸管吸収部）に分けられる。前者は口腔から頚部，肺，食道と胃に分化し，後者は小腸，大腸，直腸と肛門になる（図48）[1]。通常，肺は消化器に含まないことになっている。胃や大腸（結腸）に見られる大きな動物差は，胃と大腸が貯蔵を主要機能としていることと対応する。

2. 消化管の機能調節装置は多重構成である

　消化管は多細胞動物で最初に発現した機能系で，消化管自体が機能制御装置を具備しており，自身の運動や消化液の分泌・放出と粘膜機能を内在性に制御する。すなわち，消化管は独自の神経組織をもち，同時に，消化管ホルモンと総称される数々のホルモンを分泌する。さらに，消化管は巨大な免疫器官であり，消化管免疫系細胞から放出される多彩な物質は消化管機能にも影響を及ぼすと考えられる。

　消化管外部に細胞体をもつニューロンや消化管外の細胞から分泌されるホルモンによって外来性にも調節される。消化管ホルモンは局所ホルモン（パラクリンやニューロクリンを含む）として消化管機能を制御するが，脳内にも存在して広範な機能を示す例も次々と知られてきた。一群の消化管ホルモンは消化管と脳に存在し（brain-gut peptides：脳腸ペプチド），神経伝達物質や修飾物質あるいはホルモンとして機能する。

3. 消化管機能の神経性制御

1）消化管にある神経組織を腸神経系という

　摘出した小腸を適切な条件におくと運動が起こり，時には内容が肛門側へ移動する。ベイリスとスターリング（Bayliss and Starling, 1899）は，摘出または外来神経を完全に除去したイヌの小腸に刺激を加えるとその口側に興奮（収縮），肛門側に抑制（弛緩）が起こることを観察し，この現象は腸管壁に内在する局所神経によって起こると考え，「腸の法則（the law of the intestine）」と命名した[2]。

　この局所神経は消化管壁に内在する神経組織のことで，粘膜下（マイスナー）神経叢および筋層間（アウエルバッハ）神経叢が19世紀半ばに知られていた。前者は粘膜下に，後者は縦走筋と輪走筋の間

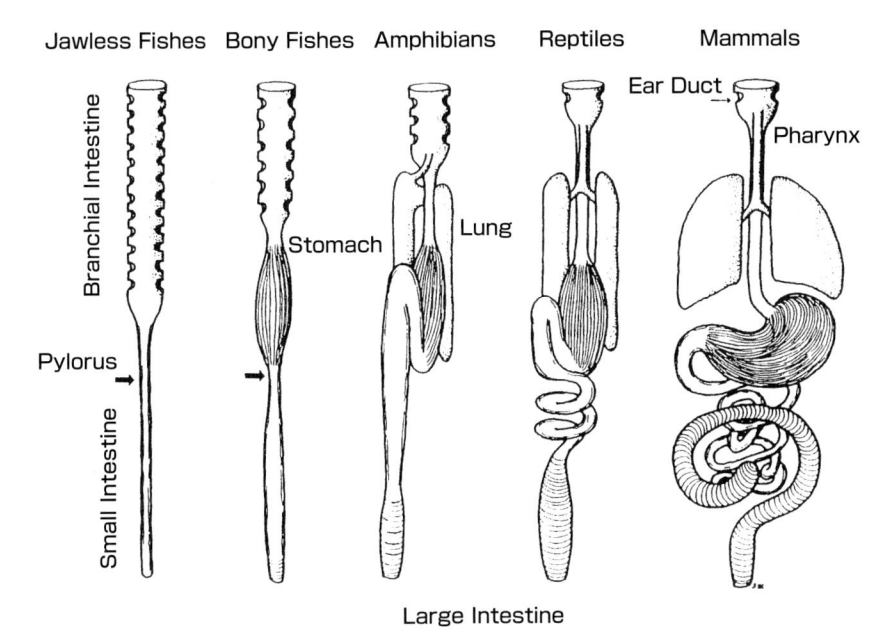

図48 脊椎動物における消化管の発達と機能分化：無顎類から哺乳類まで

幽門より上流の鰓腸から口腔，咽頭，食道，胃および肺が形成され，下流が吸収腸（本来の消化管）で，小腸，大腸（盲腸，上行・横行・下行・S状結腸，直腸），肛門になる。胃と結腸は貯蔵器管として機能する。（文献1）より引用一部改変）

に存在し，両神経叢とも神経節と神経線維束からなる網目あるいは格子状構造を示し，食道から肛門まで連続して腸管全周を取りまく（図49）。消化管壁内および胆嚢や膵臓などに存在する神経組織をあわせて腸神経系（the enteric nervous system）という。腸神経系のうち筋層間神経叢が蠕動などの消化管運動にかかわり，粘膜下神経叢は粘膜機能に関与する[3]。腸神経系全体のニューロン数は脊髄ニューロン数に匹敵，あるいは若干多く，ヒトでは約 10^8 個と概算されている。

2) 自律神経系は腸神経系，交感神経系および副交感神経系で構成される

自律神経系という名称を提唱したラングレー（Langley）は，腸神経系，交感神経系および副交感神経系の三つのサブシステムが自律神経系を構成するとした[4]。後にPickが批判したように，ラングレーの自律神経系は内臓器官を支配する遠心系で，感覚系や中枢神経系の要素は含まれておらず，現在，自律系求心路や自律系中枢を導入して問題点を回避している[5]。

自律神経系と消化管機能の関係を述べるに当たり，消化管に内在する腸神経系と外来性の交感・副交感神経系との関係に触れる。現在の理解では，自律神経系のうち消化管機能に直接かかわるのは腸神経系で，交感・副交感神経系の消化管機能への関与は間接的である（図50）。消化管機能は反射的・不随意的に起こるものが大部分である。

3) 消化管における感覚情報の行方

腸神経系内の感覚ニューロンは物理的・化学的刺激に応答する感覚終末を消化管壁内にもち，運動・分泌の腸内および腸外反射の求心路を構成する[6]。外来性の感覚ニューロンの感覚終末も消化管

図49 消化管壁内在神経叢

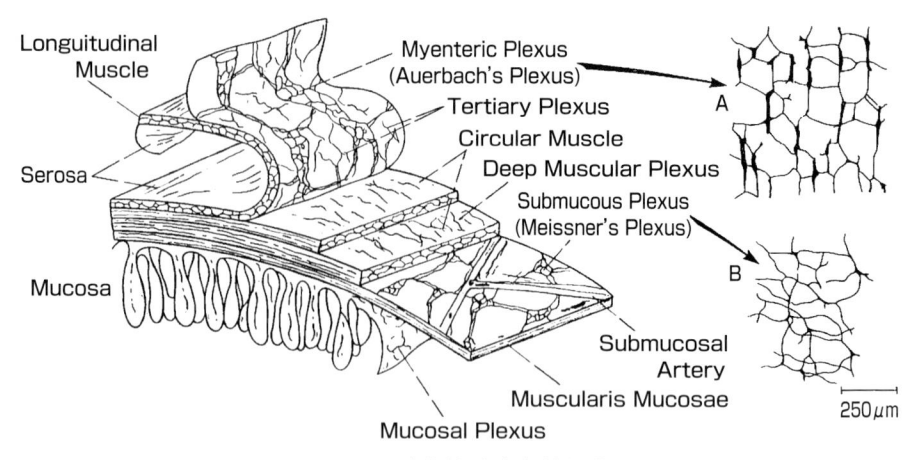

小腸壁は層状構造を示す。漿膜側から層状に順次剝がしていくと，まず縦走筋と筋層間神経叢が分離され，輪走筋を隔てて粘膜下組織に埋もれた粘膜下神経叢が見えてくる。右方に筋層間神経叢（A）と粘膜下神経叢（B）を伸展した状態のスケッチを示す。（文献8）より引用改変）

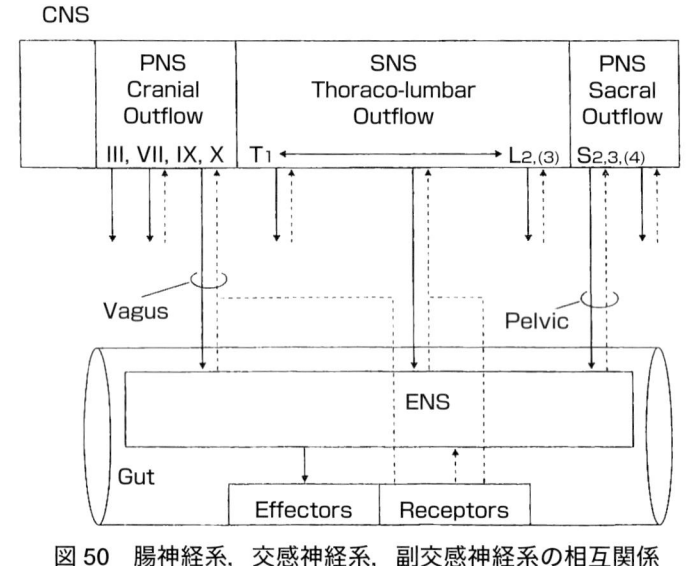

図50 腸神経系，交感神経系，副交感神経系の相互関係

中枢神経系からの遠心路を実線，求心路を点線で示す。消化管内で腸神経系から効果器への遠心路と消化管内の刺激受容器からの求心路もそれぞれ実線と点線で示す。（文献8）より引用改変）
CNS：central nervous system, SNS：sympathetic nervous system
ENS：enteric nervous system, PNS：parasympathetic nervous system

壁内に存在し腸外反射の求心路となる。
　消化管平滑筋の過伸展や収縮など張力の異常がC線維によって脊髄後角へ伝えられると局在性の乏しい鈍い内臓痛を惹起し，しばしば嘔吐，顔面蒼白，血圧低下など自律神経反射を伴う。内臓痛に

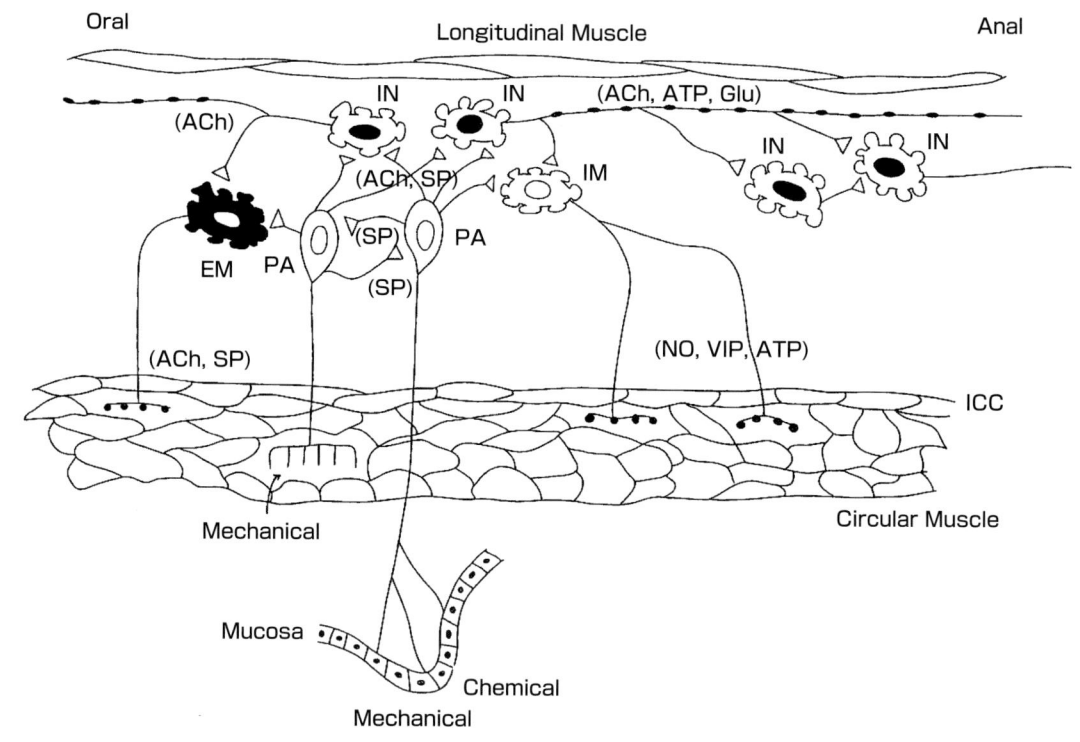

図51 腸の法則を説明するために筋層間神経叢の中に想定される神経回路

腸神経系の一次感覚（求心性）ニューロン（PA），介在ニューロン（IN），興奮性運動ニューロン（EM）と抑制性運動ニューロン（IM）によって「腸の法則」の反射弓が形成される。刺激部位の口側に興奮（収縮），肛門側に抑制（弛緩）が起こる。候補になっている神経伝達物質および神経修飾物質を括弧内に示す。（文献8）より引用改変）
PA：primary afferent neuron, IN：interneuron, EM：excitatory motoneuron, IM：inhibitory motoneuron, ICC：interstitial cell of Cajal

対応して関連痛が起こり，その部位から障害臓器を推定できる。消化器系では胆嚢炎で右肩甲骨部，膵炎で背部中央に関連痛が起こる。関連痛は痛覚信号を第二次中継ニューロンへ伝達するときに隣接するニューロンも興奮させるためとされている。

4）腸神経系と消化管機能

(1) 腸神経系ニューロンの形態も機能も多様である[3,6]

モルモット小腸の筋層間神経叢を用いた最近の研究から，腸神経系ニューロン（腸ニューロン）は，平滑筋を支配する運動ニューロン，消化管の状態を感受する一次感覚ニューロン，さらに介在ニューロンの3種類に分化していることが確認された。運動ニューロンには興奮性と抑制性のニューロンがある。興奮・抑制性を問わず運動ニューロンからの信号の一部は，消化管運動の発生に重要な役割を果たすカハールの間質細胞（interstitial cells of Cajal）によって中継される[7]。

筋層間神経叢の興奮性運動ニューロンは平滑筋に向けてアセチルコリン（ACh），サブスタンスP（SP）を発射して平滑筋を収縮させ，抑制性運動ニューロンはVIP，NO，ATPを発射して弛緩させる（図51）。粘膜下神経叢にある分泌（運動）ニューロンは腺細胞や上皮細胞に対して，血管拡張ニュー

ロンは粘膜下血管に対して，それぞれ ACh や VIP を発射し分泌を促進する。腸神経系には抑制性の分泌ニューロンは存在しない。平滑筋に分布するコリン作動性神経線維の末端部はバリコシティを形成して平滑筋表面に接合するだけで，骨格筋の運動終板のような緊密な構造はもたない。

結腸の腸ニューロンを先天的に欠如するヒルシュスプルング病（Hirschsprung disease）では，遠位結腸での反射性弛緩が起こらず機能性閉塞を生じ上流が拡張する（巨大結腸症）。食道でも筋層間神経叢の変性があると，嚥下の際に食道の蠕動と下部括約部の弛緩が適切に起こらず上流では貯留・拡張に至る。この状態はアカラジア（achalasia）として知られる。

(2) 腸神経系は小さな脳の集合体である[8]

消化管には局所で運動を発現する神経回路が組み込まれ，中枢神経と無関係にその場の神経組織を介して直ちに運動に移される。この機構は消化管全体に存在し，随時状況に対応して局所機能が起こる。例えば，消化管各所に自律性が存在し，隣接部位と相互に影響しながら運動を組織化・拡大し，さらに，中枢神経も外来神経を通して参加し，目的に適う消化管運動に発展する。腸神経系は，局所で自律的に機能する反射制御系が空間的・時間的に統合組織化されていく自律分散制御系である。実際，消化管という長大な器官では消化管全体の状況を把握した上で対処する集中制御方式よりも，局所の状況に応じた機能を局所で自律的に制御・発現させるほうが効率的かつ現実的であろう。消化管全体から膨大な情報が1カ所（例えば脳）へ集められる必要はない。このように腸神経系は単純な遠心性ではなく，脳から独立して機能できる小さな脳の集合体である。

(3) 腸内反射の神経回路

「腸の法則」を実現する反射弓は，筋層間神経叢内の一群の腸ニューロンによって構成される腸内反射で説明される（図51）[3,8]。すなわち，腸内容によって引き起こされる刺激に応答する一次感覚ニューロン群の興奮は介在ニューロンを介して，あるいは直接的に運動ニューロンに伝えられ，刺激部位の口側では興奮性運動ニューロンに支配された輪走筋が収縮し，肛門側では抑制性運動ニューロンの支配によって弛緩が起こる。モルモット小腸では輪走筋の収縮輪の幅は最小約2〜3 mmで，この収縮輪が移動すると蠕動運動に発展し，肛門側の抑制が起こらないで両側で興奮が起こると分節運動が形成される。

以上は摂食に伴う消化管運動であるので，食間空腹時の運動については別に考える必要がある。食事の後，数時間，比較的長時間の静止状態を経て強力な収縮性活動が見られる。この活動が胃から回腸末端にわたって伝播するように見え，伝播性筋電位（運動）群（migrating myoelectric or motor complex：MMC）と呼ばれる。この運動は空腹時に放出されるモチリンによって引き起こされる。最近，モチリンおよびそのアゴニストを消化管運動促進剤として臨床的に応用しようとする試みがある。

(4) 腸神経系の起源：腸ニューロンの由来

胎生期に神経堤細胞が迷走神経と骨盤神経の経路に沿って消化管壁内へ移動した後に成熟して腸ニューロンになる[9]。これらの細胞は一時的にカテコールアミン作動性であるが，この特性は分化の最終段階を迎えると速やかに消えるという。神経堤由来の細胞の分化と成熟には消化管の局所環境が影響すると考えられている。腸ニューロンだけでなく交感および副交感神経節の節後ニューロンも神経堤に由来し，さらに副腎髄質や内臓感覚ニューロンも含めた自律神経系，つまり，遠心性と求心性を問わず内臓機能に関与するニューロンすべてが共通の発生過程をたどる[10]。

4. 外来神経の種類と生理的意義

1）交感神経と副交感神経はともに腸神経系の活動を修飾する（図50）

　一般的に，交感神経の活動が増すと消化管の運動や分泌は減弱し，副交感神経は消化管の運動や分泌を刺激する。交感神経を刺激するかアドレナリンの血漿レベルの上昇はNa^+やCl^-および水の吸収を促す。副交感神経の刺激ではイオンや水の正味の吸収速度が減る。

　消化管で平滑筋や分泌細胞を直接支配するのは腸神経系の運動ニューロンである。交感神経節後線維は，血管を除いて消化管内の効果器組織を直接支配することはほとんどなく，通常腸神経系内に終末する。副交感神経では，中枢神経内に細胞体をもつ節前性線維が，横行結腸までは迷走神経，下行結腸から肛門では骨盤神経経由で腸神経系に到達する。中枢神経の状態は交感および副交感神経を経て腸神経系に伝えられて消化管機能に反映される。同時に，交感神経は消化管内の血流を減らすことによって消化管機能を抑制する。

　腸ニューロンである壁内神経叢細胞は副交感神経系の節細胞と記されることがある。しかし上述のように，腸神経系には交感・副交感神経ともに終末している。独自に消化管機能をコントロールしている腸神経系は副交感神経系の単なる中継所ではない[3]。

2）腸外反射の形成

（1）腸外反射の求心信号は全身からくる

　消化管自体の求心信号によって交感および副交感神経を遠心路とする腸外反射が消化管各部で形成される。消化管以外では膀胱や腎臓，子宮など他内臓からの求心信号，および特殊感覚や皮膚からの体性感覚などによって腸外反射が形成される。下腸間膜動脈神経節など神経節を舞台とする節反射，さらにはある種の軸索反射も腸外反射といえる。CCKやガストリンなどの消化管ホルモンを介しても腸管運動や分泌を反射的に制御する。

（2）消化管各部間で形成される腸外反射

　消化管各部位での刺激は，延髄や脊髄にある反射中枢を経て交感・副交感神経の促進および抑制神経を遠心路とする腸外反射を起こして消化管の運動や分泌機能にかかわる。食物が胃に入ると胃底・体部の反射性弛緩である"受け入れ弛緩"が誘発される。これは迷走－迷走神経抑制反射で，胃の内圧をあげずに容積を増すことができるので胃は貯蔵器官として機能する。迷走神経切除術ではこの反射を起こす求心路も除かれるので，食事で胃内圧が著しく上昇し胃内容排出が促進されてダンピング症候群として知られる状態になる。その結果，十二指腸の能力を超えて食物が入ってくると慢性下痢の状態になる。

　食道－回腸促進反射や胃－結腸促進反射は迷走－迷走促進反射である。胃－結腸反射によって，胃に食物が入ると上行結腸の運動が促進される。この反射によって結腸に大蠕動が惹起され，横行結腸からS状結腸に貯留している内容物を直腸に送り込んで排便を引き起こす。胃に入れたバルーンを膨らませても胃－結腸反射が起こる。

　交感神経である内臓神経を遠心路とする腸外反射に，胃－小腸抑制反射，小腸相互間抑制反射，小腸－胃運動抑制反射，消化管各部の伸展刺激による回盲括約部の収縮などがある。

(3) 消化管以外からの感覚も腸外反射に関与する

膀胱や子宮を含む泌尿・生殖器系など腹腔内臓器からの求心信号，そして，三叉神経や前庭神経領域および皮膚の体性感覚信号によって引き起こされる腸外反射として小腸や大腸の運動促進と運動抑制の反射がある。食事に伴う反射性唾液分泌は体性-舌咽神経促進反射で，漿液性の唾液が大量に分泌される。交感神経刺激では顎下腺と舌下腺から少量の粘液性の唾液が分泌され，同時に血管は収縮し唾液腺血流量は減少する。ほかに，迷路-迷走促進反射による運動促進，胃液，胃酸，ガストリン，膵液分泌の促進が知られている。皮膚刺激や疼痛による運動抑制反射が胃，小腸，大腸に認められている。

(4) 排便は腸内反射，腸外反射および随意運動との共同作業である

仙髄に中枢をもつ排便反射は随意運動との精緻な協同作業の結果，排便に至る。結腸運動でもほかの部位と同じく内在神経が収縮性運動を起こし外来神経が修飾的に働くが，排便にはこの原則が当てはまらず，仙髄に存在する排便中枢，高位の排便調節中枢および体性神経である陰部神経の関与が必須である。通常は空疎である直腸が充満するとその情報は骨盤神経を通って排便中枢に送られて処理され，反射性に内肛門括約筋（平滑筋）の弛緩と外肛門括約筋（骨格筋）の緊縮とを起こし，同時に便意を覚える。すべてが適切に進むと，次に随意的に外肛門括約筋を弛緩，さらに，腹腔内圧を上昇させて排便する。

糞塊が消化管内に長期間（3日以上）とどまり水分の乏しい便を排泄する場合を便秘といい，通常，機能性便秘と器質性便秘に分ける。多くの場合，正常な排便反射を抑圧して不規則になった排便習慣が原因となり，弛緩性便秘では反射の減弱や結腸・直腸の緊張性低下が起こり，けいれん性便秘では内容物の移動が妨げられる。こうして糞便の蓄積と過度の粘液分泌が起こると下痢を誘発し，この状態が繰り返される。器質性便秘に前述のヒルシュスプルング病がある。下痢は消化管の蠕動亢進，吸収障害，分泌亢進がそれぞれ，あるいは重複して関与し，便秘と同様に器質的病変によるものと，機能的に発症するものがある。

3）高次神経機能と消化管機能

消化管の運動や分泌の反射的調節に中枢神経系が関与し，さまざまなストレスに起因する消化管機能の異常が見られる。外来神経である交感・副交感神経の投射パターンは消化管の部位によって差異があり，両者の消化管機能への影響にも部位差が存在する。とりわけ，口腔から胃や結腸および排便は高次神経機能の影響を強く受ける。過敏性結腸症（irritable colon or bowel syndrome）は腹痛と下痢，便秘など便通異常を主症状とするもので，症状を説明できる器質的所見がなく，結腸筋電図や内圧検査でも正常者との有意な差がないことも多い。この疾患では社会心理的ストレスとの相関が高頻度に認められる。

おわりに

動物の形態形成は消化管を中心に行われる[1]。小腸では，消化と吸収という基本的機能が原型に近い状態で保存され，胃および結腸は貯蔵器官として分化・発達する。自律神経系のサブシステムのうち腸神経系が消化管における運動や分泌活動を直接的に制御し，交感神経系および副交感神経系は一

般に腸神経系を介して間接的に影響する（図50）。特に，消化管の入口である口腔から胃，および出口である直腸から肛門の機能は脳幹と仙髄に起始する副交感神経の影響を強く受け，副交感神経系と消化管，とりわけ入口にあたる鰓腸との関係が改めて注目される。

■文　献

1) 三木成夫：生命形態の自然誌．第一巻解剖学論集，うぶすな書院，東京，pp.306-310, 1989
2) Bayliss WM, Starling EH：The movements and innervation of the small intestine. J Physiol (Lond)；24：99-143, 1899
3) Furness JB, Costa M：The enteric nervous system. Charchill Livingstone, London, pp.33, 1987
4) Langley JN：The autonomic nervous system. W. Heffer & Sons, Cambridge, Part I, pp.80, 1921
5) Pick J：The autonomic nervous system. JB Lipincott Company, Philadelphia, pp.23, 1970
6) Kunze WAA, Furness JB：The enteric nervous system and regulation of intestinal motility. Annu Rev Physiol；61：117-142, 1999
7) Horowitz B, Ward SM, Sanders KM：Cellular and molecular basis for electrical rhythmicity in gastrointestinal muscles. Annu Rev Physiol；61：15-93, 1999
8) 片山芳文：腸神経系を通してみた自律神経系（ニューロサイエンスの仮説），第1，2回．脳の科学 23：507-512；595-599, 2001
9) Gershon MD, Chalazonitis A, Rothman TP：From neural crest to bowel：development of the enteric nervous system. J Neurobiol；24：199-214, 1993
10) Pattyn A, Morin X, Cremer H, et al：The homeobox gene Phox2b is essential for the development of autonomic neural crest derivatives. Nature；399：366-370, 2001

片山芳文

D. 排尿機能

はじめに

　排尿機能には，膀胱に尿をためる機能すなわち蓄尿機能と，尿を出す機能すなわち排出機能という二つの機能がある。この蓄尿機能と排出機能は交互に繰り返し行われており，蓄尿・排出サイクルと呼ばれるものを形成している。通常，蓄尿機能は長い時間をかけて行われ，排出機能は随意的に短い時間で行われる。これらの排尿機能は下部尿路と呼ばれる膀胱と尿道の相補的な働きによって行われている。この下部尿路は，自律神経と体性神経で構成された神経系によって複雑に支配されており，状況に応じて蓄尿または排出の機能を行っている。
　本稿では，複雑な排尿機能を理解するために，まず正常な排尿機能と，下部尿路の解剖とその神経支配について述べ，次に排尿機能の検査法と，排尿機能異常とその治療法について述べる。

1．正常な排尿機能

　正常な排尿とは，表 19 の如くである[1〜4]。

1）蓄尿期

　蓄尿期とは，腎臓で持続的に産生される尿をしばらくの間膀胱内にためておく期間である。

（1）蓄尿期の膀胱

　正常では，蓄尿期の膀胱は，徐々に増える尿量に応じて弛緩し，拡張する。この間，膀胱内圧は低いままでほとんど変わらない。

（2）蓄尿期の尿道（膀胱頚部を含む）

　蓄尿期の尿道は，膀胱内の尿量増加に応じて不随意に漸増的に収縮し，閉鎖を強める。この間，尿道閉鎖圧は徐々に高くなる。また，体動やいきみによる膀胱内圧の不意の上昇時には，尿道は反射的に閉鎖を強めて尿の流出を防ぐように機能する（防御反射）。その他，尿道は随意的な収縮が可能で，意識的にその閉鎖圧を強めることができる。

（3）尿　意

　膀胱にある程度の尿がたまり，膀胱壁が伸展すると，尿意を来す。正常では，尿意を感じても，しばらくの間は蓄尿が継続される。膀胱内にある程度の尿がたまると，尿意が強くなるが，その後も尿意および尿の排出を随意的に我慢し続けることができる。

2）排出期

　排出期（狭義の排尿）とは，膀胱にたまった尿を体外に排出する期間である。

（1）排出期の膀胱

　"排出開始"の高次中枢からの合図により，膀胱の収縮が始まる。この収縮により膀胱の尿を押し出そうとする力が強まる。そしてこの力すなわち膀胱内圧が尿道の抵抗すなわち尿道閉鎖圧よりも大き

表19　正常な排尿

蓄尿期	①十分な尿量を膀胱にためられる。 ②ある程度の尿が膀胱にたまると尿意を生じる。 ③強い尿意に対して，しばらくの間，我慢ができる。 ④尿失禁を来さない。
排出期	①排出を意図することで，蓄尿の途中のいつでも排尿できる。 ②いったん排出を始めれば，特別の努力をしなくても排出を持続できる。 ③意図的に排出を中止できる。 ④尿をすべて排出できる。

くなると，尿が尿道を介して排出される。いったん，尿の排出が始まると，この膀胱収縮は特別な努力なしに膀胱内の尿がなくなるまで続く。この間，膀胱内圧は，はじめに急激に上昇し，その後尿の排出に伴い少し低下するが，尿を排出している間は上昇している状態が続く。一方で，尿の排出中に随意的に膀胱の収縮を中止し，尿の排出を中止することもできる。

(2) 排出期の尿道

"排出開始"の意図により，膀胱収縮に先じて，尿道は弛緩し，尿道の閉鎖が解除される。その後，膀胱が収縮している間，すなわち尿が排出している間，尿道は弛緩し続ける。この膀胱と尿道の相補的な運動を膀胱と尿道の協調運動という。この間，尿道の閉鎖圧は低下している。一方で，尿の排出中に随意的に尿道を収縮させ，排出を意識的に中止することもできる。

(3) 排出感覚

尿が尿道を流れると，その刺激により排出感覚が生じる。

2. 下部尿路の解剖と神経支配

下部尿路は膀胱と尿道から構成されており，正常な排尿機能を維持するためにはこれらの形態や位置が保たれ，かつ下部尿路の支配神経系が正常に機能している必要がある[1~4]。

1) 膀　胱（図52）

膀胱は頂部，体部，底部に分けられ，膀胱頂部と体部後面は腹膜に覆われている。また後面両側は尿管により，前面は尿膜管により，下面は尿道によって骨盤内の腹膜外に固定されている。膀胱壁は結合組織からなる膀胱外膜の外層と，膀胱筋層，膀胱粘膜・上皮からなる膀胱内膜の内層からなる。膀胱の収縮・弛緩は膀胱筋層の平滑筋すなわち排尿筋による。この排尿筋は，多数の膀胱収縮促進性でアセチルコリン作動性（ムスカリン受容体）の副交感神経と，少数の膀胱収縮抑制性でノルアドレナリン作動性（β受容体）の交感神経により支配されている。尿意は，膀胱壁に存在する感覚神経の自由終末と機械受容体や侵害受容体によると考えられている。膀胱には，その他にも両尿管口と内尿道口によって囲まれる膀胱三角部と呼ばれる部位があり，膀胱底部の一部を構成している。この部位の筋層は浅・深三角筋と呼ばれる平滑筋からなる。深三角筋部は排尿筋の一部であり，副交感神経支配が優位であるが，浅三角筋部は尿道の平滑筋の一部であり，交感神経支配が優位となっている。

図 52

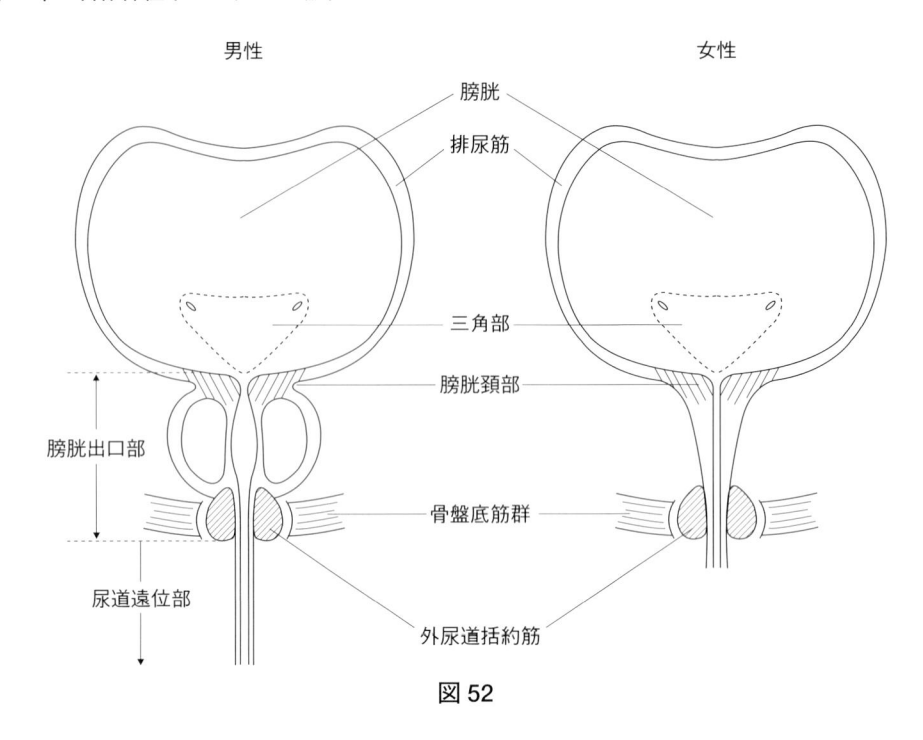

2）尿　道（図 52）

　尿道は近位尿道と遠位尿道（男性のみ）に分けられる．また，膀胱と尿道の境界部を膀胱頸部といい，この膀胱頸部と近位尿道を膀胱出口部と呼んでいる．膀胱頸部の筋は排尿筋とは異なり，尿道を閉鎖する括約筋的な役割をもつ．そのため内尿道括約筋とも呼ばれる．膀胱頸部/内尿道括約筋は尿道収縮促進性でノルアドレナリン作動性（α受容体）の交感神経優位に支配されている．膀胱出口部には，膀胱頸部/内尿道括約筋のほか，外尿道括約筋が存在し，尿道閉鎖において中心的な役割を果たしている．外尿道括約筋は横紋筋であり，尿道収縮促進性でアセチルコリン作動性（ニコチン受容体）の体性神経により支配されている．

3）下部尿路の支配神経系（図 53）

　正常な排尿機能は，下部尿路の支配神経系により複雑に調整されている．その中で，橋の排尿中枢と腰仙髄の排尿中枢，そしてこれらをコントロールする高位中枢が中心的な役割を果たしている[1〜5]．

（1）遠心系

　副交感神経，交感神経および体性神経の 3 系統によって構成されている．

　A．高位中枢

　橋排尿中枢よりも高位の中枢として，ヒトでは前頭葉，頭頂葉，帯状回，島回，大脳基底核，視床下部，中脳水道周囲中心灰白質が報告されている[6〜8]．その他にも，動物実験から，扁桃体，視床，赤核とその周辺被蓋，黒質，腹側被蓋野，縫線核，青斑核，脳幹網様核，迷走神経背側核などの関与も指摘されている．しかし，これらが下位の下部尿路支配神経系にどのように関与しているかについての詳細は十分にわかっていない．これまでの報告から，これらの高位中枢は，蓄尿や排出の促進または抑制に関与し，総じて随意的な蓄尿の継続や随意的な尿の排出の開始や停止，いわゆる蓄尿と排

Ⅰ．臓器機能に関連する自律神経系の生体基礎機能　145

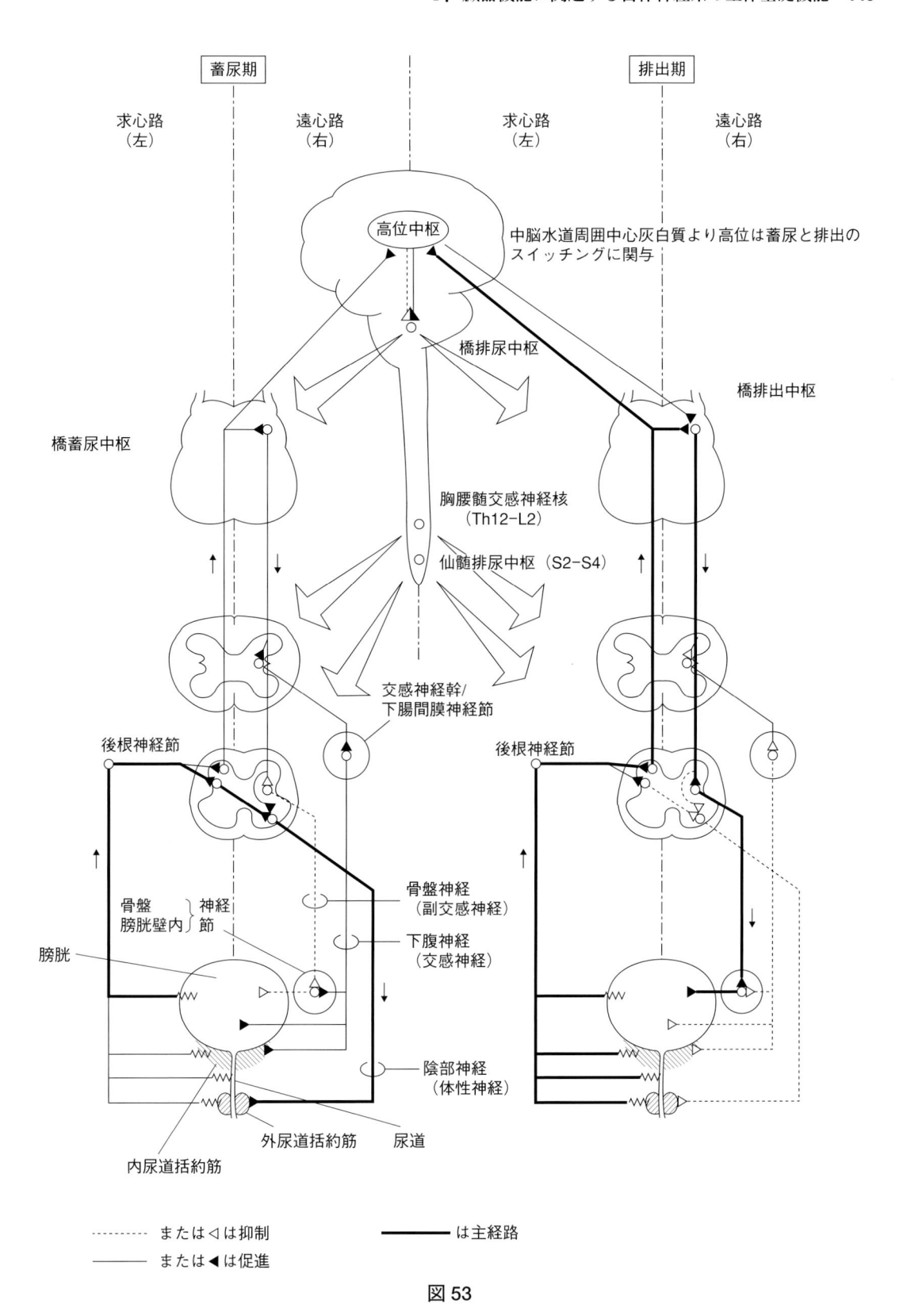

蓄尿期　　　　　　　　　　　　　　排出期

求心路　遠心路　　　　　　求心路　遠心路
（左）　（右）　　　　　　（左）　（右）

高位中枢　　中脳水道周囲中心灰白質より高位は蓄尿と排出の
　　　　　　スイッチングに関与

橋排尿中枢　　　　　　　　　　　橋排出中枢

橋蓄尿中枢

胸腰髄交感神経核
（Th12-L2）

仙髄排尿中枢（S2-S4）

交感神経幹/
下腸間膜神経節

後根神経節　　　　　　　　　　　後根神経節

骨盤　　神経　　骨盤神経
膀胱壁内　節　　（副交感神経）

膀胱　　　　　　下腹神経
　　　　　　　　（交感神経）

　　　　　　　　陰部神経
　　　　　　　　（体性神経）

外尿道括約筋　尿道
内尿道括約筋

-------- または ◁ は抑制　　　——— は主経路
——— または ◀ は促進

図 53

尿の切り替え・スイッチングに関与していると考えられている[1~4]。

B．副交感神経系

中枢神経系は，上述した高位中枢のほか，排出中枢としての橋排尿中枢とその脊髄下行路（側索/錐体路近傍），そして仙髄排尿中枢（S2-4）にある仙髄中間外側核（骨盤神経核）で構成される。末梢神経系は，骨盤神経と呼ばれ，骨盤神経核を起始とする節前線維（B線維）と，骨盤神経節/膀胱壁内神経節を起始核とする節後線維（C線維）で構成される。この骨盤神経の節後線維が，膀胱の排尿筋を直接支配し促進性に作用し，"膀胱の収縮"に関与する。また，骨盤神経の節後線維の一部は，膀胱頚部/内尿道括約筋を支配し抑制性に作用し，"膀胱の出口部の弛緩"に関与する。その他，中枢神経系の脊髄下行路の一部は，仙髄内の介在ニューロンを介して，陰部神経核を支配し，陰部神経による外尿道括約筋の収縮を抑制し，"尿道の弛緩"に関与する。

C．交感神経

中枢神経系は，上述した高位中枢のほか，蓄尿中枢としての橋排尿中枢とその脊髄下行路，そして胸髄下部/腰髄上部（T10-L2）の中間外側核（下腹神経核）で構成される。末梢神経系は，下腹神経と呼ばれ，下腹神経核を起始とする節前線維，交感神経幹/下腸間膜神経節を起始核とする節後線維で構成される。この下腹神経の節後線維が，膀胱頚部/内尿道括約筋を支配し促進性に作用し，"膀胱の出口部の収縮"に関与する。また，下腹神経の節後線維の一部は排尿筋を直接支配して抑制性に作用し，"膀胱の弛緩"に関与する。その他，下腹神経の節後線維の一部は，骨盤神経節にも側枝を出し，骨盤神経の節後線維活動を抑制することで，"膀胱の弛緩"にも関与する。

D．体性神経

中枢神経系は，上述した高位中枢，蓄尿中枢である橋排尿中枢とその脊髄下行路，仙髄前角（S2-4）にある Onuf 核（陰部神経核）で構成される。末梢神経系は，陰部神経と呼ばれ，陰部神経核からの線維による。この陰部神経は，外尿道筋括約筋を支配し促進性に，"尿道の収縮"に関与する。

（2）求心系

求心系は，尿意および後述する排尿反射弓の形成に関与する。

A．感覚神経

膀胱および尿道からの刺激は，骨盤・陰部・下腹神経内の求心系線維（Aδ線維/C線維）を介し，後根神経節を経て，胸髄下部/腰髄上部や仙髄の後角に入る。その後，一部は，介在ニューロンを介して腰仙髄排尿中枢に至り，蓄尿および排出に関する各種の脊髄-脊髄反射に関与する。また一部は，橋排尿中枢または中脳水道周囲灰白質まで上行し，脊髄-脳幹-脊髄反射に関与する。また一部は，さらに上行し，求心系の高位中枢において，尿意の形成に関与する[8]。膀胱感覚刺激には，膀胱上皮や粘膜下組織に対する機械刺激や侵害（化学）刺激による膀胱上皮や粘膜下組織からのアセチルコリンやアデノシン三リン酸（ATP），一酸化窒素（NO），タヒキニン（SP，NKA，NKB），カルシトニン遺伝子関連ペプチド（CGRP），ノルアドレナリン（NA）などの放出物質が関与している。

（3）排尿反射

排尿時に膀胱と尿道が協調して正しく機能するためには排尿反射の役割が重要であるが，実際には，どのような排尿反射が存在し，どのように働いているかに関しては正確にはわかっていない。ここでは，従来の臨床や動物での基礎研究をもとに，ヒトでの存在が考えられている排尿反射について述べる[1,5]。

A．蓄尿反射

　蓄尿期には，尿による膀胱や尿道への刺激に反応して，腰仙髄排尿中枢を介した脊髄-脊髄反射が働き，尿道出口部を閉鎖し，膀胱を弛緩させる。この反射は，"排出開始"の意図により排出が開始するまで，継続する。また，この反射は体動やいきみなどで膀胱内圧が急激に上昇する場合にも働く。

B．排出反射

　排出期には，尿道からの尿の排出刺激に反応して，橋排出中枢を介した脊髄-脳幹-脊髄反射が働き，膀胱を収縮し，尿道出口部を弛緩させる。この反射により，特別な努力をしなくても尿の排出が継続される。この排出反射は，排出期末期に尿の排出刺激がなくなると，消失する。

3．排尿機能に関連する神経伝達物質（表20）

　下部尿路およびその神経系では，アセチルコリンやノルアドレナリンが神経伝達の中心的な役割を果たしているが，その他に，以下のような種々の神経伝達物質も関与している。

1）中枢神経系

　高位中枢の橋排尿中枢に対する作用において，作用側の受容体のサブタイプ別に作用が異なっていることが多いが，総じてアセチルコリン（Ach）は促進性と抑制性の両方向に，ドパミン（DA），グルタミン酸（Glu），タヒキニン（サブスタンスP［SP］，ニューロキニンA［NKA］，ニューロキニンB［NKB］）は促進性に，エンケファリン（ENK）やγ-アミノ酪酸（GABA）は抑制性に働き，腰仙髄排尿中枢に対しては，ノルアドレナリン（NA）やグルタミン酸（Glu）は促進性と抑制性の両方向に，タヒキニン（SP，NKA，NKB）や血管作動性小腸ペプチド（VIP）は促進性に，セロトニン（5HT）やエンケファリン（ENK），副腎皮質刺激ホルモン放出ホルモン（CRF），γ-アミノ酪酸（GABA）は抑制性に作用すると考えられている[9]。

2）末梢神経系

（1）遠心系

　副交感神経系の膀胱に対する作用において，総じてアセチルコリン（Ach）や血管作動性小腸ペプチド（VIP），アデノシン三リン酸（ATP）は促進性に，エンケファリン（ENK）やニューロペプチドY（NY）は抑制的に働き，副交感神経系の膀胱頚部や尿道に対する作用では，アセチルコリン（Ach）は促進性に，一酸化窒素（NO）は抑制性に作用する。交感神経系の膀胱に対する作用では，ノルアドレナリン（NA）は促進性と抑制性の両方向に，アセチルコリン（Ach）は促進性に，ニューロペプチドY（NY）は抑制性に働き，交感神経系の尿道への作用では，ノルアドレナリン（NA）は促進性に，体性神経系の尿道への作用では，アセチルコリン（Ach）は促進性に作用すると考えられている[9]。

（2）求心系

　感覚神経では，アセチルコリン（Ach），グルタミン酸（Glu），タヒキニン（SP，NKA，NKB），カルシトニン遺伝子関連ペプチド（CGRP），ヒスタミン（H），ブラジキニン（B），プロスタグランジン（PG）は促進性に，血管作動性小腸ペプチド（VIP），一酸化窒素（NO）は抑制性に作用すると考えられている[9]。

表20 下部尿路に関連している神経伝達物質とその作用

神経伝達物質	作用部位（中枢） 脳幹	作用部位（中枢） 交感神経系 腰髄	作用部位（中枢） 副交感神経系 仙髄	作用部位（中枢） 体性神経系 仙髄	作用部位（末梢遠心系） 交感神経系 神経節	作用部位（末梢遠心系） 交感神経系 膀胱	作用部位（末梢遠心系） 交感神経系 膀胱頸部	作用部位（末梢遠心系） 副交感神経系 神経節	作用部位（末梢遠心系） 副交感神経系 膀胱	作用部位（末梢遠心系） 副交感神経系 膀胱頸部	作用部位（末梢遠心系） 体性神経系 尿道/括約筋	作用部位（末梢求心系） 膀胱から	作用部位（末梢求心系） 脊髄
アセチルコリン	+/-?				+(N2, M1) +(α1)/-(α2)+(β)			+(N1, M2, M3)	+(M2, M3) +(M1)/-(M2)	(M2, M3)	+(N)	+	
ノルアドレナリン	-		+/-?(α1, α2)	+/-(α1)/(α2)	-(β1, β2)	-(β3)	+(α1, α2) -(α2)	+/-(α1)/(α2) -(α2)					(中枢から)
ドパミン	+/(+/-)(D)/(D2/D1)-(D2) -(5HT1A)		+			(βを介して)							
セロトニン	-	+(5HT2)	(5HT1c, 3)	+(5HT2)				-				-	(中枢から)
GABA	-+(GABA A, B)+(NMDA)		(GABA A, B)										
グルタミン酸	-/+?(NMDA, AMPA)		-/+?(NMDA, AMPA)	+(NMDA, AMPA)				-(σ)					+(NMDA, AMPA)
エンケファリン[オピオイド]	-(μ, σ)		+(μ, σ)	-(κ)									
VIP													
タキキニン [SP, NKA, NKB]	+(NK1, NK2)		+(NK1)					+				+(NK1, NK2)	(NK1, NK2)
アデノシン三リン酸[ATP]					+(P2X)	-(NPY)		+(P2X)	+(P2X) -(NPY)			+(P2X3)	
ニューロペプチドY													
一酸化窒素[NO]										-		+	-
プロスタグランジン												+(β2, H1 Caps)	
ヒスタミン													
CRF	-												
CGRP												+	+

+：促進，－：抑制，（ ）の中は，受容体のサブタイプ
VIP：血管作動性小腸ペプチド，SP：サブスタンスP，NKA：ニューロキニンA，NKB：ニューロキニンB，CRF：副腎皮質刺激ホルモン放出ホルモン，CGRP：カルシトニン遺伝子関連ペプチド
斜字体は，前シナプス（自己受容体）作用

4. 尿流動態検査法

排尿機能，すなわち蓄尿期と排出期の膀胱と尿道の状態を把握するための検査である。ここでは代表的な検査について述べる[1~4]。

1) 膀胱内圧測定

膀胱内圧を連続的に測定する検査で，膀胱内に注水し，蓄尿と類似の状態を作ることで，蓄尿期の膀胱の状態，特に排尿筋の異常収縮の有無とその程度を評価することができる。この際，排尿筋収縮は排尿筋圧で示され，腹圧の影響を受ける膀胱内圧から腹圧（直腸内圧）を差し引いて求める。また，同時に尿意が出現する膀胱容量や最大尿意時の膀胱容量の測定を行うことで，尿意や膀胱容量の評価もできる。通常，経尿道にカテーテルを挿入して行う。

2) プレッシャーフロースタディ

排出期の膀胱の排尿筋収縮力および尿道の尿道閉塞度/尿道抵抗を評価するためのもので，排出期の排尿筋圧と尿流を同時に連続的に測定し，それらの値を Abrams-Griffiths のノモグラムまたは Schafer のノモグラムにプロットして解析する。最大尿流とその時の排尿筋圧が特に重要である。正常は，排尿筋圧の高さに見合うだけの尿流が見られるという高（排尿筋）圧高尿流の型を示す。尿道閉塞がある場合は，排尿筋圧が異常に高いにもかかわらず尿流が乏しいという高圧低尿流型を示す。一方，排尿筋収縮不全がある場合は，排尿筋圧が高くならず尿流も乏しいといった低圧低尿流型を示す。ただし，これらのノモグラムはどちらも男性の前立腺肥大症患者の尿道閉塞の状態を基に作られているので，膀胱収縮不全がある場合の尿道閉塞状況の評価や女性に用いる場合には，その点についての留意が必要となる。

3) 膀胱・尿道造影

造影剤を膀胱内にためているときの状態とその造影剤を排出しているときの状態を，X線で撮影することで，それぞれの状況下での膀胱や尿道の形状を描出できる検査で，蓄尿期と排出期の膀胱と尿道の形態学的な異常の有無を評価できる。

4) 外括約筋筋電図

針や表面電極を用いて外尿道括約筋の筋電図を記録する検査で，蓄尿期や排出期の外括約筋の収縮（筋活動）の強さを音の強弱や波形の頻度で評価することができる。また，針筋電図を用いると，安静時の筋の複合運動単位活動電位を解析することが可能となり，外括約筋の神経原性変化の有無を評価できる。

5) 尿道内圧測定

尿道カテーテルの側面で，尿道への注水抵抗圧またはその他の圧端子/圧トランデューサーを用いて，尿道内圧を測定する検査である。安静時にそのカテーテルを内尿道口から外尿道口まで牽引することで尿道全体の静的尿道内圧を測定し，評価できる。また，尿流動態検査時に膀胱頚部/内尿道括約

筋部や外尿道括約筋部に設置することで，蓄尿期や排出期の各括約筋部の内圧の変化を経時的に測定・評価することができる。

6）ビデオウロダイナミクス

上述の膀胱内圧測定やプレッシャーフロースタディ，膀胱・尿道造影，外括約筋筋電図，尿道内圧測定を組み合わせた多機能検査法で，やや煩雑だが同時に多くの項目が測定できる。従来の検査が苦手としていた排出時の尿道機能を詳細に評価できる。

5. 排尿機能の障害

下部尿路の神経支配系に異常を来すか，または下部尿路やその周辺組織に器質的障害が起こると，排尿機能に障害が生じる。この排尿障害には，蓄尿障害と排出障害とがあるが，両者が合併していることも少なくない。蓄尿障害と排出障害は，それぞれ蓄尿症状（尿が近い症状：夜間頻尿，日中頻尿，尿意切迫，尿失禁など）と排出症状（尿を出しにくい症状：排尿開始遅延，排尿時間延長，間欠排尿，残尿感，尿閉など）を来す。しかし，排出障害ではまれに，残尿の増加により1回に膀胱にためることのできる尿量，すなわち機能的膀胱容量が減り，排尿間隔が短くなるため蓄尿症状（頻尿）を来すことがある。また，排尿障害とは異なる多尿という病態や心因的な要因が，頻尿という蓄尿症状を来すこともあるので留意が必要である[1〜4]。

1）蓄尿障害

（1）膀胱の異常収縮（弛緩不全）

膀胱の異常収縮（弛緩不全）には排尿筋過活動と低コンプライアンス膀胱がある。排尿筋過活動は蓄尿障害の原因として多く見られるが，低コンプライアンス膀胱はまれである。

排尿筋過活動は，蓄尿の途中で膀胱が急に不随意な収縮を繰り返すようになるもので，主に副交感神経系の仙髄排尿中枢より上位の中枢神経障害による。その他，膀胱の感覚受容器を含めた求心系の障害による膀胱感覚過敏により生じるものや，下部尿路の閉塞によって生じるものもある。また，原因が不明な特発性のものも認められている。膀胱内圧測定では，蓄尿期の途中で，膀胱内圧の急な上昇を繰り返す所見が見られる。

低コンプライアンス膀胱は，蓄尿時に膀胱が弛緩・拡張しにくくなっている状態で，副交感神経系の中枢神経，特に仙髄や骨盤神経の節前線維の障害などにより膀胱が常に収縮した状態になっている場合と，膀胱の慢性炎症や加齢などの要因により膀胱壁が線維化または変性し，膀胱の伸展性が悪くなっている場合とがある。膀胱内圧測定では，蓄尿開始とともに膀胱内圧が緩徐に上昇していく所見が認められる。排尿筋過活動と低コンプライアンス膀胱のどちらも，頻尿や尿意切迫，切迫性尿失禁の原因となる。

（2）膀胱出口部の収縮不全

膀胱出口部の収縮不全には，無抑制括約筋弛緩と尿道括約筋を含む骨盤底筋群の収縮不全とがある。

無抑制括約筋弛緩は，蓄尿の途中で，外尿道括約筋の不随意な弛緩が起きるもので，排尿筋過活動に伴うものと伴わないものがある。体性神経である陰部神経系の中枢神経障害で見られ，大脳半球，

特に前頭葉の障害で多く見られる。尿道内圧測定では，蓄尿期の途中で尿道閉鎖圧が低下する所見が認められ，外尿道括約筋筋電図では，蓄尿期の途中で筋の発火頻度が低下する所見が認められる。切迫性尿失禁や遺尿の原因となる。

尿道括約筋を含む骨盤底筋群の収縮不全は，蓄尿時の尿道出口部の収縮力が低下しているもので，尿道支配神経の遠心系，特に体性神経系の陰部神経や交感神経系の下腹神経の障害による。その他，慢性の尿道炎などによる尿道の線維化や，加齢や外傷・分娩などによる骨盤底筋群自体の障害・変性でも起こる。尿道括約筋の収縮不全には，外尿道括約筋の収縮不全と内尿道括約筋/膀胱頸部の収縮不全とがある。外尿道括約筋の収縮不全は，尿道内圧測定において安静時の尿道閉鎖圧が低下している所見として認められるが，内尿道括約筋/膀胱頸部の収縮不全は膀胱・尿道造影やビデオウロダイナミクスといった限られた検査でしか同定することができない。体動やいきみ時の尿漏れ（腹圧性尿失禁）の原因となる。

(3) 尿意の障害

尿意の障害には，尿意過敏と尿意の低下とがある。

尿意過敏は，膀胱の異常収縮がないにもかかわらず，蓄尿中，急に尿意を催し，我慢ができなくなるものや，蓄尿量が少ないにもかかわらず，尿意を早くまたは強く感じてしまうもので，膀胱の炎症/感染性，神経原性，心因性，特発性などの原因による膀胱の感覚神経系の障害による。頻尿や尿意切迫の原因となる。

尿意の低下は，尿意が低下・消失しているもので，膀胱の感覚神経系，特に末梢神経や脊髄部での障害に多く見られる。膀胱の過伸展や溢流性尿失禁の原因となる。

2) 排出障害

(1) 膀胱収縮不全

排尿筋の収縮力が低下しているもので，膀胱遠心系，特に排出反射弓の障害による。また，慢性炎症/感染性や筋原性，特発性などの排尿筋自体の障害や心因性でも起こる。排出時の膀胱内圧測定では排尿筋圧の上昇の減弱が認められる。プレッシャーフロースタディでは低圧低尿流の膀胱収縮不全型となる。尿閉や排尿困難，尿流低下，残尿の原因となる。

(2) 尿道括約筋の弛緩不全

尿道括約筋の弛緩不全は，主に排尿筋尿道括約筋協調不全による。

排尿筋尿道括約筋協調不全は，尿道出口部の括約筋が排尿筋収縮に同調して弛緩しないものである。外尿道括約筋によるものを排尿筋外尿道括約筋協調不全といい，排出反射弓とその反射弓を制御している神経系の障害により起こる。外尿道括約筋筋電図では，排出時に消失すべき筋活動が消失しない所見が認められる。尿道造影では尿道の外尿道括約筋部の開口が不十分な所見となる。プレッシャーフロースタディでは高圧低尿流の尿道閉塞型となる。一方，内尿道括約筋によるものを排尿筋内尿道括約筋協調不全または排尿筋膀胱頸部協調不全といい，排出反射弓とその反射弓を制御している神経系の障害により起こる。通常，尿道閉塞が見られ，その原因として排尿筋外尿道括約筋協調不全や器質的な尿道狭窄がない場合に排尿筋内括約筋協調不全を疑うが，正確には排尿筋内括約筋協調不全の存在は膀胱・尿道造影やビデオウロダイナミクスなどの多機能排尿機能検査でしか同定できない。プレッシャーフロースタディでは高圧低尿流の尿道閉塞型となる。排尿筋尿道括約筋協調不全はどちら

も尿閉や排尿困難，尿流低下，残尿の原因となる。

その他，尿道括約筋の弛緩不全には外尿道括約筋が異常に緊張している状態（ファウラー症候群）もある。外尿道括約筋自体の異常や筋線維間の異常興奮伝導によると考えられており，若年女性の排尿困難の原因の一つとしてあげられているが，わが国での報告例は今のところない。

（3）器質的な尿道閉塞・狭窄

尿道の解剖学的な閉塞によるもので，器質的下部尿路疾患や女性では婦人科疾患にもよる。器質的下部尿路疾患としては尿道狭窄や前立腺肥大/がんなどがあり，婦人科疾患としては子宮脱や子宮筋腫，卵巣腫瘍などがある。

（4）排出感覚の障害

尿道の感覚が低下または消失しているもので，尿道感覚の求心系の障害による。排出感の低下の原因となる。また少量の尿失禁にも気づきにくくなる。

6．排尿障害の治療

排尿障害の治療には，その原因となった疾患への治療と，排尿障害自体への対症療法とがある。ここでは排尿障害自体の対症療法について述べる。

1）蓄尿障害の治療

膀胱の異常収縮に対しては，抗コリン（ムスカリン）薬が有効である。ただし，副作用として排出障害の増悪や口渇，便秘，眼圧の上昇，精神・神経症状の悪化が見られることがあるので留意が必要である。また，直接平滑筋弛緩薬や抗うつ薬（三環系，選択的セロトニン（ノルアドレナリン）再取り込み阻害薬），α受容体遮断薬，β受容体刺激薬の一部も有効である。また，前述した神経伝達物質の排尿機能に対する各種作用を応用して，現在，さまざまな薬の研究・開発が行われている。欧米では，ボツリヌス毒素の膀胱内局注療法が行われており，効果をあげている。薬物療法以外では，膀胱訓練や骨盤底筋訓練，経皮的連続磁気刺激療法，埋め込み式経皮的電気刺激療法，神経ブロック，膀胱拡大術などが行われている。

尿道の収縮不全に対しては，α受容体刺激薬，β受容体刺激薬，抗うつ薬（上述），女性ホルモン薬が有効であるとされている。薬物療法以外では，骨盤底筋訓練やバイオフィードバック療法，骨盤底部電気刺激，経皮的連続磁気刺激，膀胱頚部支持器などがある。手術療法として膀胱頚部挙上術や尿道周囲コラーゲン注入術，スリング手術，前膣壁形成術なども行われている。

2）排出障害の治療

膀胱の収縮不全に対しては，膀胱の収縮力を強めるコリン作動薬や抗コリンエステラーゼ薬が有効である。ただし蓄尿期に膀胱の異常収縮や膀胱の尿意過敏などが併在する場合には，それらを増悪してしまうことがあるので留意が必要である。また，膀胱の収縮不全に対して，α受容体遮断薬や骨格筋弛緩薬を用いて尿道抵抗を低下させることも有効である。この際，α受容体遮断薬や骨格筋弛緩薬を単独で用いる場合と，これらの薬剤と上述のコリン作動薬や抗コリンエステラーゼ薬とを併用する場合がある。特に蓄尿障害を合併している場合には，これらの薬剤を単独で用いることが多い。その

他，腹圧や手圧を利用して排出させる方法や，下腹部へのタッピングや感覚刺激を加えることで排出を誘発させる方法が有効な場合もある。

尿道括約筋の弛緩不全に対しては，α受容体遮断薬や骨格筋弛緩薬が有効である。またバイオフィードバック療法や神経ブロックなどもある。その他，手術療法として経尿道的膀胱頸部切除および切開や経尿道的外尿道括約筋切開，尿道内ステント留置といった方法もある。

なお，尿閉や残尿が多い場合には，初めからカテーテルによる尿誘導法を行う。その後，上述の各種療法を併用し，それらが有効な場合には，カテーテルによる尿誘導法を中止できるが，無効な場合には，併用し続ける必要がある。

おわりに

以上，排尿機能の概略とその検査法，排尿障害とその治療法について述べた。排尿機能は，膀胱と尿道という二つの臓器により蓄尿と排出という相反する独立した機能が行われることにより成り立っている。この排尿機能の調節系には，自律神経と体性神経が関与しており，その障害で排尿障害が生じる。しかし，これらの排尿機能の調整や排尿障害の病態に関してはまだ十分に解明されているとはいえないため，さらなる今後の研究に期待したい。また，排尿障害に対しては積極的な治療を行うことが望ましいが，従来の治療薬では十分でない場合も少なくない。特に蓄尿障害と排出障害を合併している場合には，一方の治療薬が他方の障害を悪化させてしまうことがあり，治療に困難を来すことが多い。こういった点からは，今後新しい治療薬の開発が望まれる。

■文　献

1) 服部孝道, 安田耕作, 山西友典, 榊原隆次：神経疾患による排尿障害ハンドブック, 医学書院, 東京, 1998
2) Chancellor MB, Yoshimura N：Physiology and pharmacology of the bladder and urethra. Campbell's Urology（Campbell MF, Walsh PC, Retik AB eds）, Elsevier Science Health Science, New York, pp.873-886, 1998
3) De Groat WC, Booth AM, Yoshimura N：Neurophysiology of micturition and its modification in animal models of human disease. The Autonomic Nervous System vol 3 Nervous control of the urogenital system（Maggi CA ed）, Harwood Academic Publisher, London, pp.227-232, 1993
4) 山口　修：尿路機能のしくみと排尿障害. 臨牀と研究 80：5-10, 2003
5) 内山智之, 榊原隆次, 服部孝道：排尿反射. Clinical Neuroscience；22：924-927, 2004
6) Blok BF, Willemsen A, Holstage G：A PET study on brain control of micturition in humans. Brain；120：111-121, 1997
7) Nour S, Svarer C, Kristensen JK, Paulson OB, Law I：Cerebral activation during micturition in normal men. Brain, 123：781-789, 2000
8) Athwal BS, Berkley KJ, Hussain I, Brennan A, Craggs M, Sakakibara R, Frackowiak RS, Fowler CJ：Brain responses to changes in bladder volume and urge to void in healthy men. Brain；124：369-377, 2001
9) Yoshimura N, De Groat WC：Neural control of the lower urinary tract. Int J Urol；4：111-125, 1997

内山智之，榊原隆次，服部孝道

E. 性機能

はじめに

　男性性機能は性欲，勃起，性交，射精，オーガズムなどの各要素の状態より総合的に判断されるもので，これら各要素のうち一つでも欠けるか不十分な状態を男性性機能障害（male sexual dysfunction：MSD，日本性機能学会の定義）と定義している。したがって「勃起の発現，あるいは維持ができないために満足な性交ができない勃起機能障害（erectile dysfunction：ED，米国 NIH の定義）」は MSD の中の一つにすぎないが，両者はしばしば混同して使用されている。それは MSD のほとんどが ED で占められているからである。われわれの病院でもリプロダクション外来を訪れた男性不妊症を除く MSD 364 例のうち 330 例，90.7％が ED であった。したがって本稿では勃起機能を中心に自律神経系との関係や ED に対する現在行われている検査法や治療法，さらに実用段階に入った勃起神経再生の現状や実用間近いと思われる陰茎海綿体平滑筋・血管内皮に対する遺伝子治療などについても述べる。

1. 勃起と自律神経系

　ヒトでは勃起は情動に強く影響されることから，大脳中枢を含めて研究する必要があることと，また，陰茎はサルのような高等な哺乳動物でも os penis（陰茎骨）があり，イヌやラットも同様で，これら動物の研究成果をそのままヒトに当てはめることができない。結局ヒトの材料を使用して研究しなければならないが，正常なヒトの新鮮な陰茎組織を得ることは至難の技で，ここにヒト陰茎の研究の困難さがある。

　1970 年代に入ると生体に反応の少ない silicone 製の prosthesis を器質性 ED 患者の陰茎内に移植する手術が行われるようになり，手術の際に海綿体組織片を採取し病理組織学的検査をするとともに患者の同意を得て海綿体組織を用いた研究も一段と進んできた。特に血流動態から見た勃起のメカニズムの解明は大きく前進した[1]。

　最近の研究では陰茎深動脈（海綿体動脈）より分岐した動脈は二つのルート[2]（図 54），すなわち一つは陰茎海綿体洞に入らずそのまま白膜に向かい毛細血管網になり，白膜下で白膜下静脈叢を形成し，白膜を貫通する貫通静脈と合流するルートで，ほかの一つは陰茎海綿体洞に入るルートである。

　陰茎海綿体洞に入るルートでは陰茎海綿体洞に入る直前の動脈はらせん動脈と呼ばれてくねくねとらせん状になっており，これららせん動脈にだけ内膜直下に広範囲に縦走筋が発達している。そしてこの部には従来からのコリン作動性神経線維だけでなく非コリン・非アドレナリン作動性神経線維である一酸化窒素合成酵素（NOS）陽性神経線維（図 55）や血管作動性腸管ペプチド（VIP）陽性神経線維が密に分布しており，一方，アドレナリン作動性神経線維やニューロペプチド Y 陽性神経線維も密に分布している。後にこれら神経が血管の平滑筋を弛緩させたり収縮させたりして勃起をコントロールしていることが明らかとなった。

　一方，海綿体洞をでた流出静脈（後海綿体静脈）は白膜下をしばらく走った後，何本か合流して貫

図54 ヒト陰茎海綿体の血管構築

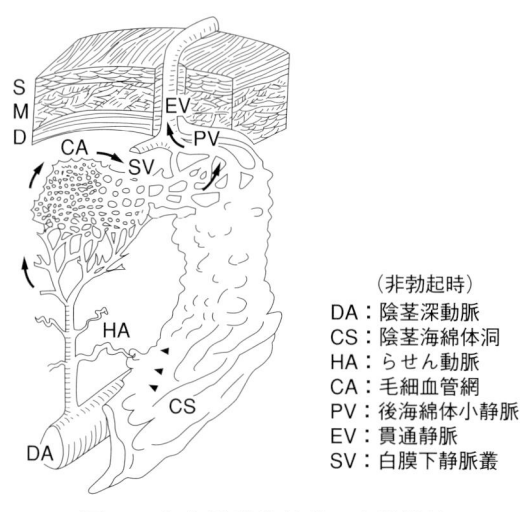

（非勃起時）
DA：陰茎深動脈
CS：陰茎海綿体洞
HA：らせん動脈
CA：毛細血管網
PV：後海綿体小静脈
EV：貫通静脈
SV：白膜下静脈叢

陰茎海綿体内には二つの循環経路がある。
（文献2）より引用）

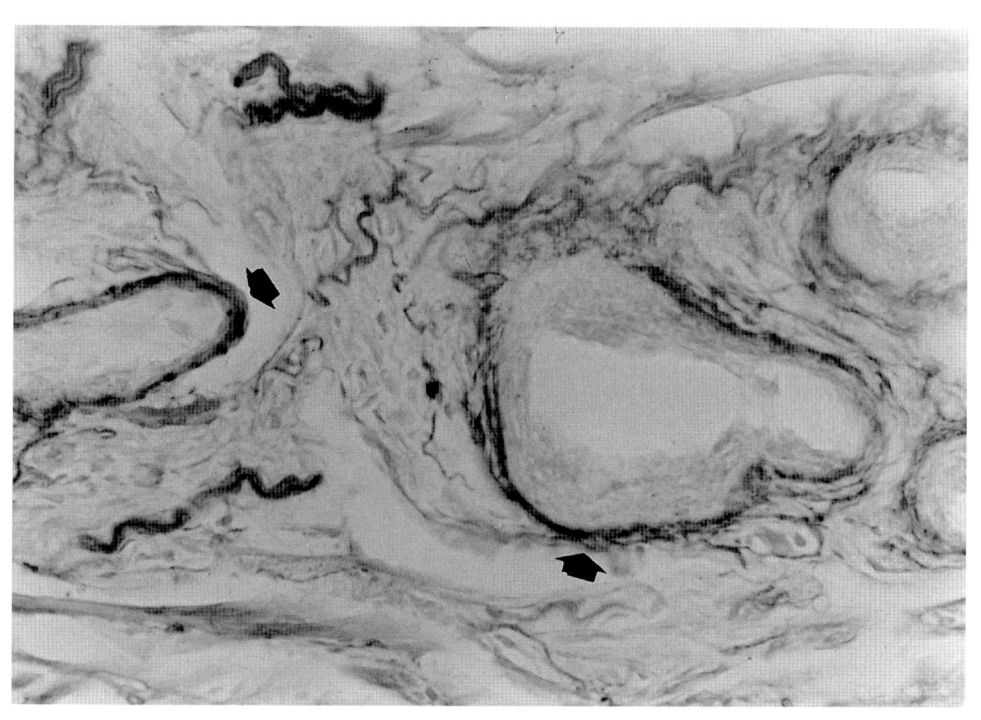

図55 NO合成酵素（NOS）陽性神経線維

ヒトらせん動脈周囲にNOS陽性神経線維が多数認められる（矢印）。

通静脈となり白膜を垂直あるいは斜めに貫通して陰茎背静脈に合流する。この血管構築から海綿体洞が血液で充満し膨張すると，流出静脈は白膜との間で圧迫され陰茎外への血液の流出が阻止され，また，白膜自体も重層構造で，勃起で白膜が伸展すると貫通静脈が絞扼され血液の流出を妨害して勃起

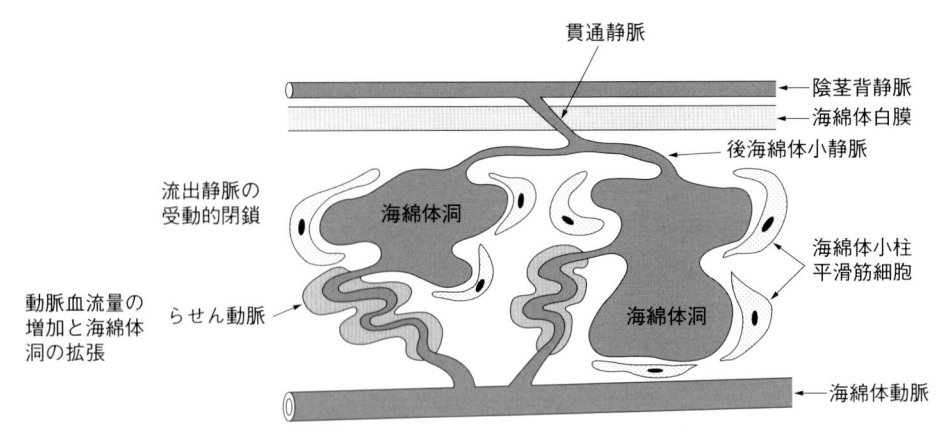

図56 血管構築からみた勃起のメカニズム

の維持を助ける仕組みになっている（図56）。

　以上述べてきたように多種類の神経線維が，しかも血管周囲の同じ部位に何重にも分布しており，また，陰茎海綿体洞壁（海綿体小柱）にも多数分布し，勃起をコントロールしていることがわかっているが，最近ではらせん動脈の弁の開閉より海綿体洞壁の平滑筋の弛緩，収縮のほうが勃起の発現や消退により重要な役割を演じていることがわかってきた。そして弁の閉鎖は陰茎の硬直期に海綿体内圧が収縮期血圧を超えることがあることから，むしろ海綿体内の血液の動脈への逆流を防止する作用をしているのではないかと考えられるようになった。

　また，最近の研究では陰茎海綿体平滑筋上の受容体密度はα受容体がβ受容体の10倍も存在し，さらにα受容体のサブタイプとしてα_1, α_2受容体が存在し，α_1受容体はさらにα_{1a}とα_{1d}が多く存在することもわかっている。またα_2受容体はアドレナリン作動性神経やNO作動性神経の終末に存在し，ノルアドレナリンやNOの遊離を抑制することもわかってきた。このようにアドレナリン作動性神経の興奮で勃起が消退するメカニズムはα受容体による収縮とNOの遊離抑制の二つの経路の作用によることがわかった。この他，海綿体内皮より分泌されるエンドセリンやいくつかのプロスタノイドも海綿体平滑筋の収縮を維持する物質として知られており，非勃起時海綿体内に血液が入ってこないような働きをしているものと考えられている。このように陰茎平滑筋収縮には多くの物質の関与が明らかにされている。

　さらに最近では陰茎内でのより詳細なメカニズムもわかってきた[3]（図57）。すなわち副交感神経の終末より放出されるアセチルコリンは，海綿体洞や血管内面を覆っている内皮細胞に作用してNO合成酵素（eNOS）によりl-アルギニンを基質としてNOを放出するとともに交感神経に抑制的に作用し，NOS陽性性神経にも作用してその末端よりNO合成酵素（nNOS）によりl-アルギニンを基質としてNO合成を促進し，NOを放出させる。

　これらNOが細胞膜を通過して海綿体平滑筋細胞内のグアニル酸シクラーゼを活性化させグアノシン・三リン酸（GTP）からセカンドメッセンジャーであるサイクリック・グアノシン・一リン酸（cyclic GMP：cGMP）を生成する反応を促進する。そしてK-チャネルが開き，細胞の過分極が起こる。その後電位依存性Ca-チャネルが閉じ，細胞内のCaレベルを低下させ，また，Caポンプを活性化して細胞内Caは貯蔵部位に取り込まれたり，収縮蛋白のCa感受性を低下させ陰茎海綿体平滑筋の

図57 勃起のメカニズム

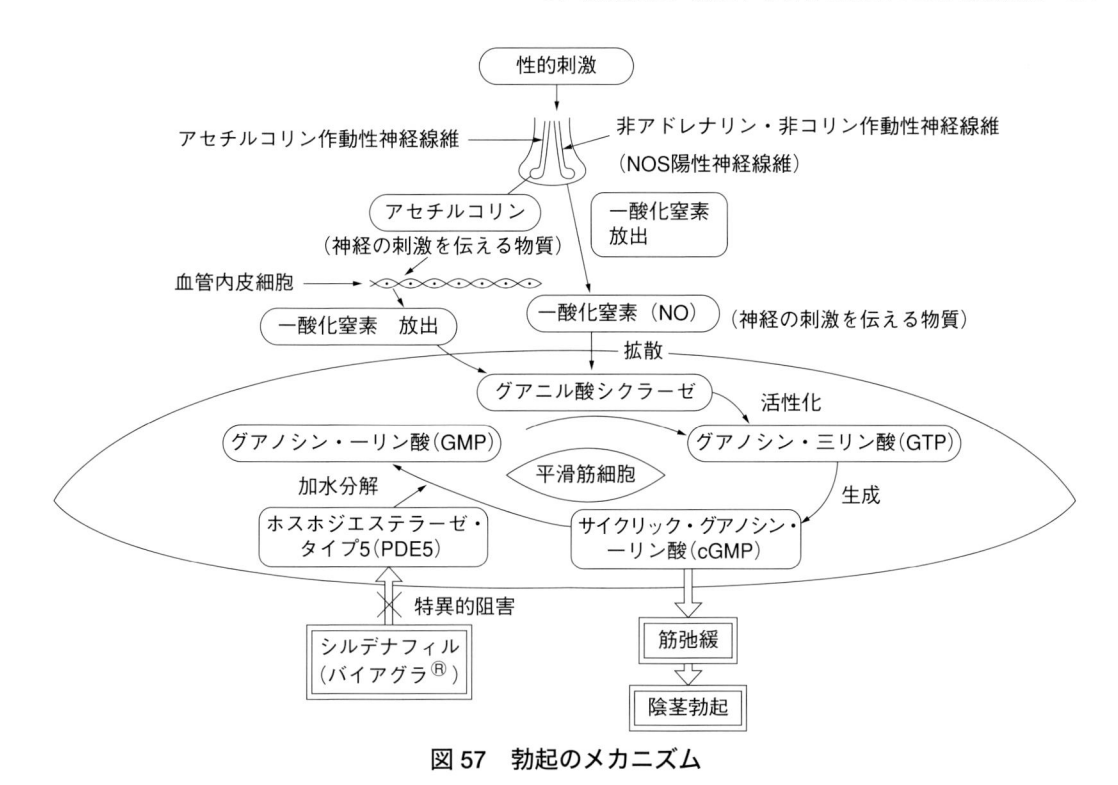

```
                        性的刺激
                           ↓
アセチルコリン作動性神経線維 ─┤├─ 非アドレナリン・非コリン作動性神経線維
                                    （NOS陽性神経線維）
        アセチルコリン          一酸化窒素
        （神経の刺激を伝える物質）   放出
血管内皮細胞 →○○○○○○○
        一酸化窒素 放出    一酸化窒素（NO）（神経の刺激を伝える物質）
                              ↓拡散
               グアニル酸シクラーゼ    活性化
        グアノシン・一リン酸（GMP）  →  グアノシン・三リン酸（GTP）
                   平滑筋細胞
             加水分解                    ↓生成
        ホスホジエステラーゼ・     サイクリック・グアノシン
        タイプ5（PDE5）          一リン酸（cGMP）
             ↑特異的阻害                ↓
        シルデナフィル                  筋弛緩
        （バイアグラ®）                  ↓
                                      陰茎勃起
```

弛緩が起こることが明らかにされている。

　またもう一つの神経伝達物質である VIP は陰茎海綿体平滑筋の VIP 受容体を刺激し GTP 結合蛋白 Gs を介し，アデニル酸シクラーゼを活性化しサイクリック・アデノシン一リン酸（サイクリック AMP：cAMP）を増加させる。増加した cAMP は筋小胞体へのカルシウムイオンの取り込み，あるいは細胞外へのカルシウムイオン流出を促進し，細胞内遊離カルシウムイオン量を減少させ平滑筋を弛緩させる。このようなメカニズムで勃起が起こるが，一度産生された cGMP や cAMP がそのままとどまれば勃起は持続するが，生体では PDE type 5（現在 PDE には十数種類のアイソザイムの存在が知られており，その内 9 種類は生理的役割が明らかにされているが，この type 5 が特にヒト陰茎海綿体に多く存在し cGMP の分解に強く関与している）により速やかに加水分解され生理的活性のないグアノシン・一リン酸（5'-GMP）になる。この PDE type 5 を特異的に阻害するのがクエン酸シルデナフィルであり，クエン酸シルデナフィルを使用すると生成された cGMP が分解されず勃起が維持するわけである。

　一方，陰茎の勃起状態が終了する際には交感神経終末より放出されるノルアドレナリンが，α_1 受容体を刺激しイノシトールリン酸脂質の代謝回転亢進の結果，生産されたイノシトール三リン酸による細胞内カルシウムイオンの上昇を起こし，海綿体平滑筋は収縮する。また，ニューロペプチド Y はペプチドの中では血管平滑筋を収縮させる代表的なもので，ノルアドレナリンと共存し，勃起消退に協調して作用すると考えられる。この他，海綿体内皮もエンドセリンなどを放出し平滑筋の収縮に関与する。動脈および海綿体平滑筋が収縮すると，流入動脈血量が減少し圧迫された静脈系も解放され，流出血液量が増加し勃起は収まる。

さらに脳の性中枢神経機構の研究もこのところ急速に進展を見せており，視床下部の内側視索前野（MPOA），室傍核（PVN）が性的刺激情報の統合に重要な働きをしていることがわかってきている[4]。また，海馬や扁桃核も勃起に関与しており，特に頭頂葉は性行動に抑制的に作用し，ヒトではこの抑制系が発達しているのが特徴で，これが人間の社会秩序を保つ上で極めて重要な役割を演じている。しかしこの抑制が強すぎると心因性 ED に陥ることになる。

性中枢における神経伝達物質も種々明らかにされてきているが，MPOA, PVN においてはドパミン，オキシトシン，NO などが勃起発現に促進的に作用し，オピオイド，ニューロペプチド Y（NPY），ガンマ-アミノ酪酸（GABA），セロトニンなどが抑制的に作用するが，特にドパミンは D_2 受容体と結合して勃起を促進することが知られている。

以上，勃起の神経機構について述べてきたが，最近精巣から分泌される男性ホルモンのテストステロンが勃起の中枢では神経の刺激を伝える神経伝達物質であるモノアミンの効果を発揮するために必要であるし，末梢でも勃起に最も関係の深い NOS 陽性神経の機能を促進していることが知られるようになった。

2. ED の診断

このところ ED の診断手順が急速に変化している。それは ED の治療法が進歩し，経口 ED 治療薬の PDE5 阻害薬をはじめとするいろいろな治療法が用意されており，患者が選択した治療法に応じて必要な検査を進めるようになり[5]，従来のようにどの患者にも一律に同じような検査をすることがなくなったためである。この ED 診断の手順の詳細については日本性機能学会が「ED 診療の手順」として現在日本で行われている標準的な診断法や治療法を示しているので「日本性機能学会雑誌 17 巻（増刊号），2002」を参照されるとよい。

患者がどのような治療法を選択するにせよ，問診から始めることは従来と変わりはない。問診の際うっかり重要なことを聞き漏らさないために，日本性機能学会の共通カルテを使用すると便利である。

特に PDE5 阻害薬使用を前提とする場合は硝酸薬（狭心症に対するニトログリセリン，硝酸イソソルビドなど）や一酸化窒素供与薬（ニコランジルなど）を服用，注射，舌下使用，貼付使用していないかなど禁忌事項を忘れずに聞くようにする。

さらに ED のスクリーニングのための問診表として国際勃起機能スコア（International index of erectile function：IIEF）が用いられており，特に IIEF の 15 項目より勃起に関係する 5 項目のみを抜き出した簡易タイプの IIEF5 があり，これは単に ED のスクリーニングだけでなく治療効果の判定にも非常に有用で，一般医家でも十分役立つと思われる。

次に理学的検査であるが原則として性器の発育状態（陰茎や精巣，前立腺の発育状況，陰毛の発生状況など）を診るべきであるが，患者が PDE5 阻害薬をかかりつけの内科医に投薬してもらうことを希望する場合，内科医にここまで要求するのは困難かもしれない。

さて，臨床検査項目であるが，PDE5 阻害薬の処方が可能かどうかだけの目的であれば，血圧の測定，血液一般検査と血液生化学的検査として肝機能，腎機能検査項目を中心に，また，必要に応じて心電図検査を行えばよい。

まず PDE5 阻害薬の使用が可能な ED 患者にはこれを使用し，十分な効果が得られたらそれ以上の

検査をせず，そのまま PDE5 阻害薬療法に移行する（治療的診断法と呼んでいる）。もし PDE5 阻害薬に効果がなかったり不十分な場合，あるいは最初から使用できない患者には別の手順で検査を進める。このように ED の振り分けの目的として，PDE5 阻害薬を使用することが始まっている。

PDE5 阻害薬が使用できない症例や効果のない症例，あるいは PDE5 阻害薬の使用を希望しない症例は ED の専門医に検査を依頼すればよい。

現在のところ，勃起に関与する自律神経の機能が直接わかる検査法は残念ながらまだ開発されていないので，ED 専門医でも球海綿体筋反射の潜時や陰茎背神経の伝導速度の計測，あるいは陰茎亀頭部の振動覚閾値の計測などを代用しているのが現状である。

また PDE5 阻害薬が血管系と神経系の協同作業によって勃起させる薬理作用を利用して，まず PGE_1 テスト（プロスタグランジン E_1 を陰茎海綿体に注射して勃起の状態をみる検査で，神経系が障害されていても血管系が正常であれば勃起が見られるので血管系の検査として世界中で広く行われている）で十分な勃起が得られた症例（血管系は正常）に PDE5 阻害薬を投与し，反応がなければ神経系障害による ED と診断する試みもされている。

3. ED の治療

現在 ED 治療の第一選択は経口 ED 治療薬の PDE5 阻害薬であることはいうまでもないが，本剤さえあればすべての ED が治療可能との誤解が広まり，一部の医師は患者の求めるままに問診や本剤投与に必要な検査すらせずにいきなり本剤を処方する者も現れ問題になっている。特に PDE5 阻害薬を処方しようとする医師はせめて本剤の適応や副作用，治療の限界くらいは知っておいてほしいものである。

さて，これまであまり明らかでなかった脳でのメカニズムの解明も進み，特にドパミンは D_2 受容体と結合して勃起を促進することから性中枢でドパミン受容体（D_2）のアゴニストである塩酸アポモルヒネ（商品名：イクセンス舌下錠）がヨーロッパで ED 治療薬として発売された。しかし，PDE5 阻害薬ほど有効率が高くなく，嘔気などの副作用もあるため，あまり使用されず，現在は発売されていない。

また，セロトニンは作用部位により抑制的にも促進的にも作用するが，特に中枢で射精を抑制することから早漏の治療薬として抗うつ薬である選択的セロトニン再取り込み阻害薬（SSRI）が使用されている。しかし本剤を多量に使用すると勃起も抑制されてしまう。このように基礎的研究が一部創薬に結びついているが，先に述べた末梢神経機構のようには明らかにされておらず，今後の研究に待たねばならない。

このように ED の治療法はこのところ急速に進歩しているが，最近になりようやく患者の治療に対する満足度やパートナーの満足度についても調査が行われるようになった[6]。特に更年期を過ぎ性欲が低下したパートナーにとって，治療によって陰茎を勃起させ性交を要求されることはむしろ苦痛のこともあり，女性に対するホルモン補充療法やリューブゼリー®の使用などパートナーに十分配慮しながら ED の治療を進めることが極めて大切である。

さて，これからの ED の治療法であるが，急速に発展している再生医療や遺伝子治療の ED への応用が期待されている。

特に神経再生の試みは実用の段階に入っている。Michlら[7]は前立腺がんに対する神経温存全摘除術ができなかった症例に腓腹神経移植を試み，勃起機能回復率を見ているが，IIEF5スコアが20～25と勃起機能に問題のない症例は20％であったのに対し，片側神経温存症例では21.1％，さらに両側神経温存ができた症例では47.5％であり，まだ神経温存群のほうが移植群より良好な成績であったと報告している。また，斎藤ら[8]も前立腺全摘術後神経再建術を行っており，術後18カ月の時点で性機能回復率は両側神経温存群71.8％であるが，片側神経温存群25.4％であったのに対し，神経移植群は44.2％で，まだ100％の成功率ではないが神経移植の有用性が示唆されたと報告している。Hisasueら[9]は実験的ではあるが，切断したラット海綿体神経を生物分解性conduit graft（コラーゲン・スポンジ充填）を使用することで良好な神経再生が得られ，勃起機能も回復したと報告しているので，今後ヒトへの応用が可能になれば神経移植術の成績の向上も期待される。

また，実験段階ではあるがBivalacquaら[10]はeNOS遺伝子を導入した間葉性幹細胞（MSC）を高齢ラット陰茎海綿体内に注入し，eNOS発現およびNOS活性を調べたところ，eNOS発現およびNOS活性が有意に亢進し，海綿体神経に対する電気刺激による検討でも，eNOSを導入しないMSCを使用した高齢ラットに比して有意に海綿体の反応が良好であったと報告している。今後ヒトでもこのような遺伝子治療が可能になると思われる。

■文　献

1) 白井将文：性機能障害を理解するための勃起・射精のメカニズム．男子性機能障害―正しい知識と診療の実際，永井書店，大阪，pp.67-79，2002
2) 萬谷嘉明：解剖；血管構築．性機能障害（三浦一陽，石井延久編），南山堂，東京，pp.8-16，1998
3) 木村和哲：EDと末梢神経機構．医学のあゆみ 201：405-408，2002
4) 佐藤嘉一：EDと中枢神経機構．医学のあゆみ 201：401-404，2002
5) 石井延久：EDの評価―EDの診断．医学のあゆみ 201：409-413，2002
6) 永尾光一：Sildenafilの禁忌，無効または使用を希望しないED患者への治療．医学のあゆみ 201：419-423，2002
7) Michl UHG, et al：Erection, potency, and sexual intercourse following unilateral nerve sparing prostatectomy with N. suralis transplantation compared to nerve sparing prostatectomy. A critical analysis of preoperative potent men. The 99th Annual Meeting of AUA Abstracts on CD-ROM, No. 890, American Urological Association, Education and Research, Inc., 2004
8) 斎藤誠一，他：前立腺全摘術における海綿体神経再建術の長期成績．第15回骨盤外科機能温存研究会抄録集，愛知県がんセンター，名古屋，p.14，2005
9) Hisasue S, et al：Experimental success of biodegradable conduit graft of regeneration and reconnection of transected cavernous nerves in a rat model. The 99th Annual Meeting of AUA Abstracts on CD-ROM, No. 1441, American Urological Association, Education and Research, Inc., 2004
10) Bivalacqua TJ, et al：Mesenchymal stem cells alone of modified with eNOS restore erectile function in the aged rat：cell-based gene therapy for erectile dysfunction. The 99th Annual Meeting of AUA Abstracts on CD-ROM, No. 1417, American Urological Association, Education and Research, Inc., 2004

白井将文

F. 瞳孔機能

1. 瞳孔の構造，神経薬理学的支配とその機能

1）瞳孔を構成する筋組織と支配神経，薬理学的支配

　瞳孔は虹彩から形作られる円形の窓であり，眼球内に入る光の量により大きさを変え，また近見に際してピントを合わせる補助をし（輻輳反応），中枢神経の活動により，日内変動，刻々とその大きさを変動している．その結果眩しさを防ぎ，収差を減らして良好な像を見ることができるようになっている．その構成要素は瞳孔括約筋（副交感神経支配－動眼神経）および瞳孔散大筋（交感神経支配，副交感神経抑制支配）の二つであり，前者の収縮で瞳孔は小さくなり，すなわち対光反射，輻輳反応で縮瞳し，後者の収縮で瞳孔は大きくなり，対光反射の散瞳相，音刺激，その他交感神経活動により散瞳する．また三叉神経はサブスタンスPなどタキキニン系の作用で炎症などの際に縮瞳の作用を示す．近年ヒトにおいてヒスタミンの瞳孔括約筋収縮作用が明らかとなり，刻々と変動する瞳孔の大きさはこれら複雑な自律神経のバランスによりコントロールされていると考えられる．一方，その光の入力系は眼球網膜の視細胞（錐体，杆体）を受容器として，次いで網膜神経節細胞（特にγ細胞＝w細胞）の軸索が視神経，視交差，視索，上丘腕を介し，視蓋前域オリーブ核にてシナプスを換え，動眼神経中自律神経核（EW核）に至る（図58，59）．

　したがって代表的病変として，Parinaud症候群（視蓋前域障害），動眼神経麻痺，眼部交感神経麻痺（Horner症候群），視神経障害に見る直接対光反射障害（Marcus Gunn瞳孔など）における瞳孔異常が見られる．近年，瞳孔はさらに疲労，心理，各種薬物作用判定など広く限りない応用が期待され，行われつつある．

(1) 瞳孔括約筋

　瞳孔縁に円周状に輪状に走る平滑筋である．動眼神経自律神経核（EW核）の副交感神経支配であり，節前線維（有髄）は毛様神経節（伝達物質：アセチルコリン）でシナプスを換え，節後線維は短後毛様神経となり視神経周囲から眼球に入り，suprachoroidal spaceを前方に走り，瞳孔括約筋に達する．伝達物質はアチルコリンであり，その分解酵素はアセチルコリンエステラーゼである．Co-transmitterとしてvasoactive intestinal peptide VIP（ATP, NO）などがあげられる．一方の瞳孔散大筋とは異なり交感神経による二重相反支配はイヌでは確認されたが，ヒトでは見られない．その作用は縮瞳である．ヒト瞳孔括約筋にはα興奮性（収縮），β抑制性（弛緩）のアドレナリン受容体の存在が示唆されている[1]．

(2) 瞳孔散大筋

　瞳孔括約筋の周囲放射線状に拡がる平滑筋であり，虹彩色素上皮が化生して発生した組織であり，交感神経支配である．その支配は中枢として視床下部に発し，脳幹を下降し，頸髄（C_8），胸髄（$T_{1,2}$）にあるBudgeの毛様脊髄中枢でシナプス（伝達物質：アセチルコリン）を換え，節前線維となり，肺尖部を通り，上頸部交感神経節にてシナプス（伝達物質：アチルコリン）を換え，節後線維となり内頸動脈に沿って神経叢を作り，頭蓋内に再度戻り，三叉神経第一枝（眼神経）の長毛様神経に入り，

162　第2章　自律神経系〜基礎から臨床へ

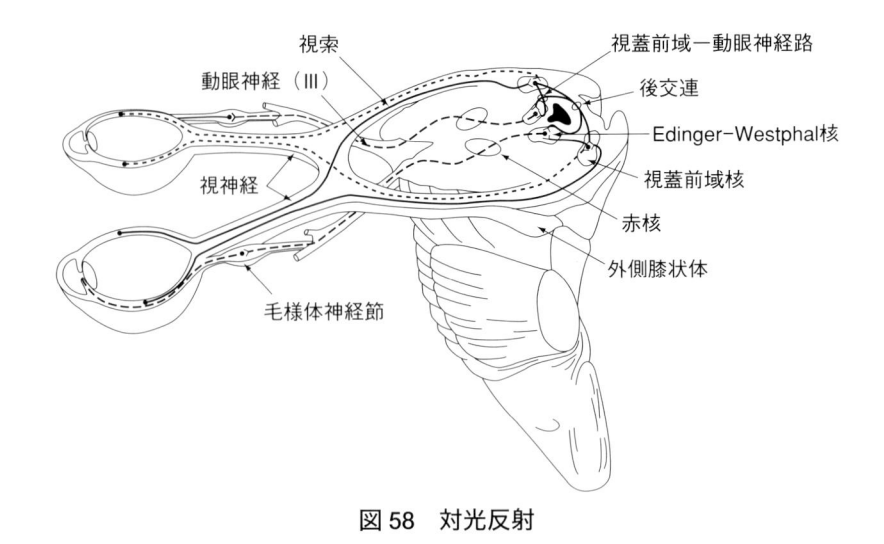

図58　対光反射

（新実際眼科学（松崎浩，太根節直編），金原出版，p.410より引用）

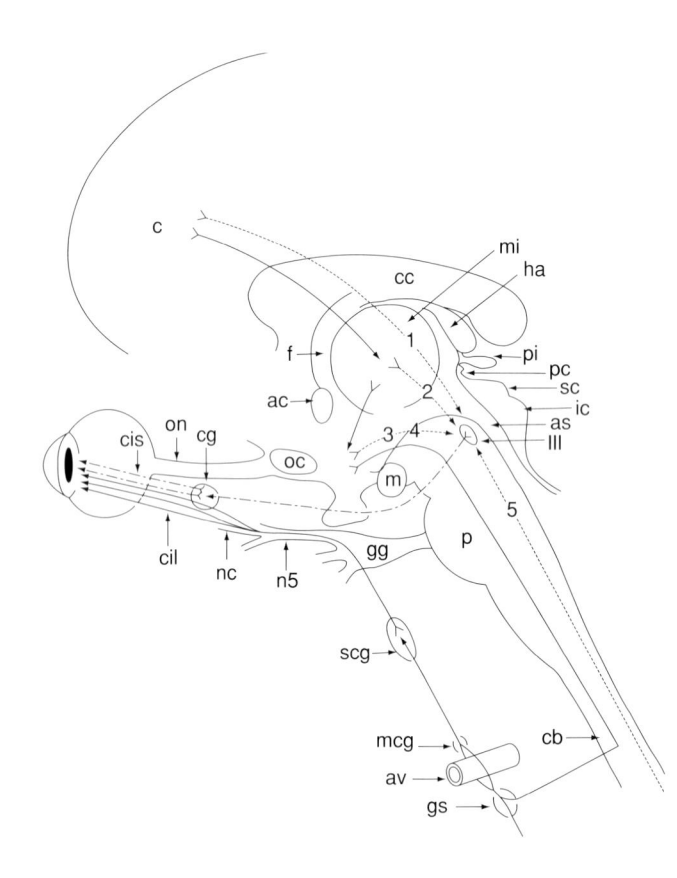

図59　瞳孔神経支配模式図

―― 瞳孔散大筋支配の交感神経遠心路，
-•- 瞳孔括約筋支配の動眼神経遠心路，
…… 瞳孔括約筋核の核上性抑制要素。

　これは，無数に存在すると考えられるが，想定される主なるものは，1. 大脳皮質→括約筋核。2. 皮質→視床→括約筋核。3. 皮質→視床→視床下部→括約筋核。4. 中脳の網様体からpolysynaptic relayを介して，視床下部→括約筋核。5. 知覚神経より網様体中のdiffuse afferent systemを介して括約筋核。

ac：前交連，as：中脳水道，av：鎖骨下係蹄，c：大脳皮質，cb：毛様脊髄中枢，cc：脳梁，cg：毛様神経節，cis：短毛様神経，cil：長毛様神経，f：脳弓，gg：半月神経節，gs：星状神経節，ha：手網核，m：乳頭体，mcg：中頚神経節，mi：中間質，nc：鼻毛様神経，n5：三叉神経第1枝，oc：視交叉，on：視神経，p：脳橋，pc：後交連，pi：松果体，scg：上頚神経節，III：動眼神経核

（神経眼科学，医学書院，図181より引用）

　視神経の両側から眼内に入り，前進して瞳孔散大筋に達する。伝達物質はノルアドレナリンであり，その分解酵素はCOMT，MAOである。Co-transmitterとして，ATP，NPYがあげられる。その作用は散瞳である。本筋は副交感神経支配が見られ，抑制ニューロンとして働き，瞳孔括約筋が副交感神経作動により収縮（縮瞳）する際に，一方の瞳孔散大筋は副交感神経作動により抑制され，縮瞳が素

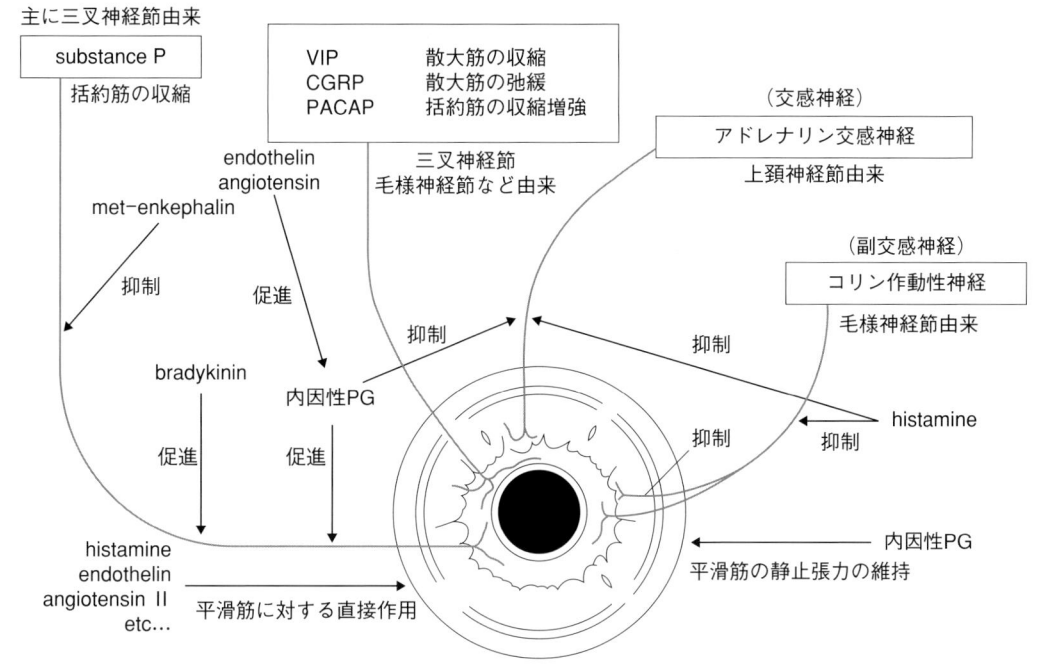

図60 瞳孔の神経および生体内活性物質による調節（文献2）より引用

早く，円滑に行えるように，二重相反支配が大変うまくできている。ヒト瞳孔散大筋にはα_2受容体が存在し，β受容体は存在しない。α刺激薬（ネオシネジンなど）ではよく散瞳し，一方βブロッカー，α_1ブロッカー点眼によっては瞳孔の大きさにはほとんど影響しない。

(3) 副交感神経と核上性抑制支配

図59でみるごとく，副交感神経支配中枢 EW 核には5系列の核上性抑制入力が考えられ，その抑制が弱まると EW 核は自動的に活動が高まり，瞳孔括約筋を作動させ，縮瞳が強くなる，眠いなどの際の縮瞳がよい例である。

(4) その他の薬理学的支配

吉富，石川らによる瞳孔の多彩な薬理学的支配（動物も含む）を示す（図60）[2]。

(5) 脱神経過敏性獲得

副交感神経の場合，1～2日後より見られる。交感神経では4，5日後に始まり，1～2週間で完成するという。したがって，後述する瞳孔の脱神経過敏性獲得証明のための点眼試験が極めて有用な手段であることがわかる[3]。

(6) 神経再生 collateral sprouting

4～5日から始まり2カ月続く。動眼神経麻痺後の神経迷入再生 aberrant regeneration（偽アーガイル-ロバートソン瞳孔）[3]，瞳孔緊張症のメカニズムなどに関与する。

2）瞳孔の機能

(1) 大きさ（明室，暗室，薄暮下），形（楕円瞳孔，部分欠損など）

瞳孔の機能の第一はその正常の大きさの保持であるといえる。その大きさは年齢により変化し，新

図 61　年齢別瞳孔径（文献 4）より引用）

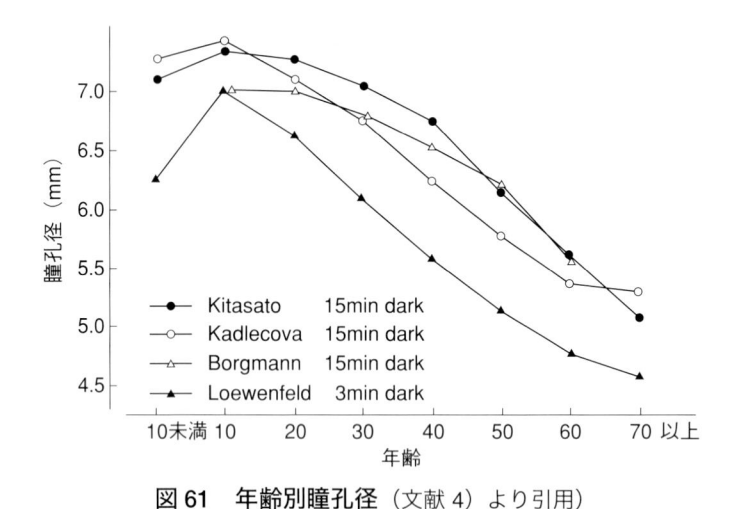

生児（生後 4〜72 時間）では 88 名の写真撮影での結果，その直径は 1〜6 mm（平均 3.81±0.87）であり，左右差なく，0.5 mm 以上の左右差（瞳孔不同例）は 21％に見られ，過去の報告と一致した。さらに瞳孔の色調が青と褐色では 4.07 mm±0.92 と 3.64 mm±0.74 と褐色のほうが有意に小さいことがわかった。また 30 週の新生児から対光反射が認められた。一般に瞳孔は新生児の小さい瞳孔から 20 歳前後で最大となり，再び縮瞳していく（図 61）[4]。病的な大きさの異常は散瞳（mydriasis）と縮瞳（miosis）である。通常は左右の大きさの違い（瞳孔不同：anisocoria，通常 0.5 mm 以上の左右差）を手がかりに，図 62 のような鑑別フローチャートで診断を進める。明室では瞳孔括約筋の作用を左右比べやすく，暗室では交感神経（瞳孔散大筋）の作用を評価しやすいので，必ず両条件で測定したい。

形には楕円形（oval pupil），おたまじゃくし型（tadpole-shaped），不正円形など，特に小児では先天性の形成不全，部分欠損，瞳孔膜遺残，その他を見る。

(2) 瞳孔反応

A. 対光反射

a．直接・間接反射（on 反射）：瞳孔領から光刺激を単発で網膜に当てると，on 刺激となり上記の反射経路により，対光反射が惹起される。刺激側の反射を直接反応，非刺激側に見られる反応を間接反応という。間接反応はその求心路として，2 カ所の交差すなわち視交差，同側の視蓋前域核から後交連での交差により対側の運動ニューロン（EW 核）に投射することによって惹起される。電子瞳孔計により記録分析すると図 63 のようになる。その詳細は検査法で述べるが，0.2 秒単発光刺激により約 0.25 秒の潜時にてまず瞳孔括約筋の副交感神経刺激による収縮，同時に瞳孔散大筋の抑制による縮瞳（相）が見られ，次に副交感神経刺激解除による瞳孔括約筋の弛緩，同時に瞳孔散大筋の抑制除去による収縮により速い初期散瞳相が開始され，続いて能動的交感神経活動（バースト）により（Kawasaki：Clinical Neuro-Ophthalmology 6th Ed. p751, 2005）緩やかな後期散瞳相が完了する[5]。ホルネル症候群瞳孔の後期散瞳相の遅延の記録より，後期相の交感神経の能動的作用が確認できる（図 64）。この点は 1990 年 Heller らの仮説[6]と異なる。交感神経の機能は 63％散瞳時間，または 5〜6 秒後の刺激前の大きさへの戻りの不十分さで見ることができる。

図 62 瞳孔不同の診断

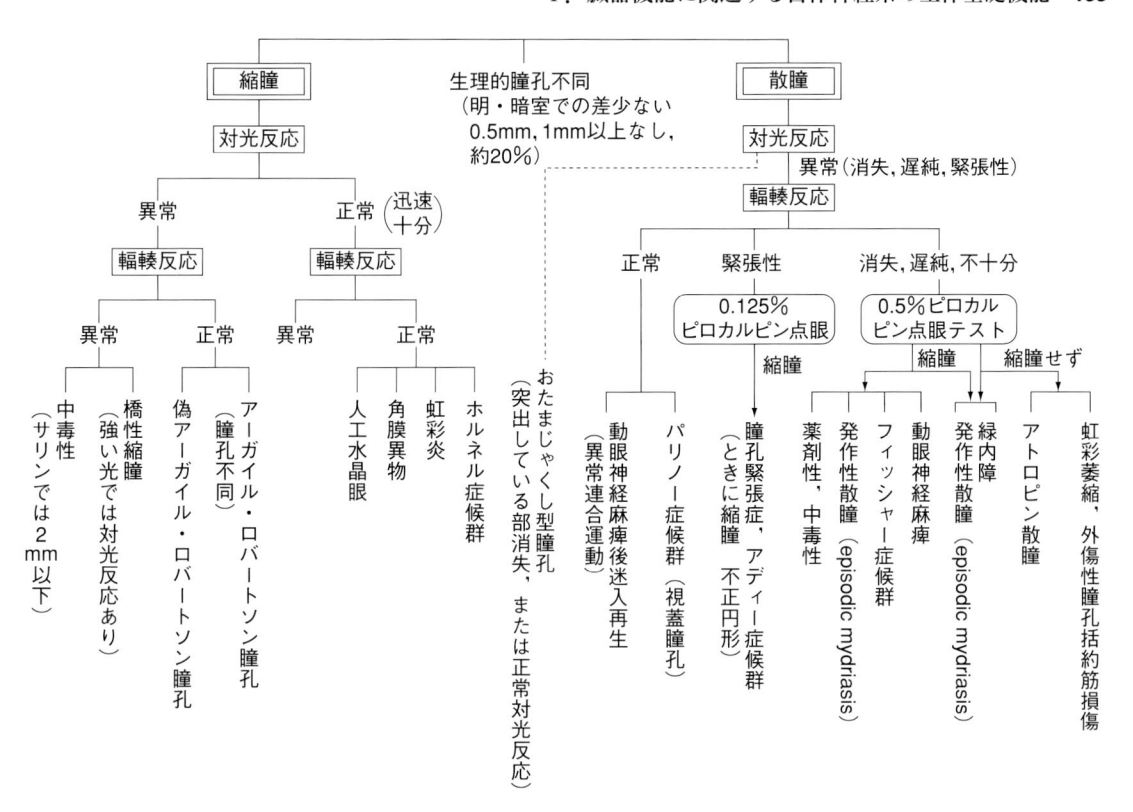

大きさの異常（縮瞳，散瞳，瞳孔不同）および対光・輻輳反応から見たフローチャート。

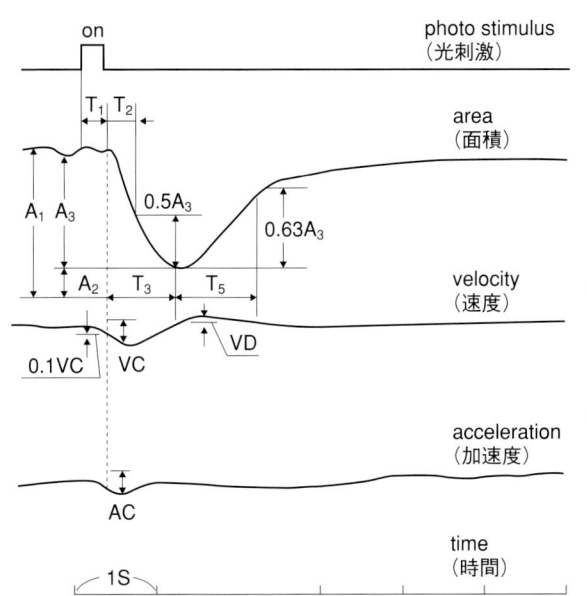

図 63 電子瞳孔計による対光反射の記録（単発刺激）と解析に用いる 12 のパラメーター

A_1：初期状態の瞳孔面積値（mm^2）
A_2：光刺激後の最小縮瞳面積値（mm^2）
A_3：光刺激後の変化瞳孔面積値（mm^2）
CR：縮瞳率 A_3/A_1
D_1：初期状態での瞳孔直径①（mm）
T_1：光刺激からの縮瞳開始までの時間②（msec）
T_2：変化面積の 1/2 まで変化するのに要した時間（msec）
T_3：瞳孔が最小になるまでに要した時間（msec）
T_5：瞳孔が最小から散瞳して，最小値の 63％まで回復するのに要した時間（msec）
VC：縮瞳速度の最高値（mm^2/sec）
VD：散瞳速度の最高値（mm^2/sec）
AC：縮瞳の加速度最高値（mm^2/sec^2）

（文献 5）より引用）

b．**周波数応答（sinusoidal 刺激）**：正弦波刺激による瞳孔の周波数応答について 1975 年山崎ら[7]はヒトの正常，糖尿病にて記録解析し，ボード線図で表し，振幅低下（Gain），位相の遅れ（Phase shift）

図64　右ホルネル症候群の対光反応

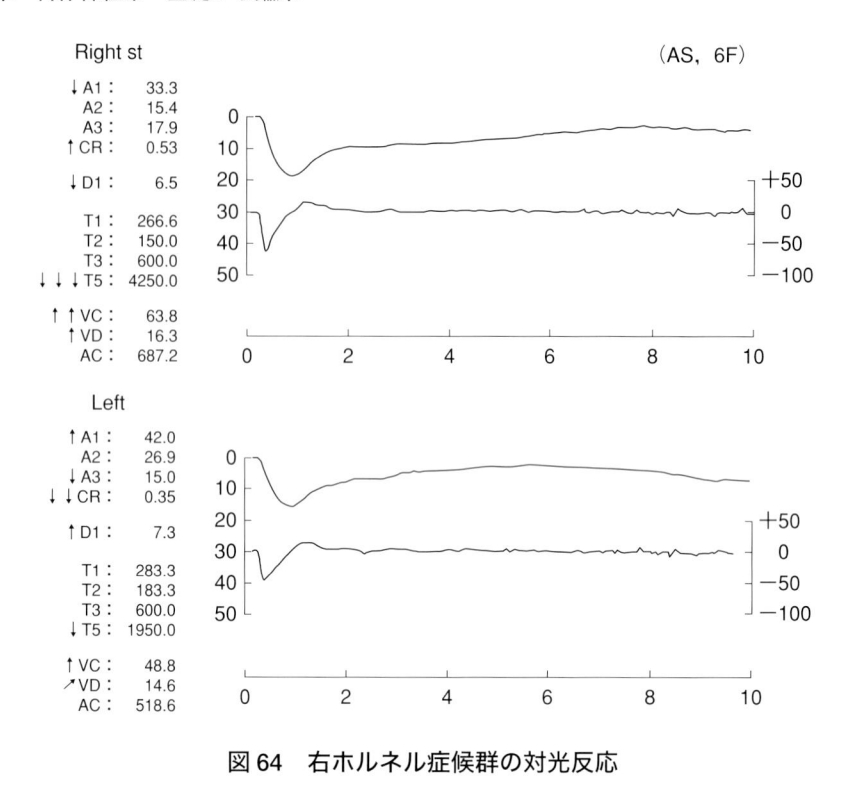

6歳女児。節前性外科手術後3週目のホルネル症候群。後期散瞳相の遅延（T_5の著明な延長）とともにVCの急速化が明瞭に見られる。

を示した。1977年Ijitiら[8]はネコの小脳の機能の関与を実験的に示し，1985年古池ら[9]は測定法の試作とパーキンソン病への応用を報告し，1980年新富らは瞳孔緊張症の本態解明に応用し，その後ほとんど用いられていないが，これからの解析法として用いるべき有力なものと考える。

B．輻輳反応

近見反応は輻輳，調節刺激に対する調節とともに縮瞳（輻輳反応）の三要素よりなる。そのうちの縮瞳について，調節刺激の種類として①step（dynamic），②ramp（static），③sinusoidalよりなる遠近繰り返し刺激に対する，調節反応，瞳孔反応が見られる。輻輳運動にはstep（dynamic, fast），ramp（static, slow）の二種類があり（Ramboldら，2004），同様に調節，縮瞳にもfast, slowがあるとするのが，事実にそって自然である。これら輻輳反応の意義はほとんど無視されてきたが，実は調節を補助する働きをすることが老視，人工水晶体眼などにおいて明確になりつつある。

a．周波数応答（sinusoidal刺激）：1993年Takagiら[10]は正常人での調節，瞳孔反応の周波数応答をボード線図で解析した。瞳孔反応（輻輳反応）は調節と異なり高度のphase shift（位相の遅延）が見られ，調節系とは異なる中枢神経のコントロールが示されている（図65）。

C．定常光刺激下の瞳孔動揺（Hippusなど），瞳孔振動（より微細なゆれ）

瞳孔の大きさは光の量，心理的状況，疲労，その他により，瞳孔動揺（pupillary unrest, Hippus）が肉眼的にも認められ，疲労によりfatigue waveという動揺，縮瞳が見られる。さらに近年，微細な瞳孔振動（生体に見られる振動の一つとして）を記録，高速フーリエ変換にて解析することがわずかに

I. 臓器機能に関連する自律神経系の生体基礎機能

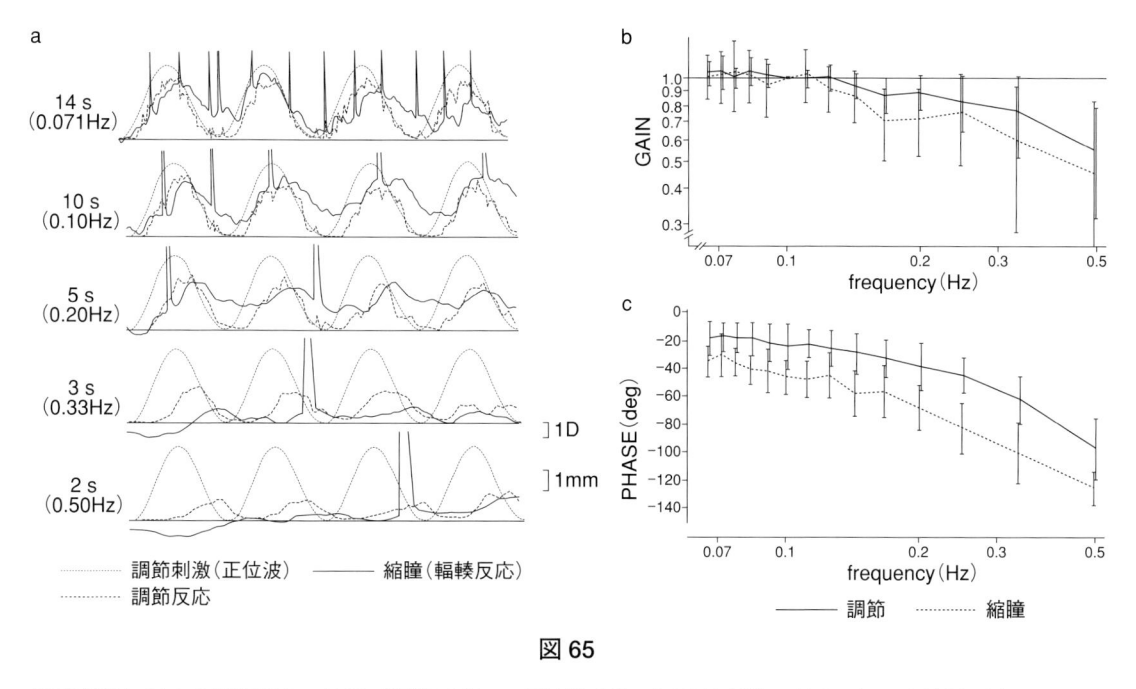

図 65

調節刺激に対する調節反応・縮瞳（輻輳反応）の周波数応答（正弦波刺激に対する）の実波形（a）と Gain（利得）（b），phase shift（位相のずれ）（c）を示す．瞳孔反応は著しい phase shift を示す．（文献 10）より引用）

始まっているが，まだほとんど注目されていない[11]．著者らは，この振動解析は生体のあらゆる神経系その他からの生体情報を表現しているものを捉えうるものではないかと考え，検討中であり，今後大変期待できる検査法と考えている（後述）．

D．聴覚誘発散瞳反応

E．体性感覚誘発散瞳反応

1984 年大野ら[12]は聴覚，体性感覚誘発瞳孔反応を記録解析し，二峰性散瞳（D1：潜時 600 msec，D2：1,400 msec）の D1 は副交感神経（EW 核）抑制，交感神経軽度興奮，D2 は交感神経興奮による反応（auditory, somatosensory evoked pupillary dilation と称したい）との極めて詳細な報告がなされた．

F．嗅覚刺激による反応

G．その他視覚刺激（カラー，空間縦縞刺激）による反応

このように，瞳孔反応は五感のうち味覚を除くすべての刺激に対して見られている[13]．

H．精神心理反応，疲労など

I．瞳孔視野計

瞳孔の対光反射の経路図では外側膝状体より中枢視路には投射されていないが，事実は後頭葉視覚野の障害でも瞳孔反応は半盲性消失を示す．すなわちネコなどで確認されている視覚野から視蓋前域への投射があることがヒトでも存在することになる．1996 年吉富らは瞳孔視野計を試作し，他覚的視野測定を試み，実際の症例にも応用している[14]．

2．瞳孔機能検査法[15]

1）大きさと形の検査法

　既述のように，年齢を考慮しつつ，大きさ（瞳孔不同，縮瞳，散瞳）を判定し，図62のようにフローチャートにより，鑑別診断を進める。脳死の瞳孔は大きさ，形，瞳孔不同など時間の経過とともに変化し，中等度散瞳が診断基準の一つとなっている[16]。さらに点眼試験（副交感神経作動・遮断薬，交感神経作動・遮断薬）による判定においてもその大きさの変化が診断の根拠となる。

2）対光反射：電子瞳孔計（イリスコーダー）

（1）単発光刺激による（on 反応）[4,5]

　対光反射の記録は図63のようになり，その反応の12のパラメータを on line で解析する。中でも潜時，1/2縮瞳時間（副交感神経作用），最大縮瞳量，63％散瞳時間（交感神経作用）として評価され臨床的に広く用いられている。

（2）off 刺激による瞳孔反応[17]

　持続的光刺激の終了後（off 光刺激）の瞳孔反応はその潜時は on 光刺激によるものより，約119 msec 長く，最大散瞳速度は on 光刺激の縮瞳量，最大縮瞳速度と高い相関が見られ，いずれも副交感神経抑制の機能を見るものと考えられている。

（3）sinusoidal 刺激による周波数特性[7,9]

　臨床応用はほとんど見られないが，上述のように今後，瞳孔運動の解析法として最もオーソドックスな生理学的，定量的手段となるべきものと考える。

（4）pupil cycle time

　Edge-light pupillary oscillation として視神経障害（求心路障害），副交感神経支配（促進，抑制），効果器（瞳孔括約筋，瞳孔散大筋，瞳孔の構造的変化）の機能検査として用いられてきた。すなわち，瞳孔の下縁（edge）に，横長方形の光刺激を瞳孔領に入れると，まず縮瞳が起こり，縮瞳するために下縁に当てた光刺激は瞳孔内に入らなくなり，したがって再び散瞳する。散瞳すると再度光刺激は下縁より瞳孔領に入り縮瞳する。この反復現象（正弦波形に近い）を記録分析（図66），また10秒間の回数により求心路の異常を評価する（視神経障害では回数，振幅が減少する）。バセドウ病について詳細な解析がされ，疾患持続期間に比例して，変化することが示された[18]。

3）輻輳反応

①step（dynamic）刺激による（NIDEK）縮瞳
②ramp（static）刺激による（NIDEK）縮瞳
③sinusoidal 刺激による瞳孔の周波数特性[9]
④TriIRIS による sinusoidal 刺激による slow 輻輳反応（図67）[19]

　近年，定屈折近点計に赤外線電子瞳孔計を組み合わせた機器，外部指標を用い，両眼同時視下に，遠近調節刺激による輻輳，瞳孔反応を同時記録できる機器が開発商品化された。今後臨床の現場での応用が期待される。間接的に調節機能を見ることができる。

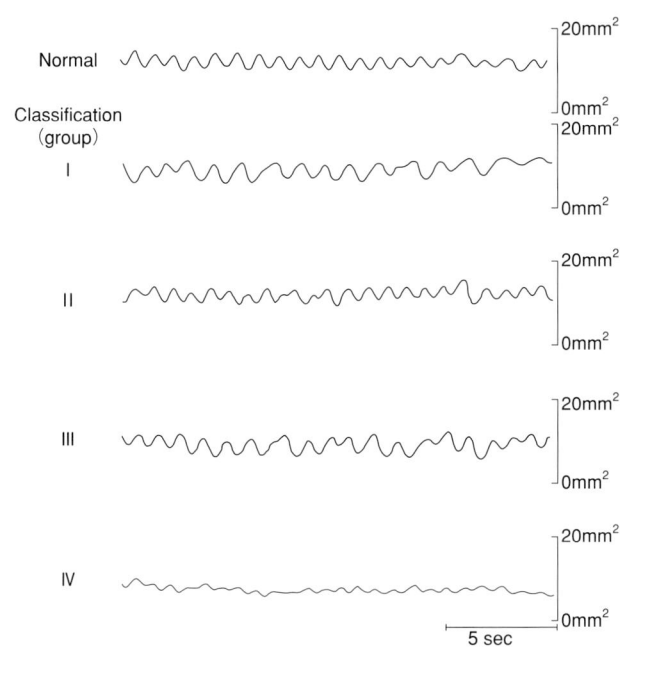

図66 バセドウ病の edge light pupillary oscillations の実波形（コントロール，病態の進行 I→IV）

（文献 18）より引用）

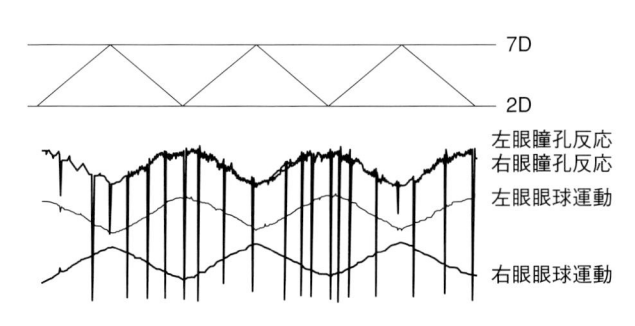

図67 TriIRIS での調節刺激に対する輻輳，瞳孔反応の実波形

73 歳男性，TriIRIS C9000 での計測結果。上段は視標の動き，中段は瞳孔直径，下段は眼球運動を示す。視標が 14 cm（7D）に近づいた時輻輳が生じ左右眼のグラフが近接し，視標が 50 cm（2D）に遠ざかった場合は開散している。細線は左眼，太線は右眼を示す。両眼とも矯正視力は 1.2。（文献 19）より引用）

4）各種定常光刺激下の瞳孔動揺，瞳孔振動の解析：Hippus, Fatigue wave など

瞳孔振動（高速フーリエ変換によるパワースペクトラム解析）の応用である。瞳孔の微細な振動を解析して生体の情報の他覚的検出に用いる方向は極めて期待できる方法論である。しかしわずかに，眠さなどの評価に用いられているにすぎない[11]。われわれは日内変動の解析（図 68），嗅覚刺激（ペパーミント）反応に応用，さらに瞳孔振動各周波数（0.1～0.5 Hz）の起源について輻輳，音，光刺激，その他を解析してきた（原著準備中）。将来の瞳孔振動学は一大方法論となると確信する[20]。

5）視覚系機能検査としての瞳孔反応

文献 12～14）を参照のこと。

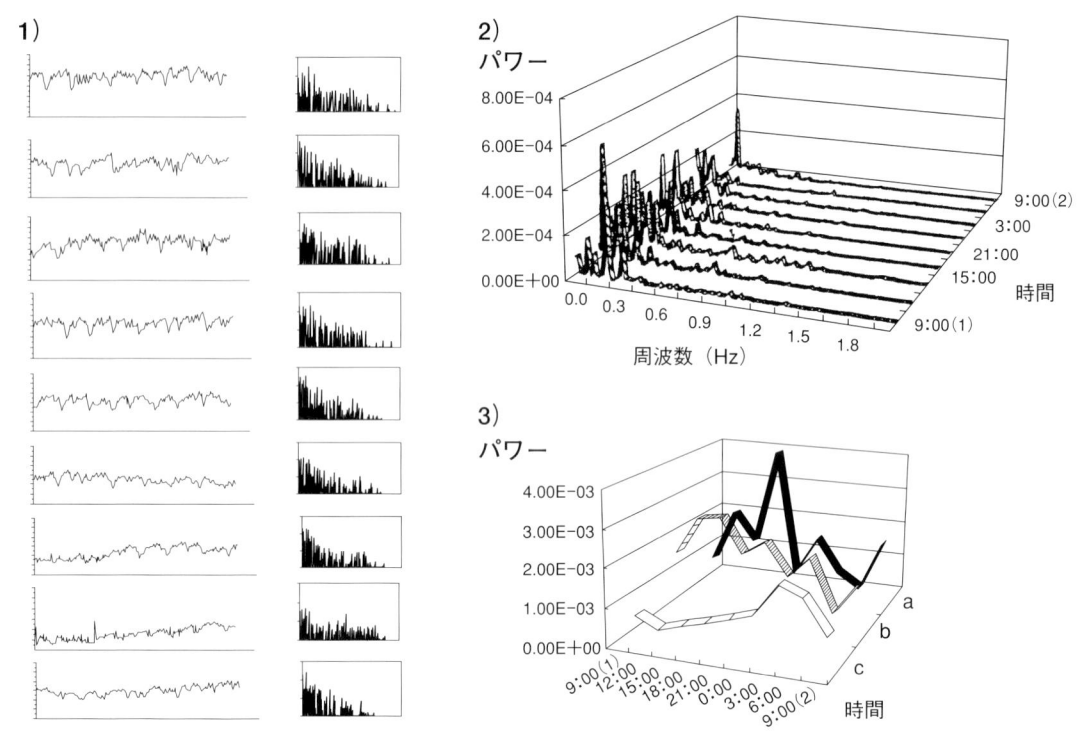

図 68　比較暗室下双眼イリスコーダーによる瞳孔 60 秒間連続記録データの瞳孔振動解析（高速フーリエ変換）

1）瞳孔の日内変動（被検者 b）
2）パワースペクトルの日内変動（被検者 b）
3）瞳孔振動（0～0.4 Hz）の日内変動（3 例）
日内変動（3 時間ごとの解析結果）を示す。被検者 a，b と c とでは日内変動が逆転している。

3. 瞳孔に作用する自律神経作用薬

　瞳孔作動薬は一般に散瞳薬（副交感神経麻痺薬，交感神経刺激薬）と縮瞳薬（副交感神経刺激薬，交感神経麻痺薬）に分けられて用いられている。詳細は他誌に譲る。

1）瞳孔括約筋に対する作動薬（刺激薬），遮断薬（麻痺薬）

　①直接的作動薬：塩酸ピロカルピン，アチルコリン，塩酸メタコリン
　②間接的作動薬（抗コリンエステラーゼ薬）：臭化ジスチグミン，ヨウ化エコチオフェイト，フィゾスチグミン
　③遮断薬：硫酸アトロピン，塩酸サイクロペントレート，トロピカマイド，ホマトロピン

2）瞳孔散大筋に対する作動薬（刺激薬），遮断薬（麻痺薬）

　①作動薬：塩酸フェニレフリン，エピネフリン，塩酸ジピベフリン，コカイン，チラミン
　②遮断薬：硫酸グアネシジン，塩酸ブナゾシン（α_1ブロッカー），サイモキサミン（αブロッカー），

ハイパジール（β，$α_1$ブロッカー）

③βブロッカー一般：マレイン酸チモロール，塩酸カルテオロール，塩酸ベタキソロールなど．

3）点眼試験に用いる自律神経作用薬とその濃度[21,22]

①正常組織作用濃度：0.5～1％ピロカルピン；脱神経過敏症診断：0.125％ピロカルピン，2.5％塩酸メタコリン（メコリール），判定時間40～60分（効果の戻りを確認）．

②正常組織作用濃度：5％塩酸フェニレフリン（ネオシネジン），5～10％コカイン（瞳孔は40～60分は必要）[23]，1％チラミン；脱神経過敏症診断：0.5～1％塩酸フェニレフリン（瞳孔は40～60分）など．

なおその作用判定時間が最も肝要であり，さらに測定照明条件（暗室，明室，薄暮下など）をその最大効果を判定できるよう設定し，その効果の最大からの戻りに十分の注意を払うのがベストである．

■ 文　献
1) 吉富健志：ヒト瞳孔括約筋におけるアドレナリン受容体の存在について．自律神経 31：33-37, 1994
2) 石川　均, 清水公也, 吉富健志：瞳孔関連疾患の診断・治療における Pitfall．神経眼科 22：4-13, 2005
3) 大野新治, 向野和雄：動眼神経麻痺の経過中にみられた瞳孔の異常連合運動について．臨床眼科 27：229-239, 1973
4) 長谷川幸子, 石川　哲：正常対光反応の加齢による変化, 新型双眼性赤外線電子瞳孔計（C2515）を用いた検討．日眼会誌 93：955-961, 1989
5) 石川　哲：瞳孔検査．自律神経機能検査第3版（日本自律神経学会編），文光堂，東京, pp.266-271, 2000
6) Heller PH, Perry F, Jewett DL, Levine JD：Autonomic compomnents of the human pupillary light reflex. Invest Ophthalmol Vis Sci；31：156-162, 1990
7) 山崎篤巳, 石川　哲：Open Loop における瞳孔対光反応の研究．正弦波刺激による瞳孔の周波数特性について．日眼会誌 79：1238-1246, 1975
8) Ijichi Y, Kiyohara T, Hosoba M, Tsukahara N：The cerebellar control of the pupillary light reflex in the cat. Brain Research；128：69-79, 1977
9) 古池保雄, 桜井信夫, 林富士雄, 橋爪眞言, 日比野隆一, 古瀬和寛, 高橋　昭：瞳孔対光反射の解析—周波数応答測定系の試作とその応用—．自律神経 22：483-488, 1985
10) Takagi M, Abe H, Toda H, Usui T：Accommodative and pupillary responses to sinusoidal target depth movement. Ophthal Physiol Opt；13：253-258, 1993
11) McLaren JW, Erie JC, Brubaker RF：Computerized analysis of pupillogms in studies of alertness. Invest Ophthalmol Vis Sci；33：671-676, 1992
12) 大野新治, 真崎浩見, 川野庸一：聴覚および体性感覚誘発瞳孔反応．日眼会誌 88：371-380, 1984
13) 向野和雄, 石川　哲：瞳孔異常と自律神経．東女医雑誌 63：88-99, 1993
14) 吉富健志, 松井孝子, 向野和雄, 石川　哲：瞳孔視野計による他覚的視野計測の試み．日眼会誌 100：825-831, 1996
15) 向野和雄：XVI．瞳孔検査．眼科検査法ハンドブック第4版（小口，澤，大月，湯澤編），医学書院，東京, pp.269-276, 2005
16) 辻沢宇彦, 向野和雄, 石川　哲：脳死と瞳孔．自律神経 26：63-70, 1989
17) 桜井信夫, 古池保雄, 高橋　昭：On・Off 光刺激と正中神経電気刺激による瞳孔反射．自律神経 30：559-565, 1993
18) Higashi JT, Ishikawa S, Mukuno K, Watanabe A：Pupillary analysis in Graves' disease. Jpn J Ophthalmol；26：213-223, 1982

19) 石川　均, 浅川　賢, 吉富健志：瞳孔反応. 神経眼科 21：280-285, 2004
20) 原　直人：近見反応の臨床応用―老視の近見反応. 神経眼科 21：293-300, 2004
21) 内海　隆：薬物点眼試験（コカイン，エピネフリン，フェニレフリン，チラミン，ピロカルピン）. 自律神経機能検査第 3 版（日本自律神経学会編），文光堂，東京，pp.272-275, 2000
22) Hayashi M, Ishikawa S：Pharmacology of pupillary responses in diabetics-correlative study of the responses and grade of retinopathy. Jpn J Ophthalmol；23：65-72, 1979
23) Pittasch D, Lobmann R, Behrens-Baumann W, Lehnert H：Pupil signs of sympathetic autonomic neuropathy in patients with type 1 diabetes. Dibetes Care；25：1545-1550, 2002

〔向野和雄〕

II. 自律神経機能検査法概論

はじめに

　自律神経機能検査の目的は，患者における自律神経機能が正常か異常かを判定し，もし異常なら，解剖学的病変部位の診断と機能欠損に重点をおいてその程度を評価し，さらにその異常が一次的なものか，それとも何らかの疾患による二次的なものかを診断し，治療に役立てることにある。ここで強調すべきことは，自律神経機能が反射弓および遠心性神経活動だけでなく，標的器官の反応性にも依存することである。標的器官における最終的な反応に影響する要因としては，神経伝達物質の代謝，クリアランス，および動態，さらにはシナプス後性受容体の性質，シナプス後性伝達機構，受容体から後の細胞内 second messenger system などがあげられる。

　したがって，自律神経機能検査および検査から得られる情報は，患者の臨床像，日常生活と関連づけて解釈しなければならないし，診断するだけでなく，治療を評価する上で役立てる必要がある。

　これらの自律神経機能検査法には，心循環器系，体温調節系，消化器系，腎泌尿器系，性機能，呼吸器系，眼などがある。本稿においては，これらの系統における機能検査について述べるが，紙数の制限もあり，詳細については『自律神経機能検査 第3版』（日本自律神経学会編，文光堂）を参照されたい。

1. 自律神経検査法の解釈

1）自律神経検査の種類

　単独の検査で自律神経機能の評価は難しい。たとえ一系統の検査でも，非常に多くのアプローチが必要となる。できれば施設ごとに「スクリーニング検査」や「ルーチン検査」のセットを決めておくことが望ましい。

　自律神経系の検査法は，大きく分けて，①心循環系，②発汗・血管収縮系，③消化器・泌尿生殖器系，④眼・瞳孔系に分けられる。

　このうち，最も一般的に行われるのは心血管系の検査である。これには，何らかの身体的な負荷により血圧を変化させ，それに対する心拍数，血圧の変化をみる生理学的検査，薬剤を投与することにより血圧を変化させる薬理学的検査，直接交感神経活動を記録し，血圧変化などに対する変化をみたり，環境温変化に対する変化を観察したり，さらに皮膚電位変化や皮膚血流量をみる電気生理学的検査がある。また，心拍変動を利用した心交感神経活動，迷走神経活動の評価法も本検査法に含まれる。本稿においては，生理学的検査法を中心として，心循環系および発汗・血管収縮系の検査法を主に概

説する。

2）なぜ検査を行うか

　起立性低血圧は，自律神経不全のうちで最初に出現する症状である。したがって，その検出や評価は，起立性低血圧が交感神経性血管運動障害の初期症状である可能性があることからも，非常に重要である。また，心拍数の変化が迷走神経障害を表すこともある。一方，起立負荷に対する心血管系の反応が正常範囲内であれば，自律神経不全の可能性は低くなるし，逆に異常を呈して自律神経不全の可能性が示唆されれば，さらに詳細な検査を進めることになる。

　このような検査は，多くは自律神経活動低下を探知することを目的としているが，それに対し，自律神経活動亢進も異常であり，疾病や死亡につながることもあることにも留意しなければならない。例として神経調節性失神があげられる。本失神には，その基礎に迷走神経の異常亢進が考えられている。また，起立性高血圧や，脊髄損傷患者における発作性高血圧も，交感神経系の異常亢進にその原因が求められている。

3）基礎活動と反応性

　さて，交感神経活動，副交感神経活動は，ともに持続的に作動しており，この「持続性」を「緊張，トーヌス」と呼ぶ。被験者がある一定の条件下にいるとき，その緊張の度合を「基礎活動」と称する。

　一方，ある一定の緊張下にあるヒトが，外乱を受けたときに，その調節目標（血圧・体温など）が正常範囲からはずれると，それを感知し元に戻そうとする。この外乱量を一定化することにより，調節のための自律神経反射が働く大きさを「反応性」と呼ぶ。

　自律神経機能の評価においては，この「基礎活動」と「反応性」を分けて評価することが必要である。反応性の問題点は，刺激前活動と刺激後活動を比較する場合，差（Δ）をとるか，変化率（％変化）をとるか，という点である。一般的に循環器系の血圧，心拍数などは個人差が少なく，刺激と反応性との間には線形関係が確立するため，すべて差（Δ）を採用している。一方，化学物質の血中濃度差，発汗量，皮膚血流量などの基礎活動に個人差の大きい指標や，近赤外線による酸化・還元ヘモグロビン濃度，筋交感神経総活動量など，基礎活動の絶対値評価が不可能な指標など，刺激量と反応性の間に指数関数的な関係が成立するような変化は，％変化で反応性を測定するほうがよい。

　さて，反応性のもう一つの問題点は，刺激量に応じた反応の問題であるが，例えば手掌足蹠多汗症における交感神経皮膚反応（sympathetic skin response：SSR，皮膚電位反応）を考えてみよう。この場合，手掌の湿潤によりかなり電気刺激による皮膚電位変化は少なくなってしまうが，マイクロニューログラフィにより記録した皮膚交感神経活動は，かなりの亢進を呈していることからも，交感神経活動の低下は見られない。このようなときに，SSRの変化が少ないとはいえ，手掌足蹠多汗症の患者においては交感神経機能は低下している，とはいい難い。このように自律神経系の評価は，基礎活動と反応性を別々に考える必要がある。

4）正常値

　自律神経検査の「正常値」は，本来ならば，どこで施行しても同様の値，あるいは範囲（通常は±2SDを取ることが多いが）を示さなければならないはずであるが，検査の施行時における検査室の

温度や，その他，環境要因の影響が大きいため，検査室ごとの「正常値」を決める必要がある。正常値を求めるには，年齢，性，身長，体重などが必要となる。それに加えて，検査用の機器仕様，検査のプロトコール，スタッフの資質などが，「正常値」を左右する。さらには，投薬の有無，体力レベル，喫煙・飲酒習慣の有無，既往歴の有無なども重要な要因である。

2. 心循環器系検査

心循環器系の最重要な役割とは，組織灌流である。したがって，血圧と血流を保持するために，多くの要因を考慮しなければならない。それには，自律神経系，特に交感神経遠心性活動に依存する一拍ごとの血圧を制御することが必要となる。自律神経系のみならず，ホルモンが血圧に及ぼす影響も大きい。カテコールアミンだけでなく，アンジオテンシンⅡ，アルドステロン，さらに局所性のプロスタグランジン，一酸化窒素，エンドセリンなども重要である。これらの迅速な自律神経系，緩徐な内分泌系は，血圧調節を秒・分・時間・日・週・月・年の各所のレベルで行う。

血圧の神経性制御には，多くの解剖学的構造が関与する。高次神経機能としての皮質，情動に関与する辺縁系，視床下部は，延髄にある心臓血管中枢に対して促進的，抑制的に作用する。血圧は頸動脈洞と大動脈弓にある圧受容器により感知され，舌咽神経，迷走神経により中枢に情報を送る。求心路からの情報は，延髄孤束核に入力され，腹外側尾側部を経て腹外側吻側部に抑制性の信号を伝達する。延髄腹外側吻側部は，血管運動中枢であり，ここからの情報は遠心性に中間質外側核へ伝達され，脊髄外に出た後，交感神経節に入る。ここでニューロンを無髄節後線維に変えた後，交感神経出力は，標的臓器，効果器に送られる。一方，孤束核からの迷走神経性出力は，疑核や迷走神経背側核を通じて，心臓に抑制性出力として送られる（図69）。

以上の解剖学的構造のどこかに障害が生ずると，自律神経機能障害が発症する。それには，求心性経路，中枢神経内経路，遠心性経路，効果器があり，これらの一つ以上の損傷が自律神経不全を生じ，血圧調節異常として発現することになる。これらに加えて，血圧関連性ホルモン，体液調節性ホルモン，腎なども関与する。しかし，上記の血圧調節経路（中枢からの血圧調節が血管運動中枢に及び，末梢における血圧受容器からのネガティブ・フィードバック・ループがこの血管運動中枢に抑制性に入力されるため「の」の字型抑制と呼ばれる）のどこに異常が生じて自律神経不全が生じているかを，常に頭に置かなければならない。以下に述べるヘッドアップティルト，起立，Valsalva法，深呼吸，過換気などは，以上の血圧調節系のどこかに外乱を引き起こし，それに対応する緩衝メカニズムのどこに異常があるかを探索することが，循環器調節系自律神経の検査法の基本となる。これらの検査法における危険は少ないが，念のため，心電図モニタリングおよび救急蘇生措置の準備は必要であろう。

1）ティルトによる体位変換

起立性低血圧は自律神経不全の重要な症候の一つで，そのためティルトによる体位変換時の心循環器反応は，特に重要となる。通常，臥位と比較して立位の収縮期圧が20 mmHg以上の低下を起立性低血圧と定義し，これは国際的にも認められている（Consensus statement, 1996年）。この定義には，拡張期圧の10 mmHg以上の低下を3分以内の起立で認める基準も含まれている。起立には，能動的起立と，ヘッドアップティルトがあり，ティルト角度は60°あるいは70°としているものが多い。国

図69 循環器支配の交感神経活動の経路

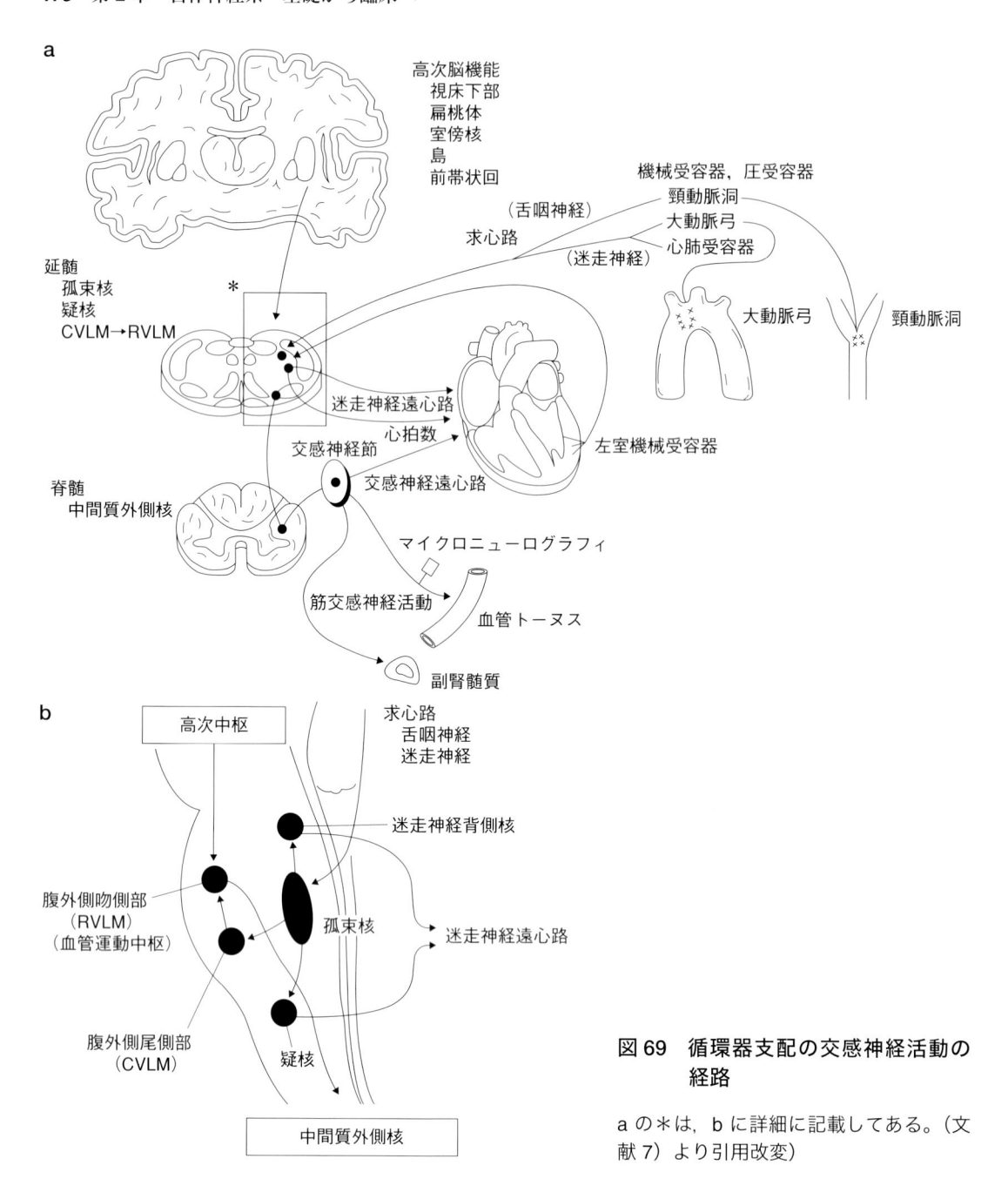

a の＊は，b に詳細に記載してある。（文献 7）より引用改変）

際基準は，能動的起立でも 60°ティルトでもよいとしている。

　起立性低血圧では多くの症状を呈する。それには，脳灌流低下に伴う，めまい，視覚障害（眼前がぼやける，眼前暗黒感，眼前白化感，色彩喪失），意識喪失，認識障害がある。また，骨格筋の灌流低下に伴う後頭部，頚部痛，心灌流低下による狭心痛，非特異的症状としての筋力低下，眠気，全身倦怠感などを訴える。通常，これらの症状は，横臥やティルトベッドを水平に戻すことにより消失する。外来では臥位と立位の血圧を測定するが，実験室では，フィナプレスやポルタプレス，さらには最近ではフィナモニターなどにより心拍ごとにおける血圧を非侵襲的に測定できるようになった。日本に

おいては，Jentowなどの脈波記録計が開発され，これらの器具により血圧波が記録できるようになり，体位変換後の血圧変化の詳細な解析が可能となった．

　ティルトベッドによる体位変換により，起立性低血圧は交感神経活動の反応により二つのグループに分けられる．一つは交感神経過剰反応群，もう一つは交感神経反応低下群である．起立による体位変換により，胸腔内の500〜700 mlの血液は下半身へ移動し，貯留する．このため，心臓への静脈還流は約30％減少し，右心房圧が低下し，心拍出量が減少する．この変化に対して，交感神経活動賦活化が正常ならば，心拍数の増加と末梢交感神経活動の賦活化による末梢血管抵抗の増加により，血圧は保たれる．この交感神経活動の反応が血圧の緩徐な低下に対して過剰反応すると，Bezold-Jarisch反射が惹起され，血管迷走神経性反射により交感神経活動が抑制されて，神経調節性失神が生ずる．一方，自律神経不全などにより，交感神経賦活化が十分でないと，やはり血圧上昇が起こらず失神を来す．

2) Valsalva法

　Valsalva法は，胸腔内圧をある一定に保った場合（通常40 mmHg），血圧と心拍数の変化を観察する方法である．通常，血圧計の水銀柱につないだゴム管の端をくわえさせ，空気を吹き込むことにより水銀柱を40 mmHgに上昇させ，10秒間保つ．胸腔内圧の上昇に伴い，静脈還流が減少し，血圧が低下する．胸腔内圧の開放とともに，交感神経活動が持続しているために，血圧のオーバーシュートが起きる．このオーバーシュートに伴い，心拍数の低下と交感神経の抑制が起きる．自律神経不全患者では，交感神経活動の賦活化が起きないため，オーバーシュートが欠如し，それに伴う徐脈も起きない．

　フィナプレスなどの血圧波を脈拍ごとに，瞬時心拍数（心電図のR-R間隔の逆数）とともに記録すると，4相に分かれる特徴的な変化が認められる．第Ⅰ相では，胸腔内圧増加直後の一過性の収縮期および拡張期圧の上昇と心拍数の低下が見られる．これは機械的機序によるものとされている．第Ⅱ相では，収縮期圧，拡張期圧，脈圧の低下と心拍数の増加が，胸腔内圧上昇に伴う静脈還流の低下により起こる．心拍数の増加は，血圧低下の代償反応である．早期には血圧低下が見られるが，後期には回復して安定化する．第Ⅲ相では，胸腔内圧の開放に伴う瞬間的な血圧低下が見られ，機械的機序によるものとされる．第Ⅳ相では，反応性の血圧上昇と徐脈が見られる．胸腔内圧の正常化により1回拍出量と心拍出量が増大し正常化するが，末梢血管抵抗の増加が持続するために血圧のオーバーシュートが起きる（図70）．

　異常所見は機械的機序による変化に対する反応である第Ⅱ相と第Ⅳ相の変化を重視する．第Ⅱ相後期における血圧の回復または一定状態の欠如，代償性心拍数増加の減少または消失，第Ⅳ相における血圧のオーバーシュートの欠如は交感神経遠心路の障害を示唆し，第Ⅳ相の反射性徐脈の軽減または消失は副交感神経機能障害を示唆するものとされている．第Ⅱ相における最大心拍数を第Ⅳ相における最小心拍数で除した値をValsalva比（Valsalva ratio）と称し，1.21以上であれば正常反応，1.11以下のときは異常，1.12〜1.20のときには境界領域とされている．

3) 昇圧刺激

　昇圧刺激としては，運動や寒冷昇圧が用いられる．運動には握力計をもたせ，最大随意収縮力の

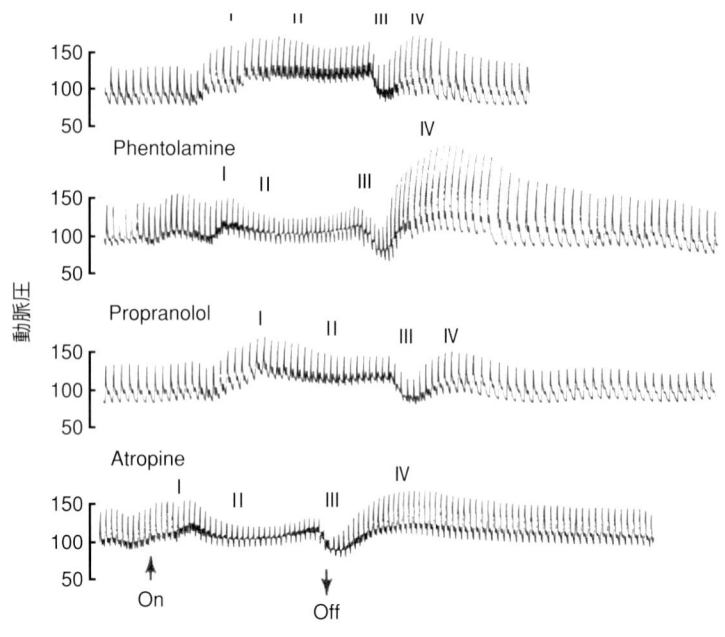

図 70　Valsalva 法に対する血圧反応：薬理学的遮断の影響

上より薬剤なし，フェントラミン，プロプラノロール，アトロピン投与時における血圧反応を示す。Ⅰ，Ⅱ，Ⅲ，Ⅳは，Valsalva 法の相である。（文献5）より引用改変）

1/3 程度の力で持続性等尺性運動を 3 分間行わせる（掌握試験）。寒冷昇圧試験には，4℃の氷水中に手関節まで浸すことで，寒冷刺激（痛み刺激）を与える。これらの刺激は通常，血圧を増加させる。覚醒刺激として，スタート用ピストル，暗算（100－7，1,000－17 など），電気刺激，急激吸気を与えることもある。

　寒冷昇圧試験では，浸漬時間を 2 分間とし，軽度の血圧上昇（10～20 mmHg）を正常とする。一方，運動負荷試験では，3 分間の間に軽度の血圧上昇（10～20 mmHg）を正常とする。これらの血圧変化は，呼吸法により大きく変化するので，刺激中は呼吸を一定に保ってもらうように被験者に指示することが肝要である。これらの手技では，刺激を受けとる被験者側に大きな個人差があり，定量的な測定は困難である。

4）心拍数の呼吸性変動

　心拍の呼吸性変動は心迷走神経活動の指標として用いられる。通常，ティルト試験，起立試験，Valsalva 法などに対する心拍反応と併せて評価する。正常では，心拍数は吸期に増加し，呼期に減少する洞性不整脈の変動幅を評価することになる。同様に，深呼吸や過換気に対する心拍変動を解析する。心拍の呼吸性変動は年齢の影響を大きく受け，通常，加齢とともに低下するため，各施設において年齢別の正常値を測定することが望まれる。通常，自律神経不全においては呼吸性変動が失われ，一定の R-R 間隔を呈するようになる。

5）心拍数のスペクトル解析

心拍数の呼吸性変動を発展させ，定量的に評価できるようにしたものが心拍数のスペクトル解析である。安静時の心電図 R-R 間隔にはゆらぎが認められ，0.25 Hz を中心とした高周波成分と，0.1 Hz を中心とした低周波成分に分けられる。高周波成分は呼吸性不整脈により生ずる迷走神経遠心路の機能を反映するとされる。一方，低周波成分はいわゆる Meyer wave が起源とされ，血管運動性交感神経活動量を反映するといわれている。

呼吸は，調節呼吸としてメトロノームにて 2 秒間隔で音を与える方法と，あくまで安静時における規則的な呼吸時における測定方法がある。計測したデータの周波数解析法としては，高速フーリエ解析，自己回帰モデル，最大エントロピー法があるが，大差はない。

最近は，ホルター心電図計やマイクロチップを使用した長期間 R-R 間隔記録計によって記録したデータをもとに，この測定を行い非線型分析をすることにより，日内リズム，季節性変動，年内リズム，さらに年を超えた長期変動を解析する試みが行われている。

6）食　事

自律神経不全症において，食事後に低血圧が起きることが報告され，食事性低血圧（postprandial hypotension）として記載されるようになった。特に炭水化物の食事後に多く，時には失神することもあり問題となる。そのメカニズムとして，食事後に生ずる内臓血管の拡張に伴う全身血管抵抗の減弱が，健常者においては心拍出量の増加や末梢血管収縮性交感神経活動（特に筋交感神経活動）の増加，血中カテコールアミンの増加により補償されるのであるが，自律神経不全症，自律神経不全患者においては，この調節ができないため，血圧が低下すると考えられている。ブドウ糖の静脈注射によってこのような低血圧は惹起できないため，血糖自身の上昇によるものではなく，ブドウ糖が腸管から吸収される際におけるニューロテンシンをはじめとする腸管ペプチドによる血管拡張説が支持されている。

四肢への交感神経機能は障害されていても，心臓支配交感神経機能が保たれている患者においては，食事後の血圧変動が異なって生ずる。家族性アミロイドニューロパチーや，パーキンソン病などの比較的心臓支配交感神経活動の保たれている疾患では，食後初期には血圧低下が見られるが，その後の脈拍の急激な増加とそれに伴う心拍出量の増加によって，血圧の回復が早くから観察される。

食事負荷としては，日本ではブドウ糖 75 g 経口飲用が用いられ，その判定基準として食事後 1 時間以内に平均血圧の 20 mmHg 以上の低下を，食事摂取後 2 時間以内に収縮期圧の 20 mmHg 以上の低下を，あるいは，食前に収縮期圧が 100 mmHg 以上あった場合，90 mmHg 以下に低下することを陽性とする。

7）運　動

自律神経不全症の患者は，たとえ仰臥位でも運動により低血圧を生ずることが知られている。患者においては健常者のように心拍出量は増加するのであるが，全身血管抵抗が低下してしまう。おそらく運動骨格筋における血管は拡張するが，その補償メカニズムとしての交感神経系賦活化が十分働かないことにあると考えられている。臥位でのエルゴメーターを行わせると，健常者では増加する血圧

が，自律神経不全患者では運動中に低下してしまう。中には運動終了時に血圧低下を来すものもいる。運動後に起立性低血圧が悪化する自律神経不全患者も認められており，日常生活上，重要な問題を提起する。

8）その他の循環系検査法

その他，下半身陰圧負荷（lower body negative pressure：LBNP），頸部吸引（neck suction）などが圧受容器反射に対する刺激法として採用されている。

下半身陰圧負荷は，密閉した容器に腰部以下を入れ，真空ポンプにより容器内の気圧を下げることにより胸腔内の血液を下半身に移動させ，心肺低圧受容器を刺激して交感神経活動を賦活化させるもので，記録するパラメーターとしては心拍数あるいは筋交感神経活動が用いられている。負荷陰圧は，10 mmHg ずつのステップアップがよく用いられ，60 mmHg の陰圧が起立時の負荷に相当する。自律神経不全患者においては，通常見られる陰圧負荷に対する心拍増加反応および筋交感神経活動増加反応が観察されない。

頸部吸引は，下顎と鎖骨の間にカラーを装着し，陰圧で吸引することにより頸動脈洞の伸展受容器を刺激して，心拍数の低下および筋交感神経活動の減少を観察するものである。

同時記録のパラメーターには，レーザードプラー皮膚血流量，経頭蓋ドプラー法による中大脳動脈血流量の測定，近赤外線スペクトロメトリーによる酸素化ヘモグロビン，還元ヘモグロビンの定量による筋血流量，脳血流量の測定などがある。

9）薬理学的検査

以上の検査法は，生理学的な手法を用いた検査法であるが，各種薬剤を静注した際の心拍数，血圧を見る薬剤負荷試験があり，それには，古典的なアドレナリン試験，ノルアドレナリン試験，メコリール試験がある。現在ではすたれてしまったが，歴史的には重要な試験である。現在，行われている薬理学的試験には，ノルアドレナリン静注試験，イソプロテレノール負荷試験，チラミン静注試験，アトロピン静注試験などがある。いずれも心電図の記録はもちろん，可能ならば，連続血圧波の記録をフィナプレス法かトノメトリー法により行うのが望ましい。

それらの投与量，投与法には，原法，変法が各種あり，詳細については『自律神経検査法』を参照されたい。

3．電気生理学的評価法

1）マイクロニューログラフィー

マイクロニューログラフィーは，タングステン微小電極を用いてヒトの末梢神経のインパルスを無麻酔・経皮的に導出し，記録する電気生理学的検査法である。同法によりヒトの骨格筋，皮膚感覚受容器からの神経インパルス活動だけでなく，無髄交感神経節後遠心性発射活動を記録することができる。従来の方法が交感神経活動，副交感神経活動の効果器反応を利用したものであるのに対し，本法は交感神経活動を直接記録するところに特徴を有する。

記録できる交感神経活動には，筋支配の交感神経活動である筋交感神経活動（muscle sympathetic nerve activity：MSNA），皮膚支配の交感神経活動である皮膚交感神経活動（skin sympathetic nerve activity：SSNA）がある。MSNA は脈拍同期性，律動性のバースト活動で，呼吸性変動を示し血圧を低下させるような手技，例えば Valsalva 法などにより賦活化する。SSNA は脈拍には同期しないバースト活動で，皮膚の血管収縮神経活動および発汗神経活動（さらには血管拡張神経活動）を含む。覚醒刺激に一定潜時で応答し，その後に血流量減少および発汗減少を認める。MSNA は心・血管系自律神経機能検査に，SSNA は発汗・皮膚血管系機能検査に用いる。

(1) 記録法

記録には軸直径 $100\mu m$，先端直径 $1\mu m$，インピーダンス 3～5 MΩ のタングステン微小電極を使用する。刺入した記録電極と基準電極との電位差を増幅する。増幅には低雑音（1～2μV 以下），高入力インピーダンス（50～100 MΩ 以上）のアンプを用いる。増幅された活動は，500～5kHz のバンドパスフィルターを通じて雑音を除去した後，ブラウン管オシロスコープにて観察し，音声モニターを行う。この音声モニターにより記録された活動の同定が可能なため，非常に重要である。記録された活動はデータレコーダーに収録し，後の解析に供する。ほかのパラメーターの同時記録のため，多チャンネル式データレコーダーが望ましいが，最近は直接 AD コンバーターを介して，ハードディスクに記録することもある（図 71）。

本法により記録される交感神経活動は，サンプリング周波数として 5 kHz が必要であるため，データレコーダーや AD コンバーターの設定に注意する必要がある。また，バースト活動として記録されるため，全波整流積分を時定数 0.1 秒で行い，積分波形として解析することが多い。

本法による神経活動の記録には，①神経走行を電気刺激により確認する，②電極を神経幹に刺入する，③希望する活動の神経束へ先端を移動させる，④希望する神経活動の信号対雑音比（S/N）を向上させる，の段階を経る必要がある。

記録神経としては，経皮的に電極が刺入可能な末梢神経すべてから記録可能であるが，通常，上肢では正中神経，橈骨神経，尺骨神経，下肢では脛骨神経，腓骨神経が検査の対象となる。通常は 1 神経からの記録を行うが，交感神経活動の地域性を検索したり，左右差を比較したりする測定においては，2 神経からの記録も可能である。これを double recording（同時記録）という。このときには電極，増幅器，モニターともに 2 セット必要となる。

(2) MSNA の定量と評価

MSNA は，脈拍同期性で血圧変動に応じた発射活動をする。その活動は圧受容器反射による高圧系のみならず，心肺圧受容器反射による低圧系にも制御されている。

MSNA の定量化には，①1 分間のバースト数である burst rate，②100 心拍ごとのバースト数である burst incidence，③積分波形の平均値×burst rate＝1 分間の積分波形の合計である総活動量，と 3 種類の評価方法がある。このうち，burst rate と burst incidence は個人に固有の値を示すため，個人間比較に有用である。総活動量は電極先端の位置により差が生ずるので，先端位置に変化がない場合，最も有効な指標となる。

(3) MSNA に影響を及ぼす要因

MSNA の発射活動に影響を及ぼす要因には各種あるが，①重力，②低酸素，③意識状態・睡眠，④体性感覚，⑤食事・飲酒・喫煙，⑥環境温，⑦年齢などがあげられる。

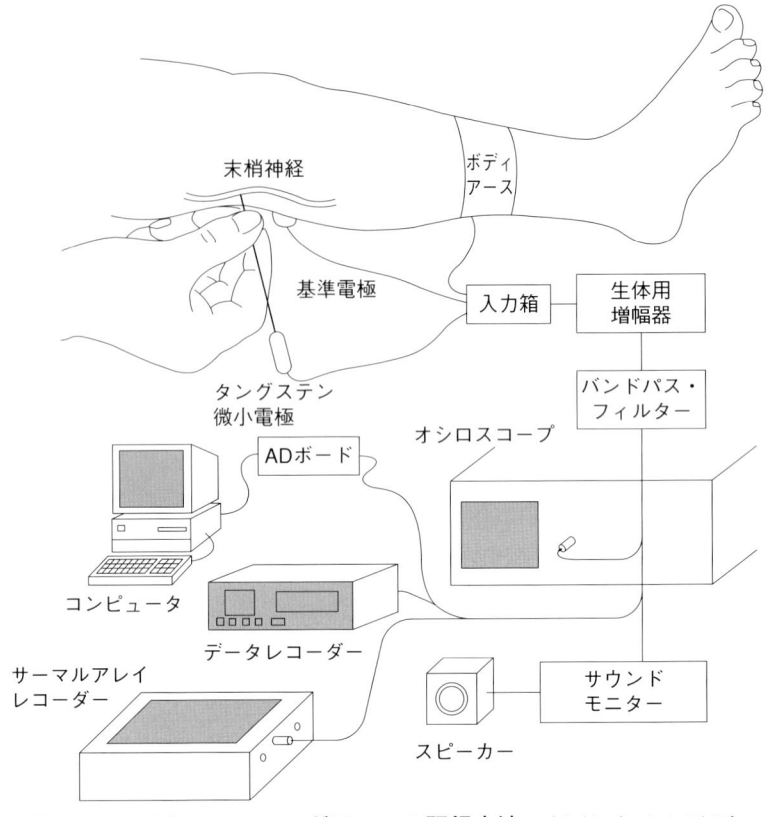

図71 マイクロニューログラフィの記録方法 （文献2）より引用）

A. 重 力

地球上の重力の体軸方向成分（頭→足方向，$+G_z$）は体位により変化するが，MSNA はその増加に伴い体位傾斜角度の正弦値に線形に増加する．この増加反応は下腿への血流量を減少させ，下半身への血液貯留を防ぎ，心拍出量低下を防止する．同様の反応は下半身陰圧負荷により持続的に惹起されるが，頚部吸引による頚動脈洞伸展に対する抑制反応は動的な変化のみを示す．すなわち MSNA は動脈圧受容器のみならず，心肺圧受容器によっても制御されているが，動脈圧受容器反射に対しては動的な変化のみに反応する（図72）．

これらの反応を利用して，心拍数だけでなく MSNA の圧受容器反射機能をフェニレフリンやニトログリセリン静注時における血圧上昇・低下と MSNA の抑制・賦活化の関係を求めて算出する方法が提案されている．ティルト時や下半身陰圧負荷などを利用すれば，薬剤を用いなくとも圧受容器反射機能を測定できる．

この重力に拮抗する MSNA の賦活化の異常が，起立性低血圧の発症の原因となっている．起立負荷に対する反応性には個々に大きな差があることが明らかになっているが，起立性低血圧を起こす被験者には，反応が低下する例とむしろ亢進している例があることが認められた．亢進例では，急激な血圧低下，除脈とともに MSNA の休止が観察される．低下例においては，Shy-Drager 症候群，糖尿病

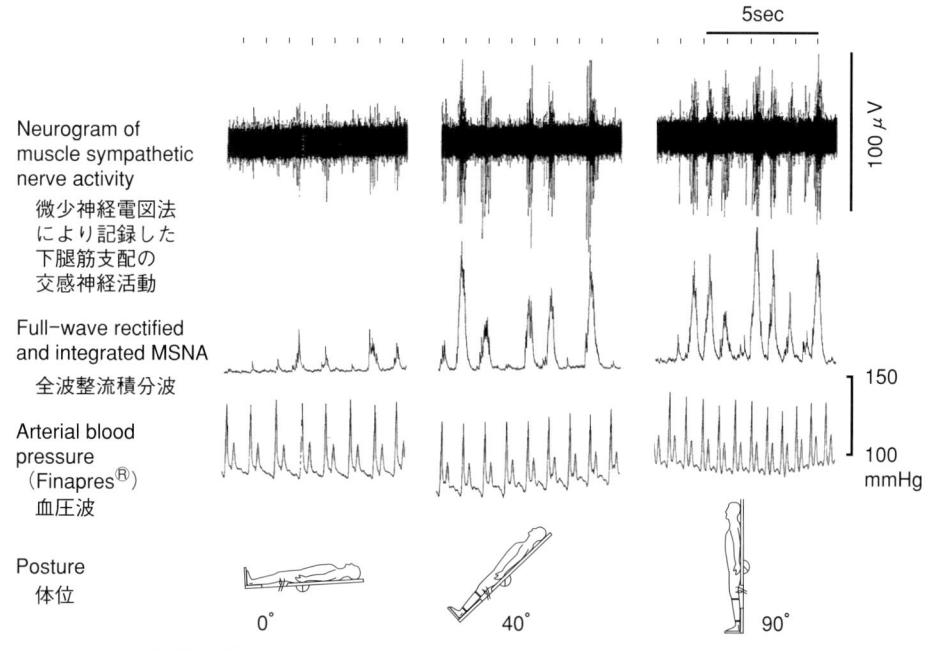

図72 体位変換に対する筋交感神経活動の賦活化 （文献7）より引用改変）

性ニューロパシーのように通常の記録ではMSNAを測定し得ない例も多い。

B. 低酸素

MSNAは低酸素下では亢進することが知られており，低圧タンクを使用した低圧・低酸素状態においても活動が増加する。低地住民を高山に連れていきMSNAを測定すると，安静時活動，運動に対する反応は亢進する。

睡眠時無呼吸症候群のように，換気障害が生ずると，胸腔内圧の大きな変化のみならず，この低酸素血状態および高二酸化炭素血状態もMSNAの亢進に貢献していると考えられている。

C. 意識状態・睡眠

MSNAはヒトの意識状態に影響され，NREM睡眠時においてはその深度に応じて低下するが，REM睡眠時においては覚醒時と同等あるいはそれ以上に亢進する。微小覚醒といわれる頭頂性K複合に関連してMSNAが1秒ほど遅れて観察される。MSNAのバースト持続時間はNREM睡眠時に延長し，覚醒刺激に反応するようになり，脈拍同期性も崩れ，SSNAと同様の性質を示すようになる。さらに外来性の音刺激や触圧覚刺激にもK複合とともに反応するようになる。この現象は睡眠時における圧受容器反射の変化が関連すると考えられている。

睡眠時無呼吸時のMSNAは，無呼吸時に発射活動が亢進し血圧の上昇を認めることからも，睡眠時無呼吸症候群の高血圧発症に重要な役割を果たしていると考えられている。

D. 体性感覚

MSNAは覚醒時においては音刺激や触圧覚刺激に対し反応しない。しかし深部疼痛刺激（骨膜刺激，角膜刺激）や氷水に手を浸す寒冷昇圧により賦活化する。温冷水眼振誘発試験により，眼振の緩徐相

表21 年齢別に見た筋交感神経活動の基礎活動,起立負荷に対する反応性および立位時活動の平均値

年　齢	10歳代	20歳代	30歳代	40歳代	50歳代	60歳代	70歳代
基礎活動	2.73	11.89	17.19	26.22	38.16	55.85	54.80
S.E.	2.25	1.75	3.59	3.74	3.05	2.57	3.77
n	3	15	7	5	3	5	4
起立負荷に対する反応性	46.10	40.15	30.02	26.51	15.20	10.23	8.37
S.E.	4.56	4.65	2.23	2.57	3.96	1.66	2.06
n	2	10	7	5	3	5	4
立位時活動	52.10	49.46	47.34	52.26	57.52	68.05	63.25
S.E.	1.90	4.29	2.79	2.81	5.90	4.45	3.14
n	2	9	7	5	3	5	4

（文献2）より引用）

速度に比例して賦活化するし,頚部の伸展・屈曲・回転のような前庭刺激に対しても亢進する。ところが前後方向への0.3Gほどの直線化速度負荷に対しては抑制される。

E. 食事・飲酒・喫煙

糖質摂取後には,血管拡張と圧受容器反射によりMSNAは亢進する。この反射が起こらない自律神経不全患者では,食事性低血圧が起こる。飲酒後,初期の心拍数増加のための昇圧時には,MSNAの抑制が起こるが,しばらくして血管が拡張し始めると賦活化する。喫煙時には血管収縮のための昇圧反応により,MSNAは抑制される。

F. 環境温

MSNAは環境温の上昇に伴い増加し,その上昇は核心温の増加に比例する。このことはSSNAのみならずMSNAも暑熱負荷に対応した血管反応に対応して,体温制御に寄与することを示す。逆に寒冷曝露時にもMSNAの亢進が観察される。この場合も核心温の低下に比例して亢進し,低温曝露の場合にも,MSNA血管を収縮させることによる放熱抑制により,体温調節に貢献する。

G. 年　齢

年齢はMSNAの活動性を決定する重要な要因である。筋交感神経安静時活動は加齢とともに増加する。当施設における各年代における平均burst rateを表21に示す。一方,起立負荷に対する反応性は,高齢者では減弱するが,これには高い安静時活動に原因すると思われる。性差に関しては,若年者では女性のほうが安静時活動が低く,その差が高齢者では消失することからも,性ホルモンに関連した原因が推察されている。閉経前後に記録したMSNAに有意な上昇が見られることもこれを支持する。

(4) SSNAの定量・評価

SSNAはバースト活動として記録されるため,その評価には1分間のバースト数 (burst rate),あるいは1分間のバースト数×平均バースト振幅（総活動量）,最大振幅バーストの面積を1,000とした場合の総面積などを用いる。SSNAには発汗神経活動（血管拡張神経活動を含む）,血管収縮神経活動を含むため,両者を分離して評価する必要がある。その分離には効果器反応であるレーザードプラ皮膚血流量計や皮膚電位変化が有用である。

(5) SSNAの性質と臨床応用

　SSNAの役割は温熱性・精神性発汗および皮膚血流量の調節にあり，外気温の変化に応じた体温の保持と精神的緊張時における発汗・皮膚血管収縮にある．ヒトの手掌・足底などの無毛部支配のSSNAと，それ以外の有毛部支配のSSNAは，前者が精神性の発汗・血管収縮性の活動を支配しているのに対し，後者は温熱性中心の発汗・血管収縮活動，さらには発汗神経活動には血管拡張性のインパルスが含まれていることが証明されているので，この両者の比較はヒトの交感神経地域性解析に有用である．

　SSNAの発汗・血管収縮のそれぞれの活動は，皮膚電位変化および皮膚血流量の低下率という効果器活動と相関しているので，交感神経皮膚反応（sympathetic skin response）と交感神経血流量反応（sympathetic flow response）はそれぞれがSSNAの発汗・血管収縮交感神経活動の反映と見ることができる．

　SSNAの臨床応用としては，以下があげられる．

A. 発汗現象の解明

　発汗による体温調節機能は，ヒトを含む一部の霊長類にしか見られない．従来までに報告されている発汗波という発汗がまるで波のように拍出するように見られる現象は，SSNAの発汗神経性バースト活動に一致して拍出されていることが判明している．多くのインパルスを含む発汗神経性バーストは，多くの汗腺を駆動して発汗を促進し，体温調節に寄与している．

B. 無汗症の病態生理の解明と診断

　無汗症は体温上昇に応じた発汗が生じなくなる疾患であるが，その障害部位をSSNAの測定により同定できる．SSNAの減弱化が起こっていれば神経原性であり，逆に賦活化，特に暑熱曝露時に起こっていれば汗腺原性である．神経原性の場合，暑熱曝露時にburst rateが増加しなければ中枢性，増加すれば末梢性である．

C. 多汗症の病態生理の解明と診断

　多汗症は体温調節上必要以上の発汗を来す疾患で，特発性手掌足蹠多汗症はアジア人に多く見られる．本症におけるSSNAは，精神的刺激に対する無毛部支配の反応が過剰のため起こることが明らかとなった．Guillain-Barré症候群の多汗もSSNAの過剰亢進が原因とされている．

D. 体温調節機能の解明

　個々人のSSNAには大きな個人差があることが知られているが，血管収縮神経活動の賦活化の良否が体温調節能力にかかわってくることが明らかになっている．寒冷曝露に対しSSNAの賦活化が強ければ強いほど予測的に核心温の低下が少ないことが判明している．逆に環境温の変化によく交感神経活動を抑制させることのできる個体は，核心温の変化を極小化できる．このようにヒトの耐寒性，耐暑性は，交感神経活動を変化させることによって獲得できる順応性といえる．

E. 血管関連疾患の病態生理の解明と診断

　Raynaud病，Buerger病は，異常血管収縮が手足の冷感，疼痛を来す疾患で，交感神経切除（遮断）術が病状改善に有効である．このような疾患で，SSNAの記録と各種負荷を行うと，正常人とは異なった反応が観察される．これらの記録は，神経ブロック，交感神経切除・遮断術の効果判定に有用である．

F. 認知機能と交感神経活動との関連解析

事象関連電位である P300 は，認知機能と深い関係を有する．事象関連電位と SSNA を同時記録し，odd ball 課題を課すると，標的と認知した場合には認知しなかった場合と比較して強い交感神経活動が現れ，認知過程が中枢性交感神経出力に密接に影響していることが推測された．さらに SSNA の反射性バーストの出現の有無により加算した事象関連電位の検索により，P300 の早期成分が SSNA の期限と密接な関連を有することが判明した．このように認知機能の解析には，SSNA は有用であると考えられる．

G. 神経・効果器反応に及ぼす薬剤効果の判定

SSNA のバーストの積分値と発汗加速度，皮膚血流低下率との間には，優位な相関が成立することが判明しているが，その回帰直線の傾きの変化を解析することにより，効果器の変化のみでは反応不能な薬剤の効果の解析が可能となる．

安静時における発汗・皮膚血流量には薬剤投与後（例えば prostaglandin E_1），安静時の発汗，皮膚血流量には変化が見られなかったが，SSNA の発汗神経活動と発汗加速度との関係，血管収縮神経活動と皮膚血流量低下との関係に対しては，それぞれの神経活動の効果減弱が認められている．

(6) 交感神経伝導速度

Double recording により，交感神経伝導速度の測定が可能となる．2 本の電極を 1 本の神経の遠位部と近位部に刺入し，バーストの頂点あるいは立ち上がりでの時間差を測定し，両者の距離を除することにより算出する．このようにして測定した神経伝導速度は，MSNA で 0.72 m/sec（正中神経），1.09 m/sec（腓骨神経）であった．一方，SSNA は，安静状態において脛骨神経で 0.93 m/sec（発汗神経），0.76 m/sec（血管収縮神経），電気刺激にて誘発したバーストでは同様に 1.12 m/sec（発汗神経），0.81 m/sec（血管収縮神経）であった．

ただ，有髄神経のように末梢神経障害により伝導速度が遅延するかどうかは，これまでに糖尿病性ニューロパシーによる変化では伝導速度が遅延しないという 1 報告のみであるため，無髄神経である交感神経がどのように障害されていくかという過程の観察はいまだ十分でない．神経管に刺入されてもあまり高い振幅のインパルスの記録ができない状態であることが推測される．

2）交感神経皮膚反応（SSR）

前述の皮膚交感神経活動は発汗と皮膚血流量を支配する．このうち，精神性発汗を定量的に解析する方法が，交感神経皮膚反応（sympathetic skin response：SSR）である．従来，心理学の分野では，皮膚の電気的抵抗を測定することにより心理的動揺を測定する galvanic skin response という方法があったが，1984 年 Shahani らが筋電計を応用して手掌−手背間の電位変化を測定する検査として，交感神経皮膚反応（sympathetic skin response：SSR）を独立させた．本法は末梢神経を電気刺激することにより，それを覚醒刺激として感知し精神性発汗が生ずることを皮膚の電位変化により定量化するものである．

SSR の発生メカニズムは十分解明されていないが，求心路は電気刺激に対しては体性感覚神経（大径有髄線維），音に対しては聴覚路，光刺激に対しては視覚路，吸気刺激に対しては迷走神経求心路が，反射中枢は大脳皮質あるいは視床下部が，遠心路は交感神経発汗神経活動，効果器はエクリン汗腺が考えられている．

暖かく静かな検査室で，安静臥位にて四肢を十分温めてから施行する必要がある．記録電極を手掌・足底の中央に，基準電極を手背・足背中央部にそれぞれ貼付する．接地電極を電気的影響のない部位に置き，周波数帯域を low-pass 0.5～1 Hz, high-pass 3～5kHz に設定し，5～10 秒程の分析時間をとる．

刺激には，電気刺激（0.1～0.2 ms，10～30 mA），音刺激（スターティングピストルを使用），光刺激（写真用ストロボを使用），深呼吸（できるだけ速く吸気を行わせる），磁気刺激などを用いる．いずれの刺激法も慣れが生ずるので 1 分以上の間隔をあけ，ランダムに 10 回以上の刺激を与えて確認する．磁気刺激法は慣れが少ない利点がある．コイル中心を第一胸椎棘突起に置き，上肢筋に運動誘発電位が十分出現する強度で刺激する．

簡便な検査ではあるが，個人差が大きく，解釈には慎重を要する．潜時と振幅が評価対象となるが，年齢，性，身長（四肢長で差が生ずる）に留意し，判定する．

3）交感神経皮膚血流反応（SFR）

皮膚交感神経活動の皮膚血流調節作用を評価する方法で，レーザードプラー皮膚血流量計により測定された皮膚血流量が，精神的刺激，物理的覚醒刺激，肺胞拡張刺激に反応し，皮膚血流量の低下を来すことを利用した検査法である．

レーザードプラー皮膚血流量計（LDF）は，レーザー光が動いている赤血球に反射し，周波数変調を来した状態を解析し，血流量を測定するものである．安静にした状態で SSR と同様な条件の下に LDF プローブを指先に貼付し，安定した記録の後，刺激を与え，その刺激によって低下した血流量が刺激前の量の何％に相当するかを計算する方法である．負荷刺激は SSR と同様で，その結果の解釈も SSR に準ずる．

4．体温調節能および発汗試験

体温の制御は多くの要因に依存する．体温は熱産生と熱喪失のバランスの上に成り立っており，熱喪失は発汗による蒸散熱と皮膚表面からの放散熱により制御されている．発汗試験は定性的試験と定量的試験があり，定性的試験は全身の発汗部位の分布を評価するが，定量的試験は局所の発汗量を測定する．

定量的試験には，ミノール法，ラップ・フィルム法がある．両法ともにヨウ素澱粉反応を利用して，発汗部位を青紫色に変化させる方法である．ミノール法は古典的な方法で，ヨード，ヒマシ油，無水アルコールの混合液を皮膚に塗布し，乾燥後に澱粉をむらなく吹き付ける．簡便であるが準備と検査後の洗い落としが煩雑である．一方，ラップ・フィルム法は，ポビドンヨードと合成糊をラップ・フィルム上に塗布し，乾燥後，オブラートを貼付し，検査時に皮膚に密着させるようにする．試験紙の作製に時間がかかるが，当日の検査は簡便である．

定性的試験にはカプセル換気法を用いる．皮膚面に密着したカプセルに乾燥空気あるいは窒素ガスを灌流し，湿度変化を連続記録する方法で，正確性を期すならば乾燥窒素ガスを使用し，較正に蒸留水を用いる．簡便には，乾燥空気を用いる方法，吸いこみ気と測定気の湿度差を計算する方法などがある．チャンネル数を増やせば，複数の部位での計測や部位特性も評価しうる．

このカプセル換気法を発展させたのが，定量的軸索反射性発汗試験（quantitative sudomotor axon reflex test：QSART）である。本法は軸索反射性発汗を評価する方法で，節後線維末端にあるとされるニコチン受容体を刺激すると，その刺激が末梢神経分岐部を介して刺激されていない部位にも発汗を誘発する現象を利用するもので，ムスカリン M_1 受容体を介するものとされている。10％アセチルコリンをイオントフォレーシスにて皮膚へ浸潤させ，カプセル換気法により発汗を定量化する。軸索反射による発汗であるため，加温などの処理をしなくともよいというメリットを有するが，測定部位が狭小であるというデメリットもある。

5．消化器系

消化器系も，誤嚥，便秘，排便異常が，時に自律神経不全において問題となる。

誤嚥の検査法としては，ビデオ造影嚥下検査（videofluorography：VF）が有用である。誤嚥は自律神経不全だけでなく，脳血管障害時にも多く見られ，無症候性であるため肺炎の原因となる。通常の上部消化管造影装置にビデオ記録装置を接続するだけで，簡便に撮影できる。誤嚥だけでなく，食道噴門接合部括約筋の機能異常の探索にも有用である。

便秘あるいは胃・腸管運動機能異常の探索には，胃電図（electrogastrography：EGG）も簡便で有用な検査である。以前は雑音が多く，解析法も十分ではなかった胃電図も，2〜10cpm（cycle per minute）前後の周波数帯におけるデジタルフィルターの導入により，簡便な装置も解析ソフトとともに市販されるようになり，容易に行えるようになった。

排便異常に対しては，排便機能検査として直腸肛門内圧検査，画像診断などを行うが，いまだ簡便な機能検査法がない。

6．腎泌尿器系・生殖器系

排尿異常に対しては，膀胱内圧測定，シストメトリーが有用である。また，生殖器系異常であるインポテンツに対しては，夜間勃起現象記録が有用であるが，両法ともに詳細は成書を参考にされたい。

7．眼の自律神経機能検査

眼は心の窓という。瞳孔の動きは自律神経機能を反映している。瞳孔機能は対光反射により簡便に測定されるが，定量的な測定にはイリスコーダーが有用である。

対光反射の求心路は，網膜から視神経を通じて視索，外側膝状体においてニューロンを換え，中枢の両側の Edinger-Westphal 核へ連絡する。遠心路に関しては，副交感神経線維は動眼神経の中を通って毛様体神経節でニューロンを換え，瞳孔括約筋を支配する。瞳孔は交感神経支配の瞳孔散大筋にも支配され，その変化は交感神経系と副交感神経系のバランスの上に成り立っている。その他，三叉神経からの入力もある。

最近になり，瞳孔面積を赤外線により測定し，光刺激を与えた後にその面積変化から交感神経機能，副交感神経機能を評価する瞳孔計（pupillogram）が開発され，各種疾患に応用されている。副交感神

経の活動性は縮瞳と縮瞳速度，加速度の抑制，交感神経の活動性は散瞳時間の短縮，速度の増大に注目すべきであることが指摘されている。

その他，眼の自律神経機能検査には，薬物点眼試験，調節機能検査，涙液分泌検査などがあるが，これも成書を参考にされたい。

おわりに

自律神経系は各標的器官に神経支配を及ぼすため，全身的な自律神経不全の際には，すべての器官に異常が生ずる。上述のように，非常に広い範囲からのアプローチがあるが，本稿は生理的検査を主に，心循環器系と発汗・血管収縮系を中心に概論を述べるにとどめた。各系における個別の検査に関しては，関連する稿を参照されたい。

■文　献

1) 日本自律神経学会編：自律神経機能検査 第3版，文光堂，東京，2000
2) 間野忠明：マイクロニューログラフィ．自律神経機能検査 第3版，文光堂，東京，pp.340-347，2000
3) 髙橋　昭監修，長谷川康博，古池保雄編：知っていますか？ 食事性低血圧，南山堂，東京，2004
4) Mathias CJ, Bannister R eds：Autonomic Failure 4th ed, Oxford University Press, Oxford, 1999
5) Low PA ed：Clinical Autonomic Disorders 2nd ed, Lippincott-Raven, Philadelphia, 1997
6) Robertson D, Biaggioni I, Burnstock G, Low PA eds：Primer on the Autonomic Nervous System 2nd ed, Elsevier Academic Press, San Diego, 2004
7) 岩瀬　敏：Vasovagal syncope の病態．Heart View 6：1142-1150，2002

岩瀬　敏

Ⅲ. 自律神経作用薬

はじめに

多くの臓器は交感神経と副交感神経の二重支配を受け，通常両神経系は互いに拮抗的な関係にある。二重支配を受ける臓器では，二つの神経が同じ効力で機能しているのではなく，両神経のいずれかの支配が優勢になっているので，自律神経節に作用する薬物の効果はいずれか一方の神経系に対する効果として発現する。本稿では，コリン作動性シナプス，アドレナリン作動性シナプスの神経伝達機構に影響を及ぼす薬物について記述する。

1. コリン作動性神経伝達

1）コリン作動性シナプスにおける伝達機構

交感神経節後線維（汗腺と骨格筋の血管拡張神経は例外）の大部分を除いてほかの線維は，アセチルコリン（acetylcholine：ACh）を伝達物質とするコリン作動性神経である。コリン作動性シナプスは自律神経系における交感神経，副交感神経の自律神経節と副交感神経節後線維—効果器に存在するほかに運動神経—筋接合部にも存在する。ACh は図 73 のように，コリンとアセチル CoA からコリンアセチルトランスフェラーゼ（choline acetyltransferase：ChAT）によって生合成される。神経衝撃に対応して神経終末から遊離した ACh は，①アセチルコリンエステラーゼによる分解と，②受容体（シナプス前膜および後膜）への作用に向かう。受容体に結合して伝達物質としての役割を果たした ACh は，ただちにアセチルコリンエステラーゼにより分解され，コリンと酢酸になる。コリンエステラーゼ（ChE）は 2 種類あり，アセチルコリンエステラーゼは主にシナプス膜や神経筋接合部に存在し，特異的あるいは真性 ChE と呼ばれる。ブチロコリンエステラーゼは非特異的あるいは偽性 ChE とも呼ばれ，グリア細胞，血漿，肝臓などに存在する。

コリン作動性シナプスに作用する薬物を作用部位により分類すると，シナプス前部とシナプス後部に分けられるが，実際に薬物として用いられるものはシナプス後膜の受容体に作用するものとアセチルコリンエステラーゼを阻害する薬物である。

（1）シナプス前部に作用する薬物（図 73①〜④，表 22）

図 73 の①〜③に作用する物質は治療の目的で使用されない。④に作用する薬物（遮断薬）が治療目的で開発されつつある。神経終末で合成された ACh は小胞に貯蔵されるが，ベサミコールは小胞への ACh の取り込みを阻害する（①）。細菌性食中毒を起こすボツリヌス菌から放出されるボツリヌス毒素は神経終末からの ACh 遊離を抑制する（②）。ACh 合成系へのコリンの能動的取り込みを阻害す

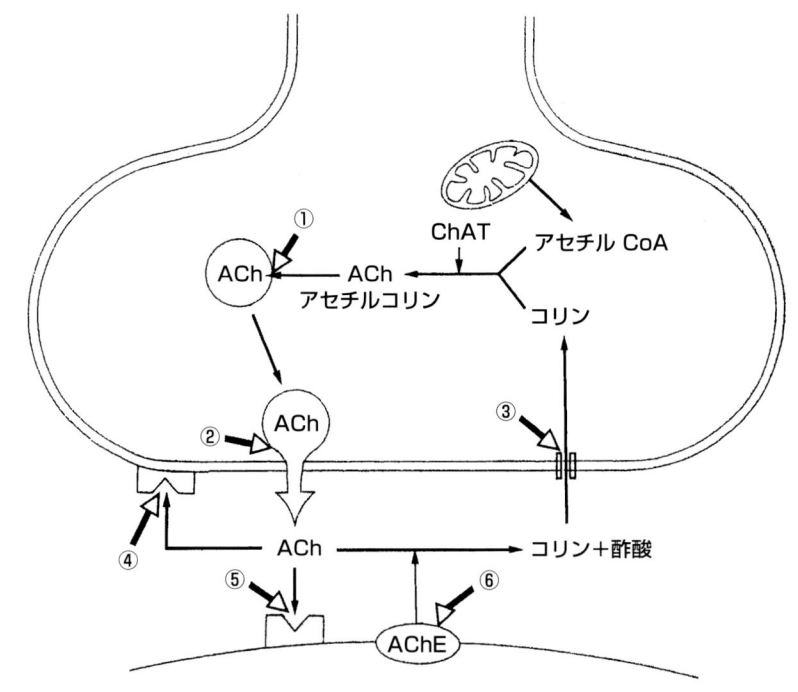

図73 コリン作動性シナプスにおける神経伝達

ACh：アセチルコリン，AChE：アセチルコリンエステラーゼ，ChAT：コリンアセチルトランスフェラーゼ

る薬物にヘミコリニウム-3 がある（③）。コリン作動性神経終末から遊離した ACh は，それ自身の神経終末に存在するムスカリン性受容体（自己受容体）に結合して，ACh 遊離に対して負のフィードバックをかけて抑制する（④）。

(2) シナプス後部に作用する薬物（図73⑤⑥，表22）

後膜に存在する ACh 受容体の作動薬と遮断薬（⑤）および ACh の分解酵素のアセチルコリンエステラーゼの活性を阻害する薬物（⑥）はともに臨床応用されている。

2）アセチルコリン受容体 (表23)

ACh 受容体は，ニコチン性受容体とムスカリン性受容体に分類される。ニコチン性受容体は交感，副交感神経節のシナプス後膜および副腎髄質細胞，さらに神経筋接合部に存在する。ムスカリン性受容体は副交感神経節後線維が分布する効果器（シナプス後部）およびシナプス前部のコリン作動性神経終末（自己受容体）と，神経節のシナプス後膜にも存在する。神経節シナプス後膜上のムスカリン性受容体は，ニコチン性受容体ほど生体の機能に対して顕著な役割を果たしていないようであるが，胃液分泌に対する神経節後シナプス後膜上のムスカリン性受容体は重要で，ピレンゼピンはこの受容体を遮断することにより胃液分泌を抑制する。

(1) ニコチン性受容体

ニコチン性受容体は，受容体そのものが陽イオンチャネルを内蔵しており，神経終末から遊離された ACh がニコチン性受容体に結合すると受容体の陽イオン（特に Na^+）チャネルが開口する。自律

表22　コリン作動性シナプスに作用する薬物（　　：臨床に使用されていない）

	活性薬	抑制薬
シナプス前部		
ACh の小胞への取込み①	ベサミコール	
ACh の遊離②	βブンガロトキシン 黒後家グモ毒	ボツリヌス毒素
コリンの取込み③	ムスカリン	ヘミコリニウム
前膜受容体④	オキソトレモリン	アトロピン スコポラミン
シナプス後部		
後膜受容体⑤		
ニコチン性受容体	（表23）	（表23）
ムスカリン性受容体	（表23）	（表23）
アセチルコリンエステラーゼ活性⑥		可逆：フィゾスチグミン 　　　ネオスチグミン 　　　エドロホニウム 　　　ピリドスチグミン 　　　アンベノニウム 　　　ジスチグミン 　　　ドネペジル 不可逆：パラチオン

表23　アセチルコリン受容体の局在と作用する薬（　　：臨床に使用されていない）

サブタイプ	局在	作動薬	遮断薬
ニコチン性			
神経型（N_N）	自律神経節	ニコチン トリメタファン	ヘキサメトニウム（C6） メカミラミン ネオスルガトキシン ブンガロトキシン
筋肉型（N_M）	神経筋接合部	ニコチン 筋弛緩薬	ツボクラリン デカメトニウム（C10）
ムスカリン性			
M_1	中枢神経，自律神経節		ピレンゼピン
M_2	心臓ペースメーカー，心筋		AFDX116
M_3	副交感神経効果器官 　　（心臓以外）		4-DAMP
M_1，M_2，M_3		ピロカルピン ベタネコール カルバコール	アトロピン スコポラミン プロパンテリン イプラトロピウム トリヘキシフェニジル ホマトロピン トロピカミド

　神経節のニコチン性受容体は神経筋接合部の受容体とは別種のサブユニットから構成されており，薬に対する感受性が異なる．すなわち，自律神経節のニコチン性受容体（N_N）はα，βサブユニットと

呼ばれる分子量 40,000 と 50,000 の 2 種のサブユニットから構成される五量体で，ヘキサメトニウム感受性である。一方，神経筋接合部の受容体（N_M）は α（2 個），β，γ（ε），δ サブユニットから構成された五量体で，デカメトニウム感受性である。ニコチン性受容体の作動薬は治療用途なく実験的手段として用いられている。N_N の遮断薬として臨床に用いられている薬はトリメタファンである。N_M の遮断薬は筋弛緩薬として一般に臨床に用いられている。

(2) ムスカリン性受容体

M_1，M_2，M_3 の 3 種類のサブタイプに分類され，種々の作用薬，拮抗薬に対する親和性に差があるが，いずれも G 蛋白質と共役して細胞内に情報を伝える。M_1 と M_3 受容体は G 蛋白質のうち，$Gq/_{11}$ 蛋白質と，M_2 受容体は $Gi/_0$ 蛋白質と共役している。M_1 受容体は中枢神経や自律神経節にあり，ACh が M_1 受容体に結合すると，共役している $Gq/_{11}$ 蛋白質を介してホスホリパーゼ C が活性化され，ホスファチジルイノシトール（PI）の代謝回転が促進された結果，シナプス伝達が促進される。M_2 受容体は心臓ペースメーカー細胞や心筋にあり，ACh が M_2 受容体に結合すると，共役している $Gi/_0$ 蛋白質を介して心臓ペースメーカー細胞では K^+ チャネルの開口→過分極→陰性変時作用が発現し，心筋ではアデニル酸シクラーゼの抑制→cAMP 産生の低下→陰性変力作用が発現する。M_3 受容体は心臓以外の副交感神経効果器官にあり，ACh が M_3 受容体に結合するとホスホリパーゼ C の活性化，PI 代謝回転の促進の効果，平滑筋収縮や腺分泌亢進が発現する。

臨床に用いられているムスカリン受容体作動薬はベタネコール（術後の胃腸管運動促進の目的，術後や神経障害による尿閉の治療，唾液分泌障害の治療など），ピロカルピン（点眼薬）が用いられる。ムスカリン受容体遮断薬は M_1 サブタイプ選択的なピレンゼピンが酸分泌抑制薬として，サブタイプ非選択的な遮断薬が散瞳薬，鎮痛薬，気管支拡張薬，パーキンソン病治療薬として臨床に用いられている。

3）アセチルコリンエステラーゼ （図 73⑥，表 22）

シナプス前部から遊離された ACh は，受容体に結合して反応を起こすとともに，アセチルコリンエステラーゼによって速やかに分解されてコリンと酢酸になる。この分解によってシナプス後部への伝達は終了する。

臨床では 2 種類の ChE をともに阻害する薬物が使用されている。ChE 阻害薬には可逆的なものと，不可逆的なものがあり，可逆的 ChE 阻害薬は緑内障の治療や重症筋無力症の治療と診断（ピリドスチグミン，アンベノニウム，ジスチグミン）に，アルツハイマー型認知症（ドネペジル）に用いられる。不可逆的 ChE 阻害薬には強力な殺虫剤（パラチオン，マラチオン）や神経性毒ガス（タブン，サリン，ソマン）がある。

※ChE 阻害薬の作用メカニズム：ChE は ACh を分解した際に，ChE の反応中間体（アセチル化された ChE）が加水分解されることによって ChE から酢酸が遊離されるので，ChE は素早く元に再生される。可逆性 ChE 阻害薬は ACh と同様に ChE の基質となるが，ACh の場合と異なり ChE の反応中間体からの加水分解が遅いために ChE の再生が遅れて，結果的に ChE 活性を阻害したことになる。不可逆性 ChE 阻害薬は有機リン化合物であるので，ChE のエステル部がリン酸化されて非常に安定な結合を作る。不可逆性とはいえ，少しずつ分解されること，新たに酵素が合成されるために酵素の機能は徐々に回復する。ChE 再賦活薬（プラリドキシム（PAM））は ChE に結合したリン酸の加水分解を促進するので，ChE を元に

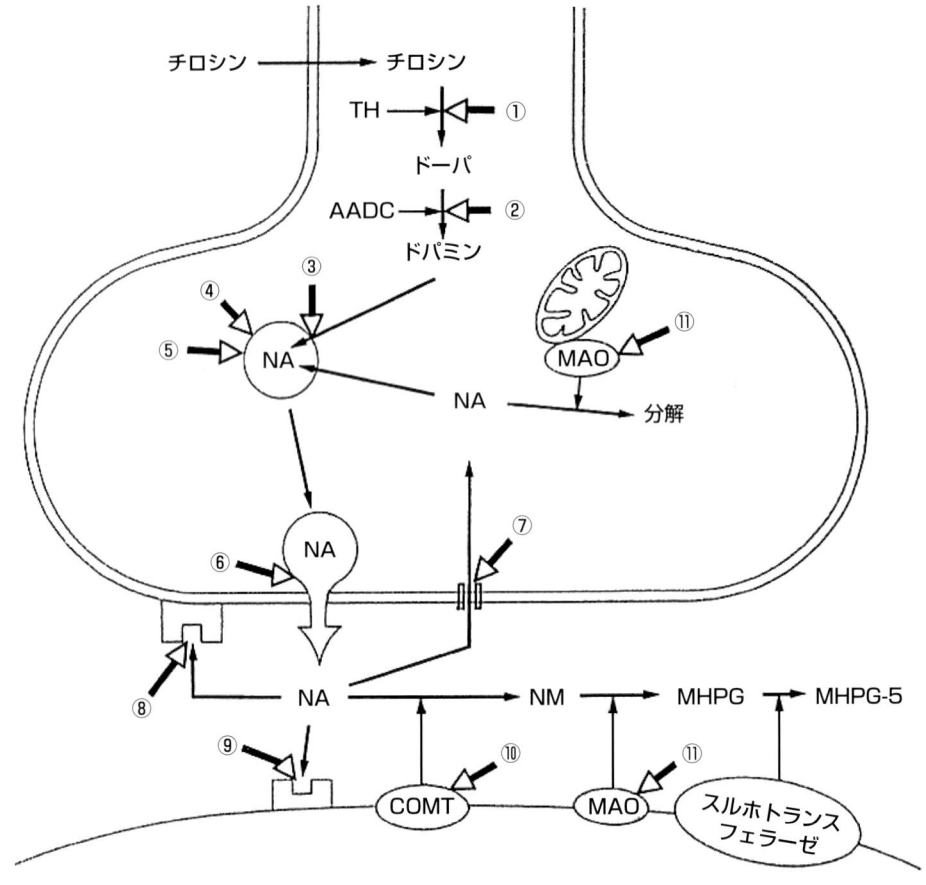

図74 アドレナリン作動性シナプスにおける神経伝達

TH：チロシン水酸化酵素，AADC：芳香族 L-アミノ酸脱炭酸酵素，NA：ノルアドレナリン，NM：ノルメタネフリン，MHPG：3-メトキシ-4-ヒドロキシフェニルグリコール，MAO：モノアミン酸化酵素，COMT：カテコール-o-メチルトランスフェラーゼ

再生する。

2. アドレナリン作動性神経伝達

1）アドレナリン作動性シナプスにおける伝達機構

　交感神経節後線維の伝達物質は大部分，ノルアドレナリン（NA）である。図74のようにNA生合成の主な経路はチロシン→ドーパ→ドパミン→NAで，その他に生体内でチロシン→チラミン→オクトパミン→NAの経路も知られている。神経衝撃によってアドレナリン作動性神経終末からNAが遊離する。遊離されたNAは，①かなりの部分が再び神経線維内に取り込まれ（図74⑦），②シナプス後膜のαおよびβ受容体（図74⑨）あるいはシナプス前膜のα受容体（自己受容体）（図74⑧）に結合し，③カテコール-o-メチルトランスフェラーゼ（COMT）によりノルメタネフリンになる（図74

表24 アドレナリン作動性シナプスに作用する薬物
（　　：臨床に使用されていない）

	活性薬	抑制薬
シナプス前部		
ドーパ合成①		α-メチル-p-チロシン
ドパミン合成②		α-メチル-ドーパ
ドパミンの小胞への取込み③		フザリン酸
NA の合成④	ドロキシドーパ	
NA の貯蔵⑤		レセルピン
		テトラベナジン
NA の遊離⑥	アンフェタミン	
	チラミン	
	エフェドリン	
NA の取り込み⑦		デシプラミン
		コカイン
前膜受容体⑧	クロニジン	ヨヒンビン
シナプス後部		
後膜受容体⑨		
α受容体	（表25）	（表25）
β受容体	（表25）	（表25）
COMT 活性⑩	フロプロピオン	トロポロン
MAO 活性⑪	セレギリン	パージリン

⑩）．図 74 の①③④に作用する物質は治療の目的で使用されない．

(1) シナプス前部に作用する薬物（図 74①～⑧，表 24）

A．ノルアドレナリンの生合成に影響する薬物（図 74①～④，表 24）

a．チロシン→ドーパ（図 74①）

　通常チロシンは 10^{-5}M のレベルで血中に存在し，能動輸送により細胞あるいは神経終末内に取り込まれそこで細胞内に存在するチロシン水酸化酵素（tyrosine hydroxylase：TH）によって，その補酵素テトラヒドロプテリジン，酸素，Fe^{2+} の存在のもとでドーパに変換される．TH は基質特異性が高く，L-チロシンを基質として L-ドーパを生成する．TH 阻害薬である α-メチル-p-チロシンは交感神経終末の NA 量を著明に減少させる．

b．ドーパ→ドパミン（図 74②）

　ドーパは芳香族 L-アミノ酸デカルボキシラーゼ（aromatic L-amino acid decarboxylase：AADC）によってピリドキサルリン酸（ビタミン B_6）を補酵素としてドパミンに変換される．AADC は基質特異性が低く，L-アミノ酸であるヒドロキシトリプトファン，チロシン，トリプトファンなども脱炭酸する．ドーパの脱炭酸の場合はドーパデカルボキシラーゼと呼ばれている．高血圧治療薬である α-メチルドーパはこの酵素によって脱炭酸され，さらに β-水酸化反応を受け α-メチルノルアドレナリンに転じる．これはアドレナリン作動性神経終末で，NA と置換し，神経衝撃で遊離する．

c．ドパミン→NA（図 74③）

　細胞質中で生成されたドパミンは顆粒中に取り込まれ，顆粒内に存在するドパミン-β-水酸化酵素（dopamine-β-hydroxylase：DBH）により，原子状酸素とアスコルビン酸の存在のもとで NA に変換さ

れ顆粒中に貯えられる。DBH は基質特異性が低く，ドパミン以外にチラミンなどのファニルエチルアミン類を基質とする。交感神経終末からの NA の遊離に伴い DBH も同時に放出され，血中 DBH 濃度が上昇するので，交感神経活性あるいは副腎髄質機能の異常の検索に血中 DBH の測定が臨床に応用されている。

d．NA 前駆物質（図74④）

NA の生体内前駆物質ではないが，ドロキシドーパを生体に投与するとドーパデカルボキシラーゼで直接 NA を生成する。本薬は MAO の基質とならないので持続的経口昇圧薬として，またパーキンソン症候群の治療薬として用いられる。

B．ノルアドレナリンの貯蔵に影響する薬物（図74⑤，表24）

交感神経終末のシナプス小胞は，その膜に存在する小胞モノアミントランスポーターを介してドパミンを取り込み，DBH によって生成された NA を貯蔵するだけでなく，細胞外から取り込まれた NA も小胞内へ取り込み貯蔵し，代謝酵素による不活性化から保護している。神経終末における NA のすべてが小胞内に結合して存在するのではなく，細胞質中の NA と一定の平衡を保って貯蔵されている。

レセルピンはアドレナリン作動性神経終末の小胞モノアミントランスポーター(VMAT)を阻害することにより，①ノルエピネフリンの貯蔵顆粒への取り込みを阻害しノルエピネフリンを神経終末内に遊離させる。遊離されたノルエピネフリンは MAO によって分解される。②ドパミンの貯蔵顆粒への取り込みを阻害する。その結果，貯蔵顆粒内に存在するドパミン-β-ヒドロキシラーゼによるドパミンからノルエピネフリンへの生合成が阻害され，細胞質内のドパミンは MAO によって分解される。

神経終末部から伝達物質を置換放出させる間接型作用薬（チラミン）の作用は失われるが，シナプス後膜の受容体に作用する薬（ノルエピネフリン，エピネフリンなど）の作用は，むしろ増強される。これはレセルピンを前処置してアドレナリン作動性神経伝達物質を枯渇させた動物では，交感神経ノルエピネフリンが減少し，神経伝達が低下したことに反応して効果器のノルアドレナリン受容体が増加する（up-regulation）ことにより，過感受性（supersensitivity）が発現する。

C．ノルアドレナリンの遊離に影響する薬物（図74⑥⑧，表24）

神経衝撃により活動電位がアドレナリン作動性神経終末に達すると Ca^{2+} チャネルが開口し，Ca^{2+} が流入する。神経終末細胞内の Ca^{2+} 濃度が高くなり，NA の開口分泌（exocytosis）が起こる。NA 遊離に影響を及ぼす薬物は，遊離を促進するものと，遊離を抑制するものとがある。

a．NA 遊離を促進する薬物

チラミン，アンフェタミンは，交感神経終末に作用して NA を遊離させ，間接的に交感神経刺激様作用を示す。チラミンはアドレナリン作動性神経終末に取り込まれてシナプス小胞の NA と置換することにより NA を放出する。臨床には用いられないが，チラミンを多く含む食物（チーズ，チョコレート，ヨーグルト，ビール，にしん，鶏肝など）を，MAO 阻害薬使用時に摂取すると高血圧発作を起こしやすい。アンフェタミンもチラミンと同様に NA を置換放出させることにより間接的に作用する。交感神経刺激様作用よりも強力な精神興奮作用をもち覚醒剤として扱われる。エフェドリン，メタラミノールは NA 遊離作用に加えて直接アドレナリン受容体に結合して作用を発現する。エフェドリンは麻黄に含まれるアルカロイドで，β 受容体刺激作用から気管支喘息の予防と治療，およびある種の低血圧症の治療に用いられる。

b．NA 遊離を抑制する薬物

グアネチジンとブレチリウムがあるが，臨床では使用されなくなった。

①グアネチジン：NA 遊離抑制作用は速効性で，持続性である。神経終末の種々の点に作用している。レセルピンと異なり，血液脳関門を通過しにくいので中枢神経系に対する作用はなく，また副腎髄質に対する作用も著明でない。

②ブレチリウム：グアネチジンやレセルピンと異なって神経終末の NA を枯渇させる作用がないので，作用の発現は速いが，持続は短い。電位依存性 K^+ チャネルを阻害し活動電位を延長することにより神経終末からの NA の遊離を抑制する。

③α_2 受容体作動薬：クロニジンなど α_2 作用薬はアドレナリン作動性神経終末から遊離した NA 自身が神経終末に存在する α_2 受容体に結合して，NA 遊離に対して負のフィードバックをかけて抑制する（アドレナリン受容体の項参照）。

D．ノルアドレナリンの取り込みに影響する薬物（図74⑦，表24）

神経伝達の際，遊離した NA は局所で効果的に不活性化され血中へはそれほど流れ出してこない。局所的な不活性化機構は主に神経終末への取り込みにより，ほかに分解酵素による代謝がある。NA の取り込みは高親和性（アドレナリン作動性神経終末）と低親和性（平滑筋や腺細胞などの神経外組織）があり，高親和性に取り込むモノアミントランスポーター（分子量約 69,000 の蛋白質で 12 の膜貫通部位を有する）が存在し，温度依存性で Na^+，K^+ATPase 依存性である。ウアバインにより ATPase を阻害すると NA 取り込みが抑制される。NA の取り込みの過程を阻害するとシナプス間隙での NA 濃度は上昇し，NA 作用が増強される。コカイン，三環系抗うつ薬（デシプラミン，イミプラミン，アミトプチリンなど）が代表的な薬物で，うつ病の治療薬として用いられている。三環系抗うつ薬のうち，イミプラミン，アミトリプチリンは NA とともにセロトニンの取り込みを阻害する。

E．ノルアドレナリンの代謝過程に影響する薬物（図74⑩⑪，表24）

NA の不活化機構の一つに酵素による代謝過程がある。細胞内では主として MAO によって酸化的脱アミノ化され，細胞外では COMT によってカテコール核 m 位の水酸基が o-メチル化されるが，このいずれの代謝過程が先に起こるかは，NA の存在部位（細胞内か細胞外）によって左右される。MAO，COMT はドパミン，NA，アドレナリンのカテコールアミン類のほかのセロトニンの代謝的分解を行っている。

a．COMT 阻害薬（図74⑩）

COMT は神経外ばかりでなく神経内にも存在するが，COMT の阻害薬であるピロガロールやトロポロン誘導体は外来性カテコラミンの作用を著明に増大する。しかし，薬として用いられることはない。フロプロピオンは COMT を阻害して NA の分解を防ぎ，β 受容体を介して Oddi 括約筋を弛緩させるので，胆道ジスキネジー，胆石症，尿路結石の鎮痛，鎮けいの目的で用いる。

b．MAO 阻害薬（図74⑪）

MAO は神経外にも存在するが，カテコラミン代謝で重要なのは神経内に存在する MAO である。MAO には A および B タイプの 2 種類が存在する。MAO_A はノルエピネフリンやセロトニンを基質とし，クロルジリン（clorgyline）やハルマリン（harmaline）で特異的に阻害される。一方，MAO_B は細胞外でのドパミン，チラミンの分解に関与し，セレギリン（selegiline）で特異的に阻害される。セレギリンはパーキンソン病の治療に用いられる。非特異的 MAO 阻害薬のトラニルシプロミンやフェネ

表25 アドレナリン受容体に作用する薬物

	α受容体		β受容体		
	α₁	α₂	β₁	β₂	β₃
作動薬	フェニレフリン メトキサミン ナファゾリン	クロニジン グアンファシン グアナベンツ	ドブタミン デノパミン	プロカテロール テルブタリン フェノテロール サルブタモール トリメトキノール ヘキソプレナリン リトドリン	カラゾール
カテコラミンの強さ	A=NA	A≧NA	A=NA	A>NA	A=NA
遮断薬	フェントラミン，トラゾリン 麦角アルカロイド（エルゴタミン，エルゴメトリン）		プロプラノロール，アルプレノロール，ピンドロール，チモロール，カルテオロール，ナドロール，ニプラジロール		
	プラゾシン テラゾシン ドキサゾシン タムスロシン	ヨヒンビン	アセブトロール アテノロール メトプロロール プラクトロール	ブトキサミン	ブプラノール

A：アドレナリン，NA：ノルアドレナリン

ルジンなどは抗うつ薬として，パージリンは高血圧症や狭心症に用いられたこともある．喫煙が習慣化するのは MAO$_B$ 濃度の低いことが関係するといわれている．

2）アドレナリン受容体（図74⑧⑨，表25）

交感神経終末から遊離された NA は，シナプス後部の神経終末が分布している効果器の細胞表面に存在する受容体と結合し，その機能を調節するほかに交感神経終末（シナプス前部）に存在する受容体と結合して，NA 遊離に対して負のフィードバックをかける．NA およびアドレナリンはその作用部位で種々の効果を生じ，平滑筋に対しては部位により興奮と抑制の両面効果を示す．

（1）アドレナリン受容体作動薬（表25）

A．カテコラミン

受容体に結合することにより，作用を発現する代表的な作動薬としてカテコラミン類がある．カテコラミンはカテコール核をもつアミンの総称で，生体内カテコラミンにはドパミン，ノルアドレナリン（NA），アドレナリン（Ad）があり，これらの3種のカテコラミンは一連の生合成経路上にあるが，それぞれ独立した神経伝達物質あるいはホルモンとしての機能を有している．生体内には存在しない薬物としてのカテコラミンにはイソプロテレノール（Iso）などがある．NA，Ad，および Iso の薬理作用の差は，一般に NA は α 受容体に対して，Ad は β 受容体により強く作用し，Iso はほとんど β 作用だけをもつためと考えられる．

B．非カテコラミン類アドレナリン受容体作動薬

アドレナリン作動性神経の終末部に働いて NA の生成や遊離に関与して間接的にアドレナリン受容体を作動させる間接型アドレナリン受容体作動薬と，効果器の受容体に直接作用する直接型アドレナ

リン受容体作動薬がある。

a. 間接型アドレナリン受容体作動薬

アンフェタミン，メタンフェタミンはアドレナリン作動性神経やドパミン作動性神経に働いて，アドレナリンやドパミンを遊離させ，それらの取り込みを阻害し，MAOを阻害することにより，強い交感神経興奮作用を引き起こす。覚醒剤として指定されている。ドロキシドパは，生理的なNA前駆物質ではないが，生体内に入ると大部分がNAになる。前駆アミノ酸であるので，MAOの基質にならず経口投与可能で長時間作用する。NA補充療法（難治性自律神経障害性疾患）により，家族性アミロイドポリニューロパチー，Shy-Drager症候群の起立性低血圧の治療に用いられる。パーキンソン病の治療にも用いられる。

b. 混合型アドレナリン受容体作動薬

メタラミノール，エフェドリンはアドレナリン作動性神経の終末部に作用してNAを遊離させるとともに受容体に直接作用する。メタラミノールは長作用時間型の昇圧薬として低血圧の治療に用いる。エフェドリンは気管支喘息の予防および治療に用いられているが，選択的β_2受容体作動薬の開発に伴って使用頻度が減少している。

c. α_1受容体作動薬

α_1作用薬は心臓に対する直接作用がなく，ほとんどすべての血管を収縮するので，昇圧薬，鼻粘膜充血の除去薬として用いられる。メトキサミンはベンゼン環の水酸基がメチル化されているのでCOMTに影響されず作用の持続が長い。

d. α_2受容体作動薬

クロニジンはアドレナリン作動性神経終末に存在するシナプス前α_2受容体に作用して，交感神経興奮によるNA遊離を抑制する。高血圧治療薬として用いられるが，降圧作用は主として脳幹部に作用して中枢性に交感神経活性を抑制することによる。

e. β_1受容体作動薬

ドブタミンが代表的な薬物である。ドパミンの誘導体で選択的にβ_1受容体に作用し，血管のα受容体に対して軽度の刺激作用を有するが，腎血管のドパミン受容体には作用しない。ドパミンより強い心機能亢進作用を有するが，陽性変時作用よりは陽性変力作用を強く表わす。

f. β_2受容体作動薬

心臓刺激作用がない気管支拡張薬として選択的にβ_2受容体に作用する薬物が開発され，気管支喘息の治療に用いられている。

(2) アドレナリン受容体遮断薬

A. α受容体遮断薬

α_1受容体遮断薬の最も顕著な作用はカテコールアミンの血管収縮作用を抑制し，心臓作用には影響しないことである。アドレナリンの血圧上昇作用はα_1受容体遮断薬により血圧下降に転ずる。これはアドレナリン反転（adrenaline reversal）と呼ばれ，α_1受容体遮断により血管拡張作用（β作用）が優位になったためである。シナプス前膜に存在するα受容体は主にα_2受容体であり，交感神経興奮に伴うNAの遊離を自己制御する負のフィードバック機構に関与すると考えられている。

a. 非選択的α受容体遮断薬

イミダゾリン誘導体のフェントラミン，トラゾリンは部分的α受容体作動薬であって，中等度のα

受容体遮断作用を有するほかに，副交感神経刺激作用（消化管運動亢進，気道分泌促進），ヒスタミン様作用（胃液分泌促進，末梢血管拡張），抗セロトニン作用なども有している．褐色細胞腫の診断，末梢循環障害の治療に用いられることがある．

　麦角アルカロイドは最初に見出されたα受容体遮断薬である．エルゴクリプチン誘導体のブロモクリプチンはα受容体遮断とは別に末端肥大症，下垂体巨人症，パーキンソン病に用いられる．エルゴメトリンは子宮収縮作用が強いので，子宮収縮薬として用いられる．血管収縮作用と抗セロトニン作用を有するエルゴタミンおよびジヒドロエルゴタミンは単独またはカフェインとの合剤で片頭痛の治療に用いられる．

b.　α_1受容体遮断薬

　シナプス後膜のα_1受容体を比較的選択的に遮断するプラゾシンは高血圧治療薬として，さらに強力なα_1受容体遮断を有し，作用時間が長いタムスロシンは下部尿路平滑筋弛緩作用が強いので，前立腺肥大症に伴う排尿障害に用いられる．

B.　β受容体遮断薬

　主としてイソプロテレノールの構造を修飾することによって開発されてきた．β遮断薬は安静時の正常心臓にはほとんど作用発現がなく，運動時のような交感神経が緊張しているときは強い効果の発現が現れる．β_1受容体遮断薬はカテコールアミンによる心臓作用を遮断する目的で抗不整脈薬や狭心症予防，高血圧薬として広く臨床に応用される．β_2遮断薬は現在臨床に応用されていない．

a.　非選択的β受容体遮断薬

　プロプラノロールが，β受容体遮断薬として初めて臨床に用いられた．プロプラノロールなど膜安定化作用をもつものは，末梢神経に対して局所麻酔作用，交感神経終末ではNAの遊離阻害作用をも発現する．

b.　β_1受容体遮断薬

　β_1遮断薬は心臓などのβ_1受容体を選択的に遮断するので，気管支喘息患者の循環器疾患を治療するのに比較的安全な薬物である．

■文　献

1) Hardman JG, Limbird LE eds：Goodman & Gilman's The Pharmacological Basis of Therapeutics 9th ed, McGraw-Hill Companies, New York, 1996
2) 加藤隆一，田中千賀子編：New薬理学　改訂第4版，南江堂，東京，2002

谷山紘太郎，上園保仁

第3章　臨床からみた自律神経系〜各論

I．精神疾患と自律神経障害

はじめに

　心（＝精神）と自律神経機能に密接な関係が存在することは，周知の事実である．本稿は，まず主な精神疾患について概説し，それからそれぞれの精神疾患の自律神経障害について述べる．具体的には，統合失調症と気分障害および不安障害に属する各疾患についてである．当然のことながら，その他の精神疾患についても何らかの自律神経障害は認められるものと推測されるが，これまでのエビデンスがほとんどないため，ここでは取り上げない．

1．統合失調症（schizophrenia：Sch）

　統合失調症（schizophrenia：Sch）は，従来"精神分裂病"という病名記載がなされてきたものである．周知のごとく，100人に約1人が罹患する代表的な精神疾患で，いわゆる精神病の一つである．発症は思春期以降が多く，幻覚妄想状態などを呈する．また，意欲の低下や無関心，あるいは感情鈍麻などの陰性症状といわれる欠落症状も徐々に進行することが多い．詳しい診断基準などについては，成書[4]がでている．
　長年にわたって，Schの生物学的マーカーを自律神経系（autonomic nervous system：ANS）活動に見出そうという試みがなされてきた[82]．これまでに，皮膚電気活動（electrodermal activity：EDA）や心拍数（heart rate：HR）の測定により，安静時のANS基礎活動が高いこと，そして刺激に対するANS反応が障害されていることがわかっている．
　多くの研究はEDAについてのもので，まず新奇あるいは無害刺激に対するskin conductance orienting response（SCOR）に焦点があてられた．Sch患者では初期の刺激に対してSCORが生じない，いわゆる非反応（nonresponder：NR）群が50％以上認められる[10]．そしてNR群は反応（responder：R）群に比し，陽性・陰性症状ともに高得点であった[40,81]．しかしながら，逆にNR群で妄想が著しいなど，いろいろな報告[58,65]もあり，SCORと精神症状との関連については，現状では一致した結論に達していない．そこでSCORのNRに代わり，nonspecific skin conductance response（NS-SCR）の上昇やskin conductance level（SCL）の高値などがEDAに関する信頼できるマーカーとして用いられた．

これまでの研究では，NS-SCR や SCL とさまざまな精神症状との関連性が指摘されている[12,25,47,81]。

Sch 患者の死亡率は一般人口に比べて 2～3 倍高く，特に自殺や心血管系疾患による死亡が問題とされている[13]。そして心血管系疾患による死亡率の高さには，喫煙や肥満などの Sch 患者の不健康なライフスタイルが関与している[32,59]。加えて，Sch 自体による心臓の ANS への影響や抗精神病薬などの薬物療法による影響も考えなくてはならない[34]。しかしながら，心血管系 ANS に対する Sch 自体の影響については，まだまったくわかっていない。Korhonen らは，急性精神病において ANS を調節する皮質-皮質下回路が障害されていることを想定している[71]。これまでの研究の多くは，Sch 患者での HR の上昇を報告している[9,81]。HRV（heart rate variability）を測定した研究も十分になされてはいない[9]。Rechlin らは HRV に差はない[60]としたが，Toichi らは副交感神経系を介した調節によって精神病状態が ANS に影響を与えることを示した[69]。さらに最近彼らは，精神病症状が著しくなると副交感神経系の指標が低下することを報告している[55]。最近 Mujica-Parodi らは，未治療の Sch 患者群に 24 時間ホルター心電図を施行し，心臓迷走神経機能の低下を指摘し，この低下は非定型抗精神病薬によって増悪するとした[50]。また最近，Sch 患者の突然死と抗精神病薬との関連性が指摘されており[6]，特に従来からのドパミン神経系に対する作用だけでなく，抗コリン作用や抗ヒスタミン作用が認められる clozapine などの ANS への副作用に関する研究が行われている。Cohen らは，clozapine で治療中の Sch 患者群では，定型抗精神病薬である haloperidol を服用している群や正常被験者（NC）群に比し HR が高く，HRV が低下し，低い HF と高い LF，さらに QTc 間隔の延長を示したとした[19]。彼らと同様の結果はほかの研究者による報告でもなされている[41,57]。一方，同じ非定型抗精神病薬である olanzapine では，結果が一致していない[2,48]。このような薬物療法の ANS に与える影響については，今後のさらなる研究成果が待たれるところである。

最近，Hempel らは，emotional な写真を見せたときの自律神経活動について調べている。結果は，Sch 患者群では NC 群に比し，ポジティブな写真を提示した際の（副交感神経活動の低下によると思われる）心拍数の増加が認められなかったとのことである[33]。脳機能画像の急速な進歩を背景に各種刺激に対する生体変化の研究はこれまでより高次の脳活動を中心に行われてきたが，今後は ANS と高次脳機能との関連をも含めた研究が必要となろう。

2．気分障害（mood disorder）

気分障害（あるいは感情障害ともいわれる）は，気分の障害によってさまざまな精神症状が出現する精神疾患で，双極性障害（bipolar disorder：BP）と大うつ病性障害（major depressive disorder：MDD）の大きく二つに分けられる。前者は，従来"躁うつ病"，後者は"うつ病"といわれていたものに相当し，さらに前者は躁状態とうつ状態を繰り返すのに対して，後者はうつ状態のみを呈し，単発性の場合と反復する場合とがある。詳しくは成書[4]を参考にしていただきたい。

1）双極性障害（bipolar disorder：BP）

BP 患者の ANS 異常を示唆するいくつかの報告がなされている[28,79]。Zahn らは BP の遺伝負因のあるハイリスク群と低リスク群で EDA を測定し，ハイリスク群では EDA が低いことを示した[79]。さらに彼らは EDA と HR を測定し，ハイリスク群では ANS の覚醒度と不安の程度とに有意な相関が認め

られたが，NC群ではなかったとした[79]。しかしながら，実際にBP患者のANSを調べた報告はほとんどない。最近，Cohenらは，39名の寛解状態にあるBP患者と年齢・性別をマッチさせた39名のNC群において，HRVを測定している。彼らの結果は，BP患者では寛解期においてもHRVが著しく低く，そしてこの結果は薬物とは独立したものであった[19]。しかしながら，ごく最近，彼らのグループが非線形分析を用いて解析したところ，両群間に違いは認められなかったという[68]。したがって，現時点では十分な研究がなされていないというのが，現状である。

2）大うつ病性障害（major depressive disorder：MDD）

MDDは心筋梗塞後に生じやすく，MDDが合併することでその患者の死亡率は5倍に上昇し，症状が安定している冠動脈性心疾患（coronary heart disease：CHD）患者においてもMDDは予後を左右する一つの因子となるとされている[11,26,28,46]。800名以上の急性心筋梗塞患者を対象とした最近の大規模研究では，心筋梗塞後の患者の抑うつとHRVの低下との間に強い関連性が認められ，心臓の自律神経系の急激な変化がうつ病を合併した心筋梗塞後の患者のCHDイベントや死亡率に関するリスクを増加させる可能性を示唆した[14]。これらメカニズムとしては，交感神経系の亢進，カテコールアミン値の上昇，コルチゾール値の変動，血小板凝集能の上昇，炎症性の過程，抗うつ薬の心毒性，あるいは心疾患に対する予防や治療への無関心などが想定されている[15]。しかしながら，最近Gehiらは，症状の安定したCHD外来患者873名について，24時間HRVを測定し，MDDを呈している群（195名，22％）とそうでない群の2群間にHRVの違いはなかったとしている[27]。さらなる大規模研究が待たれる。

上述したような関連から，MDDの自律神経研究はHRVを中心にこれまで盛んに行われてきた。これまでに行われた主な研究についてみてみると，MDDあるいはうつや不安状態にある患者では，HRVが低下しているという報告が多い[31,38,39,42,51,53]。ちなみに，その他HRV低下と関連したものには，心臓移植，糖尿病性ニューロパチー，加齢，三環系抗うつ薬治療，ストレス，怒り・敵意の感情，などがあげられている[30]。そしてAgelinkらは，HRVの低下とうつ状態の重症度の間に負の相関を認めたとし，うつ状態がひどいとよりHRVが低下する可能性を示している[3]。しかしながら，最近HRVの低下がない，あるいはHRVと臨床症状とは関連しないとする報告も散見されている[9,72]。また，薬物とHRVの関連については，薬物療法が成功するとHRVが上昇するとする報告[7]がある一方，選択的セロトニン再取り込み阻害薬（serotonin selective reuptake inhibitior：SSRI）を用いた場合にはHRVに変動はない[24,60]，あるいは逆に交感・副交感神経系の両方の活動を減弱させる[73]など，結果はさまざまで一致した見解を得るに至っていないのが現状である。さらに，うつ病の治療法の一つである電気けいれん療法（electroconvulsive therapy：ECT）によるHRVの変動についてもNahshoniらが報告しているが，ECTによって心臓迷走神経調節が増強するとされている[52,54]。

最後に，最近突然死のリスクを上昇させるといわれているQT variabilityの増加を指摘している報告もあるが[77]，報告自体が少なく今後さらなる検討が必要である。

3. 不安障害（anxiety disorder）

不安障害は，従来"神経症"といわれていたものにほぼ相当する。現在では例えば，"不安神経症"

は，不安発作をその中心症状とするパニック障害と，過度の予期憂慮と肩こりや頭痛，不眠などの身体症状がメインとなる全般性不安障害に，また強迫観念・行為が生じることによって特徴づけられる強迫神経症は強迫性障害に，そして人前で恥をかいたりすることに対する過度の不安から社会生活に障害が生じてしまう"対人恐怖症"は社会不安障害に，それぞれ分類されている。また，不安障害の亜型分類には，その他 PTSD や特定の恐怖症などがある。各疾患の具体的な精神症状や診断基準については成書[4]を参考にされたい。

1）パニック障害（panic disorder：PD）

PD では，交感神経系の急激な亢進状態であるパニック発作を繰り返すことや心血管系疾患の罹患率やそれによる死亡率が高いことから[20]，自律神経機能に関する研究が盛んに行われている。初期の研究では，機能評価の指標として主に HRV，つまり R-R 間隔の変動が測定され，その減少が注目された[76]。HRV の減少は交感神経系の過活動を反映し，一般に心血管系疾患の予後とも強く相関する。1990 年代に入ってからは，安静時の R-R 間隔のゆらぎを周波数解析する目的で心拍変動パワースペクトル解析が用いられるようになった。これにより R-R 間隔は，一般に低周波成分（0.04〜0.15 Hz：LF）と高周波成分（0.15〜0.5 Hz：HF）の二つに分けられ，前者は主に交感神経を反映し，後者は呼吸性洞性不整脈によって生じるために迷走神経遠心路，つまり副交感神経の機能を示すとされた。しかしこのような分析の結果でも，相対的な交感神経系の活動亢進[70,75]，逆に交感神経系の活動低下と相対的な迷走神経優位の支配[49]，あるいは両者の過活動[37]など，結果は必ずしも一致していないのが現状である。また，突然死などとの関連性が指摘されている QT 間隔の変動が PD では大きいとする報告もなされている[77]。

最後にわれわれの最近の研究について少し紹介する。これまでに行われた PD での所見が一致しない理由として，二つの問題点が考えられる。まず方法論的問題点である。従来のように心電図の R-R 間隔のような一つの変数に対する解析を別々に行っていた方法を用いると，元来個体差の大きい自律神経系ではどうしても結果がばらつく傾向がある。そこで，血圧と心拍数という 2 変数間の変化（血圧反射：baroreflex）を測定することで，不安定で個人差の大きい自律神経機能調節をより正確に捉えようと試みた。さらに第 2 の理由として，対象となる患者群の病状の違いによって結果が異なってしまう可能性である。そこでわれわれはこれらの病期の違いから生じるばらつきを最小限に抑えるため，対象を完全寛解状態にある PD 患者とした。以上の二つの問題点を修正して，精神的負荷としてビデオ映像（視聴覚）刺激を行った際の baroreflex 機能を直接反映するρmax（血圧・心拍数間の最大相互相関係数）やτ（血圧および心拍数の変動に対するマイヤー波成分を抽出し，それぞれの波の位相差）を測定した[65,66]。結果は，完全寛解状態にある PD 患者では従来の心拍変動パワースペクトル解析では NC 群との有意な違いは認めなかったが，血圧反射の反応が NC 群に比し有意に遅れること，そしてそのメカニズムには交感神経系の異常が存在していることを示した[65,66]。このことは，PD 患者の再発率の高さと関連しているのかもしれない。また，われわれは PD 患者の瞳孔対光反射異常についても予備的な報告をしている[44]。

2）PTSD（posttraumatic stress disorder：外傷後ストレス障害）

心的外傷後に持続的な過覚醒状態を呈する PTSD に関する自律神経機能研究の大部分は，音やフィ

ルムなどの刺激を加えたときの自律神経系（特に交感神経系）の反応についてである。主な結果は，刺激に対する自律神経系の過敏性と慣れの遅延で，これらには交感神経系の増強と副交感神経系の減少が関与するとされている[16,17,56]。また，これらのアンバランスな状態は安静時であっても生じているという[16]。最近，副交感神経系の関与を十分考慮して研究を行った結果でも，刺激に対する反応は迷走神経系の関与はなく，交感神経系の機能異常によるものとする報告がなされた[62]。

3）全般性不安障害（generalized anxiety disorder：GAD）

GAD では，筋肉の緊張や睡眠障害などの自律神経症状を呈することが多い。Hoehn-Saric らは，GAD 患者に心理的ストレス課題を与えると皮膚抵抗と心拍数の反応が弱いことから，GAD では交感神経系が抑制されているとした[35]。さらに，Thayer らは心拍変動の低下や HF の減少から自律神経系の柔軟性低下を示し，それが心臓迷走神経の機能障害から生じる可能性を示唆した。しかしながら，反対の結果もあり[38]，まだ十分な研究がなされていない。

4）特定の恐怖症（specific phobia：SP）

この疾患では，恐怖対象に曝露されることによって，過剰な皮膚抵抗の変動と呼吸性不整脈（RSA：心臓迷走神経の指標の一つ）の減少[75]，あるいは逆に RSA の増加[5]，心拍数の反応性の低下[40]，圧受容器の感受性低下[45]などの自律神経系の調節異常が生じるとされている。また，最近 Accurso らは，失神を起こす血液恐怖症の患者に対して head-up tilt 試験を行い，患者群では tilt によって有意な血圧と心拍数の低下を認めたとし，安静時の血管迷走神経の機能異常を想定している[1]。

5）社会不安障害（social anxiety disorder：SAD）

SAD では，人前での会話などが過剰な不安反応を起こすほどのストレスとなる。このような状況下においては心拍数が上昇し，さらに脳波上右側の前側頭-前頭部で著明な活動が示されているという[23]。Stein らは，ヴァルサルヴァ試験（強制呼気）で反応性に血圧上昇するが，血漿ノルエピネフリンやエピネフリンには差がなかったと報告している[67]。最近，心血管系の自律神経機能の異常を示さないとする報告もなされており[30]，さらなる研究が必要である。

6）強迫性障害（obsessive compulsive disorder：OCD）

OCD に関しても自律神経系の機能異常が想定されているが[64]，これまでほとんど報告がなく，OCD の自律神経機能異常を積極的に証明する所見はない。しかし，小児の OCD 患者の場合，チック障害が併発することで，自律神経系の過敏性が指摘されている[80]。

おわりに

以上，精神疾患と自律神経障害について最近の知見を中心に述べた。精神医学が対象とする疾患では，それが一次的あるいは二次的な結果であるにせよ ANS の調節異常が存在する。そしてその異常はさまざまな身体（あるいは精神）症状として表現される。それ故，1980 年代を中心として，精神疾患を対象とした自律神経研究が数多くなされてきた。侵襲の少ない自律神経機能検査によってまず末

梢の神経系調節の異常を捉えようとしたのである．しかしながら，これまでの多くの研究によって，結果が必ずしも一致しないことや，推定された自律神経系の調節異常では直接的に精神疾患の原因解明には至らないことから，この分野における自律神経研究の限界が明らかとなった．少なくとも精神医学の分野では，分子生物学や neuroimaging による生物学的研究が主体となってきている．病因解明を考えたとき，分子遺伝学や脳機能画像の技術のほうがより直接的な手法だからである．今後の精神疾患を対象とした自律神経研究には，上述したようなほかの方法とのコラボレーションが必要であろう．最近の Critchley らによる研究は，大変興味があるものである．彼らは心電図と functional MRI を組み合わせて，R-R 間隔をパワースペクトラム解析することで求められる交感成分と副交感成分の変動リズムとある特定の脳部位が関連することを示した[21,22]．これらは，自律神経系と中枢神経系の関連性を初めて人間を用いて証明した画期的な研究であるが，今後はこのようなアプローチが重要となるであろう．

■文　献

1) Accurso V, Winnicki M, Shamsuzzaman AS：Predisposition to vasovagal syncope in subjects with blood/injury phobia. Circulation；104：903-907, 2001
2) Agelink MW, Majewski T, Wurthmann C, et al：Effects of newer atypical antipsychotics on autonomic neurocardiac function：a comparison between amisulpride, olanzapine, sertindole, and clozapine. J Clin Psychopharmacol；21：8-13, 2001
3) Agelink MW, Boz C, Ullrich H, Andrich J：Relationship between major depression and heart rate variability. Clinical consequences and implications for antidepressive treatment. Psychiatry Res；113：139-149, 2002
4) American Psychiatric Association：Diagnostic and Statistical Manual of Mental Disorders 4th ed, Text Revision：DSM-Ⅳ-TR. American Psychiaric Association, Washington DC, 2000.（高橋三郎，大野　裕，染矢俊幸訳：DSM-Ⅳ-TR 精神疾患の診断・統計マニュアル新訂版，医学書院，東京，2004）
5) Angrilli A, Sarlo M, Palomba D：Respiratory sinus arrhythmia in blood phobic subjects. Percept Mot Skills；84：505-506, 1997
6) Appleby L, Thomas S, Ferrier N, et al：Sudden unexplained death in psychiatric in-patients. Br J Psychiatry；176：405-406, 2000
7) Balogh S, Fitzpatrick DF, Hendricks SE, et al：Increases in heart rate variability with successful treatment in patients with major depressive disorder. Psychopharmacol Bull；29：201-206, 1993
8) Bär KJ, Greiner W, Jochum T, et al：The influence of major depression and its treatment on heart rate variability and pupillary light reflex parameters. J Affect Disord；82：245-252, 2004
9) Bär KJ, Letzsch A, Jochum T, et al：Loss of efferent vagal activity in acute schizophrenia. J Psychiatr Res；39：519-527, 2005
10) Bernstein AS, Frith CD, Gruzelier JH, et al：An analysis of the skin conductance orienting response in samples of American, British, and German schizophrenics. Biol Psychol；14：155-211, 1982
11) Blumenthal JA, Lett HS, Babyak MA, et al：Depression as a risk factor for mortality after coronary artery bypass surgery. Lancet；362：604-609, 2003
12) Brekke JS, Raine A, Ansel M, et al：Neuropsychological and psychophysiological correlates of psychosocial functioning in schizophrenia. Schizophr Bull；23：19-28, 1997
13) Brown S, Inskip H, Barraclough B：Causes of the excess mortality of schizophrenia. Br J Psychiatry；177：212-217, 2000
14) Carney RM, Blumenthal JA, Stein PK, et al：Depression, heart rate variability, and acute myocardial infarction. Circulation；104：2024-2028, 2001

15) Carney RM, Freedland KE, Miller GE, et al：Depression as a risk factor for cardiac mortality and morbidity：a review of potential mechanisms. J Psychosom Res；53：897-902, 2002
16) Cohen H, Kotler M, Matar MA, et al：Power spectral analysis of heart rate variability in posttraumatic stress disorder patients. Biol Psychiatry；41：627-629, 1997
17) Cohen H, Benjamin J, Geva AB, et al：Autonomic dysregulation in panic disorder and in post-traumatic stress disorder：application of power spectrum analysis of heart rate variability at rest and in response to recollection of trauma or panic attacks. Psychiatry Res；96：1-13, 2000
18) Cohen H, Loewenthal U, Matar M, et al：Association of autonomic dysfunction and clozapine. Heart rate variability and risk for sudden death in patients with schizophrenia on long-term psychotropic medication. Br J Psychiatry；179：167-171, 2001
19) Cohen H, Kaplan Z, Kotler M, et al：Impaired heart rate variability in euthymic bipolar patients. Bipolar Disord；5：138-143, 2003
20) Coryell W, Noyes R, Clancy J：Excess mortality in panic disorder. A comparison with primary unipolar depression. Arch Gen Psychiatry；39：701-703, 1982
21) Critchley HD, Mathias CJ, Josephs O, et al：Human cingulate cortex and autonomic control：converging neuroimaging and clinical evidence. Brain；126：2139-2152, 2003
22) Critchley HD, Tang J, Glaser D, et al：Anterior cingulate activity during error and autonomic response. Neuroimage；27：885-895, 2005
23) Davidson RJ, Marshall JR, Tomarken AJ：While a phobic waits：regional brain electrical and autonomic activity in social phobics during anticipation of public speaking. Biol Psychiatry；47：85-95, 2000
24) Davidson J, Watkins L, Owens M, et al：Effects of paroxetine and venlafaxine XR on heart rate variability in depression. J Clin Psychopharmacol；25：480-484, 2005
25) Dawson ME, Nuechterlein KH, Schell AM, et al：Autonomic abnormalities in schizophrenia. State or trait indicators? Arch Gen Psychiatry；51：813-824, 1994
26) Frasure-Smith N, Lesperance F：Depression and other psychological risks following myocardial infarction. Arch Gen Psychiatry；60：627-636, 2003
27) Gehi A, Mangano D, Pipkin S, et al：Depression and heart rate variability in patients with stable coronary heart disease：findings from the Heart and Soul Study. Arch Gen Psychiatry；62：661-666, 2005
28) Goodwin FK, Ghaemi SN：Understanding manic-depressive illness. Arch Gen Psychiatry；55：23-25, 1998
29) Gorman JM, Sloan RP：Heart rate variability in depressive and anxiety disorders. Am Heart J；140（Suppl）：77-83, 2000
30) Grossman P, Wilhelm FH, Kawachi I：Gender differences in psychophysiological responses to speech stress among older social phobics：congruence and incongruence between self-evaluative and cardiovascular reactions. Psychosom Med；63：765-777, 2001
31) Haines AP, Imeson JD, Meade TW：Phobic anxiety and ischaemic heart disease. Br Med J（Clin Res Ed）；295：297-299, 1987
32) Haupt DW, Newcomer JW：Hyperglycemia and antipsychotic medications. J Clin Psychiatry；62（Suppl）：15-26；discussion：40-41, 2001
33) Hempel RJ, Tulen JH, van Beveren NJ, et al：Physiological responsivity to emotional pictures in schizophrenia. J Psychiatr Res；39：509-518, 2005
34) Hennessy S, Bilker WB, Knauss JS, et al：Cardiac arrest and ventricular arrhythmia in patients taking antipsychotic drugs：cohort study using administrative data. BMJ；9（325）：1070, 2002
35) Hoehn-Saric R, McLeod DR, Zimmerli WD：Somatic manifestations in women with generalized anxiety disorder. Psychophysiological responses to psychological stress. Arch Gen Psychiatry；46：1113-1119, 1989
36) Hubert W, de Jong-Meyer R：Psychophysiological response patterns to positive and negative film stimuli. Biol Psychol；31：73-93, 1991

37) Ito T, Inoue Y, Sugihara T, et al：Autonomic function in the early stage of panic disorder：power spectral analysis of heart rate variability. Psychiatry Clin Neurosci；53：667-672, 1999

38) Kawachi I, Colditz GA, Ascherio A, et al：Prospective study of phobic anxiety and risk of coronary heart disease in men. Circulation；89：1992-1997, 1994

39) Kawachi I, Sparrow D, Vokonas PS, et al：Decreased heart rate variability in men with phobic anxiety (data from the Normative Aging Study). Am J Cardiol；75：882-885, 1995

40) Kim DK, Shin YM, Kim CE, et al：Electrodermal responsiveness, clinical variables, and brain imaging in male chronic schizophrenics. Biol Psychiatry；33：786-793, 1993

41) Kim JH, Yi SH, Yoo CS, et al：Heart rate dynamics and their relationship to psychotic symptom severity in clozapine-treated schizophrenic subjects. Prog Neuropsychopharmacol Biol Psychiatry；28：371-378, 2004

42) Kim CK, McGorray SP, Bartholomew BA, et al：Depressive symptoms and heart rate variability in postmenopausal women. Arch Intern Med；165：1239-1244, 2005

43) Kindt M, Brosschot JF, Boiten F：High-Level cognition in phobics：abstract anticipatory memory is associated with the attenuation of physiological reactivity to threat. J Anxiety Disord；13：473-489, 1999

44) Kojima M, Shioiri T, Hosoki T, et al：Pupillary light reflex in panic disorder. A trial using audiovisual stimulation. Eur Arch Psychiatry Clin Neurosci；254：242-244, 2004

45) Laederach-Hofmann K, Mussgay L, Buchel B：Patients with erythrophobia (fear of blushing) show abnormal autonomic regulation in mental stress conditions. Psychosom Med；64：358-365, 2002

46) Lesperance F, Frasure-Smith N, Talajic M, et al：Five-year risk of cardiac mortality in relation to initial severity and one-year changes in depression symptoms after myocardial infarction. Circulation；105：1049-1053, 2002

47) Maina G, Barzega G, Bellino S, et al：Type I and type II schizophrenia：relations between tonic electrodermal activity and clinical ratings before and after haloperidol treatment. Psychiatry Res；57：49-56, 1995

48) Mann K, Rossbach W, Muller MJ, et al：Heart rate variability during sleep in patients with schizophrenia treated with olanzapine. Int Clin Psychopharmacol；19：325-330, 2004

49) McCraty R, Atkinson M, Tomasino D, et al：Analysis of twenty-four hour heart rate variability in patients with panic disorder. Biol Psychol；56：131-150, 2001

50) Mujica-Parodi LR, Yeragani V, Malaspina D：Nonlinear complexity and spectral analyses of heart rate variability in medicated and unmedicated patients with schizophrenia. Neuropsychobiology；51：10-15, 2005

51) Musselman DL, Evans DL, Nemeroff CB：The relationship of depression to cardiovascular disease：epidemiology, biology, and treatment. Arch Gen Psychiatry；55：580-592, 1998

52) Nahshoni E, Aizenberg D, Sigler M, et al：Heart rate variability in elderly patients before and after electroconvulsive therapy. Am J Geriatr Psychiatry；9：255-260, 2001

53) Nahshoni E, Aravot D, Aizenberg D, et al：Heart rate variability in patients with major depression. Psychosomatics；45：129-134, 2004

54) Nahshoni E, Aizenberg D, Sigler M, et al：Heart rate variability increases in elderly depressed patients who respond to electroconvulsive therapy. J Psychosom Res；56：89-94, 2004

55) Okada T, Toichi M, Sakihama M：Influences of an anticholinergic antiparkinsonian drug, parkinsonism, and psychotic symptoms on cardiac autonomic function in schizophrenia. J Clin Psychopharmacol；23：441-447, 2003

56) Orr SP, Solomon Z, Peri T, et al：Physiologic responses to loud tones in Israeli veterans of the 1973 Yom Kippur War. Biol Psychiatry；41：319-326, 1997

57) Oyewumi LK, Cernovsky ZZ, Freeman DJ：Autonomic signs and dosing during the initial stages of clozapine therapy. Med Sci Monit；10：PI19-23, 2004

58) Perry W, Felger T, Braff D：The relationship between skin conductance hyporesponsivity and persevera-

tions in schizophrenia patients. Biol Psychiatry ; 44 : 459-465, 1998
59) Procyshyn RM, Patel K, Thompson DL : Smoking, anticholinergics and schizophrenia. Schizophr Res ; 67 : 313-314, 2004
60) Rechlin T : The effect of amitriptyline, doxepin, fluvoxamine, and paroxetine treatment on heart rate variability. J Clin Psychopharmacol ; 14 : 392-395, 1994
61) Rechlin T, Claus D, Weis M : Heart rate variability in schizophrenic patients and changes of autonomic heart rate parameters during treatment with clozapine. Biol Psychiatry ; 35 : 888-892, 1994
62) Sahar T, Shalev AY, Porges SW : Vagal modulation of responses to mental challenge in posttraumatic stress disorder. Biol Psychiatry ; 49 : 637-643, 2001
63) Schlenker R, Cohen R, Hubmann W, et al : Electrodermal and vascular orienting response in schizophrenic patients : relationship to symptoms and medication. Eur Arch Psychiatry Clin Neurosci ; 245 : 152-158, 1995
64) Serra FP, Palma V, Nolfe G : An electrophysiological study in obsessional compulsive disorders. Acta Neurol（Napoli）; 16 : 240-248, 1994
65) Shioiri T, Kojima M, Hosoki T, et al : Momentary changes in the cardiovascular autonomic system during mental loading in patients with panic disorder : a new physiological index "rho（max）". J Affect Disord ; 82 : 395-401, 2004
66) Shioiri T, Kojima-Maruyama M, et al : Dysfunctional baroreflex regulation of sympathetic nerve activity in remitted patients with panic disorder : A new methodological approach. Eur Arch Psychiatry Clin Neurosci ; 255 : 293-298, 2005
67) Stein MB, Asmundson GJ, Chartier M : Autonomic responsivity in generalized social phobia. Affect Disord ; 31 : 211-221, 1994
68) Todder D, Bersudsky Y, Cohen H : Nonlinear analysis of RR interval in euthymic bipolar disorder. Auton Neurosci ; 117 : 127-131, 2005
69) Toichi M, Kubota Y, Murai T, et al : The influence of psychotic states on the autonomic nervous system in schizophrenia. Int J Psychophysiol ; 31 : 147-154, 1999
70) Tucker P, Adamson P, Miranda R Jr, et al : Paroxetine increases heart rate variability in panic disorder. J Clin Psychopharmacol ; 17 : 370-376, 1997
71) Valkonen-Korhonen M, Tarvainen MP, Ranta-Aho P, et al : Heart rate variability in acute psychosis. Psychophysiology ; 40 : 716-726, 2003
72) Volkers AC, Tulen JH, van den Broek WW, et al : Motor activity and autonomic cardiac functioning in major depressive disorder. J Affect Disord ; 76（1-3）: 23-30, 2003
73) Volkers AC, Tulen JH, van den Broek WW, et al : Effects of imipramine, fluvoxamine and depressive mood on autonomic cardiac functioning in major depressive disorder. Pharmacopsychiatry ; 37（1）: 18-25, 2004
74) Wilhelm FH, Roth WT : Taking the laboratory to the skies : ambulatory assessment of self-report, autonomic, and respiratory responses in flying phobia. Psychophysiology ; 35 : 596-606, 1998
75) Yeragani VK, Pohl R, Berger R, et al : Decreased heart rate variability in panic disorder patients : a study of power-spectral analysis of heart rate. Psychiatry Res ; 46 : 89-103, 1993
76) Yeragani VK, Pohl R, Srinivasan K, et al : Effects of isoproterenol infusions on heart rate variability in patients with panic disorder. Psychiatry Res ; 56 : 289-293, 1995
77) Yeragani VK, Pohl R, Jampala VC, et al : Increased QT variability in patients with panic disorder and depression. Psychiatry Res ; 93（3）: 225-235, 2000
78) Zahn TP, Nurnberger JI Jr, Berrettini WH : Electrodermal activity in young adults at genetic risk for affective disorder. Arch Gen Psychiatry ; 46 : 1120-1124, 1989
79) Zahn TP, Nurnberger JI Jr, Berrettini WH, et al : Concordance between anxiety and autonomic nervous system activity in subjects at genetic risk for affective disorder. Psychiatry Res ; 36 : 99-110, 1991
80) Zahn TP, Leonard HL, Swedo SE : Autonomic activity in children and adolescents with obsessive-compul-

sive disorder. Psychiatry Res；60：67-76, 1996
81）Zahn TP, Jacobsen LK, Gordon CT, et al：Autonomic nervous system markers of psychopathology in childhood-onset schizophrenia. Arch Gen Psychiatry；54：904-912, 1997
82）Zahn TP, Pickar D：Autonomic activity in relation to symptom ratings and reaction time in unmedicated patients with schizophrenia. Schizophr Res；79：257-270, 2005

〔塩入俊樹，阿部　亮〕

II. 心身症と自律神経障害

1. 心身症とは

　心身症の概念については，さまざまな捉え方があるが，日本心身医学会では「心身症とは身体疾患の中で，その発症や経過に心理社会的要因が密接に関与し，器質的ないし機能的障害が認められる病態をいう。ただし，神経症やうつ病など，ほかの精神障害に伴う身体症状は除外する」と規定している[1]。

　つまり心身症とは特定の疾患を指す言葉ではなく，身体疾患の中で心身相関など心理社会的要因が密接にかかわる場合をいう。代表的な疾患を**表26**に示すが，これですべてというわけではなく，前述の条件を満たすならばどのような身体疾患も心身症といえる。

　心身症では身体症状の発現ないし増悪に心理，社会的要因が関与しているというだけではなく，身体症状が心理，社会面に及ぼしている場合もあり，それらを含めた関連を心身相関という。臨床的に心身相関は生活史と症状の相関を認めることで把握していくことが基本ではあるが，本人がストレスの自覚に乏しく，心理社会的要因との関連がなかなかわかりづらいこともある。病歴聴取のほかストレス負荷により症状が誘発されること，医師・患者関係によって症状が変化すること，心身医学的治療により症状が改善，変化することなどが心身相関の理解に役立つこともある。

2. 心身症の原因，病態

1) ストレスとは

　ストレス（stress）はもともと物理学で用いられていた用語で，外力に対して物体の内部に生じる応力（緊張）のことである。本来は外部からの刺激をストレッサーと呼び，個体の内部で生じる緊張状態をストレスと呼ぶのであるが，混同して使われることが多い。この考え方を生体に適応し発展させたのがセリエ（Selye）の汎適応症候群の概念である。セリエによればストレスの種類がどのようなものであっても生体は自律神経系と内分泌系を介して全身に影響を及ぼすような非特異的反応（副腎の肥大，胸腺の萎縮，胃・十二指腸の潰瘍形成など）が見られるとされている。このような反応は病的状態を防御する反応であるが，反応が適切でないときには病的状態が起こるとしてストレスが身体疾患を形成する機序について説明した[2]。

2) 心理的ストレスと自律神経の関係について

　ハーバード大学の生理学教授であったキャノン（Cannon）は，吠え立てる犬に対し猫が戦うか逃げ

表 26　心身医学的配慮が特に必要な疾患――いわゆる心身症とその周辺疾患

1) 呼吸器系
   気管支喘息，過換気症候群，神経性咳嗽
2) 循環器系
   本態性高血圧，本態性低血圧，（特発性）起立性低血圧
3) 消化器系
   胃・十二指腸潰瘍，慢性胃炎，過敏性腸症候群，潰瘍性大腸炎，心因性嘔吐
4) 内分泌・代謝系
   神経性食欲不振症，（神経性）過食症，愛情遮断性小人症，甲状腺機能亢進症，心因性多飲症，単純性肥満
5) 神経・筋肉系
   筋収縮性頭痛，片頭痛，自律神経失調症，目眩，しびれ感，異常知覚，運動麻痺，失立失歩，チック，失神，けいれん
6) 小児科領域
7) 皮膚科領域
   慢性じんましん，アトピー性皮膚炎，円形脱毛症，皮膚掻痒症
8) 外科領域
   腹部手術後愁訴，形成術後神経症
9) 整形外科領域
   腰痛症，背痛，多発関節痛，肩こり
10) 泌尿，生殖器系
    夜尿症，遺尿症，神経性頻尿
11) 産婦人科領域
    月経痛，月経前症候群，続発性無月経
12) 眼科領域
    視力低下，視野狭窄
13) 耳鼻科領域
    心因性難聴，アレルギー性鼻炎，慢性副鼻腔炎，頭重，頭痛，口内炎，咽喉頭異常感症，吃音
14) 歯科，口腔外科領域
    口内炎（アフタ性）

一過性の心身症反応，発達の未分化による身体症状（反応），神経症の場合も含まれる。

るかといった状態に陥ると，交感神経系の興奮，副腎髄質からアドレナリンの分泌を中心とする全身反応が生じることを明らかにして，これを緊急反応（emergency reaction）と名付けた[3]。しかしその後の研究で交感神経末端から分泌されるものはノルアドレナリンが主体であること，副交感神経系も情動の時間経過によっては興奮すること，交感神経・副交感神経両方が抑制される情動刺激もあることなど，情動刺激に対する自律神経の反応は一様でないことがわかってきた。またすべての情動刺激が闘争か逃走かの反応を引き起こすわけではないなど，キャノンの理論は情動と自律神経の関係を説明するには不十分であるが，情動と生理機能を総合的に関連づけた最初の研究として，その意義は大きい。近年ではストレスによるアセチルコリン遺伝子発現の長期的変化についての報告などもあり，これらの研究結果と自律神経系の調節との関連について解明が進むことが今後期待されている。

3）ストレスと心身症を発症する仕組み

　精神分析の創始者フロイト（Freud）は，ヒステリーでは心的興奮を身体症状に置き換えることによって，耐え難い概念が抑圧，無害化されると考え，心理的葛藤の身体化をヒステリー性転換とした。

以降心理的葛藤が身体症状に及ぼす影響が研究され，心身症においてもヒステリーと同様の発生機序があると考えられたが，キャノンなどによる生理学的研究の成果との関連が問題となった。

カナダの精神科医アレキサンダー（Alexander）は，未解決な心的葛藤，ストレスに由来する情動が存続するため，その情動に対する自律神経の反応が慢性化，反復化し心身症を発症するとして気管支喘息，消化性潰瘍など七つの代表的心身症を提示した。現在でも能動的・攻撃的なタイプは怒りを感じやすく，ストレスに何とか対処しようとして交感神経系の活動性を高めるため高血圧などを起こしやすく，一方受動的タイプはあきらめてうつ状態を呈しやすく，副交感神経系である迷走神経を介して消化器系の障害を起こしやすいなど，一部の感情，性格傾向が特定の心身症の発症，持続に関係しているとされている。ただし情動反応は情動刺激の種類，個体の対処法によっても大きく異なることから，ストレスによりどの臓器に障害が起こるかについてはストレス，情動の種類ではなく器官劣等性（organ inferiority）すなわちアレルギー体質などの体質的要素が重大な役割を果たすと考えられている。

また大脳辺縁系に器質的（生化学的）な病変が存在し，自律神経活動の抑制様式自体が変容しているという報告もあり，情動反応と心身症における臓器選択性の脳内機序を解明する試みもなされている。

4）心身症になりやすい性格

心身症の性格的成因についてはアレキシサイミア（alexithymia）が有名である。アレキシサイミアとはシフネオス（Sifneos）らによって提唱された概念で「失感情症」ないしは「失感情言語化症」と訳され，①想像力が乏しく心的葛藤を言語化できない，②情動を感じ言語表現することが困難，③事実関係は述べるがそれに伴う感情を表出しない，などの特徴をもつ性格傾向のことをいう。アレキシサイミアでは自分の感情を認知しにくく，言葉で表現することも抑えられるので，情動が身体化されやすく，心身症になりやすいと想定されている[4]。

アレキシサイミアの大脳生理学的な発症機転としては，知性に関係する大脳新皮質と情動や本能に関係する間脳・視床下部，辺縁系との間に神経路の欠陥や機能的な乖離があり，感情体験が遮断され大脳新皮質に認知されないため，自律神経系・内分泌系に跳ね返って身体症状を示すという説があるが，その自律神経異常についての報告は一定していない。アレキシサイミアのほかにも，周囲の現実に対して無批判的に同調する過剰適応と呼ばれる性格傾向などもストレスを抱えやすく，慢性の緊張状態を形成するため心身症の成因となるとされている。

3．代表的疾患と自律神経の関係

以下に自律神経との関連が強いと考えられている代表的心身症について説明を加える。

1）気管支喘息

気管支喘息の主な病態は，①広範な気道の閉塞・狭窄による発作性の呼吸困難，喘鳴，咳などが出現し，自然あるいは治療で軽快，②種々の刺激に対する気道の過敏性および反応性の亢進，③組織学的には気道の慢性炎症が特徴であり，アレルゲン，気道感染が誘引としてよく知られている。しかし

情動刺激も誘因となるとされ，気管支喘息にストレスが関与しているとの報告は多い。喘息患者では成人例では性格面でも几帳面で完璧癖が強い，自分を抑えて周囲にあわせるといった性格が多く，小児例では周りに順応するが自己否定的である性格のほか，家庭では養育能力の欠損，育児不安，家族間葛藤が見られることが多い。それらを背景とした情動ストレスが大脳辺縁系，視床下部-下垂体-副腎系，自律神経系などの経路を介して気管支喘息へ影響すると考えられている。また暗示により気管支喘息患者が気管収縮を示し，アトロピンの前投与でこの暗示効果がなくなることから特にコリン作動性神経の関与が強いと見られている。また心身症によく見られる抑うつ状態は副交感神経活動の亢進，あるいはコリン作動性神経のバランスの不均衡が喘息発作の急性増悪をまねくため喘息死のリスクファクターとされている。

心身症としての気管支喘息の治療にも気管支拡張薬，吸入ステロイド薬が使われるが，不安が強い場合には抗不安薬，抑うつ気分が見られるときには抗うつ薬も併せて使うことがある。心理療法としては成人では自律訓練法，バイオフィードバック療法，小児では集団療法としての喘息キャンプ，箱庭療法，家族療法などが行われている。

2）虚血性心疾患

冠動脈疾患の発症には多数の危険因子が関与しており，年齢，性別，家族歴，糖尿病，高血圧，高脂血症，肥満，喫煙などが知られているが，最近では社会文化的要因，心理行動的要因も注目されている。心筋梗塞の発症につながるストレスについては，発症6カ月前のライフイベントの強さ，発症2週間前の精神的ストレス，発症2時間内の怒りの体験などの報告がある。その他社会階層，短い教育歴，仕事上のストレス，家族や社会での支援の低さ，抑うつや不安などが発症，再発の危険因子として知られている。虚血性心疾患に関係する性格傾向，行動様式としては，①目標に向かって懸命に邁進する，②競争心が強い，③野心的，④いつも時間に追いたてられている，⑤加速度的な思考と行動，⑥心身ともに敏感，⑦攻撃的で敵意をもつ，などで定義されるタイプA行動パターン（type A behavior pattern）が有名である[5]。

冠動脈の器質的狭窄部では精神的ストレスにより冠れん縮が惹起され，そのストレスに対する血管の拡張～れん縮反応はアセチルコリンに対する反応と相関することがわかっている。タイプA行動パターンでは自律神経機能検査からストレスに対する心血管反応がより強く起こり，交感神経活動の亢進，副交感神経系の活動低下が見られるとされ，これらの自律神経の異常が冠動脈疾患の発症機序に関係していると考えられている。タイプA行動パターンの行動修正により発症，再発を予防できたという報告や，弛緩法，イメージ訓練，運動療法，行動療法などにより心筋梗塞の再発が減少したとの報告もある。

3）本態性高血圧

病院の外来など医療環境でのみ高血圧を示すが，医療環境以外では正常血圧となる白衣性高血圧など，ストレスと高血圧の関係は広く知られている。高血圧には人口過密，騒音，競争，激務，夜勤などの持続するストレスや，抑圧された攻撃心，依存心と攻撃的衝動の葛藤などといった心理社会的要因が関係するという報告もある。このようなストレスにより交感神経興奮と血漿ノルアドレナリンの増加が起こり，直接的に血圧上昇を引き起こすだけでなく，生活習慣が乱れ，喫煙などの高血圧の増

表 27　過敏性腸症候群の Roma II 診断基準[6]

腹痛あるいは腹部不快感が
① 12 カ月間の連続とは限らない 12 週間を占め
② 下記の 2 項目以上の特徴を示す。
　(1) 排便によって軽快する。
　(2) 排便頻度の変化で始まる。
　(3) 便性状の変化で始まる。

悪因子を増強することも重要である。β受容体遮断薬などの降圧薬のほかに，心身症としての治療には心身の緊張緩和を目的として自律訓練法，バイオフィードバック療法が用いられることがある。

4) Functional dyspepsia（FD）

Functional dyspepsia（FD）は，潰瘍のようないわゆる器質的な病気ではないが，腹痛，吐気，食欲不振，胃もたれなどの上部消化管に由来すると思われる症状が続く疾患で，かつては NUD（non-ulcer dyspepsia）とも呼ばれていた。FD では健康対照群に比ベソーシャルサポートが乏しい，不安，抑うつ症状が多い，アレキシサイミアの傾向が強い，解決しがたいストレスに対しても何とか解決しようとする性格傾向などを認めるとされる。原因としては噴門部弛緩不全，ピロリ菌感染胃炎などの因子のほかに迷走神経障害，中枢神経障害が関連すると考えられており，自律神経調整薬，抗うつ薬が有効であることが知られている。

5) 過敏性腸症候群

過敏性腸症候群は腹痛と便通異常を主体とする消化器症状が持続するが，その原因として器質的疾患を同定しえない機能的疾患である。有病率がおおむね一般人口の 10〜15％と高い。患者の大部分はストレスによる症状の発症，増悪を認め，そのストレス-脳-消化器の関連は脳腸循環と呼ばれ，大きな関心を呼んでいる。過敏性腸症候群患者は下部消化管症状のほかに上部消化管症状，頭痛，動悸，胃疲労感などの多彩な身体症状，抑うつ感，不安感，緊張感，不眠，焦燥感，意欲低下，心気傾向などの精神症状をもつことが多い。臨床の場面では下部消化管内視鏡もしくは大腸造影検査，炎症反応を含む血液検査などを行い，器質的異常がないことをもって診断されていることが多いが，国際的には**表 27** のような診断基準が提唱されている。

薬物治療としては便性状を調整する高分子重合体，ムスカリン受容体を遮断し，消化管運動を抑制する抗コリン薬などを投与する。不安，抑うつ気分を伴うことが多いので抗うつ薬，抗不安薬の投与も行われる。三環系抗うつ薬は抗コリン作用による便秘などの副作用がうつ病治療で問題となることが多いが，過敏性腸症候群の下痢症状に対しては好都合となるため，使用されることが多い。薬物療法以外の治療としては食事を含む生活習慣の見直し，改善が重要である。心理療法としてはリラクゼーションの目的で自律訓練法や，心身両方に強く働きかける絶食療法，森田絶食療法が有効なこともある。

表 28　自律訓練法の公式

背景公式（安静練習）：「気持ちが落ち着いている」
第1公式（四肢重感訓練）：「両腕両脚（あし）が重たい」
第2公式（四肢温感訓練）：「両腕両脚が温かい」
第3公式（心臓調節訓練）：「心臓が自然に（静かに）規則正しく打っている」
第4公式（呼吸調節訓練）：「楽に（自然に）呼吸（いき）をしている」
第5公式（腹部温感訓練）：「おなか（胃のあたり）が温かい」
第6公式（額部涼感訓練）：「額が気持ちよく涼しい」

4. 治　療

1）心理療法

　心身症の心理療法において基本となるのは受容，支持，保証からなる一般心理療法である。患者の訴えをありのまま受け入れて傾聴する「受容」，患者の気持ちを外から支えて励ます「支持」，悪い病気ではないことや心身相関についてわかりやすく説明し，理解させる「保証」を行うことである。心身症患者はストレスの自覚が乏しいことなどから心理治療に消極的であり，すぐには受け入れないことが多い。心身相関の理解を促し，心身両面からの治療への動機付けを行うことが治療として重要となってくる。つまり心身症における心理療法の目的は，①身体面だけのアプローチだけでは症状消失までには決して至らないことを理解させること，②基本的信頼感に基づく医師-患者の治療的関係を樹立することにある。

　心身症に対してよく行われる心理療法としては精神分析療法，森田療法，ゲシュタルト療法，内観療法，音楽療法，箱庭療法，交流分析，行動療法などが知られている。以下に特に自律神経系と関連が深く，心身症の治療によく使われる心理療法について解説を加える。

2）自律訓練法

　自律訓練法は精神医学者シュルツ（Schultz）により創始された，心身を弛緩させることを主な目的とした一種の自己催眠法である。表28にあるような「両腕脚が重たい」「心臓が温かい」などの7段階の公式化された語句を座位，仰臥位で反復暗誦しながら，その内容，関連した身体部位に注意し，集中を行うことで段階的に生体機能の調整を図る。自律訓練法は表29に示すようなさまざまな心理的，生理的変化を起こす。生理的変化が起こる機序としては遠心性交感神経活動の抑制によって血圧・心拍・呼吸数の低下，末梢皮膚温の上昇，中枢温の低下をもたらすことなどが考えられている。しかし気管支喘息の喘鳴，過敏性腸症候群の腹痛などを改善させることから迷走神経を中心とした副交感神経系にも作用していると考えられている。頭痛，過敏性腸症候群，本態性高血圧などさまざまな心身症に適応され，その6～8割に効果を示すとされる。

3）バイオフィードバック療法

　バイオフィードバックとは血圧，脈拍，筋電図，皮膚温，脳波といった普段はあまり意識されない身体生理反応に関する情報を，光，メーター，音などといったわかりやすい形で被験者に提示（フィー

表29 自律訓練法による心理・生理的変化の例[7]

	指標	自律訓練法による変化（一部）
生理的指標	筋電位	骨格筋、おとがい筋、肛門挙筋などの筋活動電位の減少
	体温	体表面温度の上昇、直腸温の低下
	心臓機能	心拍数の減少
	血圧	特に高血圧患者の場合、収縮期・拡張期とも減少
	皮膚電気反応	皮膚抵抗の増大
	Microvibration	α波の増加
	胃の運動	蠕動運動がより規則的なパターンになる
心理的指標	心気傾向	減少
	不安感	減少
	緊張感	減少
	抑うつ感	改善
	疲労感	減少
	性格	情緒的安定、積極性、社会適応性などの増大
	痛みの閾値	上昇（痛みに対する心理的耐性の強化）

（松岡洋一：自律訓練法，心身医学標準テキスト第2版，医学書院，p260，より許諾を得て転載）

ドバック）する方法である。それによって刻々と変化する生理的状態を認知し，バイオフィードバックを手助けに自分自身の生理反応をコントロールできるようになる。つまり身体内情報を工学的手法により生体にフィードバックすることで自律的反応を訓練，制御し治療に役立てることを目的とする治療法である。

　バイオフィードバックで重要なのは情報・信号を手がかりに普段は気づきにくい変化・反応も一定方向に随意に動かし，強化・制御することを学ぶという，気づき（認知）と反応制御の学習である。これらは変化・反応に対して報酬を与える陽性強化，変化・反応により不快刺激・状況を回避できるという陰性強化などオペラント学習に基づいている[8]。

　筋電位の低下，皮膚温上昇，血圧の下降，気道抵抗の改善など直接的な自律神経反応の制御が可能であること，リラクゼーションや耐ストレス効果など非特異的な効果があること，精神療法的な枠組みの中で生体反応に対する認知の修正が行えるなどの特徴から，心身症としての高血圧，気管支喘息，書痙，痙性斜頸，過敏性腸症候群などに適応されている。前述の自律訓練法と組み合わせた自律フィードバック訓練法も相乗的効果があるとされる。

4）薬物療法

　心身症においても胃潰瘍については抗潰瘍薬，過敏性腸症候群においては消化管機能調整薬，気管支喘息においては気管支拡張薬の投与といった身体的治療が必要である。心身症ではこのような治療に加え，随伴する不安，抑うつ気分などに対して向精神薬による薬物療法を行うことが一般的である。しかし心身症でよく見られる不安・緊張に伴う精神症状・身体症状に対し薬理学的活性をもたないプラセボでも1/3以上で改善が見られるなど，治療の効果には医師-患者関係などの非薬物要因の影響が強い。抗不安作用，筋弛緩作用，自律神経安定化作用，抗ストレス作用などの薬理作用をもつため

ベンゾジアゼピン系抗不安薬の使用頻度が多い．抗うつ作用のほか，鎮痛補助作用，抗コリン作用による消化管運動抑制などをもつ三環系抗うつ薬も使われるが，最近は副作用の少ない選択的セロトニン再取り込み阻害薬（SSRI）もよく使われるようになってきている．

5．経過，予後

心身症の経過は症例によりばらつきが多く，本人のストレス耐性，対処能力の向上，環境，個人の生活習慣の是正がなければ症状が遷延することも多い．心身症における治療の最終目標は患者本人が心身相関の理解を深め，身体症状の出現に関与していた心理，社会的因子を適切に処理し，身体症状の軽減，消失を体験していくこと，再発予防法を習得することにある．

■文　献

1) 日本心身医学会教育研修委員会編：心身医学の新しい診療指針．心身医学 31：537-576, 1991
2) Selye H：The general adaptation syndrome and the diseases of adaptation. J Clin Endocrionl；6（2）：117-230, 1946
3) Cannon WB：Bodily Change in Pain, Hunger, Fear and Rage, Appleton and Company, New York, 1915
4) Sifneos PE：The prevalence of 'alexithymic' characteristics in psychosomatic patients. Psychother Psychosom；22（2）：255-262, 1973
5) Friedman M, Roseman RH：Association of specific overt behavior pattern with blood and cardiovascular findings；blood cholesterol level, blood clotting time, incidence of arcus senilis, and clinical coronary artery disease. J Am Med Assoc；169（12）：1286-1296, 1959
6) Thompson WG：Functional bowel disorders and functional abdominal pain. Gut；45（Suppl Ⅱ）：Ⅱ43-Ⅱ47, 1999
7) 松岡洋一：自律訓練法，久保千春編：心身医学標準テキスト第2版，医学書院，東京，pp.259-267, 2002
8) 筒井末春：最新・バイオフィードバック療法：バイオフィードバック療法の適応と課題．PTジャーナル 33：81-86, 1999

山田宇以，端詰勝敬，坪井康次

III. 神経疾患と自律神経障害

A. Pandysautonomia の概念と分類

　汎自律神経異常症（pandysautonomia）は，著明な起立性低血圧，排尿障害，インポテンス，消化器症状，発汗障害などの自律神経症状を呈す疾患群の総称である。Young らにより急性汎自律神経異常症（acute pandysautonomia：APD）が報告されて以来，類似した疾患として acute idiopathic pandysautonomia（AIPD），acute post- or para-infectious pandysautonomia（APPD），acute autonomic and sensory neuropathy（AASN），acute autonomic and sensory-motor neuropathy（AASMN），acute cholinergic neuropathy（CAN）などの疾患概念が報告されてきた。これらの疾患は基本的に汎自律神経障害を主体とする neuropathy であり，同一スペクトラムに存在する疾患であると考えられている。主として節後レベルでの交感神経と副交感神経の障害により，さまざまな自律神経症状が急性ないし亜急性に発症する。しびれ感などの感覚障害や，深部腱反射の低下を呈する症例もあるが，体性感覚，運動神経は障害を免れるか，軽度であることが多い。髄液の蛋白細胞解離は軽度にとどまる。前駆症状として，感冒様症状や消化器症状，あるいは既知のウイルス感染に伴って発症するものも多く，病因として，ウイルスあるいは細菌感染などに伴う免疫アレルギー機序が考えられている。予後は比較的良好であり，運動神経，感覚神経症状の多くは改善するが，完治せずに特に自律神経症状の一部が遷延し，後遺症として残存する例も少なくない。

1. 急性汎自律神経異常症（acute pandysautonomia：APD）

　前述のとおり Young らにより 1969 年に pure pandysautonomia with recovery として初めて報告されて以来[1]，小児および成人において数多く報告されている。交感および副交感神経の節後線維の障害により，著明な起立性低血圧，排尿障害，インポテンス，消化器症状，発汗障害，瞳孔異常，涙液・唾液分泌障害，膀胱直腸障害（尿閉，腹部膨満，イレウス，便秘など），皮膚における立毛筋，血管運動反応の消失（紅潮，体温上昇）などの広汎な自律神経症状が，急性に発症する。これらの自律神経症状が，後に完全に寛解し，さらに，運動・感覚神経症状を伴わないのが特徴とされる[2]。

2. 岡嶋の分類

　APD の報告以降，体性神経障害を随伴する症例，さまざまな疾患概念が報告された。岡嶋らは，自律神経障害に随伴する体性神経障害の種類によって APD を呈する症候群を 6 種類に分類した[3]（表30）。また，Guillain-Barré 症候群に自律神経障害を伴うことがあることもよく知られている。しかしこれらは症候学的な分類であり，お互いにオーバーラップし連続したスペクトラムをなし，判然とは

表30 Acute pandysautonomia の分類

1) acute idiopathic pandysautonomia：AIPD
2) acute post- or para-infectious pandysautonomia：APPD
3) acute autonomic and sensory neuropathy：AASN
4) acute autonomic and sensory-motor neuropathy：AASMN
5) acute cholinergic neuropathy：CAN
6) unclassified

(文献3)より引用)

区別されず，独立した疾患概念には至っていないが，患者の神経徴候を捉えるには有用な分類である．

3. 急性特発性汎自律神経異常症（acute idiopathic pandysautonomia：AIPD）

北らにより報告された概念であり，APDはその極型と考えられている[4]．基本的に症状の主座はAPDと同様の病態をもつ自律神経障害であるが，極軽微な運動および感覚神経症状を伴い，予後は良好でも完全寛解は得られない点でAPDと区別される．その特徴はいくつかあげられるが，中でも自律神経症状は一部に後遺症として症状を残すことがあるが，経過は極めて改善性で，1～2年でほぼ寛解する．前駆症状として感冒様症状や，腹痛，悪心，嘔吐などの消化器症状が見られる例が多い．発作性咳嗽が見られることも本症の特徴の一つである．これは交感神経障害による相対的副交感神経機能亢進によるものと考えられている．その他の神経症状として，軽度の下肢または四肢末梢の温覚，痛覚の軽度低下，筋力低下，筋萎縮などを認める例もある．しかし，神経伝導検査所見は正常範囲である．軽度の視力低下を認める例もある．深部腱反射では異常を認めない例が過半数を占める．神経症状以外では，体重減少，無月経，一過性の高プロラクチン血症を伴い精神症状を認める症例もある．後天性に立ちくらみなどの症状を伴う起立性低血圧を呈した患者には，不完全型の本症が存在している可能性もある．

4. Acute post- or para-infectious pandysautonomia：APPD

EBウイルス感染，単純ヘルペスウイルス感染，風疹，無菌性髄膜炎に続発した例が報告されている．10～20歳代の発症が多い．自律神経症状としてはAIPDとほとんど変わりない．

5. Acute autonomic and sensory neuropathy：AASN

1980年にColanらにより初めて報告された[5]．基本的にはAIPDに類似するが，主症状である自律神経障害と同程度に感覚神経障害が極めて強く，病理学的にも無髄のみならず有髄神経も障害されるのが特徴である．発症後急性に自律神経障害が出現し，脱神経によるsupersensitivityを呈し，交感および副交感神経の節後線維の障害を認める．感覚神経障害は概して高度で，すべての表在感覚はほとんど脱失状態で，一部島状の表在感覚の低下も見られる．運動神経症状は認められない．病理学的には，末梢神経障害の変性パターンは，脊髄後根神経節および自律神経節細胞の障害に基づくneuropathy による有髄および無髄神経線維の軸索変性と考えられている。運動神経伝導速度は正常であるが，感覚神経活動電位は消失する。髄液の蛋白細胞解離はないかあっても軽度である。予後は比較的良好とされる。

6. Acute autonomic and sensory-motor neuropathy：AASMN

　基本的に難治性で，高度の自律神経障害および感覚神経障害に加え，病初期に完全四肢麻痺になるまでの高度の運動神経障害を伴い，特に後者は改善しやすいという臨床的特徴をもっている[6]。髄液検査では蛋白細胞解離を伴い，運動神経伝導速度は低下し，感覚神経活動電位は導出不能である。神経生検では有髄神経は消失し，無髄神経は著減，筋病理は神経原性変化が報告されている。自律神経障害は後遺症として残存し，予後は不良である。

7. Acute cholinergic neuropathy：CAN（Kirby）

　副交感神経が選択的に障害される病態で，発症年齢は幼児期〜20歳代の若年が多い。自律神経症状として，排尿障害，消化器症状（腹痛，嘔吐，便秘，イレウス），瞳孔異常，唾液・涙液の分泌障害，発汗障害，安静時の頻脈が見られる。起立性低血圧はないかあっても軽く，経過は完全な自律神経障害を来した症例より慢性化しやすい。

8. 病　因

　ADP の多くは原因不明であるが，しばしば先行感染に続発して発症しており，また一部は風疹，伝染性単核球症，単純ヘルペスなどの既知のウイルス感染に伴って発症した例も報告されており，Guillain-Barré 症候群に類似した自己免疫機序の関与が推定されている。

9. 検査成績

1）自律神経機能検査

　Schellong 試験では交感神経障害に基づく起立性低血圧を呈するが，CAN では原則として体位による血圧の変化は認められない。
　交感神経機能障害の指標としてヴァルサルヴァ試験における第 4 相 overshoot の欠如，寒冷昇圧試験における血圧上昇の消失，低濃度のエピネフリン静注に伴う過剰昇圧，瞳孔薬物試験における低濃度のエピネフリンに対する過敏（散瞳），温熱性発汗，ピロカルピン皮内注射による発汗の低下，交感性皮膚反応の消失，血清ノルエピネフリン，ドパミンβヒドロキシラーゼ，レニン活性の低値および起立時の昇圧欠如などがある。主に副交感神経機能障害の指標としては，頸動脈洞圧迫試験（Czermak 試験），眼球圧迫試験（Aschner 試験），瞳孔薬物試験における低濃度メコリールやピロカルピンに対する過敏（散瞳），Schirmer 試験での涙液の分泌低下，食道・胃・腸透視における食道アカラシア，

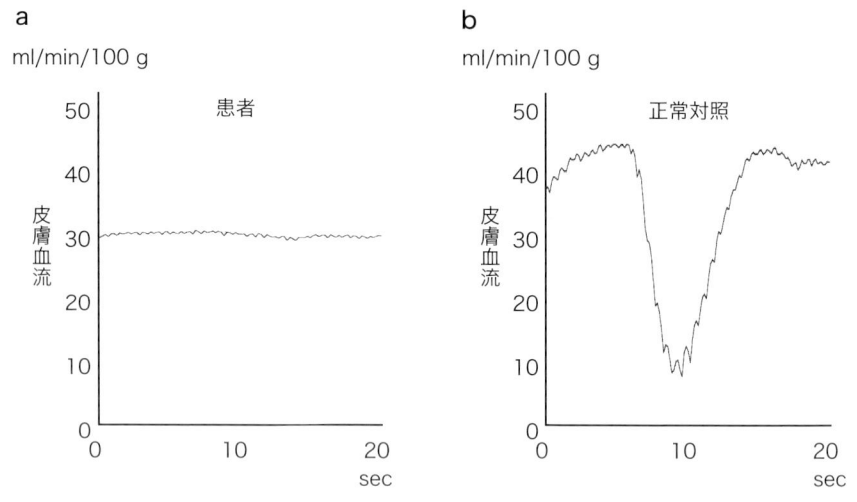

図75 AIPD 患者におけるレーザードプラ皮膚血流検査所見

46歳，女性。2005年8月，前駆症状なく急性に四肢のしびれ感，起立性低血圧，発汗過多出現。血圧は臥位 105/70 mmHg から座位 81/51 mmHg に低下。CVRR は 1.9%と低下しており，脳脊髄液検査では細胞 1/mm^3，蛋白 147 mg/dl であり蛋白細胞解離を認めた。抗ガングリオシド抗体は陰性。レーザードプラではヴァルサルヴァ負荷による血流の減少反応が欠如していた（a：患者，b：正常対照）。神経伝導検査所見は正常。免疫グロブリン大量静注療法を行い，症状の改善を認めた。

胃拡張，バリウム排泄遅延などがあげられる。交感・副交感の両方の障害の指標として心電図における R-R 変動係数異常，シストメトリーの異常がある。

頚部血管エコーによる頚部血管血流検査は，起立性低血圧の病態評価に有用で，起立性低血圧に伴い失神を起こす症例では，tilting table による負荷により拡張期逆流波が出現することが報告されている。

2）髄液検査

Guillain-Barré 症候群と同様に，多くの症例で蛋白細胞解離が見られている。

3）神経伝導検査

正常な例が多い。

4）レーザードプラ皮膚血流検査

交感神経機能の障害により，ヴァルサルヴァ負荷後の血流減少反応の低下，消失が認められる（図75）。

5）病　理

Low らによると，腓腹神経生検において小径有髄線維および無髄線維の減少と，神経束内への細胞浸潤が報告されている。

10. 診断・鑑別診断

　岡田らの診断基準を示す。①発症様式は急性または亜急性，②交感神経，副交感神経両者の広範かつ重篤な障害，③その他の神経症状を認めても極めて軽微，④糖尿病，アミロイドーシスなどの原因疾患が認められない，⑤予後良好で次第に回復する。

　鑑別疾患として，自律神経障害を伴った Guillain-Barré 症候群があげられる。本症候群においても，軽度の自律神経障害を認めることがあるが，運動障害が主体で，神経伝導検査上，伝導速度の低下，伝導ブロック，F 波の異常などを認め，神経生検所見でも節性脱髄が主体であることから，鑑別は必ずしも難しくはない。シェーグレン症候群においても，涙液・唾液の減少のみならず，著明な自律神経障害を呈する場合があり，SSA，SSB 抗体は必ず測定しておく必要がある。ステロイド療法を必要とする疾患であり慎重な鑑別が必要である。この他，自律神経症状が主体となる疾患として，家族性アミロイドポリニューロパチー (FAP)，多系統萎縮症 (Shy-Drager 症候群型)，pure progressive autonomic failure，Riley-Day 症候群，悪性腫瘍に伴う Lambert-Eaton 症候群などがある。

11. 治　療

　治療はステロイド療法を実施した例があるが，いずれも無効か効果がはっきりしていない。免疫グロブリン大量静注療法の有効例が報告されており，症例の蓄積が必要である。自律神経症状に対しては種々の対症療法が行われる。

1) ステロイド療法

　メチルプレドニゾロン点滴静注 3 日間のパルス療法を行った後，プレドニゾロン 60 mg/日の経口投与により，自律神経症状の改善を見ている例がある。

2) 免疫グロブリン大量静注療法 IVIg

　本症に IVIg が有効であったとの報告が散見される。自験例でも改善が認められたが，本治療の有効性に関しては今後症例の蓄積が必要である。

3) 起立性低血圧の対策

　フルオロヒドロコルチゾン，L スレオドプスのほか，メシル酸ジヒドロエルゴタミン，メチル硫酸アメジニウムなどが用いられる。これらに加え，腹帯や弾性ストッキングなども有効である。

4) 排出障害の対策

　排尿障害が主体の場合は排尿筋の収縮力を増すコリン作動性（ベタネコール，ジスチグミン），あるいは排尿筋内括約筋協調不全の場合は交感神経 α 受容体遮断薬（プラゾシン，タムスロシン）を，蓄尿障害の場合は排尿筋収縮を抑制する抗コリン薬（プロパンテリン，オキシブチニン）を用いる。

5) 消化器症状の対策

吐気，腹痛，便秘，下痢などの消化器症状に対して，制吐薬，鎮けい薬，下剤，止痢薬などそれぞれの症状に合わせた投薬を行う。腸内でゲル状となり便の状態を調節する polycarbophil calcium も効果が期待できる。麻痺性イレウスに対しては，ジノプロストの点滴静注が比較的有効である。

12. 予　後

本症の予後は比較的良好であり，Young らの症例など多くの症例では，数カ月内にほぼ完全に回復したと報告されているが，数カ月〜2 年ほどの期間内に完全治癒に至る例はむしろ少ない。2 年以上経過した後も症状は完全には症状は消失せず，軽度改善にとどまる例，一部の後遺症を残している例が多い。

■文　献

1) Young RR, et al：Pure pan-dysautonomia with recovery. Trans Am Neurol Assoc；94：355, 1969
2) 内野　誠：Acute pandysautonomia. 最新内科学体系　末梢・自律神経疾患，中山書店，p271-280, 1996
3) 岡嶋　透：Acute pandysautonomia. 神経進歩；33：269-281, 1989
4) 北　耕平，他：Acute idiopathic pandysautonomia-4 自験例での検討. 自律神経 20：67, 1983
5) Colan RV, et al：Acute autonomic sensory neuropathy. Ann Neurol；8：441-444, 1980
6) 中川敏幸，他：Acute autonomic sensory motor neuropathy の 1 例. 臨床神経学 28：260-267, 1988

山下太郎，内野　誠

B-1. 変性疾患―パーキンソン病，Lewy 小体病，進行性核上性麻痺，大脳基底核変性症

　パーキンソン病は，James Parkinson が安静時の振戦と無動を伴う疾患として "An essay of shaking palsy" で報告して以来，10 万人に 100 人発症する頻度の高い神経変性疾患として知られている。この頻度には人種差や男女差はないとされている。パーキンソンの原著では便秘や排尿障害などの自律神経障害を伴うことが報告されていたが，l-dopa 治療により劇的な運動障害の改善があったために，自律神経障害はあまり問題視されないことが多かった。しかし，パーキンソン病の特徴的な病理像である Lewy 小体は，黒質線条体系ドーパミン作動性ニューロンのみならず中枢および末梢の自律神経系にも広範な病変が存在することが知られている[1]。生化学的にも，大脳皮質や，辺縁系，線条体以外にも視床下部などにノルエピネフリンの減少が見られている。そのため現在では，パーキンソン病を錐体外路疾患として捉えるだけでなく，自律神経症状や認知症状などの出現する変性疾患として捉えることが重要になってきている。近年 Braak らは，パーキンソン病の病理の進行により stage を 1～5 に分けている。彼らは，健常者を含めた剖検病理の Lewy 小体の出現の程度を分類し，黒質に Lewy 小体が出現する場合にはすでに迷走神経背側核や嗅球に存在し，Lewy 小体は迷走神経背側核や嗅球より最初に出現することより，パーキンソン病の発現機序の初期症状として自律神経症状が重要と考えている[2]。

　われわれはパーキンソン病患者 211 名に対して名古屋大学病院およびその関連施設でアンケート調査を行った。発症年齢が 57.8±10.9 歳，罹病期間が 8.2±6.3 年の患者群において自律神経症状は夜間頻尿が最も多く，約 55％ に見られた。次いで，便秘，陰萎，昼間の頻尿などが多かった。これらの自律神経症状の発症はパーキンソン病発症前もしくは発症早期よりすでに見られており，夜間頻尿の程度と罹病期間との相関は弱い。ほかの自律神経障害についても同様の傾向が見られていた。年齢別解析では 55～65 歳発症のパーキンソン病患者では罹病期間の増加により発現頻度が増加するが，ほかの年齢層ではそうした傾向はなかった。これは，自律神経症状が早期からすでに出現しているため，Braak らの病理が表すように発症早期から自律神経症に関連のある神経核に異常が出現することと関連があるかもしれない。しかし，QOL の悪化と自律神経不全の悪化とは相関が見られていた。特に下肢の浮腫や夜間頻尿は QOL に有意に影響を及ぼしていた。これは，パーキンソン病患者の生活の質の向上のために自律神経不全にも注目すべきであることを示唆していた。本稿では，パーキンソン病とその類縁疾患の自律神経障害について記述する。

1. 自律神経症状

1) 流涎

　流涎は，パーキンソン病に多い自律神経障害とされているが，流涎の出現の定量的報告は少ない。唾液の量は，パーキンソン病の進行に伴いむしろ低下するとする報告や，age match した報告でも唾液の産生はパーキンソン病でむしろ健常者に比べて低下しており，病気の進行と唾液の産生量とは関連がないとする報告が見られている。したがって，嚥下の悪化が流涎の原因であるとする考え方が多

くなっている。

2）便　秘

　便秘は最も高頻度で出現する自律神経症状である。パーキンソン病の発症前より出現することが多い。また便秘の人はパーキンソン病になりやすかったとする報告も見られる[3]。パーキンソン病の進行に伴い出現頻度は多くなる傾向がある。また，パーキンソン病の治療薬である抗コリン薬，l-dopa製剤，ドパミンアゴニストは腸管の蠕動を抑制する作用があるために症状を増悪させている。便秘に気づかなかった患者が抗パーキンソン病薬治療後に便秘の悪化を見ることは多い。電気生理学的にも胃電図や腸電図で異常が見られ[4]，胃や小腸，大腸の食物通過時間はすべて延長する。また，病理学的には，消化管のAuerubach神経叢には食道下部で特にLewy小体が多発し，胃や小腸，大腸にも見られる[5]。また，消化管を支配する脳幹の迷走神経背側核や仙髄の中間質外側核にもLewy小体が出現する。便秘の治療については，多くの患者では，緩下剤の使用や腸管蠕動促進剤で治療が可能であるが，しばしば重症例では麻痺性イレウスとなる。巨大結腸となった例も報告されており，筆者は多系統萎縮症（MSA）よりも治療抵抗性であることが多い印象を受けている。

3）排尿障害

　頻尿の頻度が多く，特に夜間の頻尿が目立つ。この異常について，蓄尿期，排尿期のいずれにも異常が見られている。排尿障害の発現の首座については中枢性とする報告が多い。動物実験では，基底核の病変で，排尿筋の過反射が起こるとされている。排尿筋の筋電図は，MSAでは異常が見られるが，パーキンソン病では異常が見られないとされている。MSAのような無緊張性膀胱となり，導尿を必要とするほどの神経因性膀胱となることは少ないが，夜間頻尿のために介護者などの負担が多くなるため臨床上問題となることも多い[6]。l-dopaの治療により排尿障害が悪化するかどうかについては，一定した見解がないが，抗コリン剤は有効であるとする報告が多い。

4）呼吸障害

　パーキンソン病の呼吸障害はMSAに見られるCheyne-Stokes呼吸やBiot's呼吸のような呼吸のリズム異常は見られない。しかし，睡眠時無呼吸の頻度については増加や低酸素に対する呼吸応答が低下した報告が見られる[7]。両側の声帯外転麻痺（ゲルハルト症候群）は，MSAではしばしば見られる。パーキンソン病での出現はまれでMSA-Pとパーキンソン病を鑑別する際に重要な所見となる。

5）起立性低血圧

　MSAのような高度の起立性低血圧が出現することは少ないが，起立試験を行った場合には，初期より軽度から中等度の起立性低血圧が存在する。病気の進行により起立性低血圧は高度になる。起立前の安静時の血漿ノルアドレナリンは軽度に低値であり，起立試験での末梢交感神経より放出されるノルアドレナリンの反応性上昇も軽度に低下する。ノルアドレナリンの静注試験による過剰血圧上昇反応も健常人に比べて有意に増加し，重症度と相関する。しかし，視床下部より放出されるバソプレシンの上昇は保たれている。したがって，パーキンソン病の起立障害の首座は，末梢の交感神経障害によると考えられている。中枢型の自律神経障害を呈するMSAとの鑑別に有用である。起立だけでな

く食事による低血圧は1977年に自律神経障害を伴ったパーキンソン病患者で報告され，その後MSAや高齢者など自律神経障害を有する患者で高頻度に見られる。食事性低血圧の出現頻度は，起立性低血圧よりも多いとする報告がある。

6）心筋 meta-[¹²³I]iodobenzylguanidine（MIBG）シンチグラフィ

われわれの報告では，60歳以上発症のパーキンソン病のほぼ全例に，MIBGで異常が認められる[8]。この異常は，発症早期より出現することが多く，また進行に伴って異常の出現率が多くなる。一方，MSAでは，発症早期に異常が出現する例は少なく，両者の鑑別に有用である。さらに，後述する自律神経障害の著しいパーキンソン病の全身のMIBG所見は，心臓でのMIBGの取り込みが低下するだけでなく四肢末梢でのMIBGの取り込みが低下しており，心臓だけでなく血管への交感神経の障害も存在すると考えられる[9]。MIBGが早期に異常となる原因については，病理学的には心臓交感神経を染色した場合に，パーキンソン病では染色性が低下しており，一方MSAでは低下していないとの報告が見られる[10]。われわれも，パーキンソン病の自律神経異常は末梢の自律神経から始まるのに対して，MSAの自律神経は中枢の自律神経系から障害が始まると考えている。また，薬理学的には，選択的なβ1刺激剤であるドブタミンに対する過敏反応が存在し，健常者では変化しない濃度で，血圧や脈拍の増加，不整脈の頻度も増加する。MIBGのH/M比とドブタミンに対する心筋収縮力や血圧の反応は相関している[11]。

7）筋交感神経活動

MIBGと同様に，筋交感神経活動も年齢依存的に初期より異常が見られることが多い。筋交感神経活動は，年齢が高くなると健常者ではその発射頻度は増加することが知られている。一方，パーキンソン病では，年齢が高くなると筋交感神経活動が出現しなくなることが多い[12]。また，筋交感神経活動は，l-dopaの静注により抑制される。その機序は，中枢性，末梢性両者の効果が考えられている。

8）発汗障害

パーキンソン病において発汗障害の頻度は高い。抗パーキンソン病薬は発汗障害に影響は与えない。精神性発汗は罹病期間や重症度に相関するが，温熱性発汗は必ずしも罹病期間や重症度と相関しない。精神性発汗障害の程度と心血管系の障害の程度は必ずしも相関しないが，起立性低血圧やインポテンツなどが合併するような自律神経障害が高度になるにつれて発汗障害が多く見られる。発汗過多は，off時やon時のdyskinesiaのある場合に多いとされており，off時の発汗過多はl-dopaの投与により改善される[13]。発汗障害は，少なくとも初期には中枢性の障害が原因と思われるが，末期には必ずしも中枢性だけでなく節後性の障害も合併すると考えられる。発汗障害はQOLに影響を与える問題であるが，現在有効な治療法として報告されているのは，off時の発汗過多について適切な抗パーキンソン病薬の投与しか見られない。

9）網状青斑

下肢を中心にして見られ，皮膚の冷感を伴うことが多い。表在静脈の収縮と血流うっ滞によるものでアマンタジンの副作用として起きやすい。

10) 下肢の浮腫

アマンタジンやドパミンアゴニストの副作用として起きやすいが，パーキンソン病患者では，前述のように末梢血管の収縮異常や心臓交感神経の異常があるため，自律神経異常も関与している可能性がある。

11) 睡眠障害

パーキンソン病患者では，restless leg 症候群，REM 睡眠行動障害などの睡眠障害を有する割合が多い。また，REM 睡眠行動障害患者では，その後パーキンソン病が発症する確率が高い。しかし，パーキンソン病の睡眠障害には，上記による一時性のもの以外に夜間における幻覚や頻尿，薬の off により身体のこわばりが生じるなど多くの要因を含んでいる。さらに，抗パーキンソン病薬は，アマンタジンや MAO 阻害剤を除き眠気の副作用を起こしやすい。特に，非麦角系のドパミンアゴニストでは，突発性睡眠の出現が報告され，その後ほかのアゴニストや l-dopa でも過量により生じることが報告されている。

2. 類縁疾患

1) 自律神経障害の著しいパーキンソン病

パーキンソン病では，初期より自律神経障害が高度な一群が存在している。Bannister らは，自律神経障害を有する進行性の自律神経不全を3群に分け，純粋型自律神経不全症，MSA，自律神経障害の著しいパーキンソン病として分類しているが，このタイプのパーキンソン病では，全身の MIBG を撮った場合に心臓だけでなく四肢末梢の交感神経も障害されている。また，自律神経障害の著しいタイプのパーキンソン病は，その後認知症状や精神症状を伴いやすいために臨床上問題となることが多い。

2) 汎 Lewy 小体病

認知症状を主症状とし，認知症状の出現1年以内にパーキンソニズムを呈する新たな認知症性疾患として注目されている。自律神経障害を合併することが多く，しばしば失神などの症状を呈することが多い。また，前述の MIBG は Lewy 小体型の認知症状とアルツハイマー型の認知症状を鑑別する際にも有用である。アルツハイマー型認知症状では，MIBG には異常は見られず，Lewy 小体型認知症状では高頻度に異常が見られる[13]。現在，パーキンソン病に伴う認知症状との関連が問題となっており，病理学的には汎 Lewy 小体病とパーキンソン病をはっきりと区別できないことがあるとされている。

3) 純粋型自律神経不全症

体性症状を生じず，純粋に自律神経障害のみを有する自律神経不全症であり，まれな疾患とされている。臨床病理学的検討では，呼吸異常を除く自律神経症状は進行するが，ADL は比較的保たれる[15]。

しかし，剖検の報告では，Lewy 小体が交感神経節に出現し，時に脳幹や大脳にも少数見られる．最近，純粋型自律神経不全症として 10 年以上経過した症例にパーキンソニズムが合併した例も報告されており，今後 Lewy 小体病との異同が問題となってくると考えられる．

4) 進行性核上性麻痺，皮質基底核変性症

初期よりパーキンソニズムを呈するためにパーキンソン病との鑑別が重要になる．軽微な自律神経症状を呈することはあるが，明らかな自律神経症状は出現せず鑑別点として重要である．

■文　献

1) Hishikawa N, Hashizume Y, Yoshida M, et al：Clinical and neuropathological correlates of Lewy body disease. Acta Neuropathol（Berl）；105：341-350, 2003
2) Braak H, Del Tredici K, Rub U, de Vos RA, Jansen Steur EN, Braak E：Staging of brain pathology related to sporadic Parkinson's disease. Neurobiol Aging；24：197-211, 2003
3) Abbott RD, Petrovitch H, White LR, et al：Frequency of bowel movements and the future risk of Parkinson's disease. Neurology；57：456-462, 2001
4) Kaneoke Y, Koike Y, Sakurai N, et al：Gastrointestinal dysfunction in Pakinson's disease detected by electrogastroenterography. J Auton Nerv Syst；50：275-281, 1995
5) Wakabayashi K, Takahashi H, Takeda S, et al：Parkinson's disease：the presence of Lewy bodies in Auerbach's and Meissner's plexuses. Acta Neuropathol（Berl）；76：217-221, 1988
6) 榊原隆次，内山智之，芳山充晴，他：パーキンソン病の膀胱障害．脳と神経 53：1009-1014，2001
7) Kanda A, Ebihara S, Arai H, et al：Parkinson's disease and impaired chemosensitivity to hypoxia. Lancet；16（356）：2100, 2000
8) Hamada K, Hirayama M, Watanabe H, et al：Onset age and severity of motor impairment are associated with reduction of myocardial ^{123}I-MIBG uptake in Parkinson's disease. J Neurol Neurosurg Psychiatry；74：423-426, 2003
9) Hirayama M, Hakusui S, Koike Y, et al：A scintigraphical qualitative analysis of peripheral vascular sympathetic function with meta-[^{123}I]iodobenzylguanidine in neurological patients with autonomic failure. J Auton Nerv Syst；53：230-234, 1995
10) Orimo S, Ozawa E, Oka T, et al：Different histopathology accounting for a decrease in myocardial MIBG uptake in PD and MSA. Neurology；57：1140-1141, 2001
11) 中村友彦，平山正昭，伊藤宏樹，他：パーキンソン病におけるドブタミン負荷試験の有用性〜MIBG 心筋シンチを中心に〜．自律神経（印刷中）
12) 伊藤宏樹，平山正昭，家田俊明，他：50 歳未満発症のパーキンソン病の自律神経障害．臨床神経学 41：894，2001
13) Swinn L, Schrag A, Viswanathan R, et al：Sweating dysfunction in Parkinson's disease. Mov Disord；18：1459-1463, 2003
14) Watanabe H, Ieda T, Katayama T, et al：Cardiac ^{123}I-meta-iodobenzylguanidine（MIBG）uptake in dementia with Lewy bodies：comparison with Alzheimer's disease. J Neurol Neurosurg Psychiatry；70：781-783, 2001
15) Mabuchi N, Hirayama M, Koike Y, et al：Progression and prognosis in pure autonomic failure（PAF）：comparison with multiple system atrophy. J Neurol Neurosurg Psychiatry；76：947-952, 2005

〈平山正昭，渡辺宏久，祖父江元〉

B-2. 変性疾患―多系統萎縮症，脊髄小脳変性症

はじめに

　脊髄小脳変性症（spinocerebellar degenerations，運動失調症を中核症状とする変性疾患）は，孤発性の症例（特発性晩発性小脳失調症 idiopathic late onset cerebellar ataxia：ILOCA）[1,2]と遺伝性の症例（脊髄小脳失調症 spinocerebellar ataxia：SCA）に二大別した上で，前者の中に多系統萎縮症（multiple system atrophy：MSA）と皮質性小脳萎縮症（cortical cerebellar atrophy：CCA）を包含し，後者を遺伝子座に基づいて細分類するのが一般的である[3,4]。割り切っていえば，脊髄小脳変性症のうち自律神経不全症（autonomic failure）を示すのは MSA のみ，一方，交感神経機能亢進を中核とする筋萎縮性側索硬化症（ALS）型の自律神経機能異常を示すのは遺伝性の Machado-Joseph 病（SCA3）と Friedreich 失調症である。

1．多系統萎縮症（MSA）

1）MSA の概念[5]

　Shy and Drager（1960）は，自律神経不全症に小脳症状・パーキンソニズム・錐体路症状など多彩な中枢神経症候を伴った症例の剖検成績を初めて報告し，この病態が変性疾患の一種であることを明らかにした（Shy-Drager 症候群：SDS）。Graham and Oppenheimer（1969）は，オリーブ橋小脳萎縮症（olivopontocerebellar atrophy：OPCA），線条体黒質変性症（striatonigral degeneration：SND）および SDS の病変分布が本質的に同一であることを指摘し，この三者を包括する新しい疾患名として MSA の用語を提唱した。Papp ら（1989）は，OPCA・SND・SDS の三者に共通してグリア組織内に同じ嗜銀性封入体（glial cytoplasmic inclusion：GCI）が認められること，GCI は MSA 以外の変性疾患では認められない（MSA に特異的な病理学的マーカーである）ことを報告し，ここに MSA は一つの疾患単位であることが確立された［ただし，その後，GCI と Lewy 小体に蓄積している蛋白がともにα-synuclein であることが明らかになり，MSA と Parkinson 病が同一スペクトル上の疾患（α-synucleinopathy）である可能性も指摘されている］。かつての OPCA・SND・SDS はそれぞれ独立疾患ではなく，MSA の臨床表現型にすぎないとされ，MSA-C（cerebellar form，小脳症状が主体：OPCA），MSA-P（parkinsonian form，パーキンソニズムが主体：SND），MSA-M（mixed form, MSA-C＋MSA-P：≒SDS）と改称された。

　Minneapolis の国際会議（1998）[6]で合意された MSA の診断基準（表 31）では，MSA は full syndrome として，自律神経不全症，小脳症状，パーキンソニズム，錐体路症状を示す変性疾患と捉えられている。この診断基準は，典型例の診断には有用である（特異性が高い）が，MSA であっても基準を満たさない症例が少なからず存在する（鋭敏性が低い）ことに注意が必要である。

表31 MSA の臨床診断に関する合意声明[3]

a：MSA の診断に用いられる臨床領域，症候，基準

I．自律神経障害と排尿障害
　A．症候
　　1．起立性低血圧（収縮期で 20 mmHg 以上，または拡張期で 10 mmHg 以上）
　　2．尿失禁または尿排出障害
　B．基準
　　起立による血圧下降（収縮期で 30 mmHg 以上，または拡張期で 15 mmHg 以上），または尿失禁（持続的，不随意な部分的ないし全般性の尿排出障害で，男性では勃起障害を伴う），またはその両方

II．パーキンソニズム
　A．症候
　　1．寡動症（随意運動が緩徐になり，反復運動時の速度と振幅が進行性に減少）
　　2．筋固縮
　　3．姿勢の不安定（一次性の視覚，聴覚，小脳，ないし固有感覚障害によるものでない）
　　4．振戦（姿勢時，安静時，またはその両者）
　B．基準
　　寡動症に加えて，症候の 2〜4 のうち一つ

III．小脳障害
　A．症候
　　1．歩行失調（両足を広く開き，歩幅と踏み出しの方向が不規則）
　　2．失調性構語障害
　　3．四肢の運動失調
　　4．注視方向性の眼振
　B．基準
　　歩行失調に加えて，症候の 2〜4 のうち一つ

IV．錐体路障害
　A．症候
　　1．反射亢進を伴う足底の伸展反応
　B．基準
　　MSA における錐体路障害：錐体路障害の症候は MSA の診断には用いられない

b：MSA の診断カテゴリー

I．Possible MSA
　基準の一つを満たし，これに加えて，異なった領域の二つの症候を有する。
　基準がパーキンソニズムの時，levodopa に対する反応性不良があれば，これをもって症候の一つと数える（すなわち，ほかの領域の一つの症候を有していればよい）

II．Probable MSA
　自律神経不全症/排尿障害に加えて，levodopa に対する反応性が不良のパーキンソニズム，または小脳障害を示す

III．Definite MSA
　病理学的に，高密度の glial cytoplasmic inclusion，および黒質線状体系とオリーブ橋小脳系の変性が確認される

c：MSA と診断するための除外項目

I．病歴
　30 歳未満での症状の出現
　類似した疾患の家族歴
　表 31-a に示した症候を生じうる全身疾患または明らかな原因
　薬物投与と関連しない幻覚

表 31 つづき

c：MSA と診断するための除外項目

II．診察所見
　DSM の診断基準を満たすような痴呆
　垂直方向の眼球運動の著しい制限，または垂直方向の核上性注視麻痺
　失語症，alien limb 症候群，頭頂葉障害など大脳皮質の局所障害の所見
III．検査所見
　表 31-a に示した症候を生じうる MSA 以外の疾患を示唆する代謝異常，分子遺伝学的異常，および画像所見

表 32　MSA に伴う自律神経不全症の症候

心・血管系：**起立性低血圧**，食後低血圧，運動時低血圧，睡眠時低血圧
発汗系：発汗減少（下肢から始まって上行）
瞳孔系：虹彩萎縮，交代性 Horner 症候群
呼吸器系：**睡眠時無呼吸症候群**
消化器系：便秘，便失禁
泌尿器系：**尿排出障害（無緊張性膀胱）**，尿失禁，陰萎（男性）

（太字は臨床上，特に重要な症候）

2) MSA に伴う自律神経不全症[7〜12]

　自律神経不全症の用語を初めて用いたのは，MSA（論文中では OPCA と記述）における自律神経障害の責任病巣が中間質外側核であることを最初に主張した Johnson ら（1966）である[5]。彼らは自律神経不全症を「起立性低血圧，無汗症，（男性における）陰萎を三徴とする病態」と定義したが，その後に現われた大部分の論文は，自律神経不全症を周知の用語として扱い，その定義には言及していない。筆者は現在の視点から，Johnson らの真意を汲んで，「全身性の交感・副交感神経機能低下」と理解するのが適当と考えている。

　ごく一部の重症例（いわゆる SDS）を除いて，早期の MSA 患者は必ずしも自律神経症状を強く訴えるわけではないが，詳細に病歴を聴取し，自律神経機能検査を施行すれば，過半数の症例に自律神経不全症の症候が認められる（**表 32**）。早期段階から高頻度に見られる症候は，起立性低血圧（立ちくらみ症状を伴うとは限らないので，起立試験ないし head-up tilt 試験による確認が不可欠である），神経因性膀胱（前立腺肥大などと診断されていることがある），陰萎（年齢のためと自己判断し，訴えないことが多い）である。自律神経症候は MSA の経過とともに多彩かつ高度となり，日常生活を著しく阻害するようになる。進行例では自律神経不全症（特に睡眠時無呼吸症候群）のため，突然死を来す症例もまれではない。

　MSA における交感神経障害の主たる責任病巣は，中間質外側核とそこから起始する節前線維である（**図 76**）。節後線維にも軽微な病変は生じるが，MSA ではつねに節前病変＞節後病変で，起立前後で血漿ノルアドレナリン値を測定すると，①安静臥位時の値は正常（ないし軽度低値）で，②起立による上昇反応は欠如する［Parkinson 病に伴う自律神経不全症と純粋自律神経不全症（pure autonomic failure：PAF）では，節後病変＞節前病変である］。なお，MSA では視床下部をはじめとする中枢自律神経線維網（central autonomic network：CAN）[13] にも病変が生じる。CAN は脳幹部から大脳にかけて存

MSA

（早期）　　　　　　　　　　　　　　　　　　　　　　　　　　　（進行期）

中枢自律神経線維網
中間質外側核
交感神経節

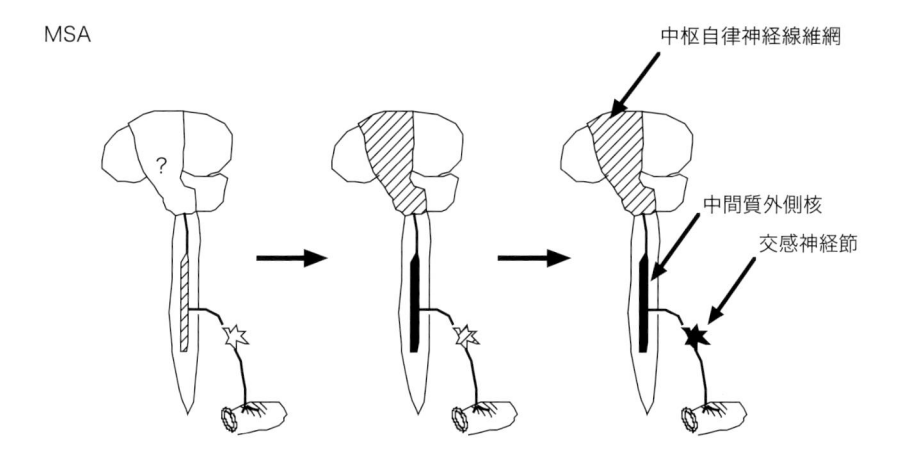

Machado-Joseph 病

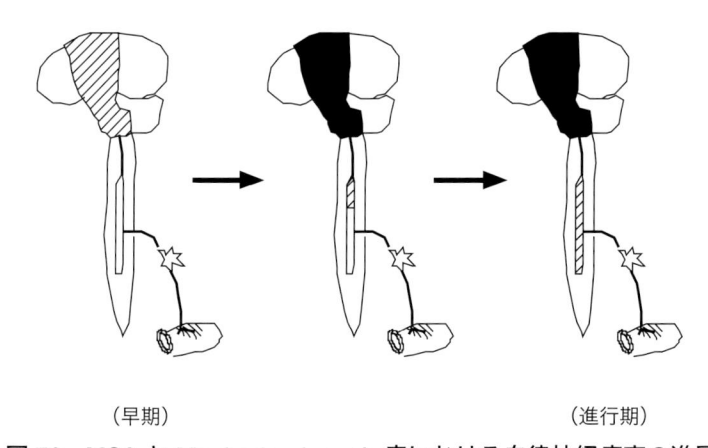

（早期）　　　　　　　　　　　　　　　　　　　　　　　　　　　（進行期）

図76　MSAとMachado-Joseph病における自律神経病変の進展様式

在する網状の線維連絡で，CAN 全体としては交感神経の出力を抑制的に制御しており，CAN 機能が破綻する脳血管障害，筋萎縮性側索硬化症（ALS），および後述する Machado-Joseph 病などでは一種の開放現象として，交感神経機能亢進が生じることが知られている．しかし，MSA では早期から交感神経自体（中間質外側核）が障害されて CAN 障害の効果が遮蔽されるため，交感神経機能亢進を示すことはごくまれである．

一方，副交感神経障害の主病巣は，脳幹部および仙髄の副交感神経諸核と推定されるが，MSA の副交感神経障害（およびコリン作動性交感神経障害）はアドレナリン作動性交感神経障害に比べて，節後障害の要素が強い傾向がある．

3）臨床実地における MSA の鑑別診断

すでに述べたように，Minneapolis 基準を満たさない MSA の症例も存在するので，この基準を金科玉条と理解すべきでない．

（1）MSA-C とその他の脊髄小脳変性症の鑑別

孤発性の脊髄小脳変性症に遭遇した場合は，パーキンソニズムの有無にかかわらず，自律神経症状

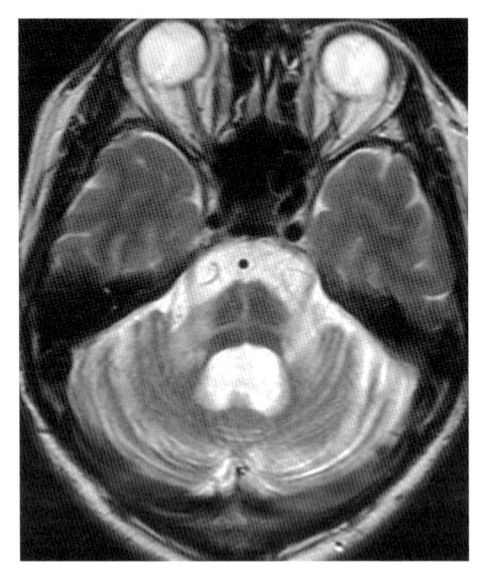

図77 MSA の十字徴候（47 歳・男性，T_2 強調画像）

に関する病歴聴取と自律神経機能検査が不可欠で，起立性低血圧，神経因性膀胱，陰萎などが確認できれば MSA の可能性が極めて高い。しかし，自律神経不全症の所見が乏しいときも MSA の可能性を除外してはならず，頭部 MRI，（SCA の孤発例を念頭において）遺伝子検査を施行する。MSA の MRI 所見の特徴は，①小脳のみならず脳幹部にも萎縮が見られること，②T_2強調画像で橋の横走線維に変性を認めること（十字徴候，図77）である。

(2) MSA-P と Parkinson 病の鑑別

Minneapolis 合意では，MSA のパーキンソニズムは levodopa に反応しないことを強調しているが，実際には MSA でも早期段階では levodopa が有効な症例が多く，levodopa に反応する症例であっても，それだけで Parkinson 病と断定すべきでない。Parkinson 病も自律神経不全症を伴いうるが，典型的な Parkinson 病では，病初期（Hoehn-Yahr の重症度分類で I～III度）に顕著な自律神経不全症（とりわけ起立性低血圧）を認めることはまれで，早期段階から自律神経症候が目立つパーキンソニズムはむしろ MSA の可能性が高い。現在，MSA と Parkinson 病の鑑別に最も有用な検査は，[123]I-metaiodobenzylguanidine（MIBG）心筋シンチグラフィであろう。MIBG の心筋への取り込みは，MSA では相当高度な自律神経不全症を伴う症例でも保たれていることが多いが，Parkinson 病では自律神経症候をほとんど認めない早期例であっても高度に低下する（それゆえ，本検査が交感神経節後線維機能を反映するという解釈には疑問の余地がある）。

(3) 純粋自律神経不全症（PAF）の取り扱い

純粋自律神経不全症（PAF）は，交感神経節後線維の障害による自律神経不全症を呈するが，体性神経症候は欠如する臨床症候群で，病理学的実体として Lewy 小体病，MSA など複数の疾患を含んでいる。一見 PAF と考えられる症例であっても，いずれ体性神経症候が出現し，MSA に発展する可能性を除外することはできない。安静臥位時の血漿ノルアドレナリンが低値でない場合，嗄声・喘鳴（迷走神経運動核の障害）など軽微な体性神経症候が示唆される場合は，特に積極的に MSA を疑う必

要がある．

2. 脊髄小脳失調症（SCA）

　遺伝性の SCA は，大多数の症例で顕著な自律神経機能異常を認めない[14]が，例外的に Machado-Joseph 病（SCA3）と Friedreich 失調症で自律神経機能異常を指摘した報告が散見される．

　Machado-Joseph 病[15]では，頻脈，高血圧，起立性低血圧（交感神経緊張型，高度の起立性頻脈を伴う），睡眠時無呼吸，発汗低下，イレウス，神経原因性膀胱，陰萎などの自律神経症状を伴うことがあるが，多彩な自律神経症状を有する症例でも，自律神経機能検査では基本的に心・血管系自律神経反射が保たれており，交感神経機能はむしろ亢進傾向にある（副交感神経機能は低下）．病理学的には，中間質外側核にも軽微な細胞脱落が指摘されているが，脳幹網様体の変性のほうが格段に高度である．このような成績から，本症における自律神経機能異常は ALS の自律神経機能異常に類似しており，主たる責任病巣は中枢自律神経線維網（CAN）の内部にあると考えられる（図 76）．

　Friedreich 失調症は，欧米では代表的な脊髄小脳失調症の一つであるが，真正の Friedreich 失調症は日本には存在しない．欧米では本症における自律神経機能異常の有無が論争になっており，血漿ノルアドレナリン高値（交感神経機能亢進）を指摘した報告[14,16]と心・血管系自律神経反射が保たれていた報告[17]が見られる．このような研究状況から，筆者は Friedreich 失調症でも CAN 内に病変が存在する可能性を推測している．

　最後に，最近の論文ではほとんど無視されている Lewis（1964）[18]の歴史的な報告に言及したい．Lewis の報告例は，高度な自律神経不全症，小脳症候，パーキンソニズム，錐体路症候，下位運動ニューロン症候を示した優性遺伝形式の家族発症例であった．この症例の臨床像は遺伝性であった一点を除いて，現在の MSA の診断基準を満たすが，剖検がなされなかったので，病理学的実体が MSA のまれな家族発症例であったのか，現在知られていない SCA の 1 型であったのかは不明である．なお，実はこの報告は SDS の用語を初めて用いた論文であった．1980 年代まで，MSA の概念は一部の SCA（当時の呼称は遺伝性 OPCA）を含むと理解されていた[14]が，その大きな理由は，この稀有な症例がいまだ MSA の症例報告が集積していない早い時期に報告されたことにある．

■文　献

1) Harding AE：'Idiopathic' late onset cerebellar ataxia. A clinical and genetic study of 36 cases. J Neurol Sci；51：259-271, 1981
2) Abele M, Bürk K, Schöls L, et al：The aetiology of sporadic adult-onset ataxia. Brain；125：961-968, 2002
3) 水澤英洋：脊髄小脳変性症．別冊　医学のあゆみ，神経疾患—state of arts（中村重信編），医歯薬出版，東京，pp.500-503, 1999
4) Perlman SL：Spinocerebellar degenerations：an update. Curr Neurol Neurosci Rep；2：331-341, 2002
5) 田村直俊，山元敏正，島津邦男：Shy-Drager 症候群の歴史的展望．1．1970 年以前．自律神経 41：392-400, 2004；2．1970 年から 2004 年まで．自律神経 41：401-410, 2004
6) Gilman S, Low PA, Quinn N, et al：Consensus statement on the diagnosis of multiple system atrophy. J Auton Nerv Syst；74：189-192；Clin Auton Res；8：359-362, 1998
7) Quinn N：Multiple system atrophy：the nature of the beast. J Neurol Neurosurg Psychiatry；(Suppl)：

78-89, 1989
8) Wenning GK, Tison F, Schlomo B, et al：Multiple system atrophy：A review of 203 pathologically proven cases. Mov Disord；12：133-147, 1997
9) Mathias CJ, Polinsky RJ：Separating the primary autonomic failure syndromes, multiple system atrophy, and pure autonomic failure from Parkinson's disease. Adv Neurol；80：353-361, 1999
10) 特集・多系統萎縮症．神経内科；50：1-49，1999
11) Jaros E, Burn DJ：The pathogenesis of multiple system atrophy：past, present, and future. Mov Disord；15：784-788, 2000
12) Wenning GK, Colosimo C, Geser F, et al：Multiple system atrophy. Lancet Neurol；3：93-103, 2004
13) 田村直俊：中枢自律神経線維網．自律神経機能検査　第3版（日本自律神経学会編）．文光堂，東京，pp.85-87，2000
14) 田村直俊，島津邦男，金　浩澤，他：脊髄小脳変性症の各 subtype における自律神経機能―血行力学的検討―．臨床神経 26：284-290，1986
15) 田村直俊，山元敏正，中里良彦，他：Machado-Joseph 病の自律神経障害．自律神経 37：69-75, 2000
16) Margalith D, Dunn HG, Carter JE, et al：Friedreich's ataxia with dysautonomia and labile hypertension. Can J Neurol Sci；11：73-77, 1984
17) Ingall TJ, McLeod JG：Autonomic function in Friedreich's ataxia. J Neurol Neurosurg Psychiatry；54：162-164, 1991
18) Lewis P：Familial orthostatic hypotension. Brain；87：719-728, 1964

田村直俊

B-3. 変性疾患―筋萎縮性側索硬化症

1. 歴史的背景[1]

　筋萎縮性側索硬化症（amyotrophic lateral sclerosis：ALS）の自律神経障害はドイツ語圏では19世紀後半からすでに注目されていたにもかかわらず，1960〜1980年代にかけてALSには自律神経障害がないという認識が広まっていた。その背景にはShy-Drager症候群との対比があった。1980年代からALSの自律神経機能に関する生化学的あるいは生理学的検討が進むにつれてALSの自律神経障害が「再発見」され，2000年代に至ってALSのcommonな障害として認識されてきている。この分野の研究でわが国の研究者が果たした貢献は特筆される。

2. ALSの自律神経障害の分類

　ALSの自律神経障害は病態生理から2群に大別される。①多くのALSで認められる交感神経機能亢進を中核とする自律神経症状を伴う1群と，②まれではあるが，Shy-Drager症候群に比肩する自律神経不全を呈する1群である。
　本稿では，①の群を（1）呼吸不全を伴わない初期ALS，（2）病期は初期ALSに相当するが認知症を伴うALS，（3）人工呼吸器を装着した進行期ALSの三つに分類した。また②の群を自律神経不全を伴うALSとして，別項目とした。

3. 初期ALSの自律神経障害

1）初期ALSの自律神経症状

　初期ALSでは，発汗亢進，脂顔，局所的皮膚血流低下，四肢の冷感，四肢の神経原性浮腫，反射性交感性ジストロフィー，頻脈，排尿障害，便秘などが認められる[1]。しかし，起立性低血圧は比較的まれである。

2）初期ALSの自律神経障害の検査所見と病態

　血漿ノルエピネフリン基礎値が高値を示す。起立負荷後の血漿ノルエピネフリン値の上昇は高値である。血漿バソプレシンも高値を示し，subclinicalなsyndrome of inappropriate secretion of antidiuretic hormone（SIADH）を伴う[2]。経口ブドウ糖負荷試験では血圧上昇と血漿ノルエピネフリン値の上昇を認める[2]。
　マイクロニューログラフィによる検討では筋交感神経活動は亢進しているが，罹病期間が長くなるにつれて筋交感神経活動は低下する傾向を認める。皮膚交感神経活動は安静時基礎活動の増加を認める[3]。
　Sympathetic skin response（SSR）の異常や^{123}I-metaiodobenzylguanidine（MIBG）心筋シンチグラフィ

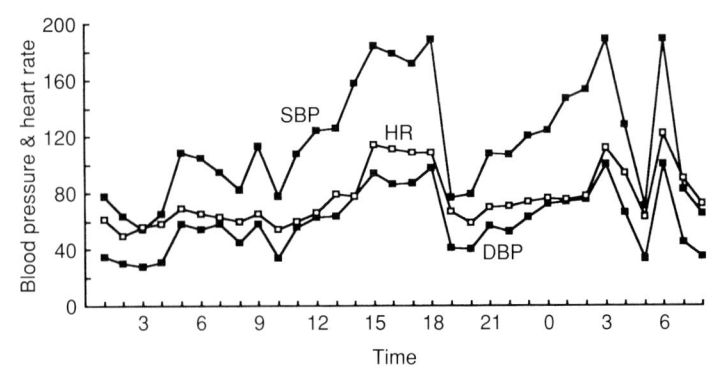

図 78 autonomic storm を呈した ALS における収縮期血圧（SBP）と拡張期血圧（DBP），脈拍（HR）の日内変動（文献 6 から引用改変）

での取り込み低下を指摘する報告もある。

4. 認知症を伴う ALS の自律神経障害

1）認知症を伴う ALS の自律神経症状

長谷川らは起立性低血圧を呈した湯浅-三山型 ALS を報告している[4]。この症例では立ちくらみを伴う起立性低血圧，体幹の発汗過多と下肢の発汗減少，脂顔，排尿困難，尿失禁を認めた。

2）認知症を伴う ALS の自律神経障害の検査所見と病態

起立性低血圧と起立性頻脈，食事性低血圧，寒冷昇圧反応亢進，血漿ノルエピネフリン基礎値の上昇，ピロカルピン点眼試験での瞳孔過敏反応，心電図 R-R 間隔 CV 値の減少などを認めている[4]。

認知症を伴う ALS の自律神経障害の基本病態は高度の交感神経機能亢進と軽度の副交感神経機能障害である。その意味では交感神経機能亢進を中核とする自律神経症状を伴う ALS という範疇から外れるものではない。しかし，frontotemporal dementia（FTD）で血圧異常と尿失禁を伴うことが指摘されており，認知症を伴う ALS は FTD に属するとされることから，FTD の自律神経障害との関連で注目される。

5. 進行期 ALS の自律神経障害

1）進行期 ALS の自律神経症状

人工呼吸器装着下の進行期 ALS では，著明な血圧変動を生じ，循環不全によって突然死に至ることがある[5,6]。この重篤な循環状態変動を"autonomic storm"と称する[5]。Autonomic storm で生じる血圧変動は，昼間の突発的な著明な高血圧・頻脈発作と夜間睡眠時の代償性頻脈を伴わない血圧低下である（図 78）[6]。高血圧発作時には下顎の不随意運動，顔面紅潮，情動制止困難などの症状を伴うこ

とがある。

また，進行期にたこつぼ型心筋症を合併した報告もある[5]。

2）進行期ALSの自律神経障害の検査所見と病態

進行期ALSにおいては，血漿ノルエピネフリンは昼間は対照群の5倍以上の著明な高値になり，夜間睡眠時では対照群の2倍程度である[6]。進行期ALSでも血圧変動を呈さないALS群では血漿ノルエピネフリンは対照群の2倍以下である。また進行期ALSでは血漿レニン活性も高値である[6]。著明な血圧変動を呈したALSではノルエピネフリン静注試験で末梢αアドレナリン受容体の感受性低下所見を認め，αアドレナリン受容体のdown regulationが示されている。

6．交感神経活動亢進の責任病巣

上記諸検査の結果はALSにおける交感神経活動が亢進していることを示し，その責任病巣としては延髄より上位の中枢自律神経線維網の障害とみなす見解が支持されてきている[1]。

7．副交感神経機能

一般にALSにおける副交感神経機能障害は軽微であると考えられている。しかし，唾液腺への^{99m}Tc-pertechnetateの取り込み低下や胃排出能低下を指摘する報告もある。また腸管ガスの過多や神経因性膀胱を経験することもまれではない。今後の検査方法の発達によって副交感神経機能障害の病態が明らかになる可能性もある。

8．神経病理[7]

1）Varoreflex arc

(1) 迷走神経背側核と孤束核

人工呼吸器下長期例でもautonomic stormの有無にかかわらず，迷走神経背側核と孤束核には変性所見は認めないとされている。

(2) 延髄カテコラミン細胞

延髄のrostral ventrolateral medullaとcaudal dorsomedial medullaのカテコラミン細胞に関する研究では，経過やautonomic stormの有無にかかわらずカテコラミン細胞数は正常であったとされている。

(3) 脊髄中間外側核

交感神経節前神経に相当する脊髄中間外側核の神経細胞数が減少しているとする報告がある。しかし，この結果だけでは交感神経機能活動亢進状態を説明することは困難である。またautonomic stormの有無と脊髄中間外側核の神経細胞数は関係ないとされている。

(4) 交感神経節

孤発性ALSではautonomic stormの有無によらず，交感神経節神経細胞の変性脱落は認めないとさ

2）Varoreflex arc よりも上位の自律神経系

（1）扁桃体

孤発性 ALS の長期例では扁桃体に軽度の神経細胞減少やグリオーシスを認めることがある。湯浅-三山型の認知症を伴う ALS で認める扁桃体変性よりも軽度であるとされている。Autonomic storm との関連で注目されているが，autonomic storm を呈しても扁桃体変性を認めないこともあり，関連は一義的ではない。

（2）視床下部

Autonomic storm を呈した ALS の 4 分の 1 に視床下部のグリオーシスを認めるとされている。

（3）中脳水道周囲灰白質

Autonomic storm を呈する ALS 長期例で中脳水道周囲灰白質のニューロピルの粗鬆化とグリオーシス，神経細胞減少を認めることがある。

（4）脳幹網様体

一般に，ALS では脳幹網様体は運動ニューロンに次いで高率に神経変性を認める。脳幹網様体の有髄神経減少と神経細胞の減少を認める。すなわち ALS の基本的病理である。しかし，autonomic storm の有無との相関は乏しいとされている。

（5）帯状回，島回

ALS 長期例では帯状回の萎縮を認めるが，autonomic storm との関連は明らかでないとされている。湯浅-三山型 ALS では帯状回や島回を含む前頭葉と側頭葉の皮質変性が特徴的であるが，autonomic storm を伴う湯浅-三山型 ALS の報告は現在のところない。

（6）青斑核，縫線核

孤発性 ALS では青斑核と縫線核の変性を認めることは少ない。

3）その他の自律神経系

（1）Onuf 核

従来から ALS では Onuf 核神経細胞が保たれることが特徴であるとされ，それは歴史的意義をもっていた。しかし，近年の病理的検索では ALS の Onuf 核神経細胞はその数は保たれているが萎縮していたり，Bunina 小体などの封入体を認めるなど ALS の変性過程から無縁ではないことが示されている。だが Onuf 核神経細胞数が減少するのは現在のところ，自律神経不全を呈するまれな一群に限られている。

4）ALS の自律神経系病理のまとめ

ALS で交感神経活動が亢進する責任病巣を病理学的に特定することはできていない。また，autonomic storm の有無と各神経組織の変性所見との間に明確な相関を認めないことから，autonomic storm を単一神経組織の変性と一義的に関連づけることもできない。グリオーシスを伴う神経細胞減少を神経変性所見として捉える古典的病理手法だけでは，ALS の自律神経障害を解明するのに限界があると考えられている。

9. 治 療

原因療法は未確立である。病態に応じた対症療法を選択する。Autonomic storm を予防するために α 遮断薬である塩酸タムスロシンを試みた報告がある[5]。

10. 自律神経不全を伴う ALS

1) 自律神経不全を伴う ALS の報告

自律神経不全を伴う ALS はまれで, 報告例も極めて少ない。詳細な臨床情報と病理所見が得られているShimizuら[5,8]の報告例を中心に記載する。この症例は体性神経の障害としては人工呼吸器下でtotally locked-in state を呈し, Cu/Zn superoxide dismutase (SOD1) 遺伝子変異 (V118L) を認めている。

2) 自律神経不全の症候と検査所見

血圧変動, 起立性低血圧, 食事性低血圧を認めている。突然の心停止が死因である。

3) 検査所見

血漿ノルエピネフリン基礎値の低下, ノルエピネフリン注入試験で示される末梢アドレナリン受容体の脱神経過敏性, 経口ブドウ糖負荷試験での血圧低下と心拍反応低下を認める[8]。MIBG 心筋シンチグラフィでの取り込み低下と排尿筋低活動を認める症例も報告されている。

4) 神経病理学的所見[5,8]

通常の ALS 所見のほかに淡蒼球ルイ体黒質系や歯状核赤核系などが変性する, いわゆる多系統変性を呈していた。自律神経関連の病理所見としては, 脊髄中間外側核, 迷走神経背側核, 孤束核などの varoreflex arc を構成する自律神経中枢や Onuf 核に強い変性を認めている。

5) 自律神経不全を伴う ALS の位置づけ

ALS 全体の中ではまれな一群である。報告例で目立つのは, 比較的若年で発症して体性運動神経の障害の進行も急速である症例や, 家族性ないし SOD1 遺伝子変異を認める症例である。これらが SOD1 遺伝子変異に関連した特異なケースなのか, ALS 全般に潜在する病的過程が極端に現れたケースであるのか, 判断するには今後の検討が必要である。

■文 献
1) 田村直俊：歴史的 background. 自律神経 42：51-54, 2005
2) 山元敏正：発症早期の運動ニューロン疾患における自律神経機能異常. 自律神経 42：55-59, 2005
3) 新藤和雅：Microneurography による検討. 自律神経 42：66-70, 2005
4) 長谷川康博, 高城　晋, 他：「痴呆をともなう筋萎縮性側索硬化症」と起立性低血圧―1剖検例の呈示と前頭側頭型痴呆症例における自律神経障害についての考察. 自律神経 38：160-164, 2001

5) 清水俊夫：筋萎縮側索硬化症における自律神経異常―人工呼吸器下患者における経験―．自律神経 42：60-65，2005
6) Shimizu T, Hayashi H, et al：Circulatory collapse and sudden death in respirator-dependent amyotrophic lateral sclerosis. J Neurological Science；124：45-55, 1994
7) 加藤修一：筋萎縮性側索硬化症における自律神経障害の神経病理．自律神経 42：71-76，2005
8) Shimizu T, Kawata A, et al：Autonomic failure in ALS with a novel SOD1 gene mutation. Neurology；54：1534-1537, 2000

林　理之

B-4. 変性疾患―アルツハイマー病

はじめに

　1906年にドイツの精神科医アルツハイマー（Alois Alzheimer）が記憶障害で発症し，著しい痴呆を呈して死亡した51歳女性の剖検例を報告した．神経病理所見では著しい脳萎縮を認め，大脳皮質には老人斑（senile plaque：SP）および神経原線維変化（neurofibrillary tangle：NFT）が多数出現していた．神経原線維変化はアルツハイマーによって初めて記載された所見であり，初老期に痴呆を主症状とする新たな疾患として，彼の師であるクレペリン（Emil Kraepelin）によりアルツハイマー病（Alzheimer's disease：AD）と名付けられた．従来は40歳以上65歳未満の初老期に発症したものをADと呼び，65歳以上の老年期に発症したものをアルツハイマー型痴呆（senile dementia of Alzheimer type：SDAT）と呼び区別していた．そのためADはまれな疾患との認識があったが，近年ADとSDATは神経病理学的に本質には変わりなく，発症年齢による区別はあくまでも便宜的なものとして，両者を一括してADとする認識が一般的となった．現代の高齢化社会において，アルツハイマー病が老年期痴呆の中に占める割合は脳血管性痴呆よりも高く，今ではcommon diseaseである．

1. アルツハイマー病の成因

　成因を考える上で重要なのは，神経病理学的特徴である老人斑（SP）および神経原線維変化（NFT）である．老人斑はADに疾患特異性の高い所見であり，他疾患ではダウン症候群に認めるのみであるが，軽度の所見は加齢変化でも認められる．SPはアミロイドβ蛋白（Aβ）が異常凝集し細胞間隙に沈着することで形成される．アミロイドβ蛋白はI型の膜蛋白であるアミロイド前駆体蛋白（β amyloid precursor protein：APP）が，N末端側をβセクレターゼ（β-site APP cleaving enzyme：BACE）で切断されたあと，C末端断片をγセクレターゼ複合体により切断されて生じる．健常状態でのAβの産生は主に40アミノ酸残基からなるAβ40である．これに対しAβ42はAβ40よりも in vitro での凝集作用が強く，AD脳では初期からAβ42の蓄積が見られるため，これが老人斑の形成，さらにはADの発症に強くかかわっていると考えられている．

　プレセニリン（presenilin：PS）はγセクレターゼの中心をなす構成分子であるが，それのみでは酵素としての活性はなく，ニカストリン（nicastrin：Nct），Aph-1，Pen-2と複合体を形成し，酵素活性を有することがわかってきた．

　家族性アルツハイマー病（familial Alzheier's disease：FAD）の原因遺伝子として，APPおよびプレセニリン1（PS1）および2（PS2）の遺伝子変異が報告されている．これらの遺伝子変異の存在はAβ42/Aβ40比を上昇させる．また，危険因子としてアポリポ蛋白E（apoE）遺伝子があげられており，$\varepsilon2$，$\varepsilon3$，$\varepsilon4$の三つの型のうち$\varepsilon4$を有するとAβの凝集性が亢進し，発病のriskが高くなる．

　神経原線維変化（NFT）は，神経細胞体内に嗜銀性の線維状物質が蓄積し，もつれてタングル状になったものである．この線維状物質は，paired helical filaments（PHF）と呼ばれ，主成分は過剰にリン酸化されたタウ蛋白であり，さらにユビキチン化も見られる．タウの働きは微小管のサブユニット

であるチューブリンに結合し，微小管の形成を促進し，微小管を安定に保っている．

　タウのリン酸化は，リン酸化酵素（プロテインキナーゼ）および脱リン酸化酵素（ホスファターゼ）の活性によって調節されている．タウがどのように過剰にリン酸化され，どのように NFT を形成するのかはまだよくわかっていない．NFT の出現量は AD での痴呆の程度とよく相関するとされ，神経細胞死に密接にかかわっていると考えられる．NFT の出現は AD に特異的な変化ではなく，frontotemporal dementia (FTD) などの神経変性疾患でも見られ，一括して tauopathy と呼ばれている．したがって AD も広義の意味での tauopathy である．

　FTDP-17 (front temporal dementia and Parkinsonism linked to chromosome 17) の原因遺伝子として，タウ遺伝子の突然変異が報告されているが，最近 FTD の剖検例での PS1 遺伝子の変異（G183 V）が報告された[1]．Presenilin から Aβ を介さずに，神経細胞死を生じることを示唆するもので興味深い．

　AD 発症の成因として，Aβ の沈着より始まり神経細胞死へ至るとしたアミロイド仮説が有力な候補としてあげられているが，AD 脳では SP と NFT の分布に解離も見られるなど矛盾点もあり，今後の研究成果に期待したい．

2．アルツハイマー病の臨床

　AD では短期記憶の障害で発症し，徐々に認知機能の低下が進行する神経変性疾患である．近年，記憶障害が主体でほかの認知機能は保たれる軽度認知障害（mild cognitive impairment：MCI）が注目され，AD との関連について問題となっている．診断は CT や MRI などの画像診断のほか，脳 SPECT や PET などの機能画像，髄液中の tau や Aβ42 の測定などにより早期診断も可能である．

3．アルツハイマー病と自律神経

　日常診療においてアルツハイマー病の自律神経障害が問題となることはほとんどない．AD 脳では，大脳皮質や海馬へ投射するアセチルコリン作動性ニューロンの起始核であるマイネルト基底核の神経細胞脱落が見られ，さらに投射される大脳皮質ではアセチルコリンを合成する酵素コリンアセチルトランスフェラーゼ（cholin acetyltransferase：CAT）が低下している．

　これらのコリン作動性ニューロンの障害は，記憶や認知機能の低下と関連があるとされている．AD での病理学的特徴とされる SP および NFT は大脳皮質のみならず脳幹部にも出現し，自律神経系と関連した部位にも病変が出現することが知られている．自律神経中枢とされる視床下部において NFT の出現を認め[2,3]，神経伝達物質の異常も認められる[4]（図 79）．上部脳幹では Edinger-Westphal 核，中脳中心灰白質，また視床下部と交感神経・副交感神経節前線維を中継する結合腕傍核に病変を認め，主に副交感神経系と関連した部位での障害が目立つ．下部脳幹では迷走神経背側運動核，孤束核，呼吸および循環中枢のある延髄網様体の中間帯にも病変が出現する[5]．この中で，内側結合腕傍核や延髄網様体の中間帯では病初期より NFT が出現し，ブラークのステージ分類[6]での大脳皮質病変とほぼ並行して進行が見られる[7]．また，ノルアドレナリン作動性の青斑核ニューロン，セロトニン作動性の背側縫線核ニューロンにも著しい変性を認める[5]．コリン作動性ニューロンは交感神経節前線維・一部の節後線維および副交感神経節前・節後線維と自律神経系にも広く分布しているが，AD では明

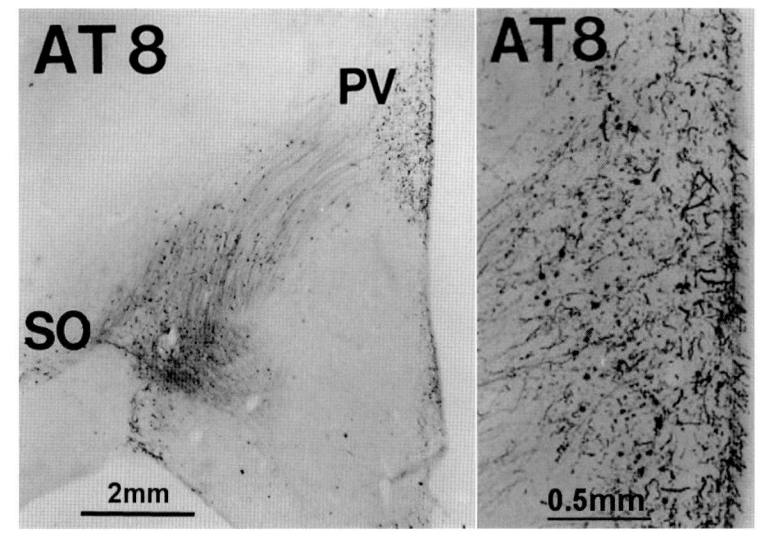

図 79

AD 脳では，室傍核（PV）や視索上核（SO）にも NFT の出現を認める．
右は室傍核付近の拡大図．

(文献 3) より引用)

らかな変性は見られない[8]．交感神経系の末梢部である交感神経節は加齢により NFT が出現することがあるが，AD との関連はないとされる[9]．AD では自律神経系の中枢部を中心に病変を認めることが明らかとなっているが，実際の臨床症状との関連についてはほとんどわかっていない．

AD における臨床レベルでの自律神経障害についての検討は散見され，主なものについて以下にまとめた．

1）瞳　孔

瞳孔の大きさの調節は，副交感神経に支配される瞳孔括約筋（コリン作動性）と交感神経に支配される瞳孔散大筋（アドレナリン作動性）のバランスによって調節されている．

ムスカリン拮抗作用のある散瞳薬 0.01% トロピカミド（tropicamide）の点眼試験では，正常コントロール群に比べて AD 患者群で瞳孔の反応が過敏となる．この試験により，AD の鑑別ができる可能性を指摘している[10]．これは瞳孔径が点眼前から，正常コントロール群に対し AD 患者群はやや小さい傾向にあり，さらに散瞳薬に過敏に反応したためと考えられる．点眼前の瞳孔径については交感神経活動の低下を原因として推測し，散瞳薬への過敏な反応は，コリン作動性の副交感神経の機能障害による瞳孔括約筋受容体の反応性の亢進を推測している[11]．このメカニズムに関連して Edinger-Westphal 核には病初期より NFT が出現しており，副交感神経系の機能障害の責任病巣と指摘している[12]．

また瞳孔の大きさには，心拍変動のようにゆらぎ（oscillation）が見られる．フーリエ解析を用いた瞳孔のゆらぎを，AD 患者群および正常コントロール群で比較検討すると，低周波数帯域で AD 患者群では有意に振幅が小さくなっていた．ゆらぎの周波数や振幅は大脳〜視床レベルの上位中枢で制御

されていると考えられるが，そのメカニズムはよくわかっていない。病変の局在については不明であるが，AD 患者群では中枢レベルでの交感神経系および副交感神経系の障害の存在が示唆された[9]。

2）心血管系

杉野は，心電図 R-R 間隔検査の変動係数の低下および Aschner 試験の陽性率の低下から副交感神経系での機能異常を指摘している[13]。Algotsson は心電図 R-R 間隔検査の Valsalva 負荷および起立負荷での変動係数の低下から交感神経系および副交感神経系の機能低下を指摘している[14]。さらに睡眠中の体動に伴う脈拍変動の低下から交感神経系の障害を示唆した報告も見られる[15,16]。Vitiello は起立試験を行い，血漿中のアドレナリン，ノルアドレナリンの反応は正常であったが，収縮期血圧の低下を認め，節後交感神経受容体の障害の存在を示唆している[17]。Burke は AD 患者群で病状の進行により平常血圧が徐々に低下したことから，視床下部室傍核の病変との関連を示している[18]。しかし，山元は Aschner 試験，寒冷昇圧試験および起立試験は正常であったと報告している[19]。

また，isometric handgrip exercise による皮膚血管の拡張機能の低下により交感神経節後線維のコリン作動性ニューロンの障害が示唆されている[20]。心臓交感神経機能の指標として用いられ，パーキンソン病やレビー小体病では病初期より異常を認める[123]I-MIBG 心筋シンチグラフィでは，明らかな集積異常を認めなかった[21,22]。

3）呼吸調節

アルツハイマー病では，sleep apnea を認める頻度が高いとの報告がある[23]。

このように AD における自律神経障害については，症状の前景になることはほとんどないが少なからず存在するため，注意深く診療を行う必要がある。

最後に自律神経機能検査を行う上での注意点であるが，被検者が痴呆を有する場合，計測中に安静が保てるかどうか，task を十分に遂行できるかどうかにも配慮する必要があり，対照群も健常対照のみならず疾患対照もおくことが望ましい。

おわりに

AD に関する自律神経障害は，臨床症状で問題となることは少ないが，神経病理学的検索では自律神経系の中枢部である視床下部や脳幹部の自律神経系に関連した諸核にも NFT が出現することが報告されている。また，自律神経機能検査では瞳孔調節，血圧制御や心拍変動の異常についての報告が見られる。交感神経系ならびに副交感神経系の障害が存在し，上位中枢での障害が主体と考えられているが，責任病巣についての詳細は今後の検討課題である。また，MMSE と自律神経障害の程度に相関があるとした報告例もあり，罹病期間や痴呆の程度などとの関連についてさらなる検討が必要である。

■文　献

1) Dermaut B：A novel presenilin 1 mutation associated with Pick's disease but not beta-amyloid plaques.

Ann Neurol；55：604-606, 2004
2) Ishii T：Distribution of Alzheimer's neurofibrillary changes in the brainstem and hypothalamus of senile dementia. Acta Neuropathol；6：181-187, 1966
3) Schultz C：Neurofibrillary pathology in the human paraventricular and supraoptic nuclei. Acta Neuropathol；94：99-102, 1997
4) Sparks DL：Alzheimer's disease. Aminergic-cholinergic alterations in hypothalamus. Arch Neurol；45：994-999, 1988
5) Parvizi J：The selective vulnerability of brainstem nuclei to Alzheimer's disease. Ann Neurol；49：53-66, 2001
6) Braak H：Neuropathological staging of Alzheimer-related changes. Acta Neuropathol；82：239-259, 1991
7) Rüb U：The autonomic higher order processing nuclei of the lower brain stem are among the early targets of the Alzheimer's disease-related cytoskeletal pathology. Acta Neuropathol；101：555-564, 2001
8) Nieuwenhuys R, 水野　昇訳：図説中枢神経系　第2版．医学書院，東京，239-254, 1991
9) Wakabayashi K：Neurofibrillary angles in the peripheral sympathetic ganglia of non-Alzheimer elderly individuals. Clinical Neuropathology；18：171-175, 1999
10) Scinto LF：A potential noninvasive neurological test for Alzheimer's disease. Science；266：1051-1054, 1994
11) Grünberger J：Receptor test (pupillary dilatation after application of 0.01% tropicamide solution) and determination of central nervous activation (Fourier analysis of pupillary oscillations) in patient with Alzheimer's disease. Neuropsychobiology；40：40-46, 1999
12) Scinto LF：Focal pathology in the Edinger-Westphal nucleus explains pupillary hypersensitivity in Alzheimer's disease. Acta Neuropathol；97：557-564, 1999
13) 杉野正一：アルツハイマー型痴呆における自律神経機能異常．臨床神経学 27：68-73，1987
14) Algotsson A：Autonomic dysfunction in Alzheimer's disease. Acta Neurol Scand；91：14-18, 1995
15) Franceschi M：Signs of cardiac autonomic dysfunction during sleep in patients with Alzheimer's disease. Gerontology；32：327, 1986
16) Ferini-Strambi L：Cardiac autonomic function during sleep in several neuropsychiatric disorders. J Neurol；244：S29-S36, 1997
17) Vitiello B：Autonomic dysfunction in patients with dementia of the Alzheimer type. Biol Psychiatry；34：428-433, 1993
18) Burke WJ：Blood pressure regulation in Alzheimer's disease. J Auton Nerv Syst；48：65-71, 1994
19) 山元敏正：Alzheimer 型痴呆および多発脳梗塞性痴呆における自律神経機能．臨床神経学 30：1020-1022，1990
20) Klmn J：Decreased cutaneous vasodilatation to isometric handgrip exercise in Alzheimer's disease. Int J Geriatr Psychiatry；17：371-374, 2002
21) Watanabe H：Cardiac ^{123}I-meta-iodobenzylguanidine (MIBG) uptake in dementia with Lewy bodies：comparison with Alzheimer's disease. J Neurol Neurosurg Psychiatry；70：781-783, 2001
22) Yoshita M：A clinical role for [^{123}I] MIBG myocardial scintigraphy in the distinction between dementia of the Alzheimer's-type and dementia with Lewy bodies. J Neurol Neurosurg Psychiatry；71：583-588, 2001
23) Hoch CC：Sleep-disordered breathing in normal and pathologic aging. J Clin Psychiatry；47：499-503, 1986

渡邊睦房，水澤英洋

C. 脳血管障害

はじめに

　脳卒中では多彩な自律神経障害を伴い，予後を左右することはよく知られている。脳卒中における自律神経障害は病巣や病型によって異なり，また，時間経過に伴って変化していくため，かつては全体像の把握が困難であった。しかし，最近では中枢自律神経網（CAN）の解明や自律神経機能検査法の発展により，脳卒中における自律神経機能障害の全貌が次第に明らかになってきている。

　大別すると，急性期に生じ慢性期に消退する自律神経ストーム（autonomic storm）と，慢性期においても残存する脱落症候がある。

　脳卒中後に生じる自律神経障害は，生命予後に直接関与する症候やリハビリテーション・患者の今後の QOL にかかわる症候があり，臨床上重要な課題である。

1. 発症機序

　自律神経線維網（central autonomic network：CAN）は，自律神経反射弓の入力・出力系の連絡および出力系の促進・抑制に関与している網状の線維連絡である。島皮質，内側前頭前野，扁桃体，分界条床核，外側視床下部，中脳水道周囲灰白質，橋の脚傍核・Kölliker-Fuse 核，延髄の孤束核・腹外側野などから構成される[1]。中でも，最も高位の制御中枢であるのが島と内側頭前野である。したがって，脳卒中急性期において見られる自律神経ストームの主たる責任病巣は，中大脳動脈で灌流される島皮質であり，脳浮腫などの影響による CAN の部分的刺激が原因と考えられる。

　慢性期にまで残存する自律神経障害は，CAN 内の特定の神経細胞の脱落症状と考えられる。脳卒中慢性期の半球病変による交感神経機能亢進は抑制系の障害による開放現象であり，脳幹部病変による交感神経機能低下は交感神経下降線維自体の障害と理解できる。

2. 自律神経症候

1）心血管系症候

　急性期には，動揺性血圧上昇，虚血性心障害，不整脈などが見られる。臨床症状の目立たない軽症例であっても，心電図上 QT 延長や血圧日内変動異常を認めることが多い。これら急性期に見られる心血管系症候は，交感神経の機能亢進による末梢交感神経線維からのノルアドレナリン放出過剰である自律神経ストームである。血漿ノルアドレナリン値は，脳室穿破した脳出血を除けば，脳卒中発症直後には正常である。しかし，その後次第に上昇し，第 3 病日にはピークに達し，いったん低下傾向を示した後，第 12〜13 病日に 2 度目のピークを迎え回復する[2]。しかし，後頭葉皮質下出血発症 1 カ月後に周期性に自律神経ストームを来した症例[3]も見られ，必ずしも病態は単純ではない。発作性自律神経ストームについては，人工呼吸器装着中の筋萎縮性側索硬化症で確認されており，皮質や皮質

下の抑制性制御が除かれたことにより，上位脳幹や間脳レベルが開放されると解釈できる．

(1) 血　圧

脳卒中急性期には一般に血圧は上昇し，第4病日をピークに下降してくる[4]．また，血圧の日内変動については，健常者で見られる夜間の血圧下降（dipper）が脳卒中発症直後に減少し，日内変動の減少もしくは消失（non dipper）が起こる．病型や病巣部位による差異も報告されており，皮質下梗塞に比べ脳出血と皮質梗塞で，特に収縮期血圧の日内変動が減少する[5]．また，島を含んだ病巣では逆に夜間の血圧上昇（reverse dipping）が報告されている．線条体，間脳，中脳，橋被蓋とその投射路の障害の関与を示唆する成績も見られており[6]，中枢性自律神経の血圧制御の破綻を反映している．

(2) 心電図

脳卒中発症に伴い，心筋虚血に類似した心電図変化や種々の不整脈が見られることが知られている．QT延長やST低下，陰性T波などは冠動脈病変に伴う心筋虚血とは異なり，比較的遅れて出現する．発症後数日間で最も強い変化が見られ，2週間以内に正常化する場合が多い．特に島を含む虚血性脳血管障害では，含まない病変に比べ明らかなQT延長を認めており，動物実験および臨床例でも右側島の重要性が注目されている．不整脈は脳卒中発症後早期において高率に出現するが，実際の出現時期は症例ごとに異なる．右半球病変では上室性頻拍が多く，左半球病変では心室性不整脈が多いので注意を要する．しかし，これらの心電図異常もほとんどの症例で正常に戻ることから，器質的な心筋障害によるものでなく，交感・副交感神経系のバランスが不均衡になったことによる機能的障害と捉えられている．

副交感神経機能を反映する非侵襲的かつ客観的手法として心電図R-R間隔変動が普及している．半球性および脳幹部病変ともに発症後早期に心拍変動は低下するが，経過とともに改善する．心拍変動の低下は，不整脈の誘発や突然死発生の危険因子となることが指摘されており，臨床の場では注意が必要である[7]．

2）皮膚交感神経機能障害

皮膚交感神経機能の指標としては，サーモグラフィを用いた皮膚温および発汗量があげられる．脳卒中の発汗異常は急性期から見られ，数年以上にわたって持続する．温熱発汗促進路は，前視床下部・視束前野から同側性の脳幹の脊髄視床路近傍を外側網様脊髄路の一部として下行し，一部は延髄下部あるいは頚髄上部で交差するが，ほとんどは同側の胸髄に至る．一方，発汗抑制路は，弁蓋を中心とする大脳皮質から同側性に視床下部，脳幹を下行し，延髄下部で交差し対側の胸髄に至る．脳幹部病期では病巣側の発汗が低下し異常高温となり，半球病変では非病巣側の発汗が亢進し異常低温となる[8]．すなわち，脳幹部病変では病巣と同側を下行する交感神経自体の障害による症状であり，半球病変では病巣と反対側の交感神経に対する抑制線維の脱落症状である．

3）排尿障害

排尿障害は脳卒中発症直後から出現するが，意識障害や麻痺のためカテーテルが留置されているので見逃されることが多い．急性期には尿閉や排尿困難が，慢性期には頻尿や切迫性尿失禁を呈することが多いが，脳幹病変では慢性期でも排尿困難を示すことが少なくない[9]．排尿機能には脳の多くの部位が関与しているが，特に重要な排尿中枢は前頭葉と脳幹被蓋部である．これらの中枢あるいは連

絡路の障害により排尿障害を呈する。大脳半球の脳卒中の約半数に排尿障害の合併が見られる。それらの約半数は刺激症状である。脳幹の血管障害でも半数に排尿異常を認めるが，大脳半球病変に比べ排尿困難や尿閉が多いことが特徴である。いずれのタイプも慢性期まで持続する。排尿障害の合併はリハビリテーションにも大きな影響を与えるため，患者のADLを考慮する点で重要な因子である。

4）睡眠時呼吸障害

急性期に意識障害のある脳卒中患者で，チェーン-ストークス呼吸に代表されるような呼吸障害がしばしば観察される。意識障害が改善し，睡眠覚醒リズムを取り戻した慢性期には，中枢性無呼吸のような睡眠時呼吸障害が見られる。中大脳動脈梗塞に代表される大脳半球障害では，チェーン-ストークス型中枢性睡眠時無呼吸障害を高率に合併する。発現機序として，前脳抑制系からの解放現象による上位脳幹の oscillatory center の活動亢進が想定されている。一方，脳幹部では延髄外側梗塞で延髄の一次呼吸中枢の障害によるものとされる群発呼吸型中枢性睡眠時無呼吸と呼吸リズムの障害が報告されている。脳卒中後遺症患者には，睡眠時無呼吸障害による中途覚醒が見られるばかりでなく，未治療群では長期予後が悪いことも示されており，経鼻的持続陽圧呼吸法などの適切な対処が望まれる[10]。

5）その他の自律神経症候

脳卒中急性期では，迷走神経の機能亢進に伴う胃酸分泌亢進や粘膜虚血の関与によるストレスに関連する胃粘膜病変が多発する。また，免疫機能の低下も報告されている。重篤な症例では交感神経機能の過剰興奮により肺毛細血管の透過性亢進が起こった結果，心原性肺水腫を発症することもある。一方，慢性期には，涙液の反射性分泌低下や延髄背外側部の局所症候である Ondine 症候群や Horner 症候群が見られる。

■文 献

1) Benarroch EE：The central autonomic network：functional organization, dysfunction, and perspective. Mayo Clin Proc；988-1001, 1993
2) 小松本悟，後藤文男，荒木信夫，他：脳血管障害における血中カテコラミン動態．脳卒中 4：291-296, 1982
3) 糸川かおり，大熊　彩，田村直俊，他：脳出血慢性期に autonomic strom をきたした1例．自律神経 39：278-280, 2002
4) Britton M, Carlsson A, de Faire U：Blood pressure course in patients with acute stroke and matched controls. Stroke；17：861-864, 1986
5) Dawson SL, Evans SN, Manktelow BN, et al：Diurnal blood pressure change varies with stroke subtype in the acute phase. Stroke；29：1519-1524, 1998
6) Yamamoto Y, Akiguchi I, Oiwa K, et al：Diminished noctual blood pressure decline and lesion site in cerebrovascular disease. Stroke；26：829-833, 1995
7) Tokgözoglu SL, Batur MK, Topçuoglu MA, et al：Effect of stroke localization on cardiac autonomic balance and sudden death. Stroke；30：1307-1311, 1999
8) 中里良彦，島津邦男，田村直俊，他：脳梗塞患者における全身皮膚温異常の検討．とくに皮膚血管運動に対する中枢性支配について．臨床神経 35：758-763, 1995
9) 宇高不可思，西中和人：脳血管障害の排尿障害．自律神経 38：84-92, 2001

10) 宮本雅之, 宮本智之, 平田幸一, 他：脳血管障害における睡眠時無呼吸障害. 自律神経 40：275-283, 2003

〔糸川かおり, 島津邦男〕

D. 多発性硬化症

1. 疾患概念

　多発性硬化症は，中枢神経白質を侵す非化膿性炎症性脱髄性疾患である．原因は不明であるが，中枢神経髄鞘抗原を標的とした自己免疫疾患と考えられている．中枢神経が多巣性に障害される（空間的多発性）．大部分の例は，再発寛解を繰り返す（時間的多発性）再発寛解型を呈し，再発寛解期の後に慢性進行性の経過（二次性慢性進行型）をとる．少数の例（日本人では5〜10％）は病初期から慢性進行性の経過を呈する一次性進行型を呈する．急性増悪期には副腎皮質ステロイド薬の大量投与（ステロイドパルス療法と後療法として経口ステロイド薬の漸減）が急性期の短縮を目指して行われる．一方，再発，特に重度の再発を減らす目的では，インターフェロンベータなどの disease modifying drug が投与される．

2. 多発性硬化症で見られる自律神経症候

　中枢神経白質が多巣性に障害されるため，脊髄や脳幹，大脳障害に起因するさまざまな自律神経症候を伴う[1,2]．一般に自律神経症候は病期が進むと出現しやすい．中でも，本症では泌尿器や生殖器の自律神経症候が見られることが多い．自律神経症状の中では，尿意切迫，頻尿，切迫性尿失禁の頻度が最も高い．これらの排尿障害に相関して性機能障害もよく見られる．循環器系では起立性低血圧や頻脈，消化器系では便秘，下痢，便失禁，便意切迫，呼吸器系では難治性吃逆，睡眠時無呼吸，Ondine's curse などが見られる．その他に，発汗障害やHorner症候群などの瞳孔異常が見られることもある．

3. 泌尿器

1）症　候

　多発性硬化症では高率（50〜78％）に膀胱機能障害が見られる．多くの場合，ほかの神経症状に随伴して出現し，膀胱機能障害が単独で見られることはまれである（2％）．排尿筋過反射が最もよく見られる（欧米の報告では50〜99％）[1]．これは，多発性硬化症では大脳白質や脊髄，中でも特に頸髄・胸髄が障害されやすく，このため仙髄の下位排尿中枢に至る下降路が障害されやすいことによると考えられる．このため，尿意切迫，頻尿，切迫性尿失禁などの蓄尿障害が見られることが多い（**表33**）．排尿筋過反射により膀胱括約筋が不随意に収縮するため患者は尿意切迫を感じ，外尿道括約筋の収縮にもかかわらず尿失禁が起こる．多発性硬化症では，このような排尿筋過活動膀胱に detrusor sphincter dyssynergia（DSD：排尿筋括約筋協調不全）を伴いやすい．DSDは多発性硬化症の約2/3で見られるとされる．このような場合は，膀胱括約筋と尿道括約筋が同時に収縮するため排尿時も尿線の勢いが悪く途切れがちになり，残尿を来す．多発性硬化症では，detrusor areflexia（排尿筋無反射）は一般に少ない．一般に排尿障害は多発性硬化症の総合障害度と相関し，重症なほど高度な排尿障害が見

表33 多発性硬化症患者で見られる膀胱機能障害とその頻度

報告者（年）	尿意切迫	頻尿	切迫性尿失禁	排尿開始遅延	尿閉
Sachs（1921）	31	—	37	49	—
Langworthy（1938）	54	33	34	40	—
Carter（1950）	24	17	50	—	17
Miller（1965）	60	50	36	33	2
Bradley（1973）	86	60	—	28	20
Philp（1981）	61	59	47	25	8
Goldstein（1983）	32	32	49	—	—
Awad（1984）	85	65	72	36	—
Gonor（1985）	70	48	56	30	—
Betts（1992）	85	82	63	49	—
Hennessey（1999）	71	76	19	48	—

(％)
（文献1）より引用改変）

られる．特に錐体路機能の障害と排尿障害は相関するといわれており，これは脊髄障害の程度を反映していると考えられる．再発寛解型より二次性進行型で排尿障害の頻度が高くなる．排尿障害が高度な場合は，残尿量が増える．また急性横断性脊髄障害（炎）では急性期には尿閉を来すことが多い．排尿障害の結果，膀胱尿管逆流現象，膀胱結石・腎結石，水腎症，腎盂腎炎，腎不全などの上部尿路症状が約10％の患者で見られる．また下部尿路感染症も起こりやすい．

2）検　査

尿流測定（uroflowmetry）での尿流曲線の異常（尿流率の減少，排尿時間の延長），膀胱内圧測定（cystometory）での排尿筋過反射，低コンプライアンス膀胱，膀胱容量の減少，排尿筋外尿道括約筋協調不全などが見られる．DSDでは排尿時の外尿道括約筋筋電図で外尿道括約筋の収縮（弛緩不全）が見られる．少数例で仙髄病巣を反映すると思われる排尿筋無反射や外尿道括約筋の筋電図での神経原性所見が見られる．残尿測定（正常は30 ml以下）で，残尿を認めることが多い．

3）治　療

蓄尿障害のうち，排尿筋過反射による尿意切迫，頻尿，尿失禁に対しては，propantheline, propiverine, oxybutynin, flavoxateなどの抗コリン薬が使用される．ただし，蓄尿障害を防ごうとして排尿障害が前面にでる場合も少なくない．口渇，頻脈，羞明，便秘などの抗コリン性の副作用がでることがあり，注意が必要である．尿道括約筋の収縮不全（残尿のない場合）には，ephedrine（α受容体刺激薬），imipramine（交感神経終末でのノルアドレナリン再吸収阻害）などの交感神経作動薬を使用する．多発性硬化症では中枢神経病巣により知覚性尿意切迫（sensory urgency：膀胱括約筋の不随意収縮を伴わない，膀胱や尿道の知覚過敏による尿意切迫感）が見られることがあり，これに対してはimipramineやdiazepamが有効である．また夜間頻尿に対しては，就眠前に抗利尿ホルモン（desmopressin）を点鼻する（血清ナトリウム値の低下，血圧上昇に注意する）．

排尿障害に対しては，bethanechol, distigmine, neostigmineなどのコリン作動薬が排尿筋力を高め

るために使用される。排尿筋内尿道括約筋不全に対しては，αアドレナリン遮断薬（urapidil, tamsulosin, prazosin）が有効である（起立性低血圧に注意する）。核上性の排尿障害には下腹部や大腿部の叩打で反射性の排尿筋収縮を誘導したり，下腹部に用手的に腹圧をかけたり（Credé法）して排尿できることもある（膀胱尿管逆流現象がある場合は Credé法は禁忌）。排尿筋外尿道括約筋不全には，筋弛緩薬，例えば baclofen, tizanidine が使われる。残尿が高度（100～150 ml 以上）になると間欠的自己導尿が必要になることが多い。

4. 生殖器

多発性硬化症ではさまざまな性機能障害が男性で 70～91％に，女性で 56～74％に見られるとされる。多発性硬化症の病巣に起因するとともに，本症でよく見られる抑うつが寄与していることが多い。排尿障害と相関して出現することが多く，性欲の減退，性器感覚の減弱と分泌の低下，オーガスムの減弱，勃起障害，射精障害などが見られる。多くの男性患者は種々の程度の勃起障害を訴える。性機能障害は罹病期間が長い例，疲労・抑うつ感が強い例で見られやすい。また多発性硬化症で処方されることの多い三環系抗うつ薬は勃起障害を来しやすい。勃起障害には sildenafil が有効であるが低血圧の発生に注意が必要である。Papaverine などの海綿体への注射やインプラント（プロステーシス）が使用されることもある。

5. 消化器

消化器症状は，多発性硬化症の 41～68％で見られると報告されている。膀胱機能障害，生殖器機能障害，直腸機能障害は並行して見られることが多い。排出機能障害のため便秘を呈する。これは膀胱における排尿筋括約筋協調不全と同様な便排出時の肛門括約筋の異常な収縮（弛緩不全）が起こることが一因となっていると考えられている。また多発性硬化症では，食事の際の正常な腸管運動の亢進が見られにくい。さらに麻痺による身体運動の欠如，食物繊維や水の摂取不足も便秘を助長していることが多い。一方，蓄便障害として，便意切迫や肛門括約筋の麻痺による便失禁が見られる。肛門周囲の感覚脱失があると便が下降していることがわからず便失禁を起こしやすい。

6. 循環器

多発性硬化症では，心循環器系の症状が前景に立つことは少ない。不整脈や起立性頻脈が見られることがある。起立性低血圧も通常は少ない。これらの心循環器系の異常は，脳幹病巣（延髄血管運動中枢の障害）に起因するとされている[3]。心拍の呼吸性変動の減弱（CV_{R-R}の低下）が検査で見られることがある。

7. 発汗・体温調節

発汗障害は多発性硬化症の約 40％で見られるとする報告がある。皮膚交感神経反応（sympathetic

skin response) の異常が日本人多発性硬化症患者の 75% で見られたとの報告があり（欧米人多発性硬化症患者では 45% で異常との報告がある），これは日本人多発性硬化症では高度の脊髄障害を生じやすいことを反映していると考えられている．

8. その他

多発性硬化症の延髄被蓋部病巣に伴って，難治性の吃逆，嘔吐が見られることがある[3]．これは延髄の吃逆中枢，嘔吐中枢の刺激症状と考えられている．難治性吃逆を主徴とした再発を呈した報告が日本人多発性硬化症例で散見される．これは日本人では視神経脊髄型多発性硬化症を呈する頻度が欧米人より多く，この場合，頚髄より延髄まで炎症が波及し延髄被蓋部の刺激性病巣を伴いやすいことによる．また延髄呼吸中枢の障害により，呼吸停止，睡眠時無呼吸，Ondine's curse（自律性呼吸障害）を呈することがある[4]．また脳幹・頚髄病巣により Horner 症候群が見られることがある．

■文　献

1) Fernández O：Mechanisms and current treatments of urogenital dysfunction in multiple sclerosis. J Neurol；249：1-8, 2002
2) McDougall AJ, McLeod JG：Autonomic nervous system function in multiple sclerosis. J Neurol Sci；215：79-85, 2003
3) 久場博司，荒川健次，谷脇考恭，前田善久，山田　猛，吉良潤一：起立性低血圧，難治性吃逆，嘔吐等の自律神経症候のみの再発を呈した多発性硬化症の 1 例．臨床神経 39：930-934，1999
4) Funakawa I, Hara K, Yasuda T, Terao A：Intractable hiccups and sleep apnea syndrome in multiple sclerosis：report of two cases. Acta Neurol Scand；88：401-405, 1993

〔吉良潤一〕

E. 脊椎・脊髄疾患

1. 脊椎疾患

1) Barré-Lieou 症候群

(1) 概 念
頚椎病変由来の頭痛，頚部痛，めまい，悪心，嘔吐などの症状を抱える症候群[1]のことをいう。

(2) 原因・病態
頚部交感神経のうち後側にある神経幹が刺激されてその支配域である椎骨動脈のれん縮が起こり，椎骨脳底動脈系の循環不全によって上記の症状を起こすと考えられている。しかし頚椎に対するどのような刺激によって血管れん縮が起こるかは明らかでない。

(3) 症 状
頭痛，顔面痛，副鼻腔や咽・喉頭部の痛み，めまい，耳鳴，易疲労感などである。他覚的には頚部の筋緊張亢進，大後頭神経の走行に沿う圧痛，咽・喉頭部の粘膜充血などがある。また鞭打ち損傷に伴う本症の症状としては頭重，頭痛，肩こり，めまい，易疲労感，心悸亢進，不眠，四肢のしびれ感などである。

(4) 診 断
症状の問診と頚部の運動に伴う症状の再現を診る。

(5) 治 療
頚椎の安静を図り，極端な前屈・後屈を避け，過大な荷物を持たないようにする。さらにネックカラーを装着するとよい。星状神経節ブロックが効く症例もある。このように頚下部の交感神経節ブロックで頚椎全体に効果がでる理由としては，交感神経と近接する感覚神経が互いに神経走行を乗り換えて上下に広がっていることによるのではないかと考えられる。これは次項にて詳述する。

2) 頚椎症，腰椎症

(1) 概 念
頚椎・腰椎の加齢変化により，運動麻痺や感覚障害を来すもののうち主に痛みやしびれの症状に自律神経が関与しているものがある。

(2) 原因・病態
痛みやしびれの発現部位の一つとして椎間板，脊髄硬膜や後縦靱帯に分布する感覚神経が考えられている。その感覚神経の経路をラットで調べた結果としては，本来の髄節支配のみならず，数髄節ずれているものが認められている。その理由として後根神経節のやや遠位で脊髄神経と交通する交感神経の交通枝を介するものが証明されている[2]。すなわち解剖学的には腰椎の第3，4交感神経節で注射したトレーサーが上行して第1，2腰椎の後根神経節で見つかり，一方では下行して腰椎第4，5の硬膜でも見つかっている（図80）。このように各髄節支配と考えられている感覚神経が縦につながる交感神経幹の経路を使って上下に広がり脊髄内と連絡することは，ヘルニアや脊椎症としての変化が強

Ⅲ．神経疾患と自律神経障害 257

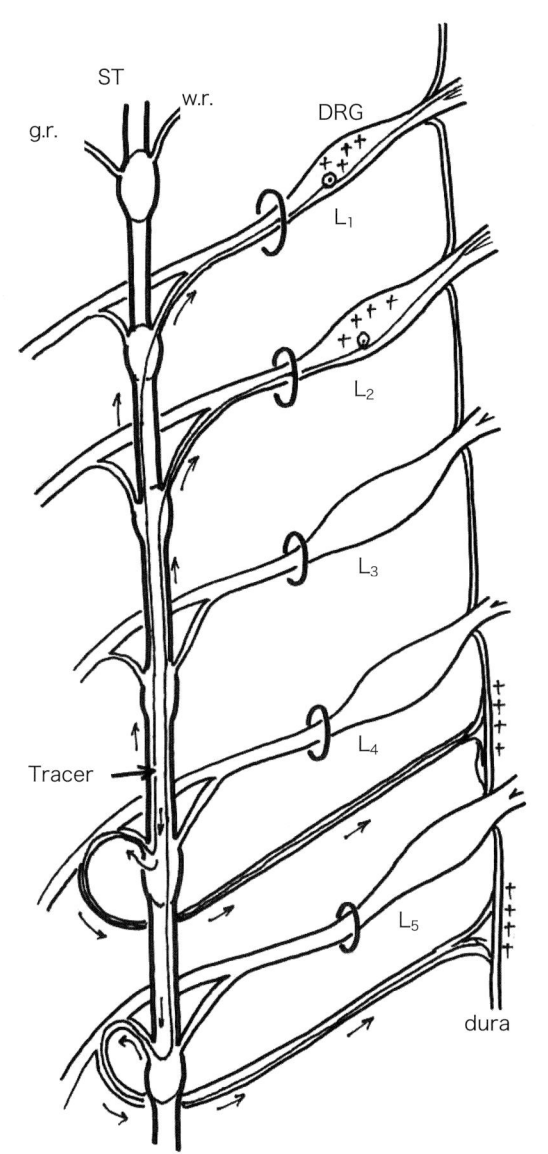

図80　ラットの腰部交感神経幹のL3とL4間に神経軸索を移動する2種類のトレーサーを注入してその移動先を観察した論文の結果から描いた模式図

近位側ではL1，2の後根神経節において小型から中型の細胞が標識された。遠位側ではL4，5の支配域にある腹側硬膜にて陽性となった。以上のことから腰痛の一つの発生源である硬膜からの痛みは，その領域支配の感覚神経が交感神経幹を伝ってL1，2とつながり伝導されていることが判明した。このように特に侵害受容にかかわるCおよびAδ線維の走行は交感神経系への乗り入れがあるといえる。
ST：sympathetic trunk, w.r.：white ramus, g.r.：grey ramus, DRG：dorsal root ganglia, dura：dura mater of spinal cord　　　　　　　　　　（文献2）を基に作製）

いレベルと感覚障害のレベルが異なることの一つの説明になる。また一方では交感神経節ブロックで痛みがとれる理由の一つとも考えられる。また電気生理学的にもラットのL5/6の椎間板を電気刺激したことによる反射性誘発電位がその髄節の脊髄神経近位部で記録されるのは当然のことであるが，それより上位のレベルである鼠径部へいく神経の遠位部からも記録されることが見出されている（図81)[3]。これは脊髄反射の一つと考えられている。さらにその際L3-5の腰部交感神経幹を切除するとその鼠径部への神経からの電気活動の振幅が減少するため，これは誘発電位が交感神経幹を介して上下の移動をしたと考えられる。このように感覚神経は近接する交感神経幹を使っての神経連絡があり，関連痛の根拠とも考えられる。さらに感覚神経と交感神経が並走する間に神経同士のクロストークが生じれば，持続的な痛みや交感神経亢進状態が生じることになる[4]。

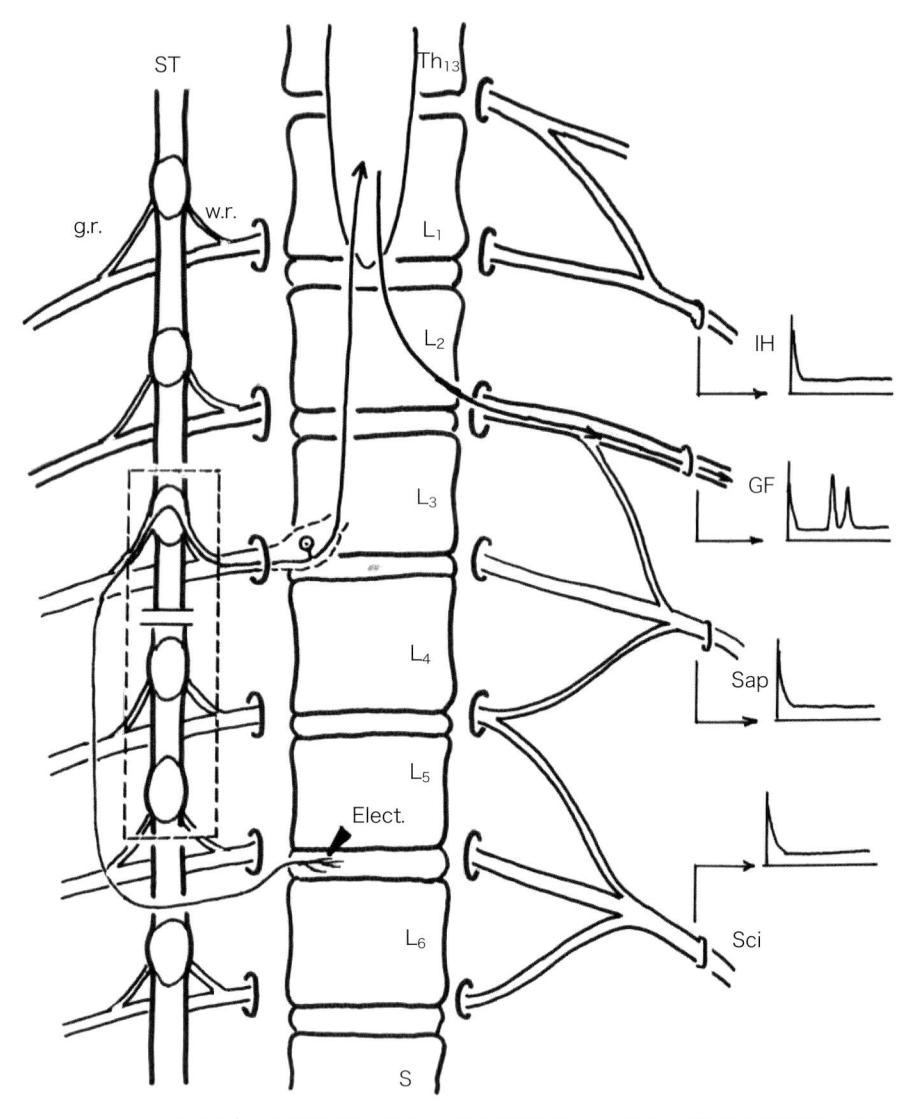

図81 ラットのL5/6の椎間板に与えた電気刺激による脊髄反射性誘発電位がL2を主体とするgenitofemoral nerve（GF）で捉えられたとする報告から描いた模式図

GF以外の末梢神経では電位は得られなかった。末梢神経レベルの反射でないことはラットの死と同時にこの反射性電位が消失することによる。一方，高位脊髄の切断では消失しない。またL4レベルで交感神経幹を切断した際には（＝で示す）消失しないが，交感神経幹（節）のL3-5間をすべて切除すると（－－－の枠で示す）大半は失われてしまった。以上のことから椎間板からの求心路は交感神経幹を通ってL3の脊髄神経に入り，脊髄反射からの遠心路はL2を下ってくることが推測される。このような電気生理学的実験によっても椎間板からの痛み刺激を伝える侵害受容器性感覚入力には感覚系から交感神経系への乗り入れ現象が考えられる。

ST：sympathetic trunk, Elect.：electric stimulation, IH：iliohypogastric nerve, Sap：saphenous nerve, Sci：sciatic nerve

（文献3)を基に作製）

(3) 症　状
　各脊椎の運動や姿勢の変化で上肢・上肢帯のしびれ，痛み，指尖部冷汗，鳥肌などが生じる．
(4) 治　療
　頸椎や腰椎の安静が大切である．安静という意味には動かさないことと，荷重をかけ過ぎないこととがある．ネックカラーや腰椎コルセットも簡便に安静がとれる方法である．また星状神経節ブロックや腰部交感神経節ブロック，また脊髄神経ブロック（神経根ブロック）も有効なことがある．

2. 脊髄疾患

1) Autonomic dysreflexia

(1) 概　念
　脊髄損傷患者の慢性期に見られる合併症の一つで自律神経系の過大な反応を指す．
(2) 症　状
　膀胱充満などの刺激により急激な血圧上昇，徐脈，多汗，顔面紅潮，頭痛，鼻づまり，鳥肌などを生じる．過大な血圧上昇により脳出血などの合併症を来すこともある．またそこまでには至らなくとも，患者にとっては autonomic storm（自律神経の嵐）ともいうべきつらい症状となる．
(3) 病因・病態
　自律神経系の過大な反応から autonomic hyperreflexia（自律神経過反射）と呼ばれていたこともある．しかし脊髄損傷患者のマイクロニューログラムによる交感神経活動の観察により，安静時には本来あるはずの自発性活動がほとんど見られず，本現象が見られるときにおいても交感神経活動は決して過大なものではないことが明らかにされた[5]．したがって autonomic hyperreflexia という語は正しくなく，autonomic dysreflexia というほうがよいとされている．

　本病態を有する患者において，膀胱内圧を上げたときの交感神経活動の出現と血圧上昇の様子を図82 に示す[6]．ここでは膀胱圧迫に対して 1 発の筋交感神経活動がでているのみであるが，血圧は20 mmHg 前後上昇し，容易に下降しなかった．このような状況に対して現在考えられている病態を図83 に示す[6]．血圧の即時的調節反応は圧受容体反射弓という閉回路で説明されている．この際，血圧上昇という圧受容体への刺激は血管運動中枢への抑制性コントロールを促し，その結果血圧は低下方向へ向う．一方血圧が低下するとその抑制がとれて，中枢からの交感神経活動が下行性に伝えられ，血管収縮反応や心機能亢進が生じて血圧が再上昇する．このような閉回路のうち交感神経中枢からの下行路が障害されている脊髄損傷患者では，血圧変化に対する中枢からの交感神経支配が胸髄以下の臓器へ及ばないことになる．そのため脊髄損傷部以下の交感神経に活動亢進が生じたとき，心・腎・筋肉・皮膚などの各交感神経への中枢からの調節が及ばず，すべてが同じ方向へ変化して一気に強い血管収縮反応が生じることになる．しかも脊髄損傷患者ではノルアドレナリンに対する血管側の収縮反応も過大になっているため，膀胱充満などによって生じる 1 回の交感神経活動はわずかではあっても，血圧が非常に強く上昇することになる．またいったん上昇した血圧を再度下降させる機構もブロックされているため，高血圧が長く持続することになる．また発汗系についても第一胸髄より上の損傷では，障害部以下に体全体の発汗に関する脊髄内中枢が含まれてしまうため，反応性の多汗は顔面頭

図 82

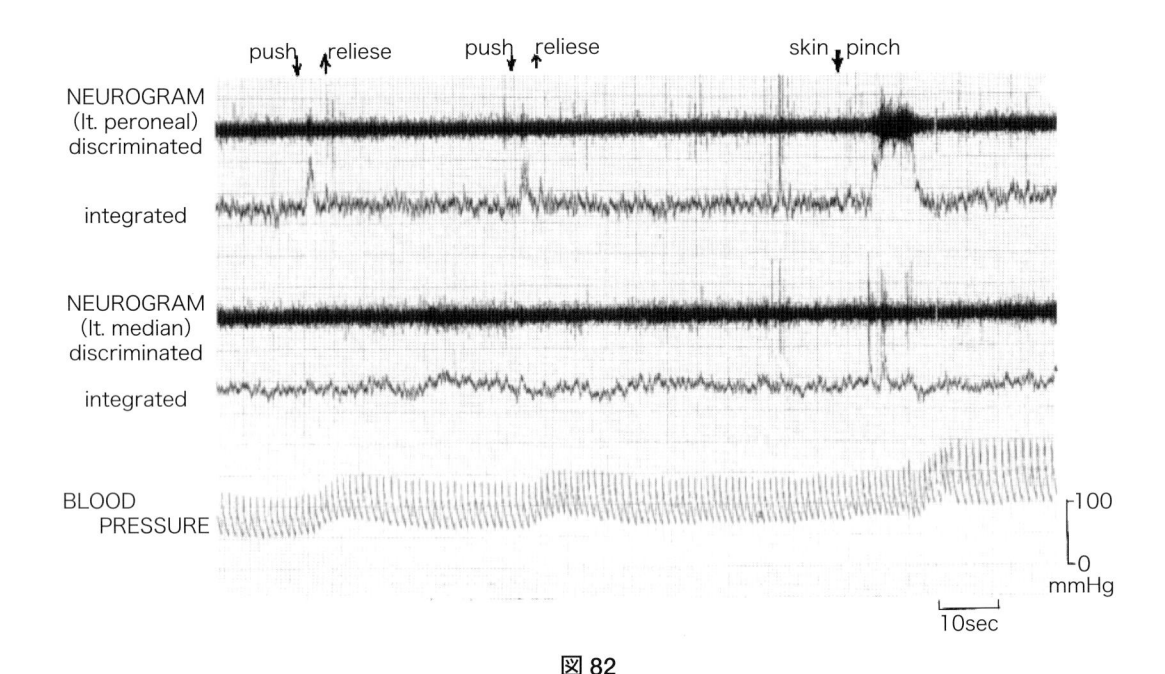

上段二つは左腓骨神経の筋肉束より，次の 2 段は左正中神経の感覚束から導出したニューログラムの記録であり，最下段は指尖部につけた Finapres による血圧を示す。下腹部（恥骨上部）を圧迫すると（push で示す），腓骨神経から筋交感神経のバーストがでて，その後血圧が上昇している。下肢の皮膚をつねったとき（skin pinch で示す），腓骨神経の記録には動きのアーチファクトが入っているが，正中神経には皮膚交感神経活動のバーストが見られている。その後さらに血圧が上昇している。 （文献 6)より引用）

部を含めて全身性となる。

　このような autonomic dysreflexia は第六胸髄以上のレベルで完全脊損を生じた場合，約半数の症例に出現し，頚髄損傷の場合は約 6 割とさらに高率とされている[6]。発症時期は受傷後 2 カ月以内が 2 割，2〜6 カ月が約 5 割，1 年以内には 9 割以上とされ，まれには 3〜13 年という症例も報告されている[7]。

(4) 治　療

　最も重要なことは受傷後初期の膀胱管理にある。脊髄損傷では急性期を過ぎると膀胱に反射性の収縮が生じるようになる。そのため膀胱カテーテルを入れたまま放置すると次第に膀胱容量が小さくなり，膀胱壁のコンプライアンスは低下する。その状態でたまたまカテーテルが詰まったり，膀胱洗浄液の注入量が多かったりすると，本現象が生じてくる。したがって十分な膀胱容量を有し，残尿が少なく，膀胱尿管逆流が認められない状態に維持していくことが本症に対する重要な予防法である。その他，宿便を取り除き，規則正しい排便習慣をつけること，褥瘡の処置，殿部皮膚の管理，膀胱鏡検査の前には粘膜麻酔剤を使用することなどの対策があげられる。

　急激な血圧上昇を生じた場合は，仰臥位であれば座位にしたり，ベッドをギャッジアップするなどして頭高位にする。一方で原因を検索し，膀胱過伸展や宿便の有無を確認する。膀胱鏡などの検査中であれば再発予防のために膀胱内に 2％リドカイン溶液を 20〜30 ml 注入する[8]。その後薬剤により収縮期血圧を 160 mmHg 以下にコントロールする[8]。薬剤としては，交感神経節遮断剤である tri-

III．神経疾患と自律神経障害　261

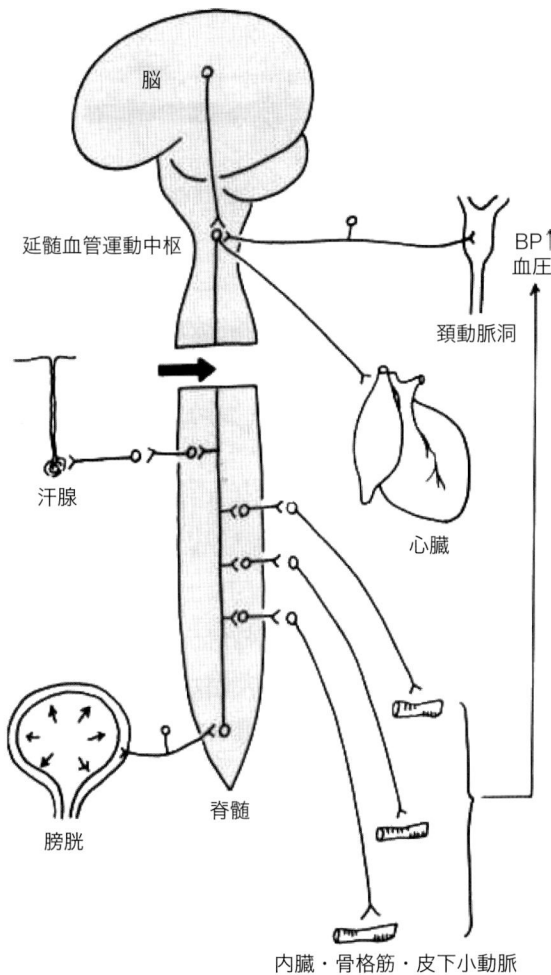

図83 Autonomic dysreflexia の病態（特に血圧上昇と反射性徐脈について）を示す模式図

通常の血圧コントロールは頚動脈洞の圧受容体からの求心路と血管運動中枢，さらにそこからの遠心路で形成される反射弓からなる閉回路である．脊髄損傷においてはこの中枢からの遠心路が遮断され，血圧が上昇したときの反応が伝えられなくなる．一方，迷走神経は延髄から直接心臓に分布するため血圧上昇に対応して徐脈を引き起こす．また遮断された脊髄内では膀胱からの入力が各種の交感神経系に同方向（血圧上昇方向）の刺激として作用し，強い昇圧反応を引き起こす．

（文献6)より引用）

methaphan（Arfonad®）を 5％ブドウ糖液に 0.1％で溶解し点滴静注する[8]．また血管拡張薬の hydralazine（Apresolin®）10〜20 mg の静注または筋注もよい[8]．その後のコントロールには diazepam（Horizon®）10 mg の筋注と，交感神経末端でのノルアドレナリン遊離を抑制する guanethidine（Ismelin®）5 mg の経口投与を 6〜8 時間おきに繰り返す[8]．長期的かつ予防的内服としては Ca 拮抗剤の nifedipine（Adalat®）40 mg を 1 日 4 回に分服，またはその徐放剤（Adalat L®）20〜40 mg を 1 日 2 回分服する[7,8]．

■文　献

1) Gayral L, et al：Oto-neuro-ophthamologic manifestations of cervical origin. Posterior cervical sympathetic syndrome of Barré-Lieou. NY State J Med；54：1920-1926, 1954
2) Konnai Y, Honda T, Sekiguchi Y, et al：Sensory innervation of the lumbar dura mater passing through the sympathetic trunk in rats. Spine；25：776-782, 2000
3) Takahashi Y, Sato A, Nakamura SI, et al：Regional correspondence between the ventral portion of the lumbar intervertebral disc and the groin mediated by a spinal reflex. A possible basis of discogenic referred pain. Spine；23：1853-1858, 1998

4) 巨島文子, 国本雅也, 井上聖啓：Diabetic vascular mononeuropathy の回復期に筋束内の筋交感神経線維と筋痛覚神経線維との ephaptic trasmission により生じたと考えられる疼痛に L-threo-3,4-dihydroxy-phenyl-serine が有効であった 1 例. 臨床神経 38：8-12, 1998
5) Stjernberg L, Blumberg H, Wallin BG：Sympathetic activity in man after spinal cord injury. Outflow to muscle below the lesion. Brain；109：695-715, 1986
6) 国本雅也：Autonomic dysreflexia. 神経内科 40：509-515, 1994
7) Lindan R, Joiner E, Freehafer AA, et al：Incidence and clinical features of autonomic dysreflexia in patients with spinal cord injury. Paraplegia；18：285-292, 1980
8) McGuire TJ, Kumar VN：Autonomic dysreflexia in the spinal cord-injured. Postgrad Med；80：81-84, 1986

國本雅也

F-1. 末梢神経疾患—特発性自律神経性ニューロパチー（急性 pandysautonomia）と関連疾患

はじめに

　急性 pandysautonomia（汎自律神経不全症）は 1969 年に Young ら[1]によって初めて提唱された疾患概念で，交感神経系，副交感神経系などの自律神経系が選択的に障害され，運動，感覚障害は軽度な疾患である。これまでに発表された複数の症例報告によると，臨床経過は急性・亜急性に発症し，単相性の経過をたどり，徐々に改善するものの部分寛解にとどまることが多い。病変部位は，自律神経節前，節後線維と考えられており，原因はギラン・バレー症候群（Guillain-Barré syndrome）に類似した自己免疫性機序が考えられている。代表的な症状は起立性低血圧（失神，起立時めまい），消化器症状（吐気，嘔吐，下痢，便秘，偽性腸閉塞），発汗障害（発汗低下，体温調節障害）である。ほかには瞳孔障害（光過敏，涙液低下），排尿障害（排尿困難，尿閉），性機能障害，感覚障害（四肢遠位部のしびれ）がある。本疾患はまれで，Young ら[1]の報告以降も症例報告が中心であったが，1994 年に Suarez ら[2]により 27 名の特発性自律神経性ニューロパチー（急性・亜急性 pandysautonomia）として経過，症状，自律神経検査所見，血液・髄液検査所見，病理学所見がまとめられ，徐々にこの疾患の全体像が明らかになりつつある。また，自律神経節に存在するニコチン性アセチルコリン受容体に対する自己抗体が，本疾患の 50％以上で陽性であることが見出され，疾患重症度とも相関することから，この自己抗体が本疾患の発症に深くかかわっていると考えられるようになった[3,6]。治療についても，自己免疫学的な機序に対して，免疫グロブリン大量静注療法，ステロイド療法，血漿交換療法などの免疫治療が試みられ，特に免疫グロブリン大量静注療法が効果的であったとする報告が複数発表されている[9,10]。本稿では，特発性自律神経性ニューロパチーの原因，経過，症状，検査所見，予後，治療について述べ，ほかの原因による急性・亜急性自律神経性ニューロパチーについても触れる。

1. 発症様式

　急性・亜急性の経過をとるのが特徴である。Suarez ら[2]の検討でも 27 名中急性（2 週以内）10 名，亜急性（2〜8 週）12 名で，緩徐進行例が 5 例であった。われわれの検討例[4]では緩徐進行例はなかったが，彼らは緩徐進行例も含めて一群の疾患と考えている。われわれの 6 名の検討[4]では全例が 2〜4 週の間で症状の悪化が認められ，急性・亜急性の経過を呈した。発症年齢は Suarez らの検討例では 7〜75 歳（平均 45 歳），われわれの検討では 9〜46 歳（平均 29 歳）で一定の傾向は認められていない。また男女差もない。

　先行感染を認めるものが多く，Suarez の例[2]では 27 名中 16 名に認めた。このうち 11 名がインフルエンザ様症状や呼吸器症状，2 名がインフルエンザ様症状と消化器症状，2 名がウイルス感染（伝染性単核球症，帯状疱疹），1 名がスティーブン・ジョンソン症候群であった。

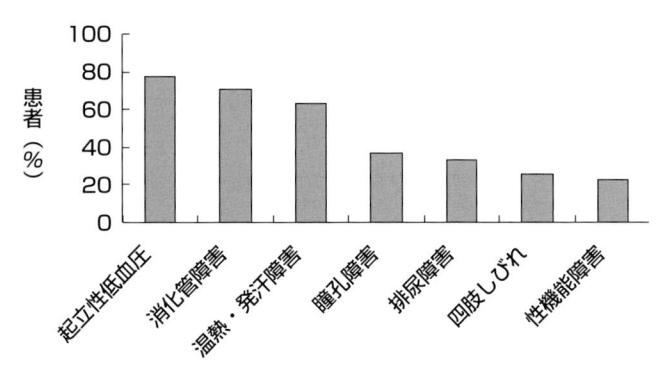

図84 特発性自律神経性ニューロパチーの症状の出現頻度

2. 臨床症状

　本疾患で最もよく見られる三徴は起立性低血圧，無汗症，消化器症状である[2]。図84に各症状の出現頻度を示す。Suarezら[2]の27名（男9名，女18名）のうち21名に起立性低血圧症状（めまい，失神），19名に消化器症状（吐気，嘔吐，下痢，腸閉塞を伴う重度の便秘），発汗障害（体温調節障害）を認めた。ほかの症状としては瞳孔障害（霧視，涙液分泌低下，光過敏，対光反射減弱），排尿障害（排尿困難，尿閉），性機能障害（陰萎，射精異常）が認められた。7名で四肢遠位部のしびれを認め，軽度の感覚障害を有していた。われわれ[4]の6名（男4名，女2名）の検討でも5名で起立性低血圧，6名で便秘/偽性腸閉塞，6名で無汗症を認めた。また3名で瞳孔障害（対光反射異常），男性4名の全例で陰萎，6名全例で排尿障害（排尿困難，尿閉）を認めた。また4名で四肢遠位部のしびれを認めた。われわれの例ではやや排尿障害が多かったが，全休としては起立性低血圧，無汗症，消化器症状を中心として広範な交感神経・副交感神経の異常が認められる。

3. 血液・髄液検査所見

　一般血液検査は正常であるが，臥位でのノルアドレナリン基礎値が低く（しばしば100 pg/ml未満），末梢自律神経節後線維の障害を示唆する[2]。また体位変換に伴うノルアドレナリンの上昇も健常人と比較すると有意に低い。また髄液検査では蛋白細胞解離を認めることがある[2]。

4. 自律神経検査所見

1）心血管系自律神経機能検査

　体位変換試験での著明な血圧低下（しばしば30 mmHg以上）を認める[2]。深呼吸時のR-R間隔変動（heart rate response to deep breathing：HR_{DB}）は低下し，バルサルバ試験ではバルサルバ比の低下，第II相前期での著明な血圧低下を認め，第II相後期での血圧回復が欠如している[2]。また第IV相における血圧のovershootの減弱ないし欠如を半数以上の患者で認める[2]。

2）消化管機能検査

食後の胃蠕動運動の低下，十二指腸収縮力の低下，食道・胃・十二指腸・小腸の協調運動障害を認める[2]。

3）発汗・皮膚血管系自律神経機能検査

定量的軸索反射性発汗試験（quantitative sudomotor axon reflex test：QSART）では大部分の患者で低下を認める[2]。温熱性発汗試験でもほとんどすべての患者で広範な領域での発汗低下を認める[2]。

4）瞳孔障害

瞳孔異常がしばしば認められ，麻痺性散瞳（散瞳＋瞳孔強直）および調節麻痺などの瞳孔副交感神経障害が多い[2]。それに対し麻痺性縮瞳，暗所散瞳障害などの瞳孔交感神経障害は少ない。薬物点眼試験からは副交感・交感神経障害ともに除神経過敏が見られ，節後性であることが示唆される。

5）排尿障害

主な症状は尿閉・排尿困難であり，尿流動態検査では排出時の排尿反射消失，ベサコリンに対する膀胱排尿筋神経過敏，低コンプライアンス，尿意低下を認めるが，外肛門括約筋筋電図は正常であることから，コリン作動性神経の節前・節後障害が主体と考えられる[4]。

5．神経病理学的所見

自律神経節後線維は無髄線維（C 線維）からなるが，腓腹神経では総無髄神経の 20～30％が自律性 C 線維と考えられている。この自律性 C 線維は血管運動，立毛筋運動，発汗運動の各線維からなる。したがって，腓腹神経生検での無髄神経線維の組織学的検討は，自律神経障害との関連において意義があるものと考えられる[5]。本疾患では急性期において，ほとんどの症例で無髄線維の中等度～高度の減少を呈し，その線維密度は正常対照の 2～40％程度である。無髄線維の減少は全直径域にわたって見られ，直径分布ピークの変化はなく，小径線維の増加や axonal sprouting など再生線維の存在を示す所見は認められない[5]。有髄線維も中等度～高度の減少が認められることが多く，その線維密度は正常対照の 5～50％程度である。有髄線維の減少は大径線維よりも小径線維で顕著であり，有髄線維の変化は軸索変性が主体である[5]。また血管周囲への細胞浸潤が認められることもある[2]。

6．自己抗体

特発性自律神経性ニューロパチーはウイルス感染後に発症することが多く，髄液検査で蛋白細胞解離を認めること，一部の症例では腓腹神経の血管周囲への細胞浸潤を認め，免疫グロブリン大量静注療法や血漿交換療法などの免疫療法が有効との報告もされていることから[9]，自己免疫学的な機序が従来想定されてきた。最近，本疾患の 50％において，自律神経節のニコチン性アセチルコリン受容体に特異的に結合する自己抗体が Vernino ら[3,6]により発見され，本疾患の発症に深くかかわると考えら

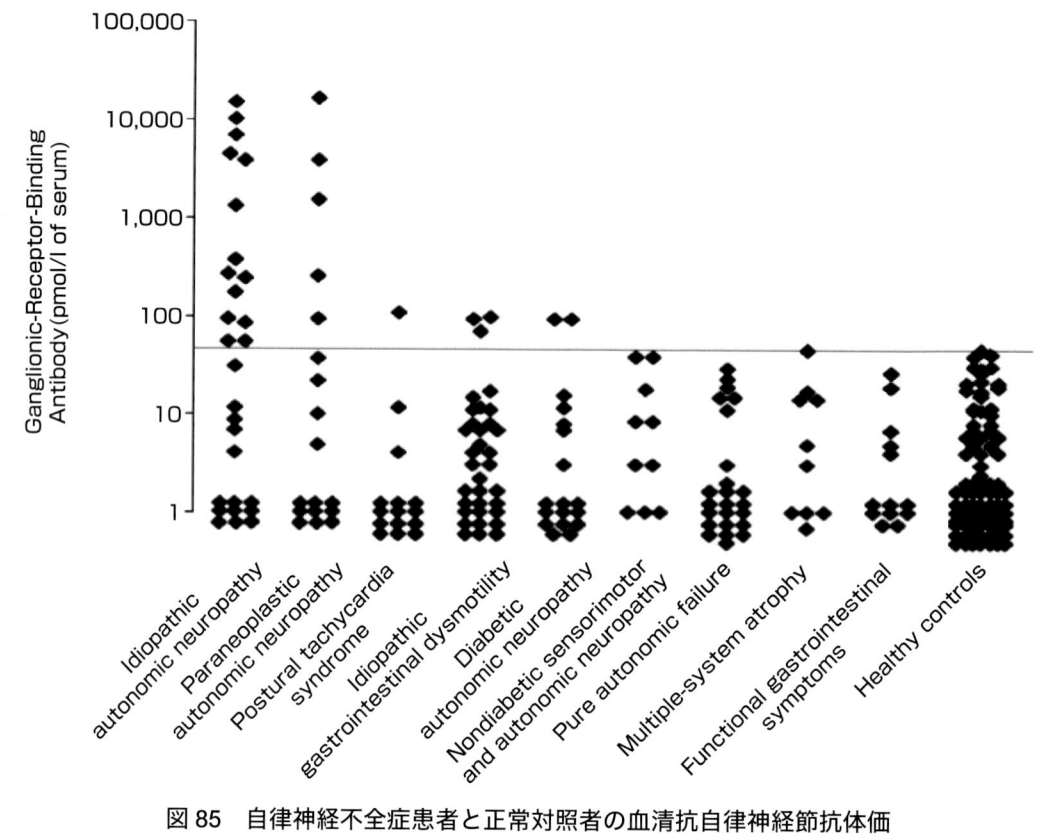

図85　自律神経不全症患者と正常対照者の血清抗自律神経節抗体価

図中の水平線は正常対照者の上限値の 50 pmol/l を示しており，50 pmol/l 以上の場合を抗体陽性と定義している。抗体陽性率・抗体価は特発性自律神経性ニューロパチーと傍腫瘍性自律神経性ニューロパチーで高かった。多系統萎縮症や純粋自律神経不全症では陽性例は認めなかった。

れるようになった。

1）抗体の出現頻度

Vernino ら[3]は，さまざまな型の自律神経性ニューロパチー患者 157 名を対象として，自律神経節のニコチン性アセチルコリン受容体に対する自己抗体を測定した。自己抗体には結合型と阻害型があり，結合型抗体は 25 名の患者で陽性であった。このうち 14 名は特発性自律神経性ニューロパチーで，5 名は傍腫瘍性自律神経性ニューロパチーであった（肺小細胞がん 1 名，胸腺腫 2 名，膀胱がん 1 名，直腸がん 1 名）。残りの 6 名は特発性消化管機能不全 3 名，糖尿病性自律神経性ニューロパチー 2 名，起立性頻脈症候群（postural tachycardia syndrome：POTS）1 名であった。特に特発性自律神経性ニューロパチーと傍腫瘍性自律神経性ニューロパチーでは，ほかの疾患に比べ抗体価の中央値が明らかに高く，純粋自律神経不全症や多系統萎縮症などの変性疾患，健常対照者では陽性例は認められなかった（図85）。阻害型抗体は 7 名（特発性自律神経性ニューロパチー 4 名，傍腫瘍性自律神経性ニューロパチー 3 名）で認められ，全例で結合型抗体も陽性であった。特発性自律神経性ニューロパチーと傍腫瘍性自律神経性ニューロパチーはともに自己免疫学的な機序で発症すると考えられていることか

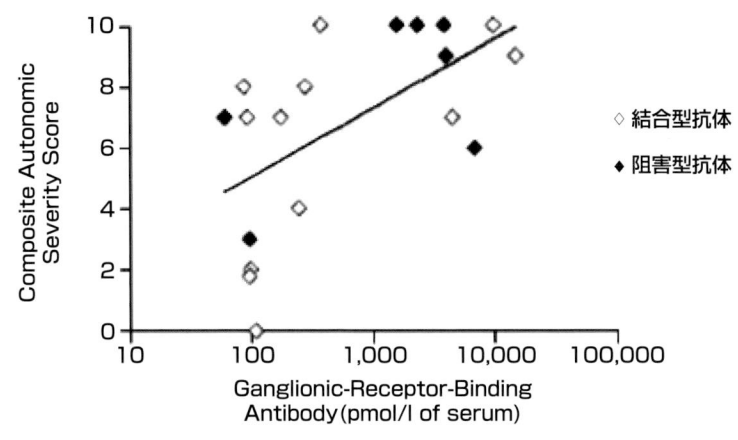

図86 血清抗体価と自律神経症状重症度（CASS）との比較

血清抗体価と自律神経症状重症度（CASS）との関係を示しているが，抗体価が高いほど自律神経症状重症度が有意に高かった（r＝0.59，P＝0.007）。

表34 抗体価と臨床症状の関係

Variable	Present	Absent	p^a
Antecedent event	3.72 (6)[b]	6.44 (12)	NS
Subacute onset	5.87 (8)	5.26 (10)	NS
Sicca	7.81 (10)	2.69 (8)	NS
Pupils abnormal	8.95 (11)	0.16 (7)	＜0.01
Upper GI symptoms	9.79 (9)	1.27 (9)	NS
Bladder symptoms	9.58 (9)	1.49 (9)	＜0.05
Cholinergic neuropathy[c]	10.3 (9)	0.79 (9)	＜0.01

[a]：Mann-Whitney U test, two tailed.
[b]：Number of subjects.
[c]：Presence of at least three of the following four clinical features：sicca complex, pupillary abnormalities, severe upper gastrointestinal symptoms, neurogenic bladder.
AChR：acetylcholine receptor, NS：not significant, GI：gastrointestinal.

瞳孔異常，排尿障害，コリン系の異常を認める患者で有意に平均抗体価が高い。

ら，本抗体は発症に深くかかわっていると考えられる。

2）抗体価と臨床症状との関係

Vernino ら[3]は，19名の抗体陽性の患者（特発性自律神経性ニューロパチー14名，傍腫瘍性自律神経性ニューロパチー5名）で，重症度（Composite Autonomic Severity Scale：CASS）と抗体価との関係を調べたところ，有意な相関を認め，抗体価の高い患者ほど臨床症状が重かった（図86）。特に瞳孔異常，排尿障害，コリン系の障害で有意に抗体価が高かった（表34）。また6名の患者で臨床経過と抗体価の関係を調べたところ，症状が改善した3名では抗体価が減少し，症状が不変であった3名

では抗体価も不変であった。症例数は少ないが，臨床症状と抗体価は相関すると考えられる。

3）抗体陽性例と陰性例の比較

Sandroniら[8]は，特発性自律神経性ニューロパチーの中での抗体陽性例と陰性例における臨床症状の違いを検討している。抗体陽性患者19名と陰性患者87名で比較し，抗体陽性患者で瞳孔異常，乾燥症状（乾燥眼，口腔内乾燥），下部消化管症状の出現頻度が有意に高く，この抗体は特にコリン系の障害に関連していると考えられた。

7. 予 後

Youngら[1]の最初の報告例では，自律神経症状，検査結果とも完全に回復しているが，その後の複数の報告例では部分回復にとどまる症例が多い。Suarezら[2]は27名の自験例で予後についても評価を行っている。27名中24名は無治療であるが，2名は数カ月にわたりプレドニゾロン60 mg/dayの内服を，1名で免疫グロブリン大量静注療法（0.4 g/kg/day×5 days）を行った。臨床経過は単相性で，再発はなく，以後症状は不変または不完全な改善例が多かった。また27名中13名（治療例は含まれていない）で，発症時と発症後平均18カ月後のCASSによる評価を行ったところ，温熱・発汗障害のみ統計学的に有意に改善していたが，ほかの機能では，改善傾向は見られたものの有意ではなかった。これらのことから，基本的に予後は部分回復にとどまる例が多いと思われる。

8. 治 療

これまでのところ確立された治療法はないが，自己免疫学的機序により発症すると考えられているため，血漿交換療法や免疫グロブリン大量静注療法が有効と考えられている[9]。実際，免疫グロブリン大量静注療法が有効であったとする報告が複数あるが，治療法確立には今後多数例での検討が必要である。

9. 関連疾患

一般に，自律神経性ニューロパチーの原因疾患としては糖尿病性が最も多いが，その他にも，アミロイドーシス，薬物，毒物などがあげられる[9,10]。また，本稿で述べている特発性自律神経性ニューロパチーは，自己免疫学的な機序により起こると考えられているが，自己免疫性自律神経性ニューロパチーのほかの原因疾患として，傍腫瘍性症候群やギラン・バレー症候群があげられる[9,10]。特発性自律神経性ニューロパチーは急性・亜急性の経過を呈することが多いため，ここでは関連疾患として，急性・亜急性の経過を呈する自律神経性ニューロパチーのみをあげる。

1）傍腫瘍性自律神経性ニューロパチー

悪性腫瘍に伴い産生される自己抗体が原因で生じるニューロパチーで，原因疾患は肺小細胞がんが最も多い[9,10]。その他，小細胞がん以外の肺がんや，消化管・前立腺・乳腺・腎臓・膵臓・精巣の悪性

腫瘍でも生じることがある。自己抗体は抗 Hu 抗体が最も多いが，ほかの抗体も原因となりうる。傍腫瘍性自律神経性ニューロパチーは亜急性の経過を呈することが多く，消化管障害（便秘，腸閉塞），排尿障害，起立性低血圧，温熱・発汗障害，陰萎など広範な自律神経障害を呈する[9,10]。抗 Hu 抗体による傍腫瘍性症候群では，自律神経障害のみを呈することもあるが，感覚性ニューロパチー，感覚運動性ニューロパチー，辺縁系脳炎，脳幹脳炎，小脳変性などの，ほかの傍腫瘍性症候群とともに出現することも少なくない。最近の研究によると，抗 Hu 抗体陽性患者の 10〜30％の患者で自律神経症状が出現し，4〜8％の患者では自律神経症状が主体といわれている[10]。

2）ギラン・バレー症候群

ギラン・バレー症候群は自己免疫学的な機序で生じるニューロパチーで，運動・感覚障害が主体であるが，自律神経障害も合併することが知られている[9,10]。自律神経障害の内容としては，心・血管障害，温熱・発汗障害，消化管障害，排尿障害など，交感・副交感神経が広範に侵される。洞性頻脈，血圧上昇，多汗症など交感神経系の活動が亢進するものが多いが，著明な徐脈，無汗症など逆の病態を呈することもある[9,10]。ギラン・バレー症候群は現在，臨床症状・電気生理学的・病理学的に脱髄型（acute inflammatory demyelinating polyneuropathy：AIDP）と軸索型（acute motor axonal neuropathy：AMAN）に分類される。多彩な自律神経症状は病型により違う可能性があるが，近年 Asahina ら[11]は AIDP（n=7），AMAN（n=8）の患者に対し自律神経機能検査（head-up tilt 試験，心電図 R-R 間隔変動係数，血漿ノルアドレナリン値測定，交感神経性皮膚血流反応，交感神経性皮膚発汗反応）を施行したところ，心拍数と血漿ノルアドレナリン値が AIDP で有意に高く，交感神経性皮膚発汗反応は重症例においては AMAN, AIDP ともに障害されていたと報告している。これらの結果から，ギラン・バレー症候群に多く見られる心交感神経亢進症状は，AIDP に比較的特徴的な症状であると考えられる。

3）薬物・毒物

さまざまな毒物や薬物でも自律神経性ニューロパチーが発症することがある[9,10]。原因毒物として知られているものに，有機溶媒，砒素，タリウムがある。薬物としては，抗がん剤として使われているシスプラチン，ビンクリスチン，パクリタキセルがあげられる。その他，抗不整脈薬のアミオダロン，カルシウム拮抗薬のペルヘキシリンがある。

4）感染症

感染症で自律神経性ニューロパチーを発症するものの代表例として，ボツリヌス中毒がある[9,10]。典型的には急性の眼瞼下垂，かすみ目，嚥下障害，外眼筋麻痺で発症し，四肢麻痺が進行する。自律神経障害はコリン系の障害が主体で，無汗症，対光反射低下，眼・口腔の乾燥，麻痺性腸閉塞，便秘が生じ，起立性低血圧が生じることもある。自律神経症状は通常筋力低下より早く改善する。また HIV 感染症でも自律神経障害を呈することがある[10]。AIDS を発症している患者に多い傾向があるが，AIDS を発症していない患者でも自律神経障害が生じる。交感・副交感神経の双方が障害され，起立性低血圧，失神，発汗低下，排尿障害，消化管障害を生じる。

おわりに

　特発性自律神経性ニューロパチーは，先行感染後に急性・亜急性に発症し，自律神経線維が選択的に障害される疾患である．従来，自己免疫学的な機序が想定されてきたが，本疾患で自律神経節のニコチン性アセチルコリン受容体に対する抗体が発見され，病態に深くかかわっていると考えられるようになり，本疾患の全体像が徐々に明らかになりつつある．ただし，本疾患は発症頻度が低く，症例数が少ないため，今後多施設・多数例での検討が必要と思われる．

■文　献

1) Young RR, Asbury AK, Adams RD, Corbett JL：Pure pandysautonomia with recovery. Trans Am Neural Assoc；94：355-357, 1969
2) Suarez GA, Fealey RD, Camilleri M, Low PA：Idiopathic autonomic neuropathy：clinical, neurophysiologic, and follow-up studies on 27 patients. Neurology；44：1675-1682, 1994
3) Vernino S, Low PA, Fealey RD, Stewart JD, Farrugia G, Lennon VA：Autoantibodies to ganglionic acetylcholine receptors in autoimmune autonomic neuropathies. N Engl J Med；343：847-855, 2000
4) Sakakibara R, Uchiyama T, Asahina M, Suzuki A, Yamanishi T, Hattori T：Micturition disturbance in acute idiopathic autonomic neuropathy. J Neurol Neurosurg Psychiatry；75：287-291, 2004
5) 北　耕平：Acute autonomic neuropathy の腓腹神経生検所見．神経内科 30：575-582, 1989
6) Vernino S, Adamski J, Kryzer TJ, Fealey RD, Lennon VA：Neuronal nicotinic ACh receptor antibody in subacute autonomic neuropathy and cancer-related syndromes. Neurology；50：1806-1813, 1998
7) Klein CM, Vernino S, Lennon VA, Sandroni P, Fealey RD, Benrud-Larson L, Sletten D, Low PA：The spectrum of autoimmune autonomic neuropathies. Ann Neurol；53：752-758, 2003
8) Sandroni P, Vernino S, Klein CM, Lennon VA, Benrud-Larson L, Sletten D, Low PA：Idiopathic autonomic neuropathy：comparison of cases seropositive and seronegative for ganglionic acetylcholine receptor antibody. Arch Neurol；61：44-48, 2004
9) Low PA, Vernino S, Suarez G：Autonomic dysfunction in peripheral nerve disease. Muscle Nerve；27：646-661, 2003
10) Freeman R：Autonomic peripheral neuropathy. Lancet；365：1259-1270, 2005
11) Asahina M, Kuwabara S, Suzuki A, Hattori T：Autonomic function in demyelinating and axonal subtypes of Guillain-Barré syndrome. Acta Neurol Scand；105：44-50, 2002

〈山本達也，榊原隆次，服部孝道〉

F-1. 末梢神経疾患―アミロイドポリニューロパチー

はじめに

　アミロイドーシスは全身性と限局性に分類されるが，ニューロパチーを来しうるアミロイドーシスは全身性に分類され，代表的なものとして，ALアミロイドーシス，二次性アミロイドーシス，家族性アミロイドポリニューロパチー（familial amyloidotic polyneuropathy：FAP）などがあげられる。この中でミエローマなどに合併して起こるALアミロイドーシスは10〜20％にニューロパチーを来すが自律神経障害の合併は比較的まれであり，二次性アミロイドーシスにおいても，自律神経障害を伴うニューロパチーの報告も極めてまれである。一方FAPでは多彩な自律神経障害が高率に認められる。FAPとは，トランスサイレチン（TTR），アポリポ蛋白AI，ゲルソリンなどの点変異や欠失が原因となって起こる常染色体優性の遺伝性アミロイドーシスを指す。わが国ではアポリポ蛋白AIによるFAPは報告されていないが，ゲルソリンの点変異によって起こるFAPはわが国に数家系存在することが確認されている。角膜格子様変性，結膜炎，皮膚の弛緩と肥厚，アミロイド苔癬，下位の脳神経障害（VII，IX，X，XII），末梢神経障害などを呈するが，起立性低血圧や発汗異常などの自律神経障害は軽度で生命予後は比較的良好である。一方TTRの遺伝子変異によって起こるFAPは，現在までに100種以上の変異が報告されており，わが国ではこれまで24種のgenotypeが報告されている[1]。表35にこれまでに世界で見つかっている自律神経障害を呈するTTRの変異を示す。自律神経障害を呈するアミロイドニューロパチーという場合，そのほとんどは本タイプを指す。この中でTTRの30番目のバリンがメチオニンに変異したFAP ATTR Val30 Metは世界的に最も患者数が多く，高率に自律神経障害を呈する。わが国では長野県と熊本県北部に大きなフォーカスをもつことが知られている。本稿では主に世界的にも最も患者数が多く，自律神経障害についても最も研究されているFAP ATTR Val30 Metについて述べる。本症においてはアミロイド沈着が，末梢神経，自律神経系，消化管，心臓，腎臓，眼などに認められ，臨床症状としては，自律神経障害，感覚神経障害，運動神経障害，臓器障害が認められるが，臨床的には高度な自律神経障害が発症初期から認められ，患者に日常生活に多大な影響を与える[2]。組織沈着アミロイドは腓腹神経生検により確認でき，コンゴーレッド染色により赤色となり，偏光顕微鏡による観察でアップルグリーンの偏光を発する無構造物質として検出できる（図87）。最近では，腹壁脂肪，十二指腸粘膜生検，遺伝子診断，質量分析装置を用いた血清診断などを行うことも多くなってきた[3]。

1. FAP患者の自律神経障害

　FAP ATTR Val30 Met患者は図88のごとく多彩な自律神経症状を呈する。通常自律神経障害は感覚神経障害や運動神経障害より先に出現し，患者の日常生活や予後に及ぼす影響も大きい。末梢神経の中で，無髄，小径有髄，大径有髄神経の順に障害されやすいためである。末梢視神経の生検のトルイジンブルー染色では，無髄神経の脱落に加えて，高度な小径有髄神経の減少と，大径有髄神経の減少が見られる。

表35 TTR関連のFAPの中で自律神経障害を来す点変異のタイプ

点変異	沈着部位	集積地
Leu12Pro	髄膜，末梢・自律神経	UK
Met13Ile	非アミロイド原性変異	Germany
Asp18Glu	末梢・自律神経	South America
Ala25Thr	髄膜，自律神経	Japan
Val28Met	末梢・自律神経	Portugal
Val30Ala	自律神経，心	USA，Germany
Val30Leu	心，末梢・自律神経	Japan，USA
Val30Met	眼，髄膜，末梢・自律神経	Several
Phe33Val	末梢・自律神経	UK
Phe33Leu	末梢・自律神経	USA
Lys35Asn	心，末梢・自律神経	France
Glu42Gly	心，末梢・自律神経	Japan, USA, Russia
Phe44Ser	心，末梢・自律神経	Ireland
Gly47Ala	心，末梢・自律神経	Italy，Germany
Gly47Val	心，末梢・自律神経	Sri Lanka
Gly47Arg	末梢・自律神経	Japan
Ser50Arg	末梢・自律神経	Japan，France，Italy
Ser50Ile	心，末梢・自律神経	Japan
Ser52Pro	心，末梢・自律神経，肝臓	England，UK
Glu54Gly	眼，末梢・自律神経	England
Glu54Lys	心，末梢・自律神経	Japan
Leu55Gln	眼，末梢・自律神経	USA（Spanish）
Lue55Pro	眼，心，自律神経	USA，Taiwan
Thr59Lys	心，末梢・自律神経	Italy
Ile73Val	末梢・自律神経	Bangladesh
Ile84Thr	心，末梢・自律神経	Germany
Tyr116Cys	心，眼，末梢・自律神経，髄膜	Japan
Ala120Ser	心，末梢・自律神経	Africa

2. 循環器系障害

　FAP患者における循環器系障害として，自律神経障害による末梢循環障害や末梢血圧の異常，および心伝導系へのアミロイド沈着による房室ブロックなどの不整脈がある．心筋にも著明なアミロイド沈着を来し，アミロイド心筋症を生じる．起立性低血圧による失神や，心伝導系の障害による突然死が見られることもある．24時間ホルター心電図による検索が必要であり，Ⅰ度房室ブロックの時点での早期のペースメーカー植込術が勧められている[4]．起立時の血圧低下は，FAP患者において最も多く見られる症状の一つであり，脈拍の代償性増加を伴わないことが一般的で，患者はめまい感，失神により日常生活を妨げられる．われわれの研究から，70°のtilt upによる頸部血管エコー検査により，めまい感，失神の症状を有するFAP患者においては，内頚動脈，椎骨動脈の拡張末期逆流現象が認められることが明らかとなった[5]．これらの自覚症状は，起立時の血圧低下とは相関せず，拡張末期逆流現象の有無に相関し，本検査は起立性低血圧の評価に有用と考えられる．起立性低血圧患者にはL-

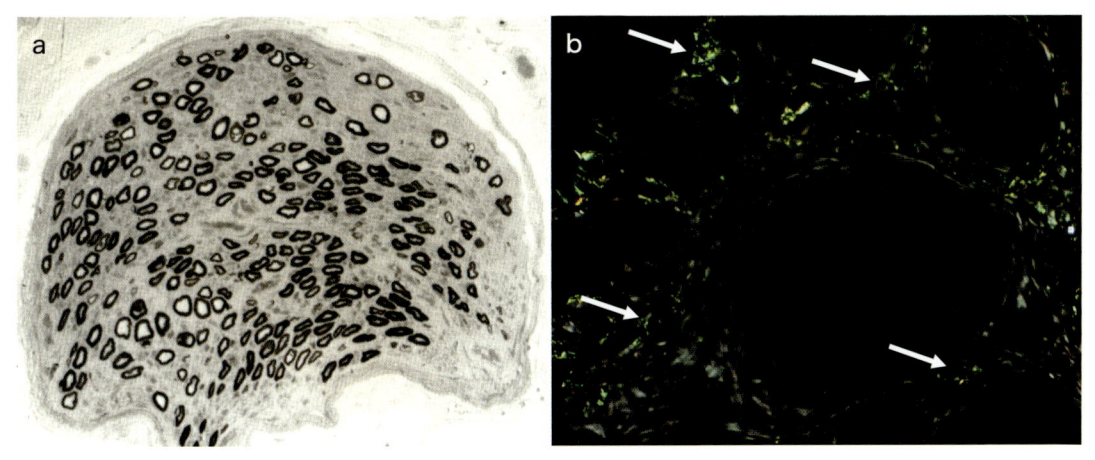

図87 FAP患者の腓腹神経生検標本（40歳，男性）

a：エポン包埋，トルイジンブルー染色。総有髄神経線維密度，特に小径線維の減少（大径線維 3,302/mm², 小径線維 4,399/mm²）および結合織の軽度増加を認める。
b：コンゴーレッド染色。偏光顕微鏡にてアップルグリーンの偏光を放つアミロイドの沈着（矢印）を，神経内膜周囲，血管周囲に認める（自検例）。

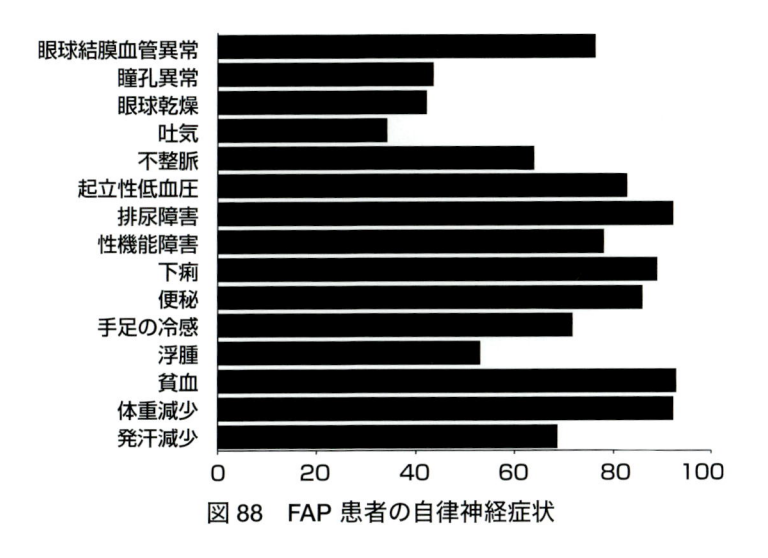

図88 FAP患者の自律神経症状

threo-Dops，Amezinium の投与，弾性ストッキング，腹帯，飲水などの使用が推奨される。また貧血を伴う患者にはエリスロポエチンの投与も有効である。

^{123}I-iodine-meta-iodobenzylguanidine（MIBG）はノルアドレナリンの類似物質であり，交感神経終末に取り込まれるため，心臓における交感神経支配の評価に有用である。MIBG は正常対照者では心臓の交感神経に強く集積するのに対し，FAP 患者や多系統萎縮症などの自律神経障害を有する患者では，心臓への集積が低下する[6]。

FAP 患者において症状の進行に伴い頻発する褥瘡の形成にも，自律神経障害による末梢血管の血流制御障害が関与していると考えられる。FAP 患者の四肢末梢の皮膚温度は低下しており，末梢血管の拡張が障害されている可能性がある。正常対照者の指先におけるレーザードプラ皮膚血流検査では，

深呼吸などによる交感神経 C 線維刺激により，著明な血流減少が見られるが，FAP 患者ではこのような反応が病初期から著明に低下する．また臨床症状の見られない FAP 遺伝子保因者でも反応の低下が認められる．近年，内皮由来血管拡張物質が一酸化窒素（NO）であることが明らかとなり，交感神経による末梢血管の拡張の制御に NO が関与していると考えられている．NO 合成酵素の選択的阻害薬である N^G-monomethyl-L-arginine（L-NMMA）を正常対照者の橈骨動脈に投与したところ，一時的に血流の減少が見られたが，FAP 患者ではこの反応が認められなかった．また，FAP 患者では NO の代謝産物である NO^{2-}/NO^{3-} の 1 日尿中排泄量が，正常対照者と比較して減少していたことから，FAP 患者では，自律神経障害により末梢の NO 産生が低下し，血管拡張が生じないことで，末梢循環に障害を来している可能性が考えられている．

3．消化器症状

FAP 患者において下痢や便秘は初発症状となることも多く，症状の進行とともに高度な交代性下痢便秘，末期には持続性の下痢となり，吸収障害も生じる．このとき，吐気を伴うことも少なくなく，食物摂取も困難となる．消化管運動障害の出現後，体重減少が見られるようになり，るいそうは modified body mass index（mBMI）と相関し，予後の予想因子となる．胃への食物貯留には mosapride や metoclopramide が投与される．激しい下痢が社会生活を制限する場合には，人工肛門も検討すべきである．下痢や便秘に対して，止痢剤，便秘薬が使用されるが，吸水により腸内でゲル状となり便の状態を調節する作用を有する polycarbophil calcium も有効である．

4．眼症状

アミロイド沈着の原因物質である異型 TTR は肝臓のみならず網膜でも産生されており，硝子体へのアミロイド沈着による硝子体混濁は FAP 患者に多く見られる症状である[7]．前眼部へのアミロイド沈着も認められ，これにより緑内障を来し，失明の原因となる．これに加え，自律神経障害によると考えられる結膜血管の微少動脈瘤，眼球乾燥，瞳孔の異常も高頻度に認められる．眼科的診療は，FAP の診断，予後改善に重要である．

5．ホルモン分泌異常

FAP 患者では耐糖能異常がしばしば認められる．インスリンの分泌にも異常が認められ，インスリン過剰分泌によると思われる低血糖症状を来すこともある．FAP 患者の剖検膵臓組織では，ランゲルハンス島以外の膵臓の間質，神経，血管にアミロイドが沈着している．インスリンの過剰分泌は膵交感神経を介した denervation supersensitvity の結果生じるのではないかと考えられている低血糖に対しては，食事を 5～6 回に分けて摂取する分食も試みるべきである．アミロイドの沈着は唾液腺，涙腺にも見られ，分泌障害の原因と考えられている．下垂体へのアミロイド沈着も見られ，ACTH，GH などのレベル低下が見られることもある．

6. 造血障害

貧血は，ALS などにおいては見られないのに対し，FAP のみならず，pandysautonomia, Shy-Drager 症候群などのほかの自律神経障害患者において，軽度の正球性正色素性貧血が見られることが明らかにされている[8]。また FAP では貧血の程度と自律神経障害の程度とは相関する。FAP 患者では骨髄の低形成も認められ，自律神経障害による造血機能障害，貧血が考えられている。貧血にはエリスロポエチンの投与が有効である。

7. 膀胱機能障害

すべての FAP 患者では症状の進行とともに低緊張性の排尿障害が生じる。膀胱機能障害は尿路感染を誘発し，アミロイド沈着により低下した腎臓機能をさらに低下させることがあり，十分な管理が重要である。尿閉に対してはαブロッカーにより治療されるが，起立性低血圧の悪化に注意すべきである。カテーテルによる間欠導尿が必要となることが多い。

8. その他の臓器の自律神経障害

発汗の低下も FAP によく見られる症状である。涙液減少，唾液の減少も生じることがあり，人工涙液，人工唾液が使用される。唾液減少によるう歯の発生に対し歯科医による定期的フォローが必要である。

9. 肝臓移植

肝臓移植は，血中を循環する TTR のほとんどが肝臓から産生されるため正常な肝臓と置換すると新たなアミロイド沈着を阻止できるものとして始まった治療法である。現在 FAP の進行を停止させる唯一の治療法として確立されている[9]。移植前の症状は後遺症として残ることが多いが，一部の神経症状，特に消化器症状や膀胱機能などの自律神経症状では改善が見られている[10]。しかし，原因蛋白の TTR は網膜色素上皮や脳の脈絡叢からも産生されるため，肝移植によってはこれを阻止することはできず，FAP の瞳孔，硝子体や髄膜にアミロイドは引き続き沈着し続け，これらの臓器の症状は進行する。

おわりに

自律神経障害は FAP の臨床症状に深く関与し，生命予後に影響する循環器系障害などを呈し，高度なるいそうの原因ともなる。自律神経障害の評価と治療は，患者の症状緩和と予後改善に重要である。

謝 辞
FAP 患者の自律神経検査と研究にご尽力いただきました大分大学医学部神経内科 大林光念先生に深謝いたします。

■文　献

1) Ando Y, Nakamura M, Araki S：Transthyretin-related familial amyloidotic polyneuropathy. Arch Neurol；62：1057-1062, 2005
2) Ando Y, Suhr OB：Autonomic dysfunction in familial amyloidotic polyneuropathy (FAP). Amyloid；5：288-300, 1998
3) Yamashita T, Ando Y, Suhr OB, Nakamura M, Sakashita N, Ohlsson PI, Terazaki H, Obayashi K, Uchino M, Ando M：A new diagnostic procedure to detect unknown transthyretin (TTR) mutations in familial amyloidotic polyneuropathy (FAP). J Neurol Sci；173：154-159, 2000
4) Ando Y, Yonehara T, Tanaka Y, Tashima K, Uchino M, Ando M：Early pacemaker implantation in patients with familial amyloidotic polyneuropathy. Muscle Nerve；19：1640-1641, 1996
5) Yonehara T, Ando Y, Kimura K, Uchino M, Ando M：Detection of reverse flow by duplex ultrasonography in orthostatic hypotension. Stroke；25：2407-2411, 1994
6) Ando Y, Obayashi K, Tanaka Y, Tsuji T, Uchino M, Takahashi M, Ando M：Radiolabelled meta-iodobenzyl-guanidine in assessment of autonomic dysfunction. Lancet；343：984-985, 1994
7) Ando E, Ando Y, Okamura R, Uchino M, Ando M, Negi A：Ocular manifestations of familial amyloidotic polyneuropathy type I：long term follow up. Br J Ophthalmol；81 (4)：295-298, 1997
8) Obayashi K, Ando Y, Terazaki H, Yamashita T, Nakamura M, Suga M, Uchino M, Ando M：Mechanism of anemia associated with autonomic dysfunction in rats. Autonomic Neuroscience-Basic & Clinical；82：123-129, 2000
9) Ikeda S, Takei Y, Yanagisawa N, Matsunami H, Hashikura Y, Ikegami, T, Kawasaki S：Peripheral nerves regenerated in familial amyloid polyneuropathy after liver transplantation. Ann Intern Med；127：618-620, 1997
10) Ando Y, Tanaka Y, Ando E, Yamashita T, Nishida Y, Tashima K, Suga M, Uchino M, Ando M：Effect of liver transplantation on autonomic dysfunction in familial amyloidotic polyneuropathy type I. Lancet；345：195-196, 1995

安東由喜雄

G. 筋疾患

はじめに

　骨格筋（以下，筋）は神経系ではないので，自律神経異常症の中で論ずることは容易ではない。代表的な筋疾患，特に遺伝性疾患である筋ジストロフィーでは心筋障害に起因した異常は多いが，これは直接の自律神経障害ではない。しかし，筋や神経筋接合部（以下，接合部）疾患に随伴し自律神経障害の発現を見る場合はある。また，接合部疾患では Lambert-Eaton 症候群やサリン中毒など，多彩な自律神経異常が観察される。以下に代表的または特徴的な筋疾患と自律神経異常について述べる。

1．筋ジストロフィー

1）Duchenne/Becker 型筋ジストロフィー（DMD/BMD PMD）

　DMD は 2～3 歳頃に発症し，処女歩行の遅延，四肢近位筋の筋力低下と筋萎縮，下腿筋の仮性肥大，血清 CK 値の顕著な上昇などを認め，男性患児は 10 歳前後に歩行不能となり，20 歳前後に死亡する。BMD の発症は少年期以降で経過も緩徐であり，仮性肥大や筋障害の分布は DMD と同様であるが，血清 CK 値は数千台である。

　DMD/BMD は伴性劣性遺伝で，遺伝子座は Xp21.1 上の約 2,500 kb にわたり 79 個のエクソンからなるジストロフィン（Dys）遺伝子であり，分子量 427 kDa の筋形質膜直下にある細胞骨格蛋白の Dys をコードしている。DMD では Dys 蛋白は検出されず，BMD では Dys の蛋白量の減少や分子量の異常が見られる。遺伝子異常は Dys 遺伝子の欠失，重複，点変異であり，DMD/BMD の表現型の差は reading frame theory で説明されている[1]。

　自律神経異常は DMD に圧倒的に多く，BMD では少ない。DMD では Dys 欠損に関連した筋障害と随伴する骨格および心筋障害が見られ，自律神経異常は一次的ではないが軽微な異常を示す（表36）[2]。特に，DMD では心臓迷走神経（副交感神経）機能指標である CV_{RR}（R-R 間隔変動係数）は病初期から低下し，次第に増強して副交感神経機能低下が示唆される。スペクトル解析では副交感神経機能を示す高周波成分が低下し，交感神経機能を示す低周波成分/高周波成分比とが増加し，重症ほど日内変動が減少する。^{123}I-MIBG 心筋シンチグラフィは 2/3 の DMD で心筋への集積が低下し，BMD で H：M 比の低下が示され，ACE 投与にて改善するという。

　四肢末梢では交感神経過緊張状態を示し，皮膚の血流低下が見られている。またメコリル試薬や血漿中カテコラミン定量では，それぞれ交感神経中枢の敏感反応，交感神経末梢の緊張反応が多くの DMD で見られる。なお，DMD/BMD の皮膚交感神経反応（SSR）は正常対照と差はない。

　また，DMD の動物モデルである *mdx* マウスの上頚部交感神経節では神経節内のアセチルコリン受容体（AChR）-α3 サブユニットとジストログリカン（DG）発現が減少しており，ニコチン作動性 AChR のクラスター形成に Dys-DG 複合体が関与しているとされ，DMD での自律神経異常に Dys 欠損との関連が示唆されている。

表36 DMDにおける自律神経症状（38例中）

手掌・足底発汗過多	52.6%
頻脈	39.5%
下肢の凍傷	28.9%
腹痛	28.9%
不整脈	23.6%
悪心・嘔吐	18.4%
腹満	15.8%
排便障害	15.8%
排尿障害	5.8%
急性胃拡張	5.2%
湿疹	2.6%
片頭痛	2.6%

2）筋緊張性ジストロフィー（myotonic dystrophy：MyD）

常染色体優性遺伝疾患であり，遺伝子座は19q13.3上の3'側の非翻訳領域（イントロン）にあるCTGリピートの異常延長に起因する。CTGリピートの領域がRNAへ転写されるときに非翻訳領域もRNAへ転写（スプライシング）されるが，スプライシングを制御するRNA結合蛋白であるMBNLが捕捉され，正常に機能しなくなるため，MBNLに制御される細胞内の各蛋白がスプライス異常を来し多臓器障害を発症するとされている。また，リピートが大きいほど，多くのMBNLが捕捉され症状が重くなるとされる[3]。

筋症状として顔面および頸筋と四肢遠位筋優位の進行性の筋力低下筋萎縮と，ミオトニア現象（grip/percussion myotonia）を呈する。顔面筋萎縮により特有の顔貌（hatched-face）を呈する。また，禿頭，白内障，糖尿病，知能障害，性腺機能低下などの多臓器障害を来す。筋病理は中心核の増加，鎖状核，輪状線維，タイプ1線維萎縮などが特徴的変化である。

MyDでは，消化管，胆嚢，膀胱，子宮などの平滑筋障害を合併する。食道では，上部食道での蠕動運動や内圧の低下・消失，胃-食道接合部の食物貯留などがあり，病理学的に上部食道は骨格筋であり当該部位を中心に著明な筋萎縮が見られるとされる。

また，便秘も多く約2/3で下剤を服用し，イレウスの頻度が高く偽性腸閉塞症状，巨大結腸症状，S状結腸過長症などを呈するものがある。巨大結腸例で結腸Meissner神経叢の変性が示され，内臓神経叢の免疫染色でサブスタンスPやエンケファリンの選択的消失の報告もある。また，脱糞も多く，肛門括約筋の筋力低下が指摘されている。

呼吸は，呼吸器の筋力低下と呼吸調節機能の異常のため，拘束性換気障害のパターンを示す。すなわち，軽度な症例でも高度の睡眠時呼吸異常が指摘され，呼吸中枢の感受性低下や延髄網様体の神経細胞脱落があるという。電気生理学的にも随意性中枢性吸気経路の異常，横隔神経誘発電位の振幅低下，潜時延長，呼吸調節系統の複数異常が見られる。

発汗は温熱・薬物性発汗は下肢で有意に低下し，重症化で下肢の局所性発汗機能低下を来し，汗腺自体の異常や交感神経系節後障害が示唆されている。局所性アセチルコリン発汗試験（交感神経節後

線維の機能）では，進行度とともに機能異常が示唆されている．SSRは，約40％の症例で無反応で上肢は平均反応開始潜時の遅延傾向を認め，高頻度の異常が示唆されている．

瞳孔径は有意に小さく瞳孔反応遅延も多く認め，薬物反応検査は低反応が多く虹彩筋異常の可能性が示唆され，副交感神経機能の亢進・低下例があるという．

心電図では，CV$_{RR}$は加齢やCTGリピート数に相関して減少し，心伝導障害もCTGリピート数に相関するという．^{123}I-MIBG心筋シンチグラフィでは広範囲な取り込み低下を認め，H/M比は低値で排泄比は亢進していた．また，心臓交感神経機能の低下は罹病期間や四肢筋力の低下などの重症度とは相関しないという．

24時間の血圧測定では，正常に比し収縮期血圧は有意に低下し，変動幅も小さい傾向がある．また，傾斜試験は傾斜直後から血漿NE濃度は対照群に比し高値であり，傾斜45分後でも有意に高いが，拡張期血圧・平均血圧の傾斜後の上昇は対照群に比し明らかに遅延し，NEに対する末梢血管の反応性低下が見られている．

微小電極法による筋交感神経活動は活動性および血管反応性が低下していたが，これは交感神経賦活化ならびにアドレナリン性α_1受容体のNEへの反応性低下が示唆されている．

2．メンギー症候群（mitochondrial neuro-gastrointestinal encephalomyopathy：MNGIE）

MNGIEは下痢を中心とした消化器症状と多彩な中枢または末梢神経障害，ミオパチーを示す多系統疾患であり，生検筋にragged-red fibersを認める．常染色体劣性遺伝のミトコンドリア病であり[4]，染色体22q13.32-qter上のthymidine phosphorylase（TP）遺伝子の異常症であり，TP機能障害によりthymidine代謝異常が起こりmtDNAの複写および維持の障害が起こる．自律神経異常の消化器症状は，繰り返す下痢，嘔気，嘔吐であり，末梢神経障害に伴い四肢の自律神経症状を来す場合もある．なお，MELAS症候群などのほかのミトコンドリア病においても消化器症状を来す例は多い．

3．多発筋炎（polymyositis：PM），皮膚筋炎（dermatomyositis：DM）

PMは四肢近位筋優位の筋力低下が亜急性に進行する自己免疫疾患であり，DMは筋症状に加えヘリオトロープ疹やゴットロン徴候，紅斑などの皮膚症状を伴い，悪性腫瘍の合併例が多い．PMは細胞性免疫異常に起因するとされ，筋病理所見は非壊死線維への細胞障害性T細胞の浸潤を特徴とする．DMでは液性免疫異常に起因し，毛細血管に補体成分であるC5b-9の沈着が見られ，筋束内限局性壊死や筋束周囲線維の萎縮・再生，血管へのB細胞の浸潤を特徴的所見とする[5]．

自律神経障害は嚥下障害の合併がしばしば見られ，消化管は全長にわたって障害され，特に食道近位部が侵されやすい．食道と胃の蠕動は低下し，食道逆流や胃でのうっ滞が起こる．また巨大十二指腸，小腸のバリウム通過時間の延長が見られる症例がある．これらの自律神経異常は萎縮や線維化，炎症による平滑筋の収縮障害に起因する．

SSRは80％の症例で異常があり，半数が下肢の反応消失である．また，多彩な合併自己免疫疾患による血管運動神経障害，皮膚障害も多い．

4. 悪性高熱（malignant hyperthermia：MH）

　自律神経症状は全身麻酔中（ハロセン，サクシンなど）に発現する頻拍症，血圧上昇，過呼吸などで，引き続き急激な体温上昇（>2℃/時）を来し，放置すれば心不全，脳症で致命的となるので，速やかな対応（全身冷却やダントロレン使用など）が必須である。血液検査では，代謝性アシドーシス，CK 値の上昇，高 K 血症も認める。MH の原因は麻酔薬により筋小胞体の Ca 遊離チャネル機能異常により細胞内の Ca 濃度調節の破綻を来すためであり，典型例では，skinned fiber の caffein 拘縮性に亢進が見られる。本症の 50％は第 19 染色体（19q12-13.3）上のリアノジン受容体の骨格筋アイソフォームである RYR1 遺伝子変異であるとされるが，その遺伝子異常は多様という。

5. 重症筋無力症（myasthenia gravis：MG）

　MG は随意筋の易疲労性を特徴とし，休息により症状の改善を見る。MG は大きく分けて二つの病因があり，一つは神経筋接合部の神経終末から遊離される神経伝達物質であるアセチルコリン（ACh）の後シナプス膜上に存在するアセチルコリン受容体（AChR）への自己抗体（抗 AChR 抗体）により補体系の活性化などを介し病理的・機能的に AChR が減少する液性自己免疫性 MG（seropositive MG：SPMG）であり，全年齢層にわたり発症する[6]。ほかに，神経終末からは ACh 以外に神経アグリン（n-agrin）も遊離し，筋膜の基底膜を通じ筋特異性受容体チロシンキナーゼ（muscle specific receptor tyrosine kinase：MuSK）に結合し，筋線維収縮の活動電位を惹起するのに必要な電位を生ずるための AChR の集合化（clustering）に関与するが，その MuSK に対する自己抗体（抗 MuSK 抗体）による MG（seronegative MG：SNMG）があり，若年女性に圧倒的に多い発症をみる[7]。SPMG と SNMG は若干臨床病態が異なるが，圧倒的に頻度の多い SPMG を，以下 MG として述べる。

　MG の自律神経障害は，主に治療薬の抗コリンエステラーゼ薬（抗 ChE 薬）投与により経験される各種症状である。すなわち，瞳孔反応性・形態の異常（瞳孔収縮の振幅・最大速度・加速度の低下，対光反応の潜時の延長など）が見られる。MG の治療は，胸腺摘出術，副腎皮質ステロイド，免疫抑制剤，血漿交換療法などが注目されているが，抗 ChE 薬の効果は最大であり，臭化ネオスチグミンおよびピリドスチグミン，塩化アンベノニウムが広く使用されている。抗 ChE 薬投与中には ACh の過剰状態による副作用がある。すなわち，①ムスカリン様作用（腸管蠕動亢進による腹痛・下痢・悪心，頻尿，発汗・流涙・唾液分泌過多，気道分泌の亢進・気管支収縮による呼吸困難などが出現する），②ニコチン様作用（骨格筋の線維性筋収縮を一般的に認め，脱力が増強する），③中枢刺激症状（不安，情緒不安定，不眠や頭重感を訴える）。以上の病態を放置すればコリン作動性クリーゼ（cholinergic crisis）に陥る危険性があり，抗 ChE 薬の中止と硫酸アトロピンの筋注（0.5〜1.0 mg）を慎重に行い気道確保をし，十分な臨床観察が大切である。

　また，クリーゼには抗 ChE 薬不足による筋無力症クリーゼ（myasthenic crisis）や抗 ChE 薬がほぼ無効な brittle 型もあり，迅速で正確な鑑別が重要である。

表37　LEMSにおける自律神経障害の頻度

	O'Neil, et al n＝50	Nakao, et al n＝110	Wirtz, et al n＝38
口腔乾燥	74%	31%	89%
便秘	18	11	50
発汗異常	4	7	21
陰萎	26	4	79
霧視	8	3	34
合計	80	37	95

6．Lambert-Eaton 症候群（Lambert-Eaton myasthenic syndrome：LEMS）

　四肢筋の易疲労性と脱力を見る点はMGと共通であるが，本症ではMGと異なり，運動の反復により筋力はむしろ正常化あるいは増強する．

　日本では悪性腫瘍の合併例が約80％であり，肺がん（小細胞がん，燕麦細胞がん）が圧倒的に多く，その他に胃がん，白血病，悪性胸腺腫，結腸がんなどがある．また何らかの自己免疫疾患を合併し若年女性優位に発症する症例も約20％に見られる．

　腫瘍合併 LEMS の臨床症状の特徴は，40歳以上の男性に好発し，四肢近位筋優位の脱力および脱力感が主体で，眼症状はMGに比べ極めて軽い．腱反射は減弱ないし消失する．四肢末梢の感覚異常が見られ，約80％の症例で自律神経症状を伴う．

　電気生理学検査では初発筋電位は異常に小さく（waning 現象），高頻度（50 Hz）反復刺激誘発筋活動電位が増高現象（waxing 現象）が見られるが，MGではともに waning 現象である．筋終板の電顕は一部の後シナプス皺壁の過形成があり，凍結割断法では運動神経終末シナプス前膜の active zone である電位依存性カルシウムチャネル（VGCC）を形成する膜内粒子の配列異常と減少が認められる．同部への自己抗体の結合や患者血清の受動免疫実験結果により自己免疫性チャネロパチーである．すなわち，神経筋接合部の神経終末にある active zone は，開口によりCaイオンが流入し，シナプス小胞からシナプス間隙にAChが放出される．VGCCはサブユニットの特性によりL，N，P/Q，T，R型などに分類されるが，LEMSでは抗P/Q型VGCC抗体が約82％に陽性である．

　本症の自律神経症状は37〜95％に見られ，ムスカリン作動性自律神経終末への自己抗体の関与が考えられ，口腔乾燥31〜89％，便秘11〜50％，発汗異常7〜21％，陰萎4〜79％，瞳孔調節障害による霧視3〜34％などである（表37）[8,9]．その他，瞳孔の形状異常（瞳孔強直），涙・唾液分泌欠如，起立性低血圧なども随伴する．30例での検討で軸索反射性発汗試験で83％，深呼吸やヴァルサルヴァ試験での心拍数の変化で75％，tilt-up 時やヴァルサルヴァ試験の血圧変化は37％の症例に異常であり，唾液分泌異常は約半数例に見られる．

7．Pure dysautonomia

　Pure post-ganglionic cholinergic dysautonomia はまれな疾患であるが，骨格筋の脂質蓄積症の一つにあげられる．本症の自律神経異常は，瞳孔強直，嘔吐，便秘，尿閉，頻拍症，腺分泌の減少などを認

め，ほかの一般身体または体性神経異常を見ない。筋電図や末梢神経生検にも異常ないが，筋病理学では脂質の蓄積と筋線維の大小不同，構築の乱れ，honey-comb 構造などが見られるが，ミトコンドリアの集積・形態異常，脂質酵素異常は見出せず，dysautonomia と脂質症との関係が注目されている。

8. 進行性顔面半側萎縮症（Parry-Romberg 症候群：PRS）

片側性の顔面・半身の骨格および筋系の低形成に大脳片側低形成を伴う疾患として，顔面半側皮膚および骨格筋の進行性萎縮を示す PRS がある[10]。

PRS では，強皮症類似の自己免疫機序，頸部交感神経幹の障害などの関与が考えられ，孤発例が多く，遺伝形式は常染色体劣性と推定されている。本症候群では，左側優位に顔面半側皮膚と進行性筋萎縮（側頭筋や咬筋が中心）が 10 歳代に始まり，眼球陥凹，瞳孔異常などの眼科的合併症も高頻度に見られる。大脳低形成は画像報告が多く，患側の大脳低形成，大脳皮質の形成異常，石灰化，髄膜の信号異常が見られ，剖検例で炎症反応や小脳の異常も報告されている。自律神経系では患側の Horner 症候群や発汗の減少が見られ，一部は体性神経系の感覚障害や三叉神経痛に加え，けいれん発作もある。顔面萎縮は 20～30 歳代に停止することが多く，生命予後も良好で，顔面変形が高度の場合，形成外科的治療が行われ，頸部交感神経ブロックや副腎皮質ステロイドの有効例もあるという。

9. Stiffman/stiff person 症候群

全身の筋硬直と，刺激誘発性の発作性有痛性筋れん縮が見られる。末梢運動神経ブロック，全身麻酔で消失する。血圧上昇，頻脈，発汗などの自律神経症状を伴う。筋電図上，安静時の持続性筋放電が見られる。大腸がん，肺がん，Hodgkin リンパ腫を合併するものは，抗グルタミン酸脱炭酸酵素（GAD）抗体，抗 gephpin 抗体，乳がんを伴うものでは抗 amphiphysin 抗体が見られることが多い。病理学的に脊髄前角内側の介在ニューロンの脱落とグリオーシスを認め，脊髄前角の GABA 作動性介在ニューロン（Renshaw 細胞）の障害によるとされる。GABA は中枢・末梢神経系での抑制性伝達物質であり，GAD はグルタミン酸から GABA を触媒する酵素であるため，本症での抗 GAD 抗体による GAD 活性の低下などにより GABA が減少し，α 運動ニューロンの興奮性が高まり多シナプス反射の外受容反射が亢進し，発症するものと考えられる。

10. 反射性交感神経ジストロフィー（reflex sympathetic dystrophy：RSD）

RSD は交感神経系の活動亢進が関与すると考えられる神経-筋骨格組織の損傷に起因する神経因性の疼痛症候群である。慢性に経過し，患者の苦痛が強い。RSD とは，1993 年の国際疼痛学会の定義によって神経損傷を伴わない複合局所疼痛症候群（complex regional pain syndrome）type Ⅰ（CRPS type Ⅰ）と呼称統一され，type Ⅱ は神経損傷を伴うカウザルギーである。CRPS type Ⅰ の自律神経障害としては，アロディニア，浮腫，皮膚血流の変化，発汗異常がいずれかの病期に出現する。

追 記

本論文の一部は厚生労働省精神・神経疾患研究委託費（17 指-10, KS）によった。

■文 献

1) Engel AG, et al：Dystrophinopathies. Myology（Engel AG, F-Armstrong C eds）, McGraw Hill, New York, pp.961-1025, 2004
2) 中嶋洋明, 他：Duchenne muscular dystrophy の自律神経機能について, 第 3 報. 厚生省神経疾患研究委託費, 筋ジストロフィー症の疫学, 臨床および治療に関する研究. 昭和 56 年度研究報告書, p.205, 1982
3) 石浦章一：筋強直性ジストロフィー発症のメカニズム. 日本臨牀 63：515-521, 2005
4) 佐橋 功, 衣斐 達：ミトコンドリア障害の核内遺伝子 Ann Rev 神経 2005, 中外医学社, 東京, pp.230-237, 2005
5) Engel AG, et al：The polymyositis and dermatomyositis syndrome. Myology（Engel AG, F-Armstrong C eds）, McGraw Hill, New York, pp.1321-1366, 2004
6) Engel AG, et al：Acquired autoimmune myasthenia gravis. Myology（Engel AG, F-Armstrong C eds）, McGraw Hill, New York, pp.1755-1790, 2004
7) Evoli A, et al：Clinical correlates with anti-MuSK antibodies in generalized seronegative myasthenia gravis. Brain；126：2304-2311, 2003
8) Nakao YK, et al：Seronegative Lambert-Eaton myasthenic syndrome. Study of 110 Japanese patients. Neurology；59：1773-1775, 2002
9) Wirtz PW, et al：Lambert-Eaton myasthenic syndrome has a more progressive course in patients with lung cancer. Muscle Nerve；32：230-237, 2005
10) Dupont S, et al：Progressive facial hemiatrophy and epilepsy：a common underlying dysgenetic mechanism. Neurology；48：1013-1018, 1997

佐橋 功, 衣斐 達

H. 中毒性疾患

はじめに

　中毒（poisoning, intoxication）とは，主として外来性因子によって生体が何らかの障害を受けた状態を指す．治療目的で投与される薬物の場合は，人体に好ましくない作用を副作用（side effect）とか有害反応（adverse reaction），過量や誤った投与法によるものを中毒と呼んでいるが，本質的な差ではない．薬物，工業薬品，農薬，食品，自然界の生物毒（植物毒，動物毒），環境汚染などの原因による中毒は，本来の目的や意図から外れて出現する偶発的なものである．一方，他殺や傷害，テロや戦争のための凶器として用いられることがあり，生物化学兵器と呼ばれる．

　本稿では，中毒で出現する自律神経障害について述べる．治療・処置に関しては，紙数の関係で割愛した（文献の記述を参照）．

1. 薬物による中毒・副作用

1）抗精神病薬

　抗精神病薬（antipsychotics）は，従来のフェノチアジン系（phenothiazines），ブチロフェノン系（butylophenones），ベンザミド系（benzamides）と，最近の非定型向精神病薬（atypical antipsychotics）の4種類に分類される．主な作用は中枢神経のドパミン受容体遮断作用であるが，非定型向精神病薬はセロトニン受容体へも作用する．

（1）主な神経系副作用
　急性症状は，眠気，精神反応鈍麻，無関心，過度の鎮静である．亜急性・慢性副作用症状として，錐体外路症状が高頻度に出現する．最も頻度が高いのはパーキンソニズムで，パーキンソン病に酷似している．筋の異常緊張（ジストニー），不随意運動（ジスキネジー）や舞踏運動，常同的異常運動，静座不能症なども出現する．

（2）自律神経系副作用症状
　頻度の高いのは起立性低血圧である．この他に，口渇，鼻閉，羞明，頻脈，尿閉，便秘，悪心・嘔吐なども出現する．フェノチアジン系（ペルフェナジンなど）には，心筋伝導障害を起こすものがある．食欲亢進と肥満が出現し，非定型抗精神病薬特有の副作用に高血糖がある．

（3）悪性症候群（malignant syndrome）
　急性発症で，重篤な自律神経症状（40℃近い高熱，大量の発汗，頻脈など）と錐体外路症状（全身の強い筋強剛，無動，無言など）が特徴である．強い筋収縮によって横紋筋融解と高CK血症が起こり，ミオグロビン血症により腎尿細管障害が引き起こされる．腎不全を合併した場合には血液透析が必要となる．ダントロレンナトリウム投与により筋強剛は除去され劇的に改善する．

2）抗うつ薬（antidepressants）

　従来からの三環系・四環系抗うつ薬に加えて，近年の主流は選択的セロトニン再取り込み阻害薬（SSRI）とセロトニン・ノルアドレナリン再取り込み阻害薬（SNRI）である．この他に，モノアミン酸化酵素（MAO）阻害薬とリチウムが使用される．

（1）三環系抗うつ薬

　強い抗コリン作用を有するために，アトロピン中毒に類似した自律神経症状が出現する．循環器症状（心悸亢進，頻脈，高血圧，不整脈など），心電図変化（洞性頻脈，心房細動，脚ブロック，ST-Tの変化），起立性低血圧によるめまいやふらつきが出現する．消化器症状（蠕動運動低下，便秘，麻痺性イレウス，弛緩不能（achalasia）など），泌尿器症状（膀胱括約筋の緊張増加による排尿困難・尿閉）が出現する．散瞳による視力異常や羞明を訴えることもある．眼圧上昇作用があるので緑内障には禁忌とされる．

（2）セロトニン症候群

　セロトニン作用薬の中枢神経系副作用であり，脳内セロトニン活性亢進状態で出現する．主要症状は，①精神症状（錯乱，軽躁状態，興奮），②錐体外路症状（ミオクローヌス，振戦，筋強剛などのパーキンソニズム），③自律神経症状（下痢，腹部膨満，血圧変動，頻脈，発汗過多）である．悪性症候群に似た高熱，呼吸不全，腎不全などの重症例もまれに報告されている．

　SSRIとほかの抗うつ薬との併用時に発生頻度が増加する．症状が似ている悪性症候群を鑑別する．原因薬の中止と十分な補液で速やかに改善するものが多い．

（3）リチウム中毒

　初期症状は，食欲低下，嘔気・嘔吐，下痢などの消化器症状，口渇，多飲，多尿，浮腫などである．進行につれて傾眠，錯乱などの中枢神経症状，運動障害，発熱，発汗ミオクローヌス，けいれん発作などの中枢神経症状も加わり，腎機能低下を起こす．

3）抗けいれん薬

（1）フェニトイン系，バルプロ酸，カルバマゼピン

　共通した副作用として，傾眠，小脳失調がある．自律神経症状は少ない．

（2）バルビツール酸系（barbiturate）

　元々催眠作用があるが，常用量の4～10倍を摂取することにより昏迷から昏睡状態になり，縮瞳，頻脈，痛刺激への無反応が起こり，腱反射は低下する．15～20倍を摂取すると深昏睡になり，浅く遅い不規則呼吸，徐脈，血圧低下，体温低下，四肢冷却が起こり，ショック状態に陥る．最重症例では，瞳孔は散大し，自律神経反射は消失する．

4）抗不安薬，睡眠薬

　ベンゾジアゼピン誘導体（benzodiazepines）は，抗不安薬，催眠薬として広く使用されている．副作用・中毒症状はバルビツール酸に似るが，より軽症である．誤用や自殺目的による大量摂取では，昏睡，呼吸抑制と血圧低下，徐脈などの自律神経症状が出現する．呼吸抑制やショック状態に陥った場合には，人工呼吸器管理し昇圧薬を投与する．

表38 副交感神経刺激を起こす物質

1. 有機リン系殺虫剤
2. カーバメート系医薬品および殺虫剤
3. ネライストキシン系殺虫剤
4. アセチルコリン類似の副交感神経刺激薬：ピロカルピン（サンピロ®，ピロリナアセフェート®，オキュサートP®），アセチルコリン（オビソート®，ノイコリンエー®），カルプロニウム（アクチナミン®），ベタネコール（ベサコリン®），アクラトニウム（アボビス®），カルバコール（グラウマリン®）
5. 化学兵器の神経剤
6. ムスカリンを毒成分とするアセタケ属のキノコ
7. ソラニンを含むジャガイモの芽やヒヨドリジョウゴ，イヌホオズキなどの植物

このうち，1，2，5，7は，コリンエステラーゼ阻害作用によるものだから症状は有機リン系殺虫剤と同じである。ただし，7はソラニン以外のものも含まれているから，症状は典型的ではない。3は症状はよく似ているが，コリンエステラーゼ阻害作用によるものではない。6は副交感神経末端のムスカリン受容体を直接刺激するため，運動神経の刺激症状（ニコチン様作用）を欠く。

（「内藤裕史：中毒百科，改訂第2版，p241，2001，南江堂」より許諾を得て改変し転載）

5）パーキンソン病治療薬

大別して①ドパ製剤（単剤，ドパ脱炭酸酵素阻害薬との合剤），②ドパミン受容体作用薬（dopamine agonisit）：麦角系と非麦角系，③モノアミン酸化酵素（MAO-B）阻害薬，④アマンタジン，⑤抗コリン薬，⑥ノルアドレナリン前駆体（ドロキシドパ）の5種類がある。

共通の副作用は，服用開始期の食欲低下，嘔気，嘔吐（②①の順に高度），長期あるいは高用量服用時の不随意運動（①②），高齢者での精神症状（⑤④③②①の順に高度）である。

自律神経系副作用症状は，口渇，排尿障害，腸管運動低下や便秘（⑤で最も高度），低血圧（①②），高血圧（⑥③の順に高度），浮腫・肺水腫（②），眼圧上昇などである。近年は②による心臓弁膜症や心不全が注目されている。

パーキンソン病治療薬の突然の断薬により，抗精神病薬服用中に出現するものと同様の悪性症候群が出現することがある。

6）抗コリンエステラーゼ薬（anti-cholinesterases）

副交感神経興奮作用を有する抗コリンエステラーゼ薬はアセチルコリンを増加させる。その作用を利用して，末梢で神経筋接合部に作用する薬物は重症筋無力症の治療薬として，血液脳関門を通過する塩酸ドネペジルはアルツハイマー型認知症治療薬として使用される。農薬あるいは化学兵器には抗アセチルコリンエステラーゼ薬が多い（表38）。

（1）重症筋無力症のコリン作動性クリーゼ（cholinergic crisis）

重症筋無力症患者の過量服薬による重症副作用で，神経筋接合部とコリン作動性自律神経終末においてアセチルコリン過剰状態になり，ムスカリン様作用（腹痛，下痢，発汗，唾液分泌過多，縮瞳など副交感神経亢進状態）とニコチン様作用（筋線維束攣縮，脱力）出現に続いて，不整脈，血圧降下，徐脈，頻脈，気管支けいれん，気道分泌亢進が出現し，呼吸筋麻痺，心停止に陥る。迅速な救急救命処置が必要で，副交感神経遮断薬（硫酸アトロピン）の静注，必要に応じて人工呼吸や気管切開などを行う。

(2) 塩酸ドネペジル

アルツハイマー病治療時のコリン系副作用として，高度な嘔気，嘔吐，流涎，発汗，徐脈，低血圧，呼吸抑制，虚脱およびけいれんなどが出現する。過量投与で，筋脱力，呼吸筋麻痺を起こす可能性もある。

7) 麻薬

麻薬は麻薬取締法の対象になるアヘンとアヘンアルカロイド，コカインアルカロイド，合成麻薬，大麻，LSD25 などを指す。麻薬性（モルヒネなど）と非麻薬性（ペンタゾシンなど）の鎮痛薬は医学的に鎮痛や鎮咳の目的で使用される。連続使用により耽溺性と耐性を生じ依存性に陥り，薬物中断により禁断症状（不快感，発汗，下痢，腹痛，せん妄，けいれんなど）が出現する。

急性麻薬中毒の三主徴は，中枢神経系抑制（意識レベルの低下，昏睡），呼吸抑制と徐脈，縮瞳で，肺水腫，低体温，尿量減少，腸管運動減少も出現する。コカインは散瞳作用のために縮瞳が明らかでないことがある。中毒症状消失後 16～18 時間で禁断症状が出現する。

オピオイド系合成非麻薬性鎮痛薬（ペンタゾシンなど）では，モルヒネ型の多幸感や気分高揚感，耐性と薬物依存を生じる。急性中毒症状は，動悸，嘔吐，発汗，流涙などの自律神経症状であり，不安焦燥，不眠，過敏，不穏，記憶力減退，集中力低下，幻覚，見当識障害で，けいれんなどを伴うことがある。

8) 覚醒薬

アンフェタミン（ヒロポンなど）に代表される覚醒薬は，麻薬性鎮痛薬とは逆に中枢神経刺激作用をもつ交感神経興奮薬であるが，やはり依存性が出現する。常用量摂取により，中枢神経興奮作用と交感神経刺激作用が生じる。落ち着きなく，決断が速くなり，気分は明るくなって，多くの考えがわいて多弁になるが，深い思考はできず不安感が強く，発汗，口渇を伴う。投与量が増えれば，幻覚や離人症，被害妄想，追跡妄想，嫉妬妄想などが現れ，殺人や傷害事件を起こす原因になる。

2. アルコール中毒

1) 急性アルコール中毒（acute alcoholic intoxication）

中毒症状の出現は，摂取量，摂取速度，アルコール耐性の個人差によって規定される。脳内のアルコール濃度は血中濃度に相関し，血中濃度が 50～150 mg/dl では陽気で脱抑制状態になり，150～250 mg/dl で小脳失調，吐気，頻脈，傾眠，感情制御不能，反社会的行動が出現し，300 mg/dl で昏迷，狼藉，辻褄の合わない言動，嘔吐が出現し，400 mg/dl で昏睡，500 mg/dl で呼吸筋麻痺が起こる。血清浸透圧上昇，低血糖，電解質異常，アシドーシス，脱水が併存していることが多い。

2) 慢性アルコール中毒

慢性アルコール症（chronic alcoholism）とは，アルコール常習，依存，濫用のことで，慢性大量飲酒（純アルコールに換算して毎日 150 ml）により中毒や健康障害に陥った状態である。アルコールの

表 39 血液中の一酸化炭素ヘモグロビン濃度（CO-Hb）と症状

濃度（%）	症状
10〜	軽い頭痛（動作時），前頭部頭重感
20〜	拍動性頭痛，吐気，めまい，動悸，呼吸促進
30〜	激しい頭痛，頻脈，めまい，視力障害，昏迷，失神
40〜	上記の症状の増悪，視力・聴力障害，筋脱力
50〜	昏睡，けいれん
60〜	昏睡，呼吸抑制，心機能の抑制
70〜	心不全，呼吸不全，死亡

（「内藤裕史：中毒百科，改訂第2版，p177, 2001, 南江堂」より許諾を得て改変し転載）

主要な標的臓器は，神経系と消化器・肝である。

3）アルコール禁断症状/離脱症候群

長期の大量飲酒者が飲酒を中断したときに出現し，振戦，幻覚，けいれん発作，せん妄が出現する。初期症候群は，飲酒中断後7〜8時間で振戦，悪心・嘔吐，不眠，顔面紅潮，発汗増加，幻覚，けいれん発作が出現するもので，約24時間でピークに達し数日間続いて消失する。後期症候群は振戦せん妄（delirium tremens）と呼ばれ，断酒後48〜96時間で始まり，混迷状態，振戦，輾転反側（jactitation），幻覚妄想状態，交感神経系自律神経機能亢進（発熱，頻脈，瞳孔散大，発汗過多）からなる。輸液と電解質補正を行う。高体温，ショックに留意する。

3. 主要な外因性中毒

1）一酸化炭素（CO）中毒

COは不完全燃焼時に発生する。都市ガス，プロパンガス，自動車排ガス，炭火などの家庭内環境に加え，火災などさまざまな状況で発生し，ガス中毒の中で最も多い。COのヘモグロビン結合力は酸素の200〜300倍強いために，一酸化炭素ヘモグロビン（CO-Hb）はヘモグロビンの酸素運搬能を阻害し，組織は酸素欠乏を起こす。COは体内ではほとんど代謝されず，Hbから遊離した後に呼気を通じて排出される。血中CO-Hb濃度と症状との関係を表39に示す。救急処置については割愛するが，死を免れた場合は，意識障害は徐々に回復する。重症例では失外套症状，認知症，パーキンソニズム，健忘症候群，自発性低下などの症状が出現するが，徐々に回復する。一相性の経過をとるものを非間欠型と呼ぶ。

間欠型（遅発障害）では，意識障害がいったん回復した後に，1〜3週を経て再び精神神経症状が出現してくる。予後はさまざまで，数カ月で回復するものから死亡例まである。MRI T2強調画像では，淡蒼球に加えて大脳白質の変性による広範囲な高信号域を認める。後遺症はパーキンソニズム，性格変化，認知症，無動性無言症などで重症例が多い。

2) 有機溶剤中毒（organic solvent poisoning）

有機溶剤とは，非水溶性の油脂や樹脂を溶解できる液体有機化合物のことで，各種有機溶剤の合剤はシンナーと呼ばれる。揮発性が高いために気道を通じて吸収されやすく，脂溶性のために経皮的にも吸収され，中枢神経系に達しやすい。塗装，洗浄，印刷，接着剤，化学物質合成などに広く使用されており，職場環境から中毒が発生する。青少年のシンナー吸入遊びによる中毒も多い。

急性中毒発生時には，まず呼気からの有機溶剤排泄を促進しつつ，全身管理を行う。急性期には，呼気からの排泄を促進するために，まず新鮮な空気の場所に移して人工呼吸や強制換気を行う。必要に応じて，酸素吸入と呼吸管理，点滴静注を実施する。

(1) トルエン（toluene）
シンナーの主成分で使用頻度が最も高い。急性中毒では，酩酊状態，幻覚，意識障害，ふらつき，けいれん，昏睡を起こし，死因にもなる。慢性吸入により，非可逆性で高度の中枢神経障害（振戦，小脳失調，眼球運動障害，認知機能低下，錐体路症状，視神経障害）と末梢神経障害を起こす。

(2) n-ヘキサン（n-hexane）
慢性的に高濃度吸入することにより感覚運動性のポリニューロパチーを起こし，高度な場合は四肢麻痺になる（glue sniffer's neuropathy）。電気生理学的には軸索型末梢神経障害を示唆する異常を示し，神経生検では特徴的な高度の軸索腫大（axonal swelling）を認める。

(3) トリクロロエチレン（trichloroethylene）
有機溶剤として広く使用され，揮発性である。侵入経路は，皮膚，気道，経口で，急性中毒として，頭痛，吐気，嘔吐，めまい，興奮，失調，意識障害，昏睡を起こす。低血圧，徐脈と不整脈の頻度も高い。慢性中毒では手袋靴下型の感覚運動性多発ニューロパチー，三叉神経領域のしびれを起こす。

3) 農薬・駆虫薬中毒

(1) 有機リン剤中毒
有機リン剤は主として殺虫剤として使用される。化学兵器のサリンも同系統の毒物である。経口，皮膚，呼吸器を通じて吸収され，コリンエステラーゼ活性阻害によりアセチルコリンが蓄積し，副交感神経症状（ムスカリン様，ニコチン様），交感神経症状，中枢神経症状が出現する（表40）。急性中毒重症例では，縮瞳，意識障害，対光反射消失，全身けいれん発作，肺水腫などが見られる。血漿コリンエステラーゼ活性が低下する。急性期治療には，アトロピン（抗コリン作用）とヨウ化プラリドキシム（PAM：コリンエステラーゼ活性回復作用）を併用する。

(2) カルバメート剤中毒
有機リン剤に次いで多く使用される。コリンエステラーゼと結合し活性を阻害する。症状は有機リン剤に似るが，回復しやすい。PAMは無効なので，アトロピンで治療する。

(3) 有機塩素剤中毒
殺ダニ・アリ剤として使用される。全身倦怠感，脱力感，頭痛，興奮，意識障害，けいれん，肝・腎障害，肺水腫，皮膚炎などが起こる。

(4) タリウム中毒
硫酸タリウムは殺虫剤として用いられるが，誤飲や自殺目的摂取で中毒が起こる。急性中毒は摂取

表40 有機リン中毒の症状

1．副交感神経刺激症状 （ムスカリン様作用）	縮瞳，流涎，気道の分泌亢進，消化管の蠕動亢進による嘔吐・下痢・便失禁，尿失禁．徐脈，低血圧もみられるが，頻度は次に述べる頻脈，高血圧より少ない．
2．交感神経刺激症状 （ニコチン様作用）	交感神経節前線維の直接支配を受けている副腎髄質が刺激されて，エピネフリンやノルエピネフリンが血中に出るためみられる症状：頻脈，高血圧，蒼白，高血糖，尿糖．体温は低下するよりも，上昇することのほうが多い．
3．汗腺を支配する交感神経の刺激症状 （ムスカリン様作用）	発汗
4．運動神経刺激作用	けいれん，筋れん縮
5．中枢神経刺激・麻痺症状 （脳では主にムスカリン様作用． 脊髄では主にニコチン様作用）	不安，興奮，不眠，情緒不安定，言語不明瞭，意識レベルの低下，昏睡

（「内藤裕史：中毒百科，改訂第2版，p239，2001，南江堂」より許諾を得て改変し転載）

後12～24時間で腹痛，下痢，食欲不振が出現し，2～5日で多発ニューロパチー，筋障害を認める．重症例では，意識障害，ミオクローヌス，けいれん発作，小脳失調などが出現することがある．

（5）有機フッ素剤中毒

殺鼠剤や害虫駆除剤として使用される．Krebs回路中断によるエネルギー産生阻害と中枢神経刺激作用を引き起こす．歩行障害，言語障害，意識混濁，易興奮性，全身けいれん，昏睡，瞳孔散大，血圧低下，不整脈，チアノーゼ，嘔吐，胃部疼痛，吐血などが出現する．

（6）パラコート中毒

除草剤として用いられ，自殺目的の服用による中毒が多い．経口摂取すると，口腔の灼熱感，嘔吐が見られ，数日後には腎障害と肝障害が出現し，心機能障害，神経障害が出現することもある．数日～数週間後には間質性肺炎と肺線維症による呼吸困難が出現し，呼吸不全になる．死亡率が高い．胃洗浄，マニトールによる強制利尿，血液浄化療法を実施する．

4．生物毒素中毒

1）食中毒（food poisoning）

（1）ボツリヌス中毒（botulism）

土壌中に常在する嫌気性グラム陽性桿菌 Clostridium botulinum が産生する毒素による食中毒である．ソーセージ，缶詰，いずし，真空パック食品など，この毒素を含む保存食品の摂取によって発症する．毒素は免疫学的にA～Gの7型に分類され，A，B，Eの3型が中毒を起こす．わが国では，大部分がE型による中毒である．ボツリヌス毒素（botulinus toxin）の作用機序は神経筋接合部の神経終末のアセチルコリン放出阻害であり，神経反復刺激で筋電位増加現象（waxing）を認める．

初発症状は，眼瞼下垂，複視，構音障害，嚥下障害で，重症例では呼吸筋麻痺，四肢筋麻痺が起こり，心停止に至る．治療には抗毒素を用いる．呼吸筋麻痺例ではレスピレータ管理が必要である．

(2) フグ中毒（tetrodotoxism）

フグの肝臓や卵巣に含まれるフグ毒（tetrodotoxin）により発生する中毒である。末梢神経終末のNaイオン透過性阻害により，刺激伝導が神経筋接合部や自律神経系で遮断されることにより麻痺症状が出現する。

フグ毒摂取後30分〜3時間で起こる。初発症状は口周囲や舌のしびれ感で，嘔吐，失調が加わり，四肢脱力，構音障害，呼吸困難，腱反射消失を経て，チアノーゼが出現し，昏睡，呼吸筋麻痺を起こす。死亡率が高いので重症例には集中治療室管理を行う。

(3) アオブダイ中毒

アオブダイは日本の太平洋岸に広く分布する青緑色の魚で，肝に含まれるパリトキシン摂取により，食後5〜48時間で激しい筋痛と手足のしびれが出現する。フグ中毒より軽症であるが，呼吸障害，腎不全，不整脈を起こし死亡することもある。

(4) キノコ中毒（mushroom poisoning）

毒キノコはわが国には約30種あり，特に毒性が強く死亡の原因になるのはAmanita toxin群のドクツルタケ，シロタマゴテングタケなどである。摂取から発症までの潜伏期は，ドクササコが10〜数十時間と長い以外，ほかは15分〜2時間以内である。

中毒作用から次の5群に分類される。ムスカリン群（ベニテングタケ，アセタケ，カヤタケなど）は，副交感神経刺激症状（表40参照）を起こす。アトロピンが有効である。コプリン群（ヒトヨタケ，ホテイシメジなど）はアセトアルデヒド脱水素酵素阻害作用があるために，アルコールと一緒に摂取すると消化器症状，顔面紅潮，頻脈，低血圧，呼吸困難を起こす。シロシビン群（シビレタケ，ワライタケなど）はLSDに似た幻覚作用，失調，感覚麻痺を起こす。イボテン酸群（ベニテングタケ，テングタケ）は，抗コリン作用により運動失調，けいれん，筋過緊張，幻覚を起こす。抗コリンエステラーゼ薬で血液脳関門を通過するフィゾスチグミン（化学試薬）の注射が有効である。クリチジン群（わが国特有の毒キノコでドクササコなど）は四肢末端に火傷のような疼痛を生じ鎮痛薬に抵抗性である。

スギヒラタケは食用キノコであるが，2003〜2004年に限って，東北・北陸の日本海側において，摂取後に意識障害，ミオクローヌス，全身けいれんを伴う急性脳症が発生し死亡例もでた。ほとんどが腎機能低下患者で，脳MRIでは基底核部に高度の浮腫を認め，脳波では周期同期性発作が認められた。その後の発症は報告されておらず，中毒発生原因は不明である。

2) 咬傷，刺傷

(1) ヘビ（マムシ，ハブ）

マムシ毒はL-アミノ酸酸化酵素，レシチナーゼA，ホスホジエステラーゼなど多種の酵素からなり，出血，局所刺激，筋凝固壊死，血管収縮，血圧効果の作用を有する。神経作用として，眼内直筋麻痺による複視も出現する。ハブ毒はさらに壊死毒が強力で融解壊死をきたす。主症状は，咬傷部牙痕，腫脹，疼痛，出血で，重症例では，複視，霧視，嘔吐，心悸亢進，乏尿，無尿，ショックなどの全身症状が出現する。

緊急処置として，蛇毒の吸出し，中枢側の緊縛，切開による毒液排除を行い，入院させて抗血清投与や全身管理を行う。

(2) ハチ刺傷

ハチ毒には発痛物質（ヒスタミン，ソロトニン，キニン）と組織破壊酵素（プロテアーゼなど）が含まれ，ハチ毒の高分子物質は抗原性があるので，アナフィラキシーショックの原因物質になる。

局所の疼痛，腫脹，全身のじんましん，悪心・嘔吐，気道狭窄や喉頭浮腫による呼吸困難や意識障害を起こすこともある。アナフィラキシーショックは刺傷後数分〜数十分以内に出現し，重症例では死亡率が高い。

3）外傷による破傷風（tetanus）

土壌中に常在する嫌気性グラム陽性桿菌の破傷風菌（*Clostridium tetani*）が創部で産生した毒素によって，横紋筋が持続的にけいれん・強直する病態である。毒素は筋の運動終末から運動神経を経由して脊髄に上行性に運ばれ，抑制性伝達物質であるグリシンの放出を阻害することにより，脊髄運動神経を持続性に興奮させる。潜伏期は 1〜3 週間である。

頸部と外傷部の不快感，発熱に引き続いて開口障害（咬痙：trismus），嚥下障害，歩行障害，呼吸困難，全身けいれん，弓なり反張（opisthotonus）などの神経症状と，縮瞳，発汗，発熱が出現する。検査では白血球増多と CK 上昇が認められる。重症例では筋症状による窒息死の可能性があるので，レスピレータによる呼吸管理を行う。

5. 金属中毒（metal poisoning）

砒素中毒では，高度の多発ニューロパチーとともに，悪心・嘔吐，下痢，血圧低下などが出現する。タリウム中毒では，異常感覚と疼痛を伴う多発ニューロパチー，振戦，小脳失調，意識障害などの中枢神経症状とともに，頻脈や高血圧などの自律神経症状の頻度が高い。四エチル鉛中毒では，悪心・嘔吐，下痢に引き続いて振戦，小脳失調，意識障害，記銘力低下などの中枢神経症状が出現し，自律神経症状（発汗過多や血圧降下）が認められる。

重症の神経障害で知られる有機水銀中毒（水俣病：感覚性多発ニューロパチー，求心性視野狭窄，小脳失調症，錐体外路症状など），無機水銀中毒（振戦，錐体外路症状，小脳失調），無機鉛中毒（運動性多発ニューロパチー），マンガン中毒（パーキンソニズム）では，自律神経障害は詳述されていない。

6. 熱射病（heat stroke）

高温により体温が上昇し，高体温によって体温調節中枢が障害され，発汗などによる体温調節機能が失われ，体温が 40℃以上になる。その結果，中枢神経系，循環器系をはじめとしてすべての臓器が障害される。中枢神経系では頭痛，けいれん，意識障害，昏睡，脳浮腫，瞳孔散大が起こり，過換気，心不全，不整脈，ST-T 波異常，血圧低下，腎不全などの多臓器不全となる。冷却，輸液，蘇生術などの救急処置が必要である。

■ 文　献

<中毒，副作用全般>

1) Zaratzian VL：Drug-induced dysfunctions of the autonomic nervous system. Neurotoxicology（Blum K, Manzo L eds），Marcel Dekker, New York, pp69-81, 1985
2) Blain PG, Harris JB eds：Medical Neurotoxicology. Occupational and Environmental Causes of Neurological Dysfunction, Arnold, London, 1999
3) 内藤裕史：中毒百科―事例・病態・治療―，改訂　第2版，南江堂，東京，2001
4) 高久史麿，尾形悦郎，黒川　清，矢崎義雄監修：中毒・環境要因による疾患．新臨床内科学　第8版，医学書院，東京，pp1959-2045, 2002
5) Ropper AH, Brown RH：Alcohol and alcoholism, Disorders of the nervous system due to drugs, toxins, and other chemical agent. Adams and Victor's principles of neurology, 8th ed, McGraw-Hill, New York, pp1004-1045, 2005
6) Rowland LP：Environmental neurology. Merritt's Textbook of Neurology, 11th ed, Lippincott Williams & Wikins, Philadelphia, pp1149-1192, 2005
7) 平山惠造監修：外因性中毒性疾患，医原性疾患．臨床神経内科学　第5版，南山堂，東京，pp421-446, 2006

<薬物の作用と副作用>

8) 高久史麿，矢崎義雄監修：治療薬マニュアル2006，医学書院，東京，2006

<公害，生物化学兵器>

9) 高倉公朋，宮本忠夫監修：脳と神経科学シリーズ5．薬物が起こす神経障害，メジカルビュー社，東京，1997
10) 井上尚英：生物兵器と化学兵器―種類，威力，防御法，中央公論新社，東京，2003

葛原茂樹

I. 欠乏性・代謝疾患

1. 糖尿病における自律神経障害

　糖尿病患者の寿命延長に伴って糖尿病（DM）における自律神経障害はその重要性を増している。1970年以降に導入された定量的，非侵襲的自律神経機能検査によって障害の分布，場所および程度がよくわかってきた。頻度情報がかなり増え，有病率がわかり始めてきた。治療試験がよく行われるようになった[1]。

　糖尿病性自律ニューロパチー（diabetic autonomic neuropathy：DAN）は寿命と生活の質に重大な否定的影響を与えるにもかかわらず，その認識は狭く理解は浅い。DAN は糖尿病性ニューロパチー（diabetic neuropathy：DN）の1型であって自律神経系の全体にかかわりをもつ。臨床症状としては DM 発病後長く現われないが，潜在性異常は2型 DM 診断の1年以内，1型 DM 診断の2年以内に起こり得る。心臓血管自律ニューロパチー（cardiovascular autonomic neuropathy：CAN）は臨床的に最も重要，かつ良く調べのついている DAN の1型である[2]。

1）有病率，頻度

　DAN の発生率，有病率は不明であり，診断基準，採用した検査の感度，および分母となる DM 症例の確認法，選択法，症例回付の際の偏りなどにより異なっている。DM 罹病期間と患者の年齢が増すにつれて臨床的自律神経不全は起こりやすくなる[1]。

　異なる患者源からのデータ比較上の問題に対処すべく，1988年に行われた DN に関する San Antonio 会議は，各施設が用いる客観的方法の標準化を勧告した。その後の地域人口をベースとする研究では1個以上の心拍数変動検査異常が16.7％と報告され，22センターから無作為に新しく取り入れた1,171名の DM 患者での研究では CAN の有病率は1型 DM で25.3％，2型 DM で34.3％と報告された[2]。

　起立時の頭のふらつき，陰萎，逆行性射精，下痢，膀胱愁訴，発汗異常がよく見られる。症状の頻度は報告によって大きく異なる。陰萎は非常によくみられ，代表的な有病率は35％であり，これは加齢とともに，また DM 罹病期間とともに増える。陰萎は，おそらくは自律ニューロパチーと血管疾患の両方によるものである。いったん検査結果が異常と出ると進行性，継続性に悪化し，例外はまれである[1]。

　1963年に東大 沖中内科から報告した224名の DM 患者の自律神経系またはこれに関係が深いと思われる症状の頻度は，40歳未満女子の月経障害（42.0％），四肢厥冷（34.4％），発汗過多（32.6％），皮膚掻痒（30.4％），60歳未満のインポテンツ（30.4％）（因みに60歳以下の性欲減退は60.6％），起立性低血圧（27.9％），便秘（20.55％），眩暈（20.9％），関節障害（17.0％），浮腫（14.7％），膀胱障害（13.0％），発汗減少または消失（6.7％），下痢（2.7％），穿孔潰瘍（0％）であって，これらのいずれかを有する者は全例の88.1％に及んだ[3]。

2）系統別障害

臨床症候は下記系統のどれかに入り，患者はそれらの障害を1個または複数有している。

(1) 心臓血管系

A. 心臓血管反射障害

心拍数変動（心拍間隔変動，R-R間隔変動，心周期変動）の減少が深呼吸，ヴァルサルヴァ手技，起立に対する心拍数反応の検査で明らかになる。DMで最初に現われるDANはこれである。DMでは安静時の平均心拍数が高い。これらは迷走神経の障害を表わしている[1]。心周期パワースペクトル分析によれば，DANにおける心臓迷走神経活動，血管運動交感神経活動の両者の障害の程度は類似している[1]。

心拍数変動の減少は罹病期間とともに増加する。1年間におよそ毎分1拍の減少をみるというのが，おそらく数値として代表的である[1]。

B. 血圧調節反射障害障害

起立性低血圧（orthostatic hypotension）はDMの経過中，通常，心臓迷走神経障害より後に現われる。罹病期間の長いDM患者の10～30％が起立性低血圧に侵されるとの報告が多い[1]。そのメカニズムには主として内臓腸間膜支配交感神経の障害がかかわっている[1]。

動脈圧反射指数はDANでは通常，異常となっている。動脈圧反射の脱神経過敏が糖尿病性ニューロパチー患者の約25％に見られる[1]。

C. 皮膚の血管運動反射障害

糖尿病性ニューロパチー患者では皮膚の血管運動反射がしばしば障害されている[1]。毛細管血流の暗算負荷，寒冷負荷，手の握り締め，温熱に対する反応が低下している。障害は皮膚の有毛部分にあり，皮膚の乾燥，発汗の低下や消失，皮膚のひび割れを引き起こす[2]。

D. 身体運動非耐容性

DANにおける身体運動非耐容性（exercise intolerance）にCANが関与する。身体運動中の好気性活動能力が低下し，最大心拍数が減少している。身体運動中に血圧低下を見る患者もある[1]。これらは広汎な交感神経と副交感神経の脱神経によって説明される[1]。

E. 全身麻酔中の合併症

全身麻酔に関連して長期DM患者，特にQT間隔の延長をもつ患者での不測の心臓血管合併症が報告されている[1]。これらはCANに帰せられている。術前心臓血管反射検査の結果が異常なDM患者には不整脈発生率の有意な上昇，手術前後の説明不可能な血圧の低下が見られる[1]。

手術中に低体温が起こり，薬物代謝の減少や創傷治癒の障害を来すことがある。低酸素誘発性換気の減少も報告されている[2]。

F. 無症状性心筋梗塞

無症状性心筋梗塞（silent myocardial infarction：SMI）が起こることがある[1]。CANとSMIの合併を扱った断面的12研究のうち5研究は有意な相関を示し，これらのメタアナリシスにおける有病率リスクは1.96倍，95％信頼限界1.53～2.51倍であった。これらの事実が示すように，CANとSMIが存在することの間には一貫した関連性がある[2]。

CANを有するDM患者では，虚血性疼痛の感知能力が著しく低下していて，心筋虚血の認知に遅れ

が出る．心筋に分布する求心性感覚線維の傷害が示唆されている[2]．DM 患者における SMI は潜在性自律ニューロパチーとの関連があり，心臓脱神経症候群とも呼ばれている[2]．しかし，CAN と SMI の間に因果関係があるのではなく，基礎にある冠状動脈疾患が CAN と SMI の両方の原因であるという見解もある[2]．

G．致死率上昇

CAN を有する DM 患者は CAN を有しない DM 患者に比べて致死率が高いという報告が多い．自律機能検査異常のある DM 患者の 2.5 年後の致死率が 27.5％，5 年後のそれが 53％であり，自律機能検査が正常な DM 患者の 5 年致死率が 15％であるのに比べて違いがあることを示した．1 型 DM 患者 487 名を 2 年間追跡したが，CAN のある者とない者との間には有意な相対危険度の差がなかった．The Horn Study では 2 型 DM 患者 159 名を 8 年近くの間追跡して，致死率が自律機能障害に関連することを示した．15 研究のメタアナリシスでは 2,900 名の対象者に基づく相対危険度は 2.14 倍であった[2]．

致死率上昇の理由としてあげられているのは，低酸素に対する換気反応の障害，低血糖からの回復障害，致死率の高い合併症の併存，細小血管障害の増悪，糖尿病性末期ニューロパチーや糖尿病性腎症，心臓血管リスク（高血圧，肥満，糖化ヘモグロビン高値，蛋白尿），交感神経機能の夜間優位化のための夜間高血圧などである[2]．

H．突然死

自律ニューロパチーのある患者の突然死の報告は多い．

重症の無症状性虚血が引き起こす致死的不整脈，自律神経不均衡（インバランス）による QT 間隔延長が素因となる危険な不整脈が突然死の原因となる可能性がある．DM の有無を問わず突然死した患者すべてが重症冠状動脈疾患または左室機能異常を有していた一方，これらをもたない DM 患者に心不全を見ることがよくあるので，CAN が突然死の独立した原因となり得るか否かは，なお検討を有する[2]．

CAN の要点をまとめると以下のようになる[2]．
- CAN は糖尿病診断時に検知することができる．
- 年齢や糖尿病の型によって CAN の発生は限定されない．
- 血糖コントロール不良が CAN の発生と進行に中心的役割を果たす．
- 強力な治療によって CAN の進行を遅くし，自律機能検査異常の出現を遅らせることができる．
- 潜在性 CAN を自律機能検査を用いて早期に検知することができる．
- 交感神経系機能異常に関連する CAN の症状は糖尿病の比較的晩期の合併症である．
- CAN と糖尿病性腎症の合併は致死率を高める．

（2）ホルモンおよび代謝系

DAN が中間代謝に影響を与えるメカニズムとして考えられるのは，①肝臓グリコーゲンの貯蔵と脂肪の貯蔵を直接支配している交感神経の障害，②炭水化物動員ホルモンと脂肪動員ホルモンの分泌の少なくとも一部を調節している自律神経の障害，③心臓血管機能への影響を介して臓器血流パターンを変え，代謝基質の抽出に変更をもたらす CAN[1]，である．

A．ノルアドレナリン反応の減少，アドレナリン反応の減少

DAN では，数々の刺激（例えば身体運動や起立）に対するノルアドレナリンの反応が減少し，代謝

基質の動員が減少している。身体運動や低血糖に対するアドレナリン反応は DAN の患者では減少している。起立に対するアドレナリン反応が DAN で減少しているが，ノルアドレナリン反応よりはよく保たれている[1]。

B．グルカゴン反応の欠如

低血糖に対するグルカゴン分泌反応は DM では著しく低下し，DAN の患者では全くない[1]。

C．コルチゾール分泌低下，成長ホルモン分泌低下

糖尿病性ニューロパチーの患者に身体運動中のコルチゾルや成長ホルモンの分泌低下が起こることがある。これらのホルモンの分泌は DAN があるために大きく影響されることはない[1]。

D．膵臓ポリペプチド反応の欠如

DAN の患者では膵臓ポリペプチド反応が欠如している。膵臓 D 細胞を支配する迷走神経が DAN の非常に初期に傷害される[1]。

E．ソマトスタチン分泌欠如

DAN ではソマトスタチン分泌は欠如している。おそらく迷走神経ニューロパチーのためである[1]。

このように，DAN ではホルモン分泌パターンが変化しているが，DAN をもつ患者ともたない患者のブドウ糖の拮抗的調節反応は類似している[1]。DAN を有する患者での数種類のホルモン分泌低下は，おそらく自律神経機能の欠陥によるものである。しかし，これらの患者の代謝機能への影響はそれより小さく，代謝反応保存の少なくとも一部は，DAN を有する患者で β アドレナリン作動感受性が増加することによるものかもしれない[1]。

インスリン依存性 DM 患者は，低血糖発作の後に膵臓ポリペプチド反応とアドレナリン反応の一過性障害を来すことがある（機能的自律不全）[1]。

（3）発汗運動系

定量的発汗運動軸索反射検査（quantitative sudomotor axon reflex test：QSART）が下肢遠位で障害される。これは DN の患者で心臓迷走神経反応の異常とおよそ同頻度で起こる[1]。

（4）瞳孔系

DAN の評価には赤外線瞳孔計で見る対光反射の時間経過が用いられ，再散大の速度が交感神経機能を見るのに信頼できることが示唆されている。対光刺激に対する瞳孔振動頻度（瞳孔周期）は副交感神経機能の指標であり，DAN では低下している[1]。

（5）胃腸系

DAN では胃アトニーと糖尿病性下痢が良く知られているが，比較的まれである。胃腸管運動性検査をすると，より軽度の自律不全がしばしば検出される[1]。胃腸症状はよく見られるが，自律機能異常によるより，ほかの原因によるらしいことがある[2]。

A．食道異常

臨床症状がでることは極めてまれであるが，運動性検査では排出遅延を伴う蠕動波の欠如ないし減弱が，罹病期間の長い DM で記載されている。DAN の患者では食道下部括約筋緊張の減弱と胃食道間逆流が報告されている。食道内外の副交感神経線維の変性または欠如が見られる[1]。

B．糖尿病性胃麻痺

アトニーと胃内容排出の遅れが最も著明な胃症状である。胃運動性異常は糖尿病患者の 20〜30％ に見られるが，臨床症状を伴わないことがしばしばある。吐気，早期飽満感，食後鼓腸，びまん性食道

痛が最もよくある訴えである[1]。

　胃麻痺の原因は十分には理解されていないが，迷走神経障害は病理的にも機能的にも示されている。運動性検査では交感神経障害の存在の可能性が示唆されている。高血糖が胃内容排出に影響する可能性もある[1]。

　C．腸ニューロパチー

　最も顕著な症状は糖尿病性下痢である。DM患者の約20％に見られる。突発性，爆発性，発作性，夜間性，季節性，抑制不能性であることがあり，しばしば困惑する事態を引き起こす。糖尿病性下痢は完成したニューロパチー患者に起こる傾向がある。患者は通常，しばしば数日間続く大量の水様下痢を経験する（偽コレラ性下痢）。糞便失禁が起こることもまれでない。そのメカニズムは明確になっていないが，自律ニューロパチー，細菌過剰繁殖，膵臓外分泌不全，腸粘膜虚血などが問題にされている。腸粘膜は，糖尿病性下痢患者の大部分で正常に機能する。移行時間がひどく延長した患者の下痢は，腸内腔における細菌過剰繁殖によって最も良く説明される[1]。

　糞便失禁は，糖尿病性直腸ニューロパチーをもつ患者を最も苦しめる。括約筋圧や直腸肛門反射を調べて直腸や肛門の機能を評価するる[1]。

　便秘は，DM患者の腸ニューロパチーの最も顕著な結腸症状である。下痢と交代することもある。結腸の広汎な脱神経によるものかもしれない[1]。

（6）泌尿器系

　糖尿病性膀胱症（糖尿病性神経因性膀胱）が見られる。無症状のこともあるが残尿量の増加，過剰尿流による失禁，二次性感染で現れることもある。インスリン依存性DMでの頻度は20～80％である。罹病期間に関係し，多くはほかの長期糖尿病合併症の徴候を有する[1]。

　静脈性尿路撮影では大きな膀胱と水尿管症が認められる。加えて膀胱尿管逆流が多数に認められる。膀胱内圧測定検査では，300～500 mlでは膀胱内圧はわずかしか上昇せず，随意的に40～80 mlの水を排泄した時に見られるはずの圧棘波が見られない。無反射，アトニーのパターンであって膀胱充満感の欠如と膀胱容量の著増を伴っている[1]。尿流測定法において，DMでは流量ピークの低下と排尿時間の延長を示す患者や，排尿に際して腹に力を入れる必要があるために起こる間欠性尿流が遷延性を示す患者がある。このパターンは糖尿病性神経因性膀胱の患者に非常によく見られる[1]。

　膀胱支配の感覚神経障害に始まり，骨盤神経の遠心性副交感神経線維，陰部神経の運動神経，下腹神経の交感神経線維が順次障害されると考えられる[2]。

（7）生殖器系

　陰萎（勃起不全）はDMにおける男性の性機能異常として最もよく見られ，発生率は35～75％である[2]。糖尿病の罹病期間が長くなるとともに起こりやすくなる。

　DMにおける陰萎は内陰部動脈の硬化と自律ニューロパチーの合併によるものである。代謝障害のコントロールの良否も勃起機能に影響する。体性感覚神経障害も勃起不全に寄与する。糖尿病性陰萎はいったん完成すると通常非可逆性である[1]。DMの勃起不全は全身性血管疾患のマーカーであり，心筋梗塞を予知させるマーカーである[2]。

　性欲は初期には保たれるのが普通である[1]。

　逆行性射精が交感神経不全のある糖尿病者に起こることがたまにある。副交感神経不全のために射精量が減ることがある[1]。

女性糖尿病者の性的反応は保たれているか軽度に減退しているかである。性交時の疼痛，オルガスム不全も報告されてはいる[1]。

3）自然経過

　DM 状態の初期において DAN は臨床的にも検査によっても認められないのが普通で，最初の 10 年間もそうであるとされていたが，異論も出てきている。症状は DM の罹病期間や DN の重症度の増大とともに，また加齢の増大とともに増強する。Rochester Diabetic Neuropathy Study は，1980 年代の終わりに始まった 380 名の糖尿病患者を前向きに，人口を基礎として，感度と特異度の明らかな自律神経，感覚，病理，電気生理学的検査技法によって追跡しようとした研究であり，2 年間に IDDM では，深呼吸に対する心拍数変動（HR_{DB}）が 2.05 bpm，ヴァルサルヴァ比（VR）が 0.03，定量的発汗運動軸策反射（QSART）が 0.17 μl，インスリン非依存性 DM では HR_{DB} が 1.56 bpm，VR が 0.02，QSART が 0.10 μl だけ高くなっていたと報告された[1]。

　DAN の致死率に対する影響については前述した。

4）検査と治療

　すべての DM 患者に心拍数変動，ヴァルサルヴァ手技，起立性血圧検査の 3 検査を 1 年間隔で経時的に行うことが早期の診断確立，適時的な治療開始の両面から至極望ましい[2]。

5）診　断

　DAN 初期の診断は深呼吸中の心拍数反応の異常で，DAN 中期の診断はヴァルサルヴァ手技に対する反応の異常で，そして DAN 末期の診断は起立性低血圧の存在で行える[2]。

6）治　療

（1）血糖の厳格なコントロール

　The Diabetes Control and Complication Trial（DCCT）は，1998 年に 1 型 DM における強力な DM 治療が CAN の発来を遅らせるのに有効と報告した。2 型 DM については研究が進行中である[2,4,5]。
　一方，DAN では低血糖の識知に障害がある可能性があるので低血糖に対する教育が重要である。

（2）食事療法，身体運動の指導

　ライフスタイルへの介入は 2 型 DM の発生を減らす。強力な多因子的治療を段階的に実行することが DAN の進行を遅らせる[2,5]。感覚性ニューロパチーの発現が糖耐容性の障害と関連するとの報告が最近ある[2]。
　CAN を発見し，上記のような治療を厳格に行うことは DM において最も高リスクな細小血管症，大血管症の進展予防にも役立つ[2]。

（3）特に CAN の治療

　CAN の診断がついたら直ちに ACE 阻害薬，アスピリン，降圧薬，抗脂血薬を適宜用いる。栄養改善，節酒，節煙も行う。
　抗酸化剤リポ酸（α-lipoic acid，別名チオクト酸：thioctic acid）治療が有望である。ビタミン E は心臓の交感，副交感神経の緊張比率を改善することが 2 型 DM で認められているが，スタチンやナイ

アシンの効果を弱める可能性がある。

ACE 抑制薬の心拍数変動に対する効果は明快でなく，quinapril は 3 カ月使用で副交感神経活動を増加したが，trandolapril の 12 カ月使用では心臓血管自律機能は有意に変化しなかった[2]。

β-blocker のうち心臓選択性の atenolol や脂質親和性の propranolol の使用も自律機能を調整し，交感神経刺激に抗して副交感，交感神経のバランスを回復する。蛋白尿を有し ramipril 治療をした 1 型 DM 患者では meotprolol 投与が自律異常を改善させた[2]。

CAN は多因子過程らしいので，異なる作用機序をもつ治療を併用することが必要である。機能を改善するよりは CAN の増悪を防ぐ方向で治療が行われるべきである[2]。

(4) その他

DAN の起立性低血圧，尿路系，生殖系，胃腸系の症状，発汗過多に対する治療がある[5]。

2. ビタミン欠乏症とアルコール性神経障害

1）ビタミン B_{12} 欠乏

起立性低血圧が初期に現われることがあるが，多くはない[6]。

2）ビタミン B_1 欠乏

Wernicke 脳症の患者に起立性低血圧がよく見られる。おそらく中枢および末梢レベルでの交感神経性出力の障害の結果であろう[6]。

3）アルコール性神経障害

アルコール摂取に起因または関連して起こる神経系の障害をアルコール性神経障害とすると，障害は中枢，末梢両神経系にわたる。急性中毒に起因または関連するものにはアルコール性昏睡，アルコール性低血糖，Wernicke 脳症，ニコチン酸欠乏性脳症がある。慢性中毒に起因または関連するものにはアルコール性脳萎縮，Wernicke-Korsakov 症候群，ペラグラ脳症，Marchiafava-Bignami 病，橋中心髄鞘破壊症，アルコール性小脳変性症，アルコール性脊髄症，アルコール性多発ニューロパチー，アルコール性筋症がある。昏睡，低血糖，小脳や海馬の変性，筋症にはアルコールの直接毒性が役割を果たすが，Wernicke 脳症や Werniche-Korsakov 症候群はビタミン B_1 の欠乏，ニコチン酸欠乏性脳症やペラグラ脳症はニコチン酸アミドの欠乏，脊髄症では栄養欠乏が，末梢神経障害ではビタミン B_1 欠乏が役割を果たす。

アルコール性神経障害に見られる神経症候と自律神経障害を表 41 にあげる[7]。

慢性多量飲酒者は 24 時間血圧記録で見て飲酒中，離脱中，離脱後のどの局面においても非飲酒健常者に比べて高血圧傾向を示す[8,9]。

アルコール性末梢神経症では交感神経麻痺が起こり得て，比較的初期の患者では症状は普通見られないが，発汗検査で交感神経遠心線維の初期障害が示され，重症者では起立性低血圧が起こり得る[6]。長期断酒者 6 名を含む 22 名の慢性多量飲酒者 22 例中 18 例に起立性低血圧が認められ，累積飲酒量が大であることの間に関連がある[10]。交感神経麻痺は累積飲酒量が大である者に顕著に現われる[6]。

表 41　アルコール性神経障害における自律神経症候

	神経障害			自律神経症候
急性アルコール中毒に起因または関連して起こるもの	アルコール性昏睡			●脳幹性呼吸麻痺
	アルコール性低血糖			
	Wernicke 脳症			●*起立性低血圧
	ニコチン酸欠乏性脳症			
慢性アルコール中毒に起因または関連して起こるもの	酩酊中			○*高血圧傾向
	離脱中；離脱症候群（振戦せん妄）			○*高血圧傾向，冷汗，頻脈，散瞳，立毛 ●*進むと，昇圧反応の減弱，皮膚の乾燥
	離脱後	末梢神経症なし		○*高血圧傾向 ○*息み中の発汗反応増強
		末梢神経症あり	比較的初期	足の皮膚は赤紫色を呈し，皮膚温が低く，湿っている
			進行期	●*寒冷曝露中の昇圧反応減弱または降圧 ●*息み中の発汗反応減弱（手掌）または消失（足底） ●†息み中の徐脈反応の減弱 ●息み中止後の昇圧反応減弱 ●心拍間隔変動の減少

○：機能亢進　●：機能低下または消失　*：交感神経機能　†：副交感神経機能。

アルコール性末梢神経症患者の足の皮膚は赤紫色を呈し，皮膚温が低く，湿っている。末梢神経症の症候が顕著になってくると，寒冷曝露に対する昇圧反応や息みに対する発汗反応の異常が現われる[7]。

慢性アルコール症では迷走神経障害が起こり得る[7]。心拍数変動の減少は QT 時間の延長と関連していて，突然死とも結びつく可能性がある[11]。迷走神経障害を有するアルコール症患者は致死率が増加する[6]。慢性アルコール症患者の生存率は，迷走神経麻痺をもたない者が同年齢の一般人と差がないのに，迷走神経麻痺をもつ者は 4 年以降，同年齢の一般人と差が現われ，6 年で差が顕著となる[12]（図 89）。

アルコール性末梢神経症は脚気に見られるものと同一の dying-back ニューロパチーである。迷走神経遠位部分と頚動脈洞神経に有髄線維密度の有意な減少があるが，内臓神経は比較的免れている。初期に起立性低血圧が欠如し圧反射が比較的正常であることは，内臓神経の病理変化の欠如と符合する[6]。アルコール性末梢神経症では迷走神経麻痺が顕著であって交感神経機能は比較的保存される[13]。

急性および慢性アルコール中毒では，自律神経の中枢機能は交感神経活動を優位に導くように亢進し，末梢性副交感神経と交感神経は麻痺すると捉えられている[7〜9]。

3. 尿毒症

末期尿毒症には自律神経機能障害がよく見られる。交感神経と副交感神経の機能の障害と，圧反射増進分の減少が証明されている。腎臓移植の後に改善が見られる。持続的低血圧は慢性透析患者の重大な問題である[14]。

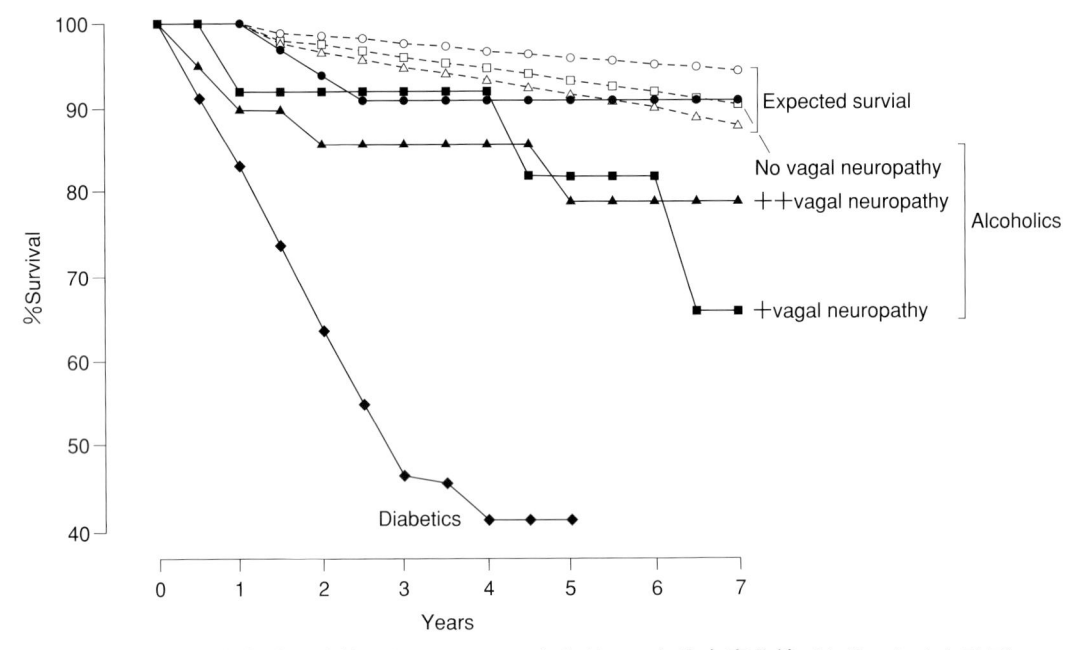

図89　自律機能検査を実施したアルコール症患者の7年生存率曲線（文献12）より引用）

●―●：32名の*迷走神経麻痺（副交感ニューロパチー）のないアルコール症患者（平均年齢49歳，平均1日アルコール消費量216 g，平均アルコール飲用期間21年）。
■―■：25名の*1検査のみ異常であった迷走神経麻痺（副交感ニューロパチー）のあるアルコール症患者（平均年齢55歳，平均1日アルコール消費量236 g，平均アルコール飲用期間25年）。
▲―▲：22名の*2検査以上が異常であった迷走神経麻痺（副交感ニューロパチー）のあるアルコール症患者（平均年齢57歳，平均1日アルコール消費量236 g，平均アルコール飲用期間25年）。
○―○，□―□，△―△：アルコール症患者各群と年齢のマッチしたニュージーランド一般人口。
◆―◆：自律ニューロパチーをもつ糖尿病患者（Ewing DJ, et al：QJM；49：95-100, 1980による）。
＊：心電図 R-R 間隔の起立後30拍：15拍比（1.03未満を異常），ヴァルサルヴァ比（1.2未満を異常），深呼気時分時心拍数と深吸気時分時心拍数の差（15未満を異常），分時心拍数のアトロピン注射後の増加（20未満を異常）を検査し，4検査中1検査が異常な場合に副交感ニューロパチーあり（＋），2検査以上が異常な場合に副交感ニューロパチーあり（＋＋），すべてが正常な場合に副交感ニューロパチーなしとしている。1検査が異常であった者または2検査以上が異常であった者からでた9名の死亡は，これら2群に対する合併予測死亡数3.9に比べて有意に大であった（p＜0.001）。
%Survival：生存率（%），Expected survival：予測生存率，No vagal neuropathy：迷走神経麻痺なし，＋＋vagal neuropathy：迷走神経麻痺＋＋，＋vagal neuropathy：迷走神経麻痺＋，Alcoholics：アルコール症患者，Diabetics：糖尿病患者，Years：経過年数

4．Fabri 病

Fabri 病は別名，びまん性の体部被角血管腫（angiokeratoma corporis diffusum），セラミドトリヘキソシド蓄積症という[15]。

グリコスフィンゴリピド代謝の先天異常であってX染色体性劣性遺伝子によって伝達される。この遺伝的異常によりアルファガラクトシダーゼ欠乏が生じて中性グリコスフィンゴリピド（主としてセラミド・トリヘキソシド）の蓄積を来す[16]。皮膚，神経系，血管内皮，腎臓，心臓血管系および眼な

どに蓄積が起こる[17]。

　神経系では糖脂質の蓄積が自律神経節，後根神経節，神経周膜細胞，無髄線維と有髄線維の軸索に起こる[17]。交感神経細胞内の脂質蓄積と無髄線維の変性がある[16]。Fabri病は小径線維ニューロパチーの1型であって小径有髄，小径無髄の両線維が失われている[18]。

　若年男子に有痛性ニューロパチーが生じて時として疼痛，皮膚の発疹（真皮小血管拡張と角質過形成による皮疹が特徴である）および結膜，爪床，口腔粘膜の終末血管拡張があってエピソード的増悪を来す。40歳代の半ばから後半に早発性血管疾患が脳卒中，高血圧，心筋梗塞とともに発生する。典型的には血管疾患の腎臓，心臓または脳合併症で死亡する。角膜が混濁する[16,17]。

　自律神経症候として発汗低下または消失，唾液や涙液の分泌低下，引っかきやヒスタミンに対する皮膚発赤反応の障害，腸運動性の異常が起こる。Cableらの報告したFabri病患者10名では神経原性発赤反応の低下と発汗運動機能の低下が全例に認められ，瞳孔のピロカルピン点眼反応では副交感性脱神経過敏を示唆する縮瞳と涙液と唾液分泌の低下が約半数に認められたが，交感神経性の反応は侵されていなかった[16]。

　手足末端に疼痛，異常感覚が発作的あるいはエピソード的に起こる。その持続は数分～数日までである[19]。

5．リポジストロフィー（lipodystrophy）

　下半身または上半身の皮下脂肪組織の萎縮，一側性または部分的な皮下脂肪組織の萎縮（partial lipodystrophy）などが古くから知られている[20,21]。

　全身性脂質代謝障害を背景とした局所性自律神経性の皮下脂肪調節の障害を重視する考えがあったが[20,22]，最近の考えでは自律神経は脂肪組織のブドウ糖と脂肪の代謝を調節していて，リポジストロフィーや2型糖尿病，その他のインスリン抵抗性状態で交感神経と副交感神経活動のバランスがどうなっているかに興味がもたれている[23]。

　小児腹壁遠心性脂肪萎縮症（lipodystrophia centrifugalis abdominalis infantilis）は小児の腹壁に発生する陥没性病変である。鼠径部や腋窩部皮膚の真皮の炎症細胞浸潤で始まり，脂肪組織の融解壊死を起こすものは数年で陥没の拡大が停止し自然に軽減する[24]。

　ヒト免疫不全ウイルス1型関連脂肪再分布症候群（HIV-1-associated adipose redistribution syndrome：HARS）は四肢，殿部，顔面の皮下脂肪が痩せる一方で腹部内部に脂肪が沈着するものである。抗レトロウイルス薬使用後平均10カ月で使用者の10数％から半数に発生し，皮下脂肪，内臓脂肪を支配する中枢性自律神経の抗レトロウイルス薬（protease inhibitorsやnucleoside reverse transcriptase inhibitors）による選択的傷害による疾患であるという仮説が最近唱えられた。白色脂肪は液性因子と神経性機構によって調節されているが，皮下脂肪支配の交感神経性緊張が副交感神経性緊張より優位になると同時に内臓脂肪支配の交感神経緊張が副交感神経緊張より劣位になる際にHARSが起こると考えられる[25]。

　進行性一側性顔面萎縮症（hemiatrophia faciei progressiva）は顔面を主とし皮膚，筋，骨，脳にまで達する栄養神経障害である。

■文　献

1) Hilsted J, Low PA：Diabetic autonomic neuropathy, evaluation and management. Clinical autonomic disorders（Low PA, ed）, Little Brown Company, Boston-Toronto-London, pp, 423-443, 1993
2) Vinik AI, Maser RE, Mitchel BD, Freeman R：Diabetic autonomic neuropathy. Diab Care；26：1553-1579, 2003
3) 髙須俊明：糖尿病患者の神経系障害に関する研究．神経研究の進歩 8：179-202, 1964
4) DOCT Research Group：The effect of intensive diabetes therapy on measures of autonomic nervous system function in the Diabetes Control and Complications Trial（DCCT）. Diabetologia；41：416-423, 1998
5) Vinik AI, Freeman R, Erbas T：Diabetic autonomic neuropathy. Sem Neurol；23：365-372, 2003
6) Low PA, Mcleod JG：The autonomic neuropathies. Clinical autonomic disorders（Low PA ed）, Little Brown Company, Boston-Toronto-London, pp395-421, 1993
7) 髙須俊明, 千田光一, 河村 博：アルコール中毒における自律神経症状—早期発見とその対処—．自律神経 37：24-33, 2000
8) 千田光一, 髙須俊明, 小野真一, 他：慢性多量飲酒者にみられる交感神経機能亢進と血圧の変動．アルコールと医学生物学 Vol. 18, アルコール医学生物学研究会編, 東洋書店, 東京, pp56-60, 1998
9) 千田光一：シンポジウム—環境と生体系—．酒・タバコと血圧日内変動, 第 8 回日本臨床環境医学会総会プログラム・抄録集 22, 1999
10) 石崎文子, 原田俊英, 山口慎也, 他：慢性アルコール多飲者における血圧調節障害と多系統神経障害．脳神経 47：139-145, 1995
11) Yokoyama A：Prognostic significance of QT prolongation and autonomic dysfunction in alcoholics with diabetes melleitus. Keio J Med；42：141-148, 1993
12) Johnson RH, Robinson BJ：Mortality in alcoholics with autonomic neuropathy. J Neurol Neurosurg Psychiatry：51：476-489, 1988
13) Toth C, Zochodne DW：Other autonomic neuropathies. Sem Neurol；23：373-380, 2003
14) Low PA, McLeod JG：The autonomic neuropathies. Clinical autonomic disorders（Low PA ed）, Little Brown Company, Boston-Toronto-London, pp.395-443, 1993
15) 江草玄士：ファブリ病．医学大辞典, 伊藤正男, 井村裕夫, 高久史麿総編集, 医学書院, 東京, p2106, 2003
16) Low PA, McLeod JG：The autonomic neuropathies. Clinical autonomic disorders（Low PA ed）, Little Brown Company, Boston-Toronto-London, pp.395-443, 1993
17) Freeman R：Autonomic peripheral neuropathy. Lancet；365：1259-1270, 2005
18) Stewart JD, Low PA：Small-fiber neuropathy. Clinical autonomic disorders（Low PA ed）, Little Brown Company, Boston-Toronto-London, pp.653-666, 1993
19) 桃井真理子：ファブリ病≪神経症状について≫．医学大辞典, 伊藤正男, 井村裕夫, 高久史麿総編集, 医学書院, 東京, p2106, 2003
20) 宇尾野公義：自律神経中枢の臨床．日本生理学雑誌 34：326-328, 1972
21) Von Szonell W：Periphere segmentale vegetative Stoerungen bei Lipodystrophie. Dtsch med Wschr；79：856-858, 1954
22) 高橋 功, 渡辺晴彦, 高宮将子, 金子二郎, 宇尾野公義：非定型的 Lipdystrophia progressiva の 1 例．自律神経 8：224-231, 1971
23) Romijin JA, Fliers E：Sympathetic and parasympathetic innervation of adipose tissue：metabolic implications. Curr Opin Clin Nutr Metab Care；8：440-444, 2005
24) 古川福実：小児腹壁遠心性脂肪萎縮症．医学大辞典, 伊藤正男, 井村裕夫, 高久史麿総編集, 医学書院, 東京, p1172, 2003
25) Fliers E, Sauerwein HP, Robijin JA, Reiss P, van der Valk M, Kaisbeek A, Kreier F, Buijs RM：HIV-associated adipose redistribution syndrome as a selective autonomic neuropathy. Lancet；362：1758-1760, 2003

髙須俊明

J. 片頭痛と自律神経障害

はじめに

　片頭痛が自律神経障害を高頻度に合併することは古くから広く知られており，その病態を考える上で興味深いテーマである．以前から多くの研究者によって，心血管系反応，温度変化に対する血管運動反応，薬理学的検査に対する反応，生化学的パラメーターの変化など多くの検討が行われてきているが，交感神経機能亢進および機能低下，副交感神経機能亢進および機能低下のいずれも報告されており，結論はでていない．本稿では，これまでの研究結果を概説することを目的とする．

1. 心血管系反応

　これまでに起立性試験，寒冷昇圧試験，等尺性作業試験など交感神経を介在する心血管系反応に注目した研究が報告されている．Gotoh らは，発作間欠期の患者 21 例と年齢をマッチさせた正常コントロール 30 例を対象として，ヴァルサルヴァ試験，起立性試験，アシュナー試験に対する反応を検討し，片頭痛患者ではヴァルサルヴァ試験による血圧変化は減少し，起立性低血圧が認められ，アシュナー試験により反射性徐脈が顕著になることを示した．さらに，ノルアドレナリンの瞬時静脈内投与とアドレナリン希釈液による点眼試験を行い，血圧の回復時間の遅延および特に頭痛側において瞳孔が過剰に散大することを示し，脱神経過敏を伴う交感神経機能低下および副交感神経機能亢進の存在を報告している[1]．Havanka-Kanniainen らは，発作間欠期の片頭痛患者の検討を行い，11〜22 歳の若年者 49 例では交感神経機能に異常を認めなかったが，23〜50 歳の成人患者 60 例においては機能低下を示唆する明らかな変化が認められたと報告している．彼らは同時に，正常呼吸・深呼吸時における R-R 変化の減少およびヴァルサルヴァ比の減少を明らかにし，片頭痛患者は副交感神経機能低下も存在すると結論している．そして，若年と成人において異なった結果が得られた原因として，片頭痛罹病期間の差を指摘している[2,3]．

　一方，同様の心血管性試験を施行したほかの研究の中には，交感神経機能が正常あるいは亢進していると報告しているものもある[4]．さらに，ヴァルサルヴァ試験に対する心拍の変化に基づいて，片頭痛発作間欠期における副交感神経機能は正常とする報告[4]，副交感神経機能はむしろ低下するとの報告[5]もあり，この研究では，交感神経機能を反映する心血管系試験では心拍は変化しないと報告している．

　以上，これまでの研究結果が一致しない原因を片頭痛の罹病期間の変化，年齢あるいは片頭痛のサブタイプの相違だけで十分に説明することは困難と思われ，試験によるストレスなど心理的要因による影響の可能性も十分に考慮して評価されるべきである．

2. 動脈・小動脈の血管運動性反応

　片頭痛患者は，加温後に認められる前額および手の血管拡張反応が減弱するとされてきたが，ほか

の研究では男性の片頭痛患者においてのみ，加温中の指の血液容量増加は欠如していたと報告されている。一方，末梢性に寒冷刺激を施行した際，手の血流量を減少させることができなかった報告，さらに末梢性血管運動反応は正常であったとする報告もあり，いまだ結論はでていない。

片頭痛患者における局所脳血管の自律神経系調節に関する検討についても多くの研究がある。現在までに経頭蓋ドプラ装置を用いた研究が報告されてきているが，片側性の片頭痛発作中，疼痛側における中大脳動脈の流速が低下，すなわち血管が拡張すると報告した研究[6]がある一方，発作期および間欠期と健常者の間で，心血管系交感神経機能検査施行中の中大脳動脈の流速には差は認められなかったとする報告，すなわち交感神経賦活時における中大脳動脈の血管反応性は正常であったとする研究[5]も存在する。

片頭痛発作中の脳循環自動調節能に関しては，完全に確立されているわけではないが，おおよそ正常であると考えられている。しかし，血管撮影によって偶然誘発された片頭痛発作中に，話す，読む，聞く，腕を動かすなどの機能的賦活を施行したところ，乏血領域では通常認められる局所脳血流量増加は認められなかったが，影響を受けない部位における反応は正常であったとする報告がある。また，発作間欠期における片頭痛患者の炭酸ガス反応性の亢進を確認し，脳血管のアドレナリン作動性脱神経による反応と考える報告もある[7]。

発作中の頭痛側において，浅側頭動脈が拡張しているとの報告があり，この拡張は全身の交感神経系の賦活，すなわち全身の血管が収縮することと関連していると考えられている。この他，頭痛発作中に施行された起立性試験に対する側頭部頭蓋外血流は，非頭痛側と比較して，頭痛側においてごくわずかに減少しているとする報告もある。

3. 瞳孔反応および中枢性交感神経機能

自律神経機能は瞳孔測定によっても検討されている。片頭痛においてもさまざまな研究が施行されており，一般的には受容体脱神経過敏を伴ったノルアドレナリン貯蔵量減少による交感神経機能低下が想定されている。Fanciullacci は発作間欠期の患者 30 例の検討を行い，神経終末からノルアドレナリンを放出するフェンフルラミンに対する散瞳反応は減弱すること，ノルアドレナリンの貯蔵を阻害するグアネチジン点眼後に対象よりも収縮を認めたこと，フェニレフリン希釈液点眼に対して過剰な散瞳反応を呈したことを示した[8]。これに類似した報告として，寒冷昇圧試験に対して瞳孔反応が減弱する報告もある。Drummond は片頭痛発作中の患者の平均瞳孔計は，正常対象に比較して小さく，さらに片側性頭痛の患者においては，頭痛側で有意に小であることを明らかにした[9]。瞳孔不同は明るい場所よりも暗闇で明らかであるが，この事実は交感神経障害が後天的に生じた現象であることを示唆していると考えられている。暗い光に対する瞳孔順応に関する検討では，交感神経亢進，交感神経機能障害（機能低下？），副交感神経機能低下と結論の一致をみない。一方，フェンフルラミンとフェニレフリンの点眼試験を施行し，所見は正常であったとする研究も報告されている。

片頭痛において，中脳水道に近い菱形窩の最前部外側にある浅いへこみである青斑がその病態に関与すると想定されてきたが，現在まで確証はない。緩徐な皮質由来の電位であり，頭蓋から記録可能な CNV（contingent negative variation）は前頭部皮質への求心性カテコールアミンによって調整されている可能性があるため，CNV の研究が片頭痛における中枢性交感神経との関連を明らかにすること

が想定され，期待されている．

4. その他の研究

　自律神経系に関するその他の機能的検査の研究結果は以下のようであるが，結論はさまざまである．
　Gomi らは発作間欠期の患者 25 例および年齢をマッチさせた正常コントロール 22 例を対象に発汗機能について検討している．彼らは前兆のある片頭痛患者ではコントロールと比較して有意に発汗による水滴の数が少ないことを示し，交感神経機能が低下していると報告した[10]．
　Evers らは片頭痛患者の交感神経皮膚反応の測定により，その潜時が延長していることを確認し，同様に交感神経機能低下の存在を証明した[11]．
　一方，Atasoy らも 45 例の片頭痛患者を対象に交感神経皮膚反応の検討を行い，同じく潜時の延長を確認したが，精神科疾患合併の有無別に検討した場合，疾患を合併する頭痛患者においてのみ潜時が延長していたことから，この疾患の影響も考慮して検討しなければならないと結論している[12]．
　片頭痛発作中の心電図変化を発作間欠期の変化と比較した Aygun は，自律神経障害と関連するとされる補正された QT 時間（QTc）の延長が発作時に特徴的に認められると報告している[13]．
　カテコールアミンおよび代謝産物の血中・尿中濃度測定に関する研究も多く行われてきているが，これも結論の一致をみていない．Gotoh らは交感神経機能低下の徴候として，血中ノルアドレナリン値が対象に比較して低値であり，さらに正常では認められるヘッド-アップ-ティルト 30 分後のノルアドレナリン値増加が認められなかったと報告した[1]．
　それぞれ交感神経および副交感神経のマーカーである，神経ペプチド Y（NPY），血管作動性腸管ポリペプチド（VIP）の血中濃度は，片頭痛発作中，外頸・内頸静脈中では正常であった．コリン作動性物質に対して過度に反応するという報告に基づいて，片頭痛においては副交感神経の脱神経過敏が想定されているが，それに一致してメタコリン刺激後に末梢静脈血中において，セカンドメッセンジャー cyclic GMP が著増することが報告されている．
　さらに，自覚症状に関する検討も行われており，この中で起立性低血圧が高頻度で認められるため，片頭痛患者において失神は決してまれではないことが知られている．多数例を検討した報告では，およそ数 10％の患者が頭痛発作中に少なくとも 1 回は失神を経験したことがあると記載されている．また，頭痛発作中に不安による過呼吸が頻回に認められることから，失神と同様に非特異的症状としてのめまい感にも注意しなければならない．このめまい感は，前兆の部分症として考えにくい，頭のふらつきや両側に広がる感覚異常の原因になる可能性がある．発作中に悪寒を自覚する者，発汗が著明になる者，体温が上がる者もいる．時に，口や頭皮がじんましんのように腫れる場合もある．

おわりに

　片頭痛における自律神経障害に関しては，いまだ不明な点が多いことが明らかになった．片頭痛に交感神経機能障害が確実に存在するのであれば，本来なら研究結果の大部分が機能低下と結論づけられるべきである．しかし異なった研究方法を利用した実験の中で，いくつかは問題が明らかにされていないという事実，交感神経活動が増強しているのにもかかわらず脳血管反応性が正常であるという

研究結果を考慮すると，交感神経機能障害は片頭痛の病因には主要な役割を果たしていない可能性も残されている．一方で脱神経過敏を伴った軽度の副交感神経機能低下が存在するというエビデンスもあるが，現在のところその可能性のある障害の起源および重要性に関しても不明である．さらに，自律神経障害が片頭痛の発症後に獲得された後天的機能障害であるのか，この障害自体が発症前から存在し片頭痛発症の危険因子になっているのかも，完全には解明されていない．

現在片頭痛の病態に関する研究は，5-HT$_{1B/1D}$作動薬であるトリプタンが急性期発作を頓挫させることが明らかになって以来，血管作動性アミン・セロトニンにその注目が向けられている．この点を踏まえると今後の片頭痛における自律神経障害の研究は，中枢性セロトニンおよびノルアドレナリンの間の密接であろうと推定される相互関係について強調されることが重要と思われる．

■文　献

1) Gotoh F, Komatsumoto S, Araki N, Gomi S：Noradrenergic nervous activity in migraine. Arch Neurol；41：951-955, 1984
2) Havanka-Kanniainen H, Tolonen U, Myllylä VV：Cardiovascular reflexes in young migraine patients. Headache；26：420-424, 1986
3) Havanka-Kanniainen H, Tolonen U, Myllylä VV：Autonomic dysfunction in adult migraineurs. Headache；26：425-430, 1986
4) Pierangeli G, Parchi P, Barletta G, Chiogna M, Lugaresi E, Cortelli P：Power spectral analysis of heart rate and diastolic blood pressure variability in migraine with and without aura. Cephalalgia；17：756-760, 1997
5) Thomsen LL, Iversen HK, Boesen F, Olesen J：Transcranial Doppler and cardiovascular responses during cardiovascular autonomic tests in migraineurs during and outside attacks. Brain；118：1319-1327, 1995
6) Thomsen LL, Iversen HK, Olesen J：Cerebral blood flow velocities are reduced during attacks of unilateral migraine without aura. Cephalalgia；15：109-116, 1995
7) Sakai F, Meyer JS：Abnormal cerebrovascular reactivity in patients with migraine and cluster headache. Headache；19：257-266, 1979
8) Fanciullacci M：Iris adrenergic impairment in idiopathic headache. Headache；19：8-13, 1979
9) Drummond PD：Pupil diameter in migraine and tension headache. J Neurol Neurosurg Psychiat；50：228-230, 1987
10) Gomi S, Gotoh F, Komatsumoto S, Ishikawa Y, Araki N, Hamada J：Sweating function and retinal vasomotor reactivity in migraine. Cephalalgia；9：179-185, 1989
11) Evers S, Voss H, Bauer B, Sörös P, Husstedt IH：Peripheral autonomic potentials in primary headache and drug-induced headache. Cephalalgia；18：216-221, 1998
12) Atasoy HT, Atasoy N, Unal AE, Sumer M：Sympathetic skin response in migraineurs and patients with medication overuse headache. Headache；44：305-310, 2004
13) Aygun D, Altintop L, Doganay Z, Guven H, Baydin A：Electrocardiographic changes during migraine attacks. Headache；43：861-866, 2003

〈福田倫也，坂井文彦〉

K. Narcolepsy, Kleine-Levin 症候群

1. ナルコレプシー（Narcolepsy）

　歴史的には，1880 年 Gelineau が日中の抗し難い睡眠発作（sleep attack）とまれに脱力発作を伴う疾患をナルコレプシーと命名したのが本症の始まりである．それ以降，笑い転げたときや怒ったときに急に全身の筋緊張がとれ落下するカタプレキシー（cataplexy）の命名がされ，さらに主に就眠時（まれに覚醒起床時）に起こる睡眠麻痺（sleep paralysis），就眠・覚醒時に見られる鮮明な幻覚（hypnagogic hallucination）の臨床症状の記載が加わり，現在では本症はかかる四主徴からなる睡眠覚醒調節機構の障害による慢性発作性神経疾患と考えられている．その頻度はまれではなく，人口 10 万人に 50〜67 人とされる[1]．

1）病態生理

　発作性の神経疾患ではあるが，家族性の要素が確認されており，最近になり本疾患のモデル動物であるイヌ劣性遺伝形式ナルコレプシーでヒポクレチン（hypocretin, orexin ともいう）受容体 2 遺伝子の変異が明らかにされた[2]．ヒポクレチンを含有する視床下部神経細胞は広く大脳に投射しており，特に睡眠調節に関与するとされる青斑核や縫線核と密接な結合があること，さらにヒトナルコレプシー患者の髄液中ヒポクレチンの低下が確認されていることから，ヒポクレチンとその受容体異常が本症病態生理の根幹をなすと考えられている．ただ本症患者の多くが HLA タイピングで HLA-DR2，そのハプロタイプは特異な allele である HLA-DQB1＊0602 をもっていることが知られており，視床下部ヒポクレチン神経細胞を標的とした自己免疫疾患との仮説もある[3]．

2）臨床像

　本症は，主症状である日中の抗しがたい睡眠発作と，他の三つの副症状からなる睡眠障害疾患である．その発症年齢は，多くは 15〜30 歳ぐらいとされる．

　Daly と Yoss はその診断基準として，中核症状としての日中睡眠発作に加え，急激な一過性筋緊張低下＝脱力発作（カタプレキシー），睡眠麻痺か就眠幻覚のいずれかを併せもつこととしている[4]．これらの四徴候がすべて揃うのは本症の約 10％であり，睡眠発作とカタプレキシーの合併は 70％に，睡眠麻痺合併例が 50％，就眠幻覚の合併は 25％とされる．

　睡眠発作は，比較的緊張感のとれた時期に急激に発症し，約数分〜15 分間持続し，覚醒後はすがすがしい気分になる．食後，特に昼食後のまどろみと異なるのは 1 日に数回起こること，通常では見られない立位や食事中でも眠気に抗しがたく眠ってしまうことである．

　カタプレキシーは，急に大笑いやびっくりした時に起こり，急激に意識消失なしに短時間膝の力が抜けて床に膝がついたり（膝つき発作），顎や頸の力が抜けたりする（頭部落下発作）．睡眠麻痺は，主に就眠時，まれに覚醒時に起こり，数秒間金縛りになった状態で動けない．就眠幻覚は，色彩にとんだ鮮明な幻視が大部分であり，極めてまれに幻聴の訴えもある．終夜脳波睡眠ポリグラフィーによれば，カタプレキシー，睡眠発作，就眠幻覚はすべて REM 睡眠を特徴づける症状として知られてお

り，また本症患者では睡眠中の体動が多く見られ，深い睡眠である stage 3，stage 4 の持続時間が短いことがわかっている。

3）検査所見

神経症候学的にはまったく異常が見られないのが本症の特徴であり，発作性の機能性神経疾患と考えられる。診断に有用なのは睡眠ポリグラフィー（PSG）と反復睡眠潜時テスト（MSLT）である。脳波，眼球運動，おとがい筋，頚筋，横隔膜の表面筋電図を含めた記録をとり，眼球運動・おとがい筋筋電図所見による REM 睡眠の判定を行い，正常者では見られない覚醒から直ちに REM 睡眠に入る入眠時 REM 睡眠のパターンが見られるのが特徴である。MSLT は PSG の翌日に日中の眠気を見る客観的検査法である。脳波・眼球運動・おとがい筋筋電図を 2 時間ごとに 4～5 回繰り返し記録する。20 分間記録し入眠の有無を確認し，数回の平均入眠潜時が 5 分以内なら過度の眠気ありと診断する。また 15 分以内に REM 睡眠が見られれば，入眠時 REM 睡眠パターンと診断する。

4）診　断

抗し難い日中の睡眠発作に合併して，カタプレキシー，睡眠麻痺か就眠幻覚があれば，臨床的に診断できる。さらに覚醒-睡眠 PSG を行うことで入眠時 REM 睡眠が確認されれば，診断はさらに確実になる。また髄液中のヒポクレチン（オレキシン）濃度の低下も多くの症例で見られることから，視床下部ヒポクレチンの異常で本症のすべてが説明されると一時期考えられたが，低下のない症例も次第に報告されるようになり，現時点ではヒポクレチン測定だけでは必ずしも確定診断にはならず，ほかに多くの病因があるとされる[5]。

5）鑑別診断

クライネ・レヴィン症候群（Kleine-Levin syndrome），特発性過眠症（idiopathic hypersomnia）やピックウィック症候群（Pickwickian syndrome）との鑑別が必要となる。

本症の睡眠発作は，通常短く 15 分を超えることはまれであり，15 時間以上の長時間睡眠を症状とするクライネ・レヴィン症候群とは容易に鑑別できる。特に本症では睡眠発作以外にカタプレキシー（脱力発作）を合併する頻度が高く，これが確認されれば診断は特に確実となる。髄液中ヒポクレチン検査を必要とする症例は少ない。

脱力発作を伴わない睡眠発作が通常より長い時間見られるのは特発性過眠症と呼ばれ，睡眠脳波でも入眠時 REM 睡眠は見られない。ピックウィック症候群では，本症では見られない著明な肥満，慢性換気不全によるチアノーゼ，続発性赤血球増多症などが見られることで鑑別できる。

6）治　療

一般的治療としては，患者に 10 分前後の短時間昼寝・うたた寝を日中に 2～3 回とるように勧めることで，睡眠発作の回数は減少する。また夜間睡眠を十分とらせるため，睡眠薬を服用してもらうのもよい。

薬物療法としては，覚醒アミンが有効であるが，わが国ではアンフェタミン製剤は処方できない。唯一使用できるのは塩酸メチルフェニデート（商品名：リタリン）であり，30～60 mg/日朝，昼に分

けた投与が推奨される．夜の服用は不眠を来し，さらに昼間の睡眠発作を増やす傾向がある．

脱力発作には三環系抗うつ薬イミプラミン（商品名：トフラニール）50〜200 mg/日が特に有効で，そのREM睡眠抑制効果による．

2. Kleine-Levin 症候群

長時間続く周期性睡眠に引き続く病的な空腹感と貪食を特徴とする症候群で，1925年クライネ（Kleine），1936年レヴィン（Levin）により別々に報告されて以来，両者の名前で呼ばれている．

1）病態生理

種々のメカニズムが類推されているが確証はなく，また形態学的な異常も確認されておらず成因は不明である．心因性機序や視床，視床下部の機能障害が疑われてはいるが[7,8]，ヒポクレチン髄液濃度の一定した低下傾向がないことが知られており，明らかにナルコレプシーとは異なる疾患単位である．

2）臨床像

ほとんどは思春期の男児に見られ，性格変化に始まり，1日に18時間以上眠り，わずかに眼が覚めた半覚醒状態の短時間に貪るように過食し，トイレを済まして，再び眠りに入る状態を数日にわたり繰り返す．発作中は起こしても意識は完全に清明でなく，時に意識不鮮明で，まれに幻覚も見られる[9]．睡眠脳波では，NREMとREMサイクルの構成には異常は見られない．この睡眠発作以外には患者の行動や思考に異常はない．通常は経過良好で成人期に入ると同時に発作は消失する．

3）診　断

ナルコレプシーでは見られない1日18時間以上持続する長時間の周期的睡眠と，短時間の半覚醒状態での貪るような過食は極めて特徴的である．この症状が思春期の男性に見られれば，臨床診断は確定される．特に検査で確診する疾患ではない．

4）治　療

発作予防には，ナルコレプシーと同様の中枢神経刺激薬である硫酸アンフェタミン，塩酸メチルフェニデート（リタリン）が有効とされるが，わが国では前者は処方できない．また時に抗うつ薬も使われるが，確実な有効性を示す薬物はない．

■文　献

1) Dement WC, Carskadon MA, Ley R：The prevalence of narcolepsy（abstract）. Sleep Res；2：147, 1973
2) Lin L, Faraco J, Li R, et al：The sleep disorder canine narcolepsy is caused by a mutation in the hypocretin（orexin）receptor 2 gene. Cell；98：365-376, 1999
3) Chabas D, Taheri S, Renier C, et al：The genetics of narcolepsy. Annu Rev Genomics Hum Genet；4：459-483, 2003
4) Daly D, Yoss R：Narcolepsy. Handbook of Clinical Neurology Vol 15. The Epilepsies（Vinken PJ, Bruyn GW eds）, North-Holland, Amsterdam, pp.836-852, 1974

5) Bassetti C, Gugger M, Bischof M, et al：The narcotic borderland：a multimodal diagnostic approach including cerebrospinal fluid level of hypocretin-1（orexin A）. Sleep Med；4：3-4, 2003
6) 廣瀬源二郎：ナルコレプシー narcolepsy. 新臨床内科学　第8版　III.（高久史麿, 尾形悦郎, 黒川　清, 矢崎義雄監修），医学書院，東京，pp.1639-1640，2002
7) Katz JD, Ropper AH：Familial Kleine-Levin syndrome：two siblings with unusually long hypersomnic spells. Arch Neurol；59：1959-1961, 2002
8) Carpenter S, Yassa R, Ochs R：A pathologic basis for Kleine-Levin syndrome. Arch Neurol；39：25-28, 1982
9) Critchley M：Periodic hypersomnia and megaphagia in adolescent males. Brain；85：627-656, 1962

廣瀬源二郎

IV. 循環器疾患と自律神経障害

A. 高血圧と自律神経

はじめに

　高血圧の成因，病態には自律神経の異常が深くかかわっている。自律神経の異常は正常血圧者における高血圧の発症や高血圧患者における心血管疾患の発症とかかわっており，重要な予後規定因子である。しかし，高血圧の日常診療において，通常の血圧測定だけでは自律神経の状態を評価することはできず，どのような高血圧患者に自律神経障害が存在しているのかは評価できない。また，自律神経機能検査自体が比較的煩雑で，しかも評価自体が難しい検査が多く，普及を妨げている。本稿では，高血圧の診療における自律神経機能評価の意義，有用性について最近の文献を中心にまとめた。

1. 交感神経，副交感神経の血圧調節への関与

　急性，および慢性の血圧コントロールは自律神経系と深くかかわっている。血圧は心拍出量×全血管抵抗で規定されるが，その両者ともに直接または間接的に交感神経系が深くかかわっている（図90）。血圧コントロールにおいて，昇圧の場合はレニン-アンジオテンシン（RAA）系，カテコラミンが関与し，降圧は副交感神経系を主とした圧受容体反射によって行われる。

1) 若年者と老年者における交感神経活性

　一般に，加齢により交感神経活動は亢進し，高血圧患者では加齢により血漿ノルエピネフリン（NE）濃度や血圧が上昇する。NE濃度の上昇と末梢血管抵抗は年齢を補正しても正の相関がある。正常血圧の高齢者であっても，尿中NE分泌量と血圧は年齢とは独立して正の相関を示す。交感神経末端から漏れ出すNEを評価したNE spillover，筋交感神経活動のいずれの報告でも加齢とともに交感神経活性が亢進しているとされ，本態性高血圧の高齢者では，交感神経活動と末梢血管抵抗が年齢とは独立して相関しており，高血圧の病態の一因となっている[1]。

　一方，Goldsteinら[2]は78の研究をレビューし，高血圧患者における血漿NE濃度と高血圧の関連を調査した。それによると，多くの研究で血漿NE濃度は若年の境界型高血圧患者で上昇していることが示された。若年高血圧患者や家族歴のある正常血圧者では安静時または負荷時の血漿NEは高値を示すが，中年以降の高血圧患者では特殊な例を除き正常血圧者と変わりないという報告もある。血漿NE濃度で交感神経活性を評価することは精度に問題があるという意見もあるが，若年者のほうが交感神経活性が亢進しているということは，同じ高血圧患者であっても若年者のほうが中年以降の者

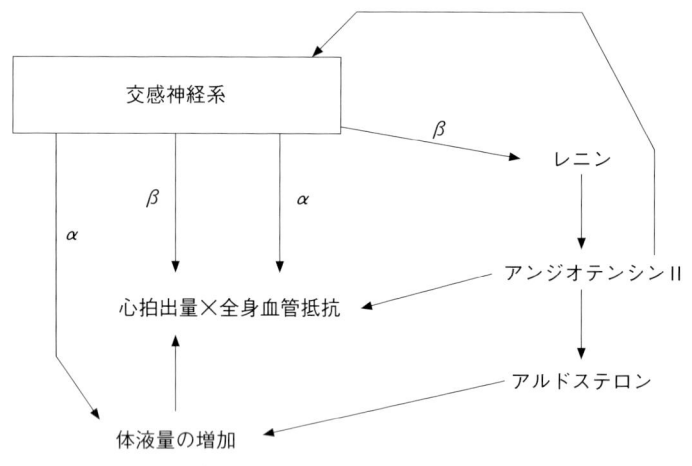

図90 急性の血圧コントロールメカニズム

血圧の変化は心拍出量または全身血管抵抗の変化によりもたらされる。心拍出量の増加は心臓の充満圧または前負荷の増加の結果である。これはα_1受容体を介した静脈の収縮や塩分や水分の分泌を減少させる腎臓の輸入細動脈の収縮により血管内の血液量が中心へ偏移することによって起こる。これらの抗ナトリウム利尿効果はβ_1受容体を介したレニン，アンジオテンシンⅡ，アルドステロンの増加やα_2受容体を介した腎尿細管のナトリウム輸送により増強される。付随して起こるβ_1受容体の刺激により心拍数増加や心収縮力増強，レニンの分泌が起こる。引き続いて起こるアンジオテンシンⅡの産生は交感神経活性に正のフィードバックをもたらし，血管のα_1, α_2受容体へのカテコラミンの作用で全身血管抵抗が増加する。（文献1）より引用）

よりも交感神経系の関与が大きいことを示している。

また，血漿エピネフリン濃度は60歳以上の高血圧で上昇しているといわれている。頻脈を伴った高血圧で上昇が見られ，血漿ノルエピネフリンとは相関しないといわれている。

2）高血圧の重症度と交感神経系

Juliusらが行ったTecumseh研究[3]では37%の境界型高血圧で心拍数，心係数，前腕血流の増加を伴う血漿NE上昇を認めた。このパターンは5〜23歳において見られ，高血圧の家族歴のあるものにこの傾向があった。また，ほかにも初期の本態性高血圧患者で血漿NEが上昇していたという報告がある。Juliusらの仮説では，境界型高血圧で交感神経活性が亢進し，高心拍出量，正常末梢血管抵抗，すなわち'hyperkinetic'な状態であるが，その一部が正常心拍出量，末梢血管抵抗の上昇，正常交感神経機能を示す持続性高血圧へ変化する。その機序として，境界型高血圧の際に存在した持続的な交感神経活動亢進による心臓β交感神経受容体のdown regulationや心筋コンプライアンス低下による心収縮能の正常化，血管壁の肥厚や血管収縮刺激に対する反応性の亢進，高インスリン血症などの代謝性因子が考えられている[4]。

高血圧の病期と交感神経活性についての最近の報告[5]では，JNC6の分類による境界型高血圧およびstage 1では左室肥大（LVH）を伴う本態性高血圧と同等の中枢性交感神経活性亢進を示し，stage 2ま

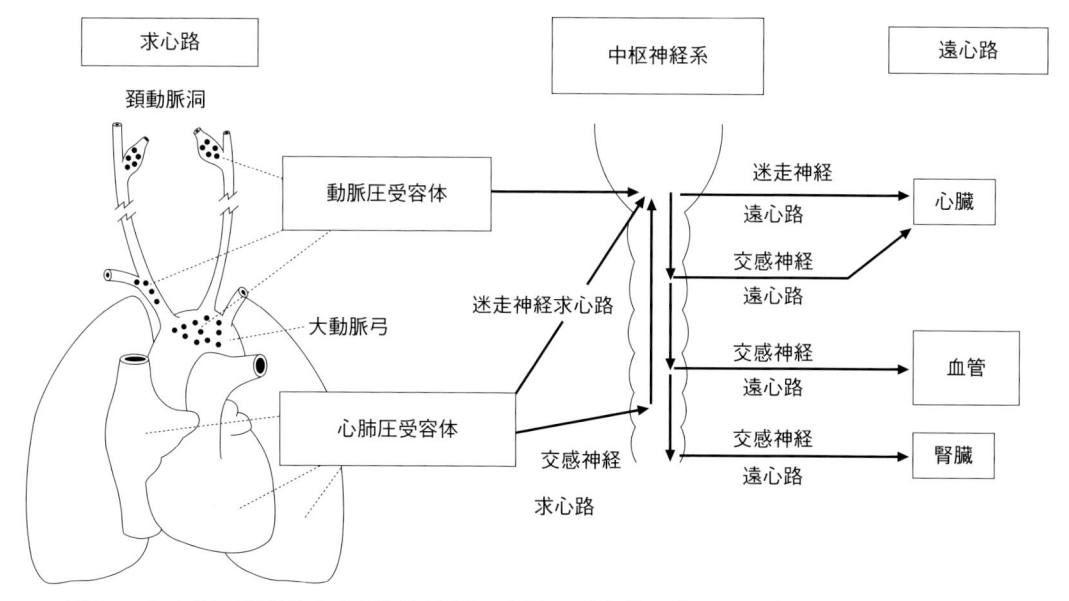

図 91 心血管の恒常性と血圧制御を司る心肺圧受容体と動脈圧受容体の神経路の模式図

求心性(感覚)の圧受容体活動性は延髄の孤束核へ伝達され,そこで信号が中枢のネットワークを介して統合,中継され副交感,交感神経の決定がなされ,遠心性の線維となって心臓,腎臓,血管へと刺激が伝達される。

たは 3 よりも交感神経活性が高かったという。日本人の正常血圧者において 10 年間のフォローアップを行った前向きの研究では,最初に NE 濃度が高い人では,そうでない人に比較して高血圧になる割合が高かったという報告もある[6]。したがって,交感神経活性亢進は高血圧の初期において重要な位置をしめているであろうと考えられる。

3) 圧受容体反射

古代ローマの時代から圧受容体反射の存在が知られていたといわれており,これまでに圧受容体反射についての論文は数多く存在する。概説すると,頚動脈洞や大動脈弓に動脈圧受容体が存在し,血圧の上昇を受容体で感知し,迷走神経の求心性線維を通って延髄に入り,そこで統合が行われ,交感,副交感神経の遠心路を通じて司令を心臓,血管,腎臓といった効果器へ送り血圧を調節する(図 91)。圧受容体反射とは,簡単にいうと動脈血圧が瞬間々々で変化する短期血圧変動を緩衝する負のフィードバック機構である[7,8]。

圧受容体反射感受性(BRS)は動脈硬化,加齢,心不全,虚血性心疾患,ショックなどで低下することが知られており,逆に精神的ストレス,バソプレシン,心房性 Na 利尿ペプチドにより亢進する。心不全患者や虚血性心疾患患者において BRS が低下していると死亡率が高く,糖尿病患者で BRS が低下すると起立性低血圧によりふらつきや転倒を起こす。高血圧患者では血圧の動揺が大きい患者や治療抵抗性高血圧において意義がある。

BRS が低下すると血圧や心拍の変動が増大し,高血圧緊急症,起立性頻拍症,悪性迷走神経失神などを引き起こす。圧受容体反射を改善させる方法として,運動療法,β遮断薬などが報告されており,

これらは同時に予後も改善させる[9]。

　最近，5種類以上の降圧薬を服用しても血圧が低下しない治療抵抗性高血圧に対して頸動脈洞の圧受容体にリードを挿入し，埋込型のパルスジェネレーターより電気信号を送り，頸動脈圧受容体を刺激して血圧を低下させるという治療法[10]が海外ですでに臨床応用されている。まだ症例数が少なく，長期成績もでていないが，この治療法により実際に安全かつ長期的な降圧効果がみられるのではないかという期待がもたれる。

2. 日常診療における自律神経異常の意義

1）白衣高血圧と自律神経

　白衣高血圧とは外来血圧のみ高値を示し，24時間血圧や家庭血圧測定では正常血圧を示す状態のことをいう[11]が，白衣高血圧で交感神経活性が亢進しているか否かについてはこれまであまり報告がない。Lantelmeらは診察室に入ると血圧が上昇する，いわゆる白衣効果と心理，起立などのストレスに対する反応性の関連性について88名の高血圧患者と18名の正常血圧者を対象に自律神経機能検査を行った[12]。高血圧患者において，白衣効果はメンタルストレスおよび起立負荷に対する血圧上昇度と有意な正相関を示し，心拍変動のスペクトル解析で評価したところ，白衣効果，起立，メンタルストレスのいずれの負荷においても心拍変動性の低周波成分の増加，すなわち交感神経活動の亢進が確認された。また，脈波伝導速度で評価した動脈の伸展性も白衣効果を示す高血圧で上昇していた。したがって，白衣効果を示す高血圧患者では自律神経の異常があり，日常生活のストレス全般に対して血圧上昇反応が亢進し，動脈の進展性も低下しているため，標的臓器障害につながりやすいと考えられる。

　Neumannらは，白衣高血圧患者において，心拍変動のスペクトル解析を用いて交感，副交感神経機能を評価した[13]。正常血圧と比較して，白衣高血圧と持続性高血圧では副交感神経活性の低下と交感神経／副交感神経活性比の上昇を認め，白衣高血圧では持続性高血圧と同程度に心臓副交感神経機能の低下を来していることを示した。

　これらの成績に基づくと，白衣高血圧でもすでに安静またはストレス負荷の状況下で自律神経障害を来しており，将来の心血管疾患発症リスクが高いことが予想される。米国，イタリア，日本におけるABPMを使った四つのコホート研究のデータを用いて白衣高血圧の脳卒中予後をみた報告[14]では，平均5.4年の追跡期間における脳卒中のハザード比は白衣高血圧で1.15（95％信頼区間0.61〜2.16），外来血圧，24時間血圧ともに高い持続性高血圧では2.01（95％信頼区間1.31〜3.08）であった。しかし，6年目以降の予後は白衣高血圧における脳卒中発症が上昇し，9年目で持続性高血圧の累積罹患率を凌駕した。白衣高血圧の長期予後に関するデータは少ないが，自律神経障害の強い白衣高血圧ほど心血管予後が悪いという可能性が考えられる。

2）血圧日内変動の異常

　本態性高血圧において，24時間血圧測定を行った場合，正常の場合に見られる夜間の血圧降下が見られない，いわゆるnon-dipperパターンでは，無症候性脳梗塞や心血管イベントの増加が報告されて

いる。24時間血圧測定とホルター心電図を同時に行い，血圧日内変動異常と心拍変動の関連をみた我々の報告[15]では，non-dipperにおいて昼間の交感神経活性の相対的な低下と，夜間の副交感神経活性の相対的な低下が見られた。一方，夜間血圧が過度に低下するextreme-dipperパターンでは夜間の交感神経活性の低下が見られた[15]。Non-dipperの機序としては，夜間の交感神経活動が亢進するような病態，例えば夜間の活動性（体動）の亢進，睡眠時無呼吸，メタボリックシンドローム，肥満や夜間の副交感神経活性の低下が想定されている。

早朝高血圧，および早朝の血圧上昇は脳卒中や心血管疾患のトリガーとなりえ，臨床的に重要である。我々は血圧モーニングサージのある群では脳卒中の相対リスクが25％上昇することを示した[16]。その機序として，早朝の時間帯のRAA系などの神経体液性因子の亢進，交感神経α受容体の過剰活動が原因と考えられており，α交感神経依存性の早朝高血圧では無症候性脳梗塞の頻度が高く，予後も悪いことが推定される[17]。また，早朝高血圧と起立性高血圧は関連が深いとされ，早朝高血圧は一種の自律神経の異常が原因で起こるとも考えられる。

また，自律神経異常の極端なパターンである自律神経不全症（autonomic failure）においては昼夜の血圧変動性はまったく消失する。自律神経障害と血圧日内変動の関係を明瞭に示した興味深い報告がある[18]。家族性アミロイドポリニューロパチーでは自律神経障害を起こすが，初期の場合，副交感神経が障害され，進行すると交感神経も侵される。副交感神経の障害のみの場合は正常の夜間血圧の下降が鈍化し，副交感神経障害に交感神経障害が加わると起立性低血圧による昼間の血圧下降も見られるようになる。糖尿病や純型自律神経不全症などでは，夜間に臥位になると有効循環血漿量が静脈還流となって心臓へ集中するため，夜間の高血圧を来す場合もある。本態性高血圧のみでも副交感神経の機能低下や交感神経活性の上昇を生じることがわかっており，血圧日内変動は自律神経障害の程度を類推する鏡となりえるといえよう。

3）ストレスとの関連

ストレスは交感神経系を直接活性化し，高塩分摂取，レニン-アンジオテンシン系，インスリン抵抗性にもかかわり，高血圧の成因として重要な要素である。境界型高血圧や高血圧患者において心理テストを行った場合，心血管，および交感神経系の反応性は上昇しているという報告や高血圧と正常血圧では変わりないという報告がある[19]。心理テストやストレス負荷テストは，試験の種類や対象者によって結果が異なるという場合があり，解釈には注意を要する。しかし，心理的ストレスや不安，うつ状態が血圧日内変動異常と関連していることが示されている[20]。Waldsteinらは，ストレスに対する血圧の反応性が大きいものではMRIで評価した無症候性脳梗塞が多いことを示した[21]。血圧日内変動パターンの異常（non-dipper, extreme-dipper, riser pattern）と無症候性脳梗塞や脳卒中予後が関連していることがこれまでに示されてきたが，血圧日内変動異常と無症候性脳梗塞やイベント発症との間にはストレスには関連した自律神経異常が介在している可能性が考えられる。

Mannは神経原性高血圧（neurogenic hypertension）[22]という概念を提唱している。神経原性高血圧とは，本態性高血圧のうち交感神経系の過活動によって引き起こされる場合をいう。交感神経活動を臨床的に簡便に評価する方法がなく，しかも一過性の交感神経活動亢進であることも多いため，検査によって診断することはできない。したがって，臨床的な交感神経活性亢進の原因として**表42**のような原因が考えられ，臨床的にそれに関連する病態として**表43**の状態が提唱されている。精神，心理

表42 本態性高血圧における交感神経活性亢進の原因
アンジオテンシンⅡ
インスリン抵抗性
食塩感受性
ストレスに対する過剰反応
圧受容体反射機能の低下
遺伝的要因
延髄の血管による圧迫
心理学的要因

表43 慢性交感神経亢進と関連する因子
・疾患
肥満
インスリン抵抗性または糖尿病
高血圧
うつ病，不安
うっ血性心不全
睡眠時無呼吸症候群
・心理・行動学的因子
慢性ストレス
社会的孤立
敵意
喫煙
不眠
不健康な食事
運動不足
興奮剤への依存症

的因子も大きく関与し，そのうち不安や感情的な防衛反応が重要とされている．この場合，交感神経活動が高血圧の主な原因であり，治療薬として$\alpha\beta$ブロッカーや抗不安薬などが有効である．

4） メタボリックシンドローム，肥満と自律神経

　肥満，インスリン抵抗性，高血圧，高脂血症はしばしば併存し，動脈硬化の原因となりやすく，近年メタボリックシンドローム（MS）という疾患概念が定義された[23]．治療中の高血圧患者の大多数に少なくとも高血圧以外のほかのMSの要素が存在するが，MSはインスリン抵抗性や肥満という共通の病態をもつ，心血管危険因子の集合体である．MSの要素の中でも高血圧は心血管イベントや死亡について最も重要な危険因子であることが報告され[23]，その機序として高血圧にMSが合併した場合の交感神経活性の亢進が考えられる．

　内臓脂肪型肥満，高インスリン血症，高血圧，糖尿病ではMSの要素の各々において交感神経活性が亢進していることがこれまでに報告されてきたが，最近HuggettらはMSのどの要素において交感神経活性が高くなるかを報告した[24]．それによると，MSに高血圧が合併する例において，特に交感神経活性が亢進していた．69名の対象者を高血圧合併MS（18例），正常血圧のMS（17例），MSのない高血圧（16例），MSのない正常血圧者（18例）に分類し，筋交感神経活動（MSNA）を測定した．その結果，図92に示すようにシングルユニット，マルチユニットのいずれにおいてもMSを有する高血圧で最も交感神経活性が亢進し，高血圧のないMS，MSのない高血圧，正常コントロールという順で交感神経活性が低下した．高血圧自体とMSに共通するインスリン抵抗性という病態が交感神経活性に対し，相加的または相乗的に働くのかもしれない．同様の結果は高血圧を合併した2型糖尿病患者においても報告されており[25]，糖尿病と高血圧を合併した患者における筋交感神経活性は，糖尿病と高血圧がそれぞれ単独で存在する場合よりも高値であった．

　最近，糖尿病患者におけるBRSの低下の機序についての興味深い報告があった．従来，糖尿病患者におけるBRS低下の機序として頚動脈硬化や進展性の低下が考えられてきた．しかし，Ruizらは糖尿

図92

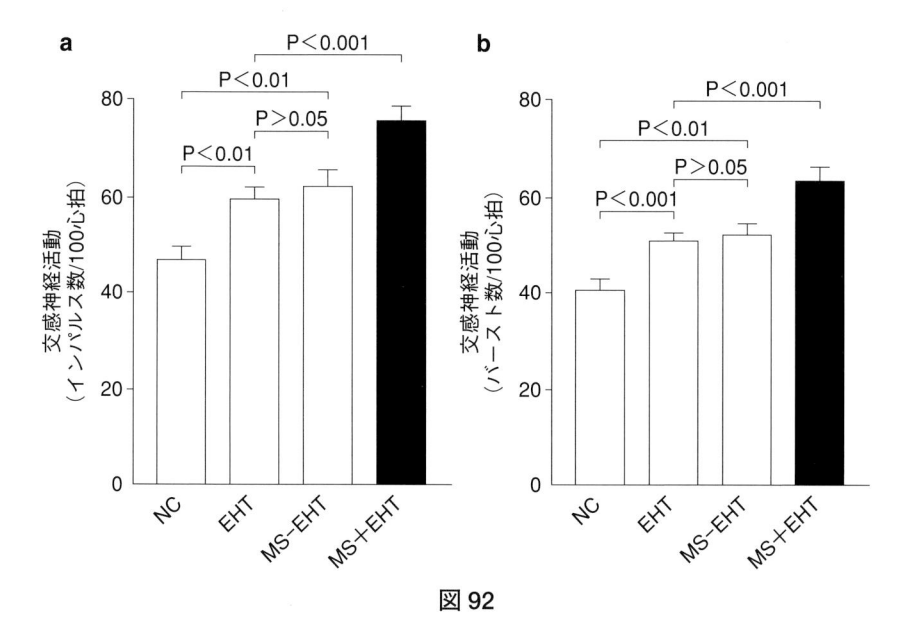

安静時の交感神経活動を筋交感神経活動（MSNA）を用いて評価し，平均値（標準誤差）でグラフ化した．MSNAのシングルユニット（a），マルチユニット（b）のいずれにおいてもMSを有する高血圧で最も交感神経活性が亢進し，高血圧のない代謝症候群（MS），MSのない高血圧，正常コントロールという順で交感神経活性が低下した．（文献24）より引用）
NC：正常血圧，EHT：高血圧のみ，MS-EHT：正常血圧＋MS，MS＋EHT：高血圧＋MS

病におけるBRS低下の機序として頸動脈硬化よりも糖尿病性神経障害のほうがより重要であることを示した[26]．振動覚の低下とBRSの求心性および遠心路の神経障害が密接に関連していると考えられる．BRSは臓器障害が出現する以前の早期の自律神経障害を同定できるため，MSの早期発見にも役立つ可能性が考察されている．

メトフォルミンやインスリン抵抗性改善薬[27]のようなインスリン感受性亢進作用をもつ薬は交感神経活性や血圧を低下させ，インスリン治療は糖尿病患者の食欲を亢進させ，それにより肥満を助長させる．同様に，中心性交感神経刺激薬クロニジンは交感神経遠心路と血漿カテコラミンを減少させ，インスリン感受性を増強させる．

おわりに

血圧は自律神経と密接に関連して制御されている．これまでに，高血圧の臨床研究分野において夜間non-dipper，早朝高血圧，白衣高血圧，メタボリックシンドロームなど数々の新しい疾患概念が提唱されてきたが，その共通する機序は自律神経機能の異常であると考えられる．高血圧患者における自律神経の異常は，予後を悪化させる要因となることがわかっており，心拍数，血圧日内変動異常，血圧の動揺性のように日常診療レベルでうかがい知ることのできる指標を用いて患者を評価し，個別の治療に役立てていくことが重要であろう．

■文 献

1) Izzo JL Jr：Sympathetic nervous system in acute and chronic blood pressure elevation. Hypertension：a comparison to Brenner and Rector's The Kidney（Oparil, Weber eds）, WB Saunders Company, Philadelphia, pp.42-51, 2000
2) Goldstein DS：Plasma catecholamines and essential hypertension：an analytical review. Hypertension；5：86-99, 1983
3) Julius S, Krause L, Schork NJ, et al：Hyperkinetic borderline hypertension in Tecumseh, Michigan. J Hypertens；9：77-84, 1991
4) Julius S, Nesbitt S：Sympathetic overactivity in hypertension. A moving target. Am J Hypertens；9：113S-120S, 1996
5) Smith PA, Graham LN, Mackintosh AF, et al：Relationship between central sympathetic activity and stages of human hypertension. Am J Hypertens；17：217-222, 2004
6) Masuo K, Mikami H, Ogihara T, Tuck ML：Sympathetic nerve hyperactivity precedes hyperinsulinemia and blood pressure elevation in a young, nonobese Japanese population. Am J Hypertens；10：77-83, 1997
7) DiBona GF：The sympathetic nervous system and hypertension. Recent developments. Hypertension；43：147-150, 2004
8) Chapleau MW：Arterial baroreflexs. Hypertension Primer：the essentials of high blood pressure（Izzo Jr JL, Black HR, eds）, Lippincott Williams & Wilkins pp.103-106, 2003
9) Parati G, DiRienzo M, Mancia G：How to measure baroreflex sensitivity：from the cardiovascular laboratory to daily life. J Hypertens；18：7-19, 2000
10) Lohmeier TE, Irwin ED, Rossing MA, Serdar DJ, Kieval RS：Prolonged activation of the baroreflex produces sustained hypotension. Hypertension；43：306-311, 2004
11) Pickering TG, James GD, Boddie C, et al：How common is white-coat hypertension. JAMA；259：225-228, 1988
12) Lantelme P, Milon H, Gharib C, et al：White coat effect and reactivity to stress：cardiovascular and autonomic nervous system responses. Hypertension；31：1021-1029, 1998
13) Neumann SA, Jennings JR, Muldoon MF, et al：White-coat hypertension and autonomic nervous system dysregulation. Am J Hypertens；18：584-588, 2005
14) Verdecchia P, Reboldi GP, Angeli F, et al：Short- and long-term incidence of stroke in white-coat hypertension. Hypertension；45：203-208, 2005
15) Kario K, Motai K, Mitsuhashi T, Suzuki T, Nakagawa Y, Ikeda U, Matsuo T, Nakayama T, Shimada K：Autonomic nervous system dysfunction in elderly hypertensive patients with abnormal diurnal blood pressure variation：relation to silent cerebrovascular disease. Hypertension；30（6）：1504-1510, 1997
16) Kario K, Pickering TG, Umeda Y, Hoshide S, Hoshide Y, Morinari M, Murata M, Kuroda T, Schwartz JE, Shimada K：Morning surge in blood pressure as a predictor of silent and clinical cerebrovascular disease in elderly hypertensives：a prospective study. Circulation；107：1401-1406, 2003
17) Kario K, Pickering TG, Hoshide S, et al：Morning blood pressure surge and hypertensive cerebrovascular disease. Am J Hypertens；17：668-675, 2004
18) Carvalho MJ, van den Meiracker AH, Boomsma F, et al：Diurnal blood pressure variation in progressive autonomic failure. Hypertension；35：892-897, 2000
19) Lambert EA, Schlaich MP：Reduced sympathoneural responses to the cold pressor test in individuals with essential hypertension and in those genetically predisposed to hypertension. Am J Hypertens；17：863-868, 2004
20) Kario K, Schwartz JE, Davidson KW, Pickering TG：Gender differences in associations of diurnal blood pressure variation, awake physical activity, and sleep quality with negative affect：the work site blood pressure study. Hypertension；38：997-1002, 2001
21) Waldstein SR, Siegel EL, Lefkowitz D, et al：Stress-induced blood pressure reactivity and silent cerebro-

vascular disease. Stroke ; 35 : 1294-1298, 2004
22) Mann SJ : Neurogenic essential hypertension revisited : the case for increased clinical and research attention. Am J Hypertens ; 16 : 881-888, 2003
23) Alexander CM, Landsman PB, Teutsch SM, et al : NCEP-defined metabolic syndrome, diabetes, and prevalence of coronary heart disease among NHANES III participants age 50 years and older. Diabetes ; 52 : 1210-1214, 2003
24) Huggett RJ, Burns J, Mackintosh AF, Mary DASG : Sympathetic neural activation in nondiabetic metabolic syndrome and its further augmentation by hypertension. Hypertension ; 44 : 847-852, 2004
25) Huggett RJ, Scott EM, Gilbey SG, et al : Impact of type 2 diabetes mellitus on sympathetic neural mechanisms in hypertension. Circulation ; 108 : 3097-3101, 2003
26) Ruiz J, Monbaron D, Parati G, et al : Diabetic neuropathy is a more important determinant of baroreflex sensitivity than carotid elasticity in type 2 diabetes. Hypertension ; 46 : 162-167, 2005
27) Watanabe K, Komatsu J, Kurata M, et al : Improvement of insulin resistance by troglitazone ameliorates cardiac sympathetic nervous dysfunction in patients with essential hypertension. J Hypertens ; 22 : 1761-1768, 2004

江口和男，苅尾七臣，島田和幸

B. 心疾患と自律神経

はじめに

　自律神経機能は循環調節に密接にかかわるほか，心疾患の発生にも関係が深い[1]。そればかりではなく心疾患の結果として自律神経機能にも変化が加わり，これがさらに心疾患に影響を与え病態を複雑なものにする。本来は心疾患による循環動態の破綻に対する代償機転が，かえってその心疾患の長期予後に悪影響を与えることがある。

1．不整脈[2]

　交感神経系緊張は不応期短縮，心筋の興奮性増大などの電気生理学的な直接的作用に加えて，心筋虚血の誘発や血清K値の低下などの間接的作用によっても，頻脈性不整脈の発生を促す。一方，迷走神経緊張は洞結節自動能の抑制，房室結節伝導の抑制により徐脈性不整脈の発生を促す。迷走神経の房室結節伝導抑制作用は発作性上室頻拍の停止に応用される。

1）頻脈性不整脈

　交感神経依存型の頻拍発作は労作，精神的緊張によって誘発されるものが代表で，発作性上室頻拍，右室流出路起源心室頻拍，発作性心房細動，遺伝性QT延長症候群のtorsade de pointesなどが含まれる。心室期外収縮は好発時間帯から昼型，夜型，終日型に分けられ，昼型のものは交感神経緊張との関連が示唆されるが，単純に割り切れない場合も多い。

（1）発作性心房細動

　迷走神経緊張はアセチルコリン活性化Kチャネルを介して心房筋の不応期を短縮し，心房細動の発生を促す。このため臨床的に心房細動発作は交感神経依存型のものと迷走神経依存型のものが存在する（表44）[3]。心房細動発作直前の心拍変動の解析から，この両型の心房細動発作の存在が支持される。迷走神経依存型の発作では抗コリン作用をもつ薬剤（ジソピラミドなど）の効果が期待され，交感神経依存型のものではβ遮断作用をもつ薬剤（β遮断薬やプロパフェノン）の効果が期待される。この両型に明確に分類できないものも多い。

（2）遺伝性QT延長症候群[4]

　多くの遺伝子異常が発見され，病型が細かく分類されているが，症例数が多いのはLQT1，LQT2，LQT3である。LQT1はIks（遅延整流K電流の活性化の遅い成分）をコードする遺伝子（KCNQ1）異常が原因で，運動や精神的緊張時にtorsade de pointes型心室頻拍を起こし，失神や突然死を来す。治療にはβ遮断薬が第一選択となる。LQT2はIkr（遅延整流K電流の活性化の速い成分）をコードする遺伝子（KCNH2）異常が原因で，安静時や覚醒時に発作を起こす。β遮断薬の効果はLQT1ほど期待できない。LQT3はNa電流をコードする遺伝子（SCN5A）の異常が原因で，発作は睡眠中や安静時に起こり交感神経緊張は関与せず，β遮断薬は無効である。

表44 迷走神経依存型と交感神経依存型の心房細動の特徴（文献3）より引用）

	迷走神経依存型	交感神経依存型
・年齢	40〜50歳代で初発	好発年齢なし
・性差	男性＞女性	なし
・基礎疾患	なし（孤立性）	心疾患 甲状腺機能亢進症
・発作の誘因	夜間，安静，食後，飲酒後＊ （運動やストレスは関係なし）	日中（ことに午前中） 運動，精神的ストレス
・治療	ジソピラミド，フレカイニド （ジギタリスやβ遮断薬は無効）	β遮断薬，プロパフェノン
・固定性への移行	少ない	

＊：本表では飲酒後は迷走神経緊張状態とされているが，交感神経緊張を支持する成績がある。

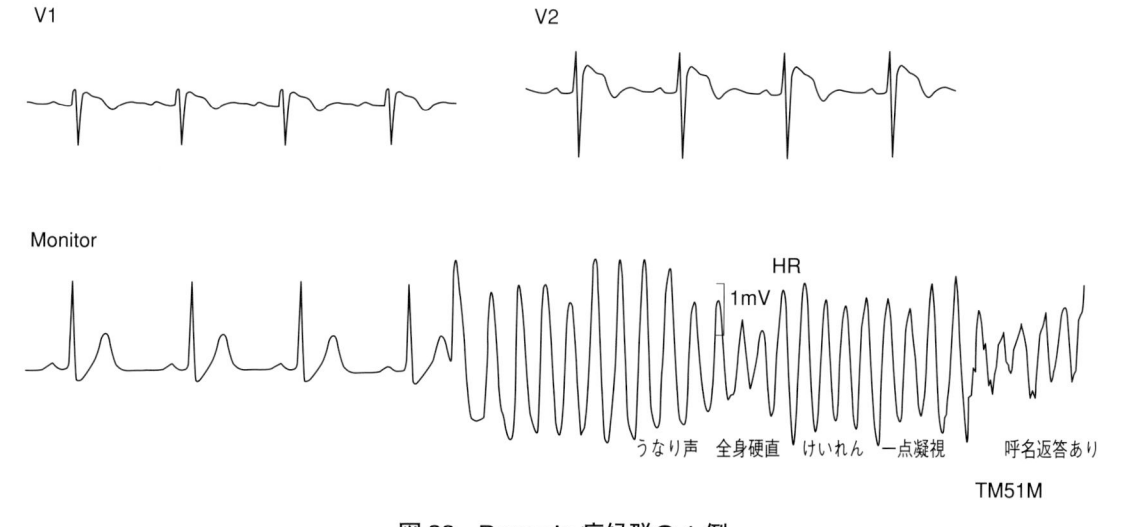

図93 Brugada症候群の1例

下段：夜間に心室細動を起こした際のモニター心電図。

（3）心室頻拍・細動

心臓性突然死の主たる原因であり，一般には交感神経緊張と密接に関係している（「4．心臓性突然死」の項参照）。

（4）Brugada症候群[5]

わが国で以前からポックリ病と呼ばれていた病態の原因（の一部）であるBrugada症候群は，特異な心電図波形を示し，夜間睡眠中や安静時の迷走神経緊張下に心室細動発作を起こす（図93）。本症候群の約30％の例にNaチャネルをコードするSCN5Aの異常（機能低下）が存在する。この異常の存在と右室流出路心外膜面に多く存在するIto（一過性外向きK電流）のために，心外膜側と心内膜側の活動電位波形に差が生じて特異的な心電図波形，リエントリによる心室細動を生じる。夜間睡眠

中に徐脈になり Ito が増大し，迷走神経緊張下に Ca 電流が減少すると，心内外膜間の活動電位波形の違いがさらに大きくなり，夜間の心事故発作の原因となる。本症候群の心電図異常は運動中には軽快し，β遮断薬により増悪する。

(5) 不整脈による反射性交感神経緊張の意義

期外収縮や発作性頻拍が起こると一過性に血圧が低下して，圧受容体反射を介して交感神経の緊張が高まる。亢進した交感神経緊張がさらに不整脈の発生を促す方向に作用しうる。

2) 徐脈性不整脈

迷走神経緊張時に生じる徐脈性不整脈には，睡眠中や運動選手に見られる洞徐脈のように病的意義のないものから失神発作を来すものまである。

(1) 頚動脈洞過敏症候群

きついカラーやネクタイのために頚を回した際に，頚動脈洞に圧が加わり圧受容体を介する反射の結果，交感神経緊張の抑制（血圧低下）と迷走神経緊張（徐脈）が起こり失神する。血管迷走神経反射や神経調節性失神などの類縁疾患として扱われる。

(2) 洞機能不全，房室ブロック

夜間睡眠中や運動選手の安静時にしばしば洞徐脈，洞房ブロック，ウェンケバッハ型の 2 度房室ブロックが見られる。これは迷走神経緊張によるものであり，病的意義はない。洞不全症候群の一部に迷走神経緊張との関連が示唆される場合がある。

2. 虚血性心疾患

1) 発作の引き金としての自律神経機能

労作に伴う心拍数・血圧上昇が心筋酸素需要を高め，器質的な狭窄病変のために冠血流量が需要に見合うだけ増加できないと，虚血に陥る。これが労作性狭心症である。心筋梗塞の発症と自律神経機能との関係については労作性狭心症ほどには明瞭ではないが，後述の心事故（心筋梗塞，突然死など）が午前中に多いことには交感神経系の緊張が関係している。

異型狭心症は夜間に発生することが多く，迷走神経緊張との関係が示唆されている。アセチルコリンの冠動脈内注入による冠れん縮の誘発はこれを支持する。心拍変動解析の結果からも異型狭心症発作と迷走神経緊張との関連が示唆されているが[6]，意見の一致を見ているわけではない。

2) 心筋虚血・梗塞によって起こる自律神経機能の変化

心筋梗塞や狭心症発作では，疼痛や不安，血行動態の悪化などのため交感神経系の緊張が高まる。その他に，左室の機械受容器や化学受容器が刺激され自律神経反射が起こる。下壁・後壁梗塞では迷走神経反射のため徐脈・血圧低下（Bezold-Jarisch 反射）が起き，前壁梗塞では交感神経緊張から頻脈・血圧上昇が見られることが多い。この差は，前壁と後・下壁で自律神経終末の分布に差があるためである。

表 45　心不全の際に見られる自律神経機能の変化（文献 11）より引用

病態生理の変化	その結果生じる自律神経系の変化
1）急性心不全（肺うっ血，低血圧を合併）	・交感神経およびレニン・アンジオテンシン系の賦活 ・迷走神経抑制
2）左房圧の慢性的上昇	・交感神経緊張 ・迷走神経による心拍変動調節の抑制 ・M 受容体を介する交感神経終末からの NE 放出の低下
3）左室拡張末期圧，容積の増大	・腎臓，骨格筋，末梢血管への交感神経刺激の抑制
4）慢性的な交感神経緊張	・心臓のβ受容体系の情報伝達機能の障害
5）1 回拍出量，血圧の慢性的低下	・動脈圧受容体反射を介する心拍数調節の障害 ・交感神経賦活
6）肺うっ血	・肺伸展反射を介する交感神経抑制の低下 ・呼吸性洞性不整脈の抑制
7）化学受容器，骨格筋代謝受容器の活性化	・骨格筋交感神経活動亢進 ・迷走神経を介する心拍変動調節の抑制
8）睡眠時無呼吸	・骨格筋交感神経活動亢進 ・睡眠中の迷走神経を介する心拍変動調節の低下 ・日中の血漿 NE レベルの上昇

NE：ノルエピネフリン

3）交感神経除神経

心筋梗塞（ことに貫壁性）によって交感神経線維が障害されると，求心機能や遠心機能が遮断される（除神経）。MIBG 心筋シンチグラフィの欠損で示される除神経のある例では，心筋虚血発作時に反射性の交感神経緊張が生じないことがある[7]。陳旧性心筋梗塞例ではしばしば狭心症発作が無痛性となるが，糖尿病性自律神経障害を合併した例では狭心症がしばしば無痛性であり，交感神経除神経が無痛性心筋虚血発作にある程度は関与しているのであろう。

交感神経の除神経が起こると，除神経された部位と健常部との間で不応期のばらつきが増大し，動物実験では心室細動の誘発性が増す。MIBG 心筋シンチグラフィ異常例で心室性不整脈を見ることがあり，心臓交感神経の支配が部分的に脱落することが心室性不整脈の発生に関連している[8]。

4）自律神経機能と生命予後

心筋梗塞後の症例で，①心拍変動解析（時間領域，周波数領域）で心拍変動が低下している例，②圧受容体反射感受性が低下している例[9]，あるいは③heart rate turbulence に異常のある例[10]では，生命予後が悪い。①は交感神経系の過度の緊張，迷走神経緊張の低下が，②と③は反射性迷走神経機能の低下が生命予後悪化と関連している。自律神経機能を改善する治療が心筋梗塞後の生命予後の改善に結びつくことが期待される。

3．心不全[11]

心不全と自律神経機能の関係は複雑な様相を呈する（**表 45**）。

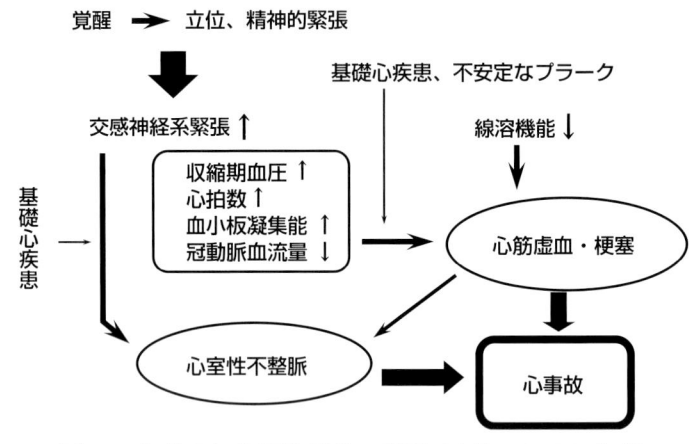

図94 午前中に心事故が多い機序（文献11）より作成

1）急性心不全

収縮不全が原因となる心不全時には心拍出量・血圧低下が生じるが，循環動態を維持するために交感神経が緊張して，低下した心臓の収縮性，血圧を元のレベルに戻そうとする代償機転が働く（表45）。心不全の結果生じる肺うっ血は肺の拡張性を低下させ，肺の伸展反射を介する交感神経抑制が障害される結果，交感神経緊張度は増大する。

2）慢性心不全

心臓の収縮性低下が一過性で回復すれば上記の代償機転は消退するが，心収縮性低下が持続すると代償機転も持続することになり，これが逆に心不全の病態を悪化させる。長期間持続する血漿カテコラミンレベルの上昇は，心筋に障害を与えることが動物実験で確認されている。慢性心不全例で血漿ノルエピネフリン濃度が高い例ほど生命予後が悪く，交感神経系を刺激する強心薬は心不全例の生命予後をかえって悪化させる。

一般の心不全に対する治療に加えて，β遮断薬（少量から投与を開始する必要がある），アンジオテンシン変換酵素阻害薬，アンジオテンシンⅡ受容体拮抗薬の投与により，心不全例の生命予後が改善される。

慢性心不全例では約半数の例に睡眠時の呼吸異常が認められる。中枢性睡眠時無呼吸であるチェーン・ストークス呼吸では，化学反射や睡眠の中断を介して交感神経緊張が亢進し，酸素分圧低下と相まって心筋虚血を増悪させ，心機能を低下させる。心不全例では睡眠時無呼吸の程度の大きい例ほど生命予後が悪い[16]。

4．心臓性突然死

心疾患が原因で急激な経過を経て，予期しなかった死に至るものを心臓性突然死と呼ぶ。

1）日内変動

これまでの疫学的研究や植込型除細動器のメモリーを解析した検討成績などから，心臓性突然死は午前9時頃にピークがあり，夜半から早朝にかけて最低となる[2]。この理由は図94のように説明される[13]。覚醒後に日常生活が始まり，起立位をとり種々の要因で精神的緊張が高まると，交感神経系が緊張する。その結果，心拍数・血圧が上昇し，血小板凝集能が亢進し，一方で冠血管緊張度が増す。線溶機能の低下も加わり，基礎に冠動脈疾患があると心筋虚血や梗塞を起こしうる。また交感神経緊張は不整脈発生の基質をもつ例では心室性不整脈の発生を促す。

β遮断薬投与は，冠動脈疾患例の午前中にピークをもつ心事故の日内変動パターンを不明瞭にする。

2）Brugada 症候群[5]

これまで知られていた心臓性突然死の日内変動パターン（上述）とは異なるパターンを示すのが Brugada 症候群による心室細動発作である。その機序については前述したとおりである。植込型除細動器による治療を受けた例について，心室細動発作が深夜前後にピークをもち，日中に少ないことが示されている。

■文　献

1) 井上　博編：循環器疾患と自律神経機能　第2版，医学書院，東京，2001
2) 井上　博：自律神経と不整脈．新目でみる循環器病シリーズ7　不整脈（小川　聡編），メジカルビュー社，東京，pp.43-50，2005
3) Coumel P：Autonomic arrhythmogenic factors in paroxysmal atrial fibrillation. Atrial Fibrillation. Mechanisms and Therapeutic Strategies（Olsson SB, Allessie MA, Campbell RWF eds），Futura Publishing Co, Armonk, pp.171-185, 1994
4) 清水　渉：成人のQT延長症候群．循環器科 55：327-332，2004
5) Antzelevitch C, Brugada P, Borggrefe M, et al：Brugada syndrome. Report of the second consensus conference. Circulation；111：659-670, 2005
6) Yoshio H, Shimizu M, Sugihara N, et al：Assessment of autonomic nervous activity by heart rate spectral analysis in patients with variant angina. Am Heart J；125：324-329, 1993
7) Joho S, Asanoi H, Takagawa J, et al：Cardiac sympathetic denervation modulates the sympathoexcitatory response to acute myocardial ischemia. J Am Coll Cardiol；39：436-442, 2002
8) 石田良雄：[123]I-MIBG 心臓交感神経機能イメージング．循環器疾患と自律神経機能　第2版，医学書院，東京，pp.110-136，2001
9) LaRovere MT, Bigger JT Jr, Marcus FI, et al：Baroreflex sensitivity and heart-rate variability in prediction of total cardiac mortality after myocardial infarction. Lancet；351：478-484, 1998
10) Schmidt G, Malik M, Barthel P, et al：Heart-rate turbulence after ventricular premature beats as a predictor of mortality after acute myocardial infarction. Lancet；353：1390-1396, 1999
11) Floras JS：Alterations in the sympathetic and parasympathetic nervous system in heart failure. Heart Failure. A Companion to Braunwald's Heart Disease（Mann DL ed），Saunders, Philadelphia, pp.247-277, 2004
12) LanFranchi PA, Braghiroli A, Bosimini E, et al：Prognostic value of nocturnal Cheyne-Stokes respiration in chronic heart failure. Circulation；99：1435-1440, 1999
13) Willich SN, Levy D, Rocco MB, et al：Circadian variation in the incidence of sudden cardiac death in the Framingham heart study population. Am J Cardiol；60：801-806, 1987

井上　博

C. 脈管疾患と自律神経

1. 起立性低血圧

1) 起立時の循環動態と調節機構

立位時に血圧調節にかかわる要素は，①圧受容器反射，②骨格筋ポンプと③循環システム自体の三つである。

1Gの重力下でヒトが傾斜台にて受動的に立位になることによって0.5～0.7lの胸腔内静脈血の急激な下方変位を生じる。このため静脈還流は減少し，その結果1回心拍出量が減少し，血圧は低下し始める。この時圧受容器反射が作動し，交感神経が賦活化され骨格筋床，内臓および腎臓の血管収縮が生じ，末梢血管抵抗が増大するとともに，心拍出量が増加し，血圧は低下することなく維持される。さらに交感神経の賦活化に伴いrenin-angiotensin-aldosterone系の液性因子も増加し血圧維持に参加してくる。

圧受容器反射は，血圧が上昇すれば圧受容器からの求心入力は「増加」し，交感神経による血管収縮活動を「減少」させるというnegative feedback systemである。したがって，反射弓のどこかで「増加」信号から「減少」信号に逆転させる機構が必要である。この機構は延髄尾側部（caudal ventolateral medulla：CVLM）に存在することが明らかにされている。この結果，圧受容器（大動脈小体および頚動脈小体）から舌咽神経を介して孤束核に終わり，これより，CVLMニューロンにより信号が逆転され，最終的に脊髄交感神経細胞に接続することが明らかになった。起立負荷に対する筋交感神経活動は体位傾斜角度に応じて促進され，体位傾斜角度の正弦値（＋Gz）とMSNAとの間には有意な正の相関が認められている[1]。

また，venoarteriolar axon reflexも作動する。これは，起立に伴う下肢静脈圧の上昇が刺激入力となり，皮膚，筋，脂肪組織への動脈性血流の流入を減少させ有効循環血液量の維持に働く。

能動的起立の場合には，feedback systemによらず，起立の直後に腎血流の低下や腹腔静脈のコンプライアンスの上昇による腹腔血液が動員され，循環血液量の維持に効果的に作用する「見込制御」が働いている。

骨格筋ポンプ作用は踝部静脈圧を直立位から一歩踏出すことによって約1/2に減少させる効果をもたらし，静脈還流を増加させるように作用する。

循環システム自体の問題は，①心ポンプ作用，②循環血流量と⑥血管系の3点に大別できる。

2) 起立性低血圧（OH）頻度出現

OHの基準を20 mmHg以上降下とした，Applegateらの報告[2]（60歳以上，収縮期高血圧患者，4,736名）ではOHの頻度は10.4％，Alliらの報告[3]（65歳以上，外来患者，3,858例）では13.8％という結果が示されている。Mraderら[4]は300例を対象とした結果を種々のrisk factorのある群とない群で分けて分析し，risk factorのない群において，30 mmHg以上低下する症例の罹患率は1.6％と比較的小さいものであることを報告している。

表46 起立性低血圧の分類（代表的な病態および疾患）

1. 神経原性起立性低血圧	2. 非神経原性起立性低血圧
A）中枢神経障害 　①多系統萎縮症（MSA），パーキンソン病 　②脳幹部病変：腫瘍，奇形，血管障害 　③脊髄空洞症など B）末梢性神経障害 　①純粋自律神経不全症（PAF） 　②acute pandysautonomia 　③多様な原因による末梢神経障害 　　糖尿病 　　アミロイドニューロパチー 　　Guillain-Barré症候群 　④交感神経節ブロック（広範）など	A）骨格筋ポンプ機能不全 　①筋萎縮 　②受動的起立 B）循環システムの障害 　①心機能不全：心筋炎 　　心房粘液腫 　　大動脈狭窄 　②循環血液量の減少 　　出血，火傷 　　脱水：嘔吐，下痢，摂取量低下 　　内分泌性：副腎不全，尿崩症 　　腎障害性 　　医原性：利尿薬など C）末梢血管の障害 　①末梢血管筋トーヌス低下 　　温熱環境 　　アルコール 　　薬物：亜硝酸誘導体 　②血管平滑筋の障害 　　代謝性：Fabry病 　③容積血管内の血流低下 　　静脈瘤 　　妊娠末期など D）薬剤の副作用 　　降圧薬 　　向精神薬 　　抗パーキンソン薬など E）その他 　①DBH（dopamine-beta-hydroxylase） 　　欠損症 　②高bradykinin血症

　老人層（平均69.5歳，73名）を対象とした，60°段階的head up tiltの結果では収縮期血圧は不変，心拍は9/分増加する結果であった。この群における起立性低血圧（OH）の発生頻度は20 mmHg以上が4例（5.5％），30 mmHg以上は1例（1.3％）であった（家田ら，未発表）。

　この点をふまえるとわが国の自律神経学会の，1）「収縮期血圧が30 mmHg以上低下，あるいは拡張期血圧が15 mmHg以上低下」という推奨基準[5]は比較的厳しい基準であり，30 mmHg以上のOHは臨床的に何らかの問題があると考えることは妥当であろう。

3）起立性低血圧の病態—疾患の分類（表46）

　起立性の血圧調節は前述した如く，①圧受容器反射，②骨格筋ポンプと③循環システム自体の三つの機能によって調節される。

　この他，高bradykinin血症やDBH（dopamine-beta-hydroxylase）欠乏症などが新たに起立性低血

圧の原因として知られるようになった。

4）起立性低血圧の補助的診断

起立性低血圧[6]を主体とする疾患群は多様である。その中に，自律神経不全を特徴とする一群があり，自律神経不全症（AF：autonomic failure）と総称されている。

原発性自律神経不全症としては AF with MSA（multiple system atrophy）と PAF（pure autonomic failure）が代表的なものである。

この二つの疾患はともに起立性低血圧を主徴の一つとする。しかし，同じ起立性低血圧という現象の背景には両者では種々の異なる点が指摘される。

(1) 血中 noradrenaline（NA）

末梢交感神経活動を示す指標とされている。AF-MSA も PAF も起立による NA の上昇反応が乏しい点は共通するが，安静臥位時の NA の平均値は AF-MSA で 0.12（ng/ml），PAF では 0.03 と PAF で著しく低値を示し，両者では異なっている。

(2) 血中 vasopressin（AVP）分泌

起立によって圧受容器反射の入力が視床下部に至って調節される。血中 AVP は AF-MSA では起立によってほとんど増加しないが，PAF では正常群以上に増加するという 2 群間での差異が存在する[7]。

(3) 低血圧時の脳循環

AF-MSA も PAF も食事性低血圧という血圧低下現象を呈する。この時の脳血流量は両群同程度の血圧低下にかかわらず AF-MSA の脳血流量は低下するのに対して PAF では比較的保たれるという差異が存在する[8]。

これらの諸点は起立性低血圧という現象が均一のものではなく，背景にある疾患の診断とともに，その対処についても細かな配慮が求められる所似である。

5）起立性低血圧の治療指針

(1) OH 治療の適応・目標

OH の治療診断基準として，血圧値のほかに，臨床症状のない場合は脳循環状態の把握が重要であることを指摘されている。また，OH の治療目標として血圧上昇のみでなく，患者の機能状態の改善が重要であり，その指標として起立時間が提唱されている。実際には重度の OH 患者で治療後に血圧変化がなくても，起立時間が 30 秒以上延びれば，十分な機能改善があったと評価してよいとしている[9]。このように OH 治療の適応・目標は，低血圧や低血圧症状のみでなく，脳循環動態から機能状態（生活の質：QOL）までを含めて考慮する必要があるものと思われる。

(2) 起立性低血圧の重症度評価

OH 症状の程度は，OH 自体の程度のみでなく，OH 発症の緩急にも相関する。すなわち，その発症が慢性緩徐であれば，OH の程度が重症でも必ずしも OH 症状は顕著でなく，時にはまったく症状をださないこともある。これは OH に対する脳循環調節を含めた代償機構の獲得と関連するものと思われる。

以上から，OH の治療指針を立てるために，まず OH の重症度を OH 症状，血圧（起立時血圧下降，起立時血圧），起立時心拍数増加の程度から総合的に評価することが重要であると考えられる。北ら[10]

表47 起立性低血圧の重症度判定基準

	軽 症	中等症	重 症
自覚症状	無症状 倦怠感, 耳鳴り, 肩凝り, 頭重感	立ちくらみ, 欠伸, 後頭部頭痛, 霧視	眼前暗黒, 失神発作
起立時血圧降下	30 mmHg 以下	30～50 mmHg	50 mmHg 以上
起立時血圧	80 mmHg 以上	80～60 mmHg	60 mmHg 以下
起立時心拍数増加	20 bpm 以上	20～10 bpm	10 bpm 以下

（文献 10）より引用）

は OH の重症度をそれらを指標に 3 度に分類している（**表 47**）。

(3) 起立性低血圧の治療法概要

起立性低血圧がどの病態-疾患に基づくかを診断することが第一である。起立性低血圧が特に自律神経機能不全症に基づく場合，その治療は容易ではない。起立性低血圧治療の一般的事項として次のような諸点が強調されている[11]。

①起立性低血圧の血圧値のみにとらわれる必要はない。この点は起立性低血圧の病態には前述のようにいくつもの差異があるためである。

②薬物治療による臥位高血圧に注意する必要がある。

③長時間の立位では起立試験時の血圧低下より低下の程度が緩和される可能性がある。Renin-angiotensin-aldosterone 系，vasopressin などの液性因子が参加してくるためである。

治療へのアプローチとしては，

①日常生活上で血圧に影響を与える増悪因子について患者自身が十分理解していることが重要である。これには排尿，排便時に怒責しないこと，起床直後の起立耐性の低下に注意（日内変動）すること。温熱環境，食事性低血圧，アルコールなどは起立耐性を悪化させる点についての注意である。

②夜間頭部挙上の推奨：このことによって renin-angiotensin-aldosterone 系の分泌促進がもたらされ，有効循環血液量の増加が期待できる。

③物理的処置：弾力包帯を下肢に着用することにより立位時の静脈還流の増加を図ることができる。症例によっては一種類の昇圧薬投与に匹敵する効果を示すことがある[12]。

④薬物療法：ここではわが国で繁用されている薬剤について示す（**表 48**）。

OH の治療法は，このような OH 重症度に基づいて選択されるのが望ましい。軽症では生活指導と物理（理学）療法がなされ，中等症以上では薬物療法が加わる。OH 治療のゴールは，OH 症状が軽減され，血圧，特に立位血圧が 70 mmHg 以上に保たれ，さらに機能状態（QOL）が患者にとって満足できるものであればよく，血圧値の上昇のみを重要視するべきではないと考えられる。

(4) 起立性低血圧治療薬の長期治療効果

一般に OH 治療薬は短期投与で効果が見られても，長期投与ではしばしばアドレナリン受容体の感受性低下や down regulation による不対応性により治療効果の減弱を生じることが知られている。自律神経不全症などでは OH は長期にわたる治療を必要とすることが多く，長期治療効果の検討は重要である。

平山ら[13]は間接型作動薬 amezinium の神経原性 OH 症例に対する 6 カ月にわたる長期治療効果を

表48 起立性低血圧の治療

1）日常生活内での増悪因子への注意	排尿，排便時の怒責，起床直後の起立耐性の低下，温熱環境（入浴など），食事性低血圧，アルコール	
2）夜間頭部挙上の推奨	renin-angiotensin-aldosterone 系の分泌促進がもたらされ，有効循環血液量の増加が期待できる。	
3）物理的処置	弾力包帯を下肢に着用する	
4）薬物療法 ※臥位高血圧に注意	a）dihydroergotamine mesilate（ジヒデルゴット®）容積血管（静脈系）を収縮させる作用	3 mg/日→（6〜9 mg/日）
	b）9,α-fluorohydrocortisone（フロリネフ®）高用量では循環血液量を増加させる	0.1 mg/日より
	c）midodrine hydrochloride（メトリジン®）末梢血管のα受容体に直接作用する（直接型）	4〜8 mg/日
	d）droxidopa（ドプス®）体内でNAに代謝され交感神経作用を示す。	600 mg/日→（900〜1,200 mg/日）
	e）amezinium metilsulfate（リズミック®）NAの再吸収抑制し，交感神経作用増強（間接型）。	10〜20 mg/日

全国多施設（19施設）のオープン臨床試験により検討した。その結果，血圧および心拍数の上昇が6カ月にわたり持続し，さらに血中内因性ノルアドレナリン活性の上昇が維持されることが確認された。

（5）臥位高血圧

臥位高血圧は OH を来す疾患において圧受容器反射の障害，α受容体の脱神経過敏性，さらに OH 治療薬の服用に伴って起こりやすく，OH 長期治療上の問題の一つとなる。

これを定義することは OH 治療薬の投与量の調節上重要と思われる。臥位高血圧の基準として収縮期血圧 160 mmHg または拡張期血圧 100 mmHg 以上，または平均血圧 120 mmHg 以上が考えられる。臥位高血圧が常時生じた場合，OH 治療薬の減量を検討する必要がある。Amezinium の神経原性 OH 症例に対する長期投与時（6カ月）には4例（9.3％）に臥位高血圧が認められた。

2．食事性低血圧

食事性低血圧（postprandial hypotension：PPH）は1977年 Seyer-Hansen[14] によって Parkinsonism に認められたことから広く注目されるようになった（図95）。

その後，高齢者における食後の失神や，その結果としての転倒骨折，また高血圧症例における降圧薬使用による PPH などが問題となった。1980年代からは PPH の発現機序の検討が進められ，対象疾患にも自律神経全症が重要なテーマとして加わった[15]。

わが国では，千田（長谷川）ら[16] が1987年に「progressive autonomic failure（PAF）における postprandial hypotension」として PPH についての最初の報告をした。

食事性低血圧の診断方法・基準は定まっていない。わが国での食事性低血圧の評価には，理論的にも，また患者への影響からも望ましい臥位で検査することが一般的となっている。

負荷すべき食事内容についての見解も定まっていない。わが国では，糖尿病診断に好んで用いられ

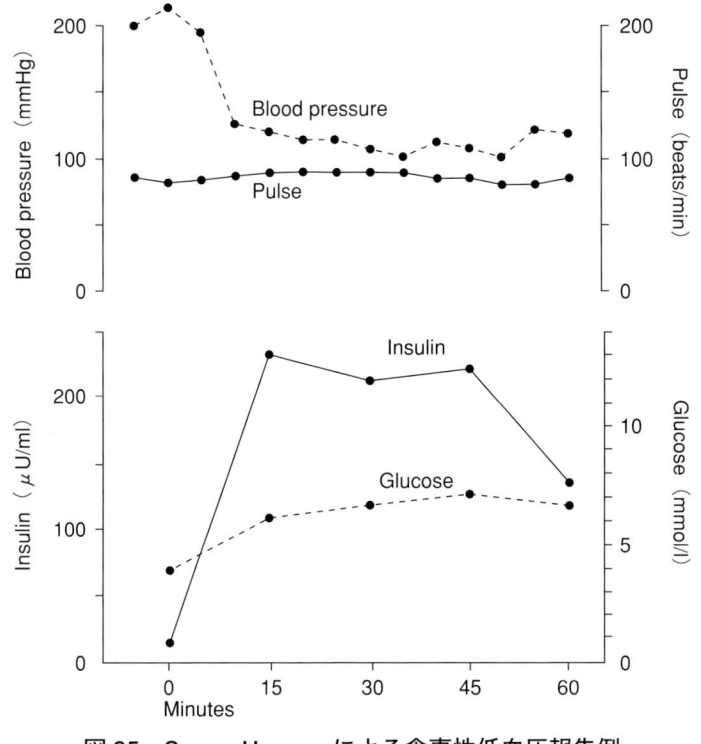

図95　Seyer-Hansen による食事性低血圧報告例

ている経口ブドウ糖負荷（75 g ブドウ糖，トレーラン G 300Kcal）が利用されている。検査は，夕食後絶食として朝食時間帯に実施する。

経口ブドウ糖負荷による食事性低血圧検査の評価基準についても定まったものはない。

高齢者では食事後の血圧低下はほとんど例外なく生じるといわれる。高血圧症患者では正常血圧者より血圧降下が大きい。しかし，脳虚血などに基づく症状を発現することはまれである。臨床報告からは，平均血圧低下が 20 mmHg 以内であれば，食事性低血圧に伴う症状は出現しないと考えられる。しかし，この時立位や歩行などの状態になれば，転倒の危険性は増加する点を留意する必要がある。

1）食事性低血圧の判定基準について

①食事 1 時間以内に平均血圧が 20 mmHg 以上低下する場合は陽性[17]，
②食事摂取後 2 時間以内に収縮期血圧が 20 mmHg 以上低下する，あるいは
③収縮期血圧が食前 100 mmHg 以上あった場合に 90 mmHg 以下となる，
とする提案がある[18]。

わが国では経口ブドウ糖負荷試験が用いられることが多い。この場合，収縮期血圧 20 mmHg 以上の低下を陽性と判定することが多い。

2）PPH の臨床的意義

PPH の臨床的意義については，当初高齢者における食後の失神や転倒骨折，また降圧薬使用時の食後の過度な降圧などが問題となった。

Aronow ら[19]は 80 歳の高齢者 499 名を平均 29 カ月観察し，期間中転倒，失神，冠動脈疾患，脳血管障害の各項目について，これらが出現した群としなかった群との 2 群における食事後血圧低下の程度を検討した結果を示している。いずれの項目についても出現した群では食事後血圧低下の程度が大きいことを明らかにしている。

食事後血圧低下の程度が大きいことは，その背景に危険因子が多いことが推定される。危険因子となる病態それ自身が冠動脈疾患，脳血管障害などの発生を高くしていることは十分考えられるが，PPH という状態自体も独立した危険因子となりうる可能性を示すものと思われる。

3）食事に伴う生理的変化[20,21]

食事により第一に内臓血管床の血流が増加し，血管抵抗の低下が生ずると考えられる。同時に自律神経不全症群に見られるように下肢血管抵抗が低下－血管拡張する機転が働く。しかし，健常対照群では交感神経系の賦活による代償機転が働き血管抵抗は維持され，同時に心拍出量が増加すると考えられる。逆に，この交感神経性代償機転が欠如した自律神経不全症群では血圧降下が生じ，PPH といわれる状態に陥ると考えられる。

健常群を対象として検討した際には，生理的条件下の血管抵抗はほとんど変化しなかったが，これは自律神経不全症群にも起きる血管拡張機転と健常群にのみに存在する血管収縮機転が丁度バランスのとれるところに制御された結果であり，健常群の血管抵抗は見かけ上ほとんど変化しなかった背景には，血管拡張と血管収縮の拮抗する作用が dynamic に生じているからである。

4）起立性低血圧と食事性低血圧の差異

起立負荷に伴う循環動態の変化は「起立性低血圧」の項で述べた。

一方，臥位でのブドウ糖負荷では血圧維持に重要な要素のうち心拍出量は漸増し，ブドウ糖負荷後 40 分で 40〜50％の増加を示すが，下肢血管抵抗の変化はほとんど認められなかった。

重力が刺激となる起立負荷と，腹腔血流の増加が刺激となる食事とでは生じる反応は大きく異なっている（図 96）。

健常群において起立と食事による影響の差異を，交感神経活動の指標として NA の反応性から比較した。起立負荷に比して，ブドウ糖負荷後の noradrenaline 増加分は 1/5 と少量であった（図 97）。これは交感神経賦活化を目標とする治療法にとって，起立性低血圧の治療はより困難であり，逆に PPH は治療できる部分が大きいことを示している。自律神経不全群の患者が臥位生活を強いられる状態になって起立性低血圧の意義は軽減しても，PPH は食事摂取のたびに問題となるものであり，PPH の治療可能性は臨床的には重要であるといえよう。

5）PPH の治療

これまで見てきたような PPH 発現機序の検討にあたって，PPH に対する治療の試みがなされた[22,23]。

Denopamine, midodrine 併用療法[24]（α_1 刺激薬である midodrine と β_1 刺激薬である denopamine の併用）による急性効果はブドウ糖負荷に伴う血圧降下を明らかに軽減させた。この時心拍出量は増加し，血管抵抗も維持されるよう作用した。一方，門脈血流は減少せず，食後の生理的反応である消化管へ

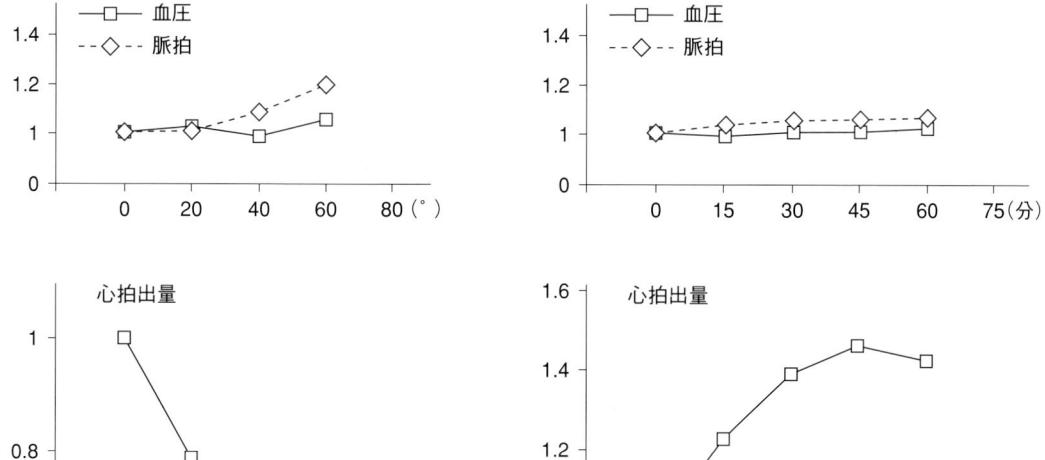

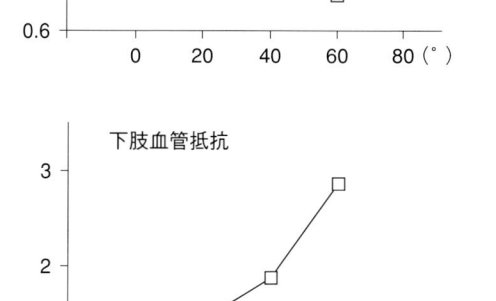

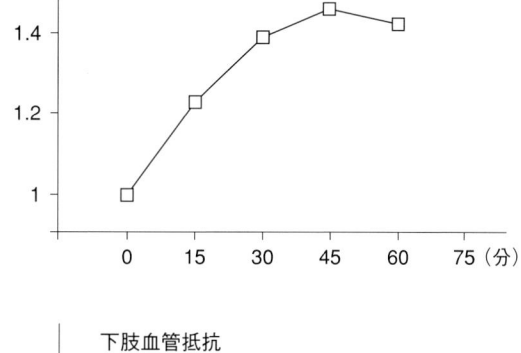

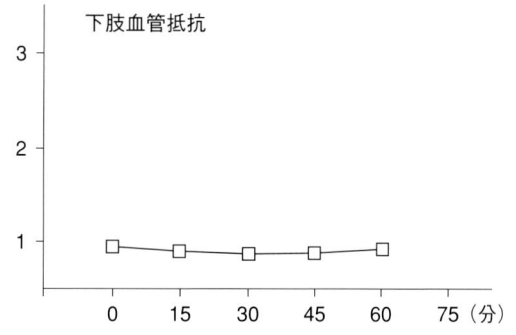

図96　起立性低血圧と食事性低血圧の差異（1）：循環動態の差異

の血流は減少させることなく，心拍出量と末梢血管抵抗の二つの生理的代償要因を修飾することによって治療効果を得ることができたと考えられる．

3. Harlequin 症候群

　Harlequin 症候群は Lance ら[25]により報告された症候群であり，その特徴は暑熱時や運動時に発作性の顔面の色調（紅潮）および発汗に著明な左右差を呈することであった．Harlequin（＝道化師）は顔面紅潮の左右差が，道化師の化粧を思わせることから命名された．

　顔面領域の血管運動系における重要な点は，交感神経性の血管拡張作用をもつ神経系が存在することである[26]．この作用は血管収縮神経の抑制時に比べ4～5倍大きい．

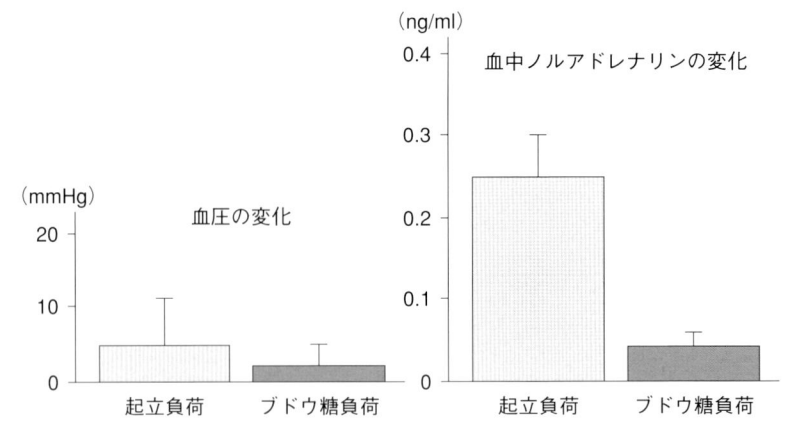

図 97 起立性低血圧と食事性低血圧の差異（2）：交感神経賦活の程度を血中 noradrenaline より比較した差異

　Harlequin 症候群は一側の胸髄 Th_{2-3} レベルの障害により Horner 症候群を伴うことなく，障害側の片側性発汗低下と血管拡張不全が生じ，その代償的な発汗多過や過度の血管拡張に伴う顔面紅潮が障害側とは反対側に片側性に生じたものと解された（図 98）。
　原因は胸髄に病変を有する縦隔神経鞘腫，肺がん，外傷などが報告されたが，一方で原因不明のものも多くあった。さらに，報告例の集積とともに随伴症状として顔面領域以外（手など）の発汗低下や Adie 症候群や Ross 症候群[27]がしばしば加わることが知られるようになった。この結果，Harlequin 症候群は発汗系，血管運動系さらには腱反射弓の障害を来す全身性病態の部分症であるとする見解へ変化しつつある[28]。全身性の自律神経ニューロパチーの発現機序として感染症に伴う免疫学的異常の関与も推定されている（図 99）。

4. Raynaud 現象と Raynaud 病

　Raynaud 現象はフランス人医師 Maurice Raynaud[30]にちなんで命名された症候である。Raynaud 現象は寒冷や情動により発作性に，両側対称性の手指色調変化を起こすことを特徴とする。この手指色調変化は三相性を呈し，最初は蒼白，進行して暗紫色，加温により紅潮になるものである。
　Raynaud 病と Raynaud 現象は，区別した使用が提唱されている。Raynaud 病は基礎疾患のないもの，Raynaud 現象は基礎疾患に伴って生じるものとされている。

1）Raynaud 病

　Raynaud 病の有病率は報告によれば人口の 4.6〜30％に及ぶ。その大部分（84％）の予後は良好か悪化しない。発症機序はおそらく指の主要な動脈の発作性の閉塞によるものと考えられる。Raynaud 自身は血管運動神経の過剰興奮による局所性の無酸素状態（asphyxie locale）と考えた。
　しかし，マイクロニューログラフィによる皮膚交感神経の観察[31]では，Raynaud 病における Raynaud 現象に伴う皮膚交感神経の亢進は見られず，また，noradrenaline 灌流に対する過敏反応も認められなかった。この結果は血管運動神経の過剰興奮によるという説に対し否定的である。

IV. 循環器疾患と自律神経障害　**337**

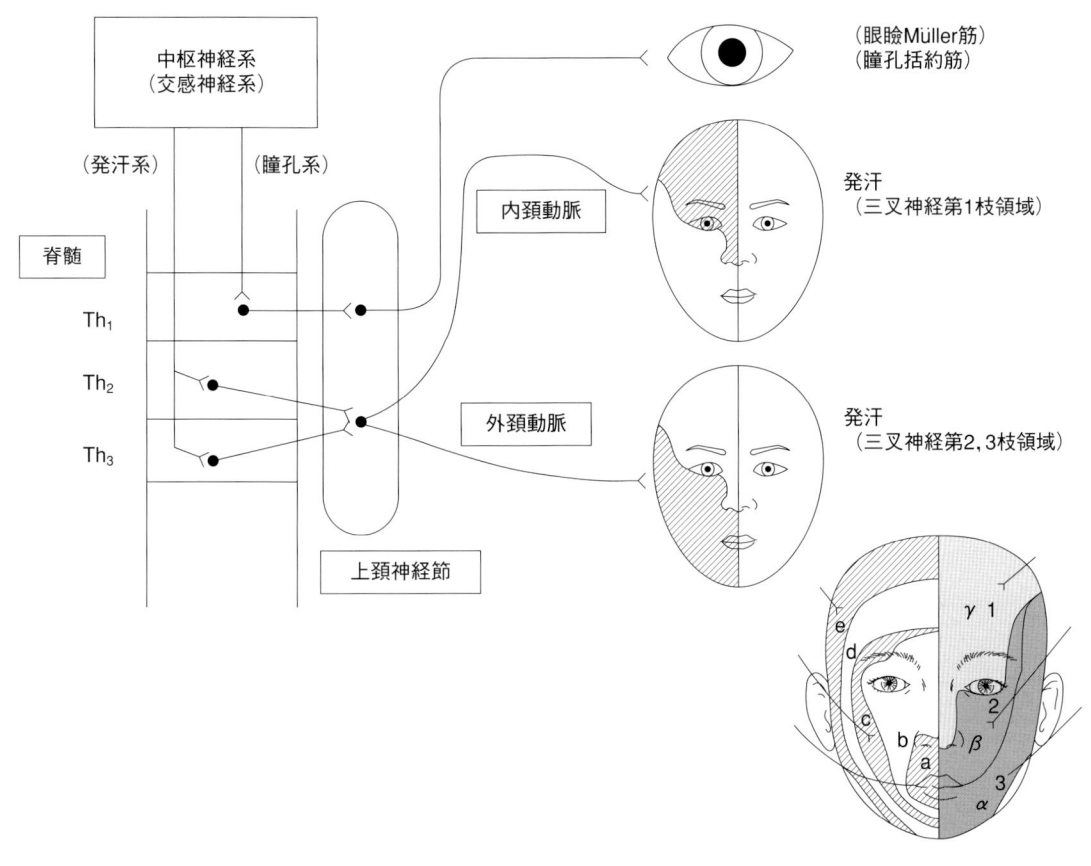

図98　発汗・瞳孔に関する交感神経系

胸髄 Th$_{2-3}$ レベルの病変（Th$_1$ は正常に保たれる）により，瞳孔機能には異常を呈さず，したがって Horner 症候群を呈さずに顔面の発汗障害が選択的に生じる。発汗神経の上頚神経節より末梢の病変では顔面の発汗障害に対応する局在性を示す。

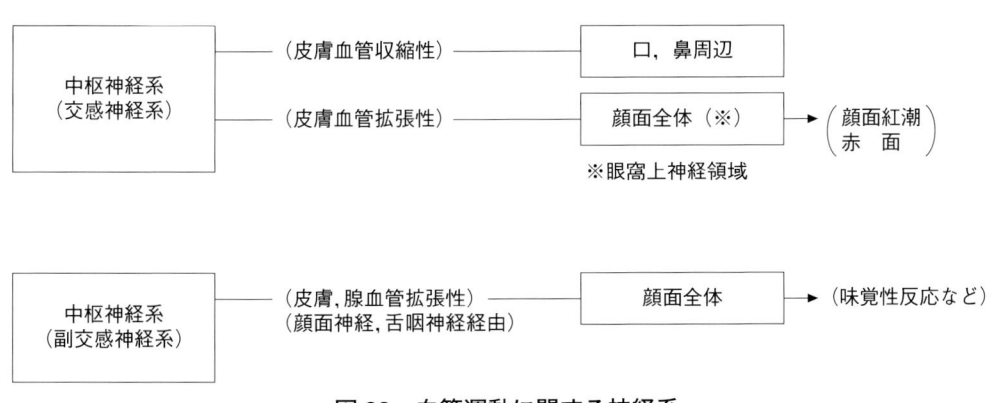

図99　血管運動に関する神経系

顔面の血管運動神経に関する重要な点は交感神経性血管拡張性神経の存在である。副交感神経系も血管拡張性機能を有するが，味覚性の腺分泌（唾液腺など）亢進に一致する腺器官の血管拡張が主体となる。顔面の交感神経性血管拡張性神経は眼窩上神経からは記録されるが，眼窩下神経からは記録されないという機能局在性を示す。

（文献29）より引用）

表49 Raynaud 現象を呈する基礎疾患

1）薬物	β-blocker, ergot, methysergide, vinblastine, bromocriptine, cyclosporine など
2）膠原病	強皮症，多発筋炎，皮膚筋炎，関節リウマチ，Sjögren 症候群，乾癬など
3）外傷性	(chein-saw など主として振動工具による）白ろう病*など
4）その他	手根管症候群，胸郭出口症候群，血栓塞栓症など

*白ろう病：白ろう（Raynaud 現象）に関連した要因には，①動脈の中膜平滑筋肥大に伴う血管内狭窄，②寒冷時の血管収縮反応の亢進が認められている．

表50 Raynaud 現象の発生機序

1）血管異常 （血管内皮の障害）	障害因子：酸化ストレス 血管収縮亢進：endothelin の産生亢進，NO の産生低下
2）神経異常 （血管収縮亢進） （血管拡張不全）	血管平滑筋 α_2-アドレナリン受容体の反応性亢進 感覚神経系における血管拡張性 neuropeptide（CGRP など）の産生低下
3）血液異常	血小板凝集亢進，線溶機能低下，赤血球変形能低下，viscocity 亢進
4）その他	喫煙

一方，末梢血管の局所的な障害によるとする"local fault"説が提唱されているが，この点での結論を得るためにはさらに検討する必要がある．

メンタルストレスにより生理的には減少すべき手指血流が，Raynaud 病ではむしろ増加したとする観察[32]や，Raynaud 病における皮膚交感神経と脈高との相関が，正常群のように取れないとする結果は，交感神経と血管の交感神経受容体との間における情報伝達の障害を示唆している．

さらに，noradrenalin, adenosine-5-triphosphate, VIP（vasoactive intestinal polypeptide），neuropeptide Y, CGRP（calcitonin gene-related peptide），substance P, endotheline, prostaglandin, NO など多数の血管作動物質の関与が明らかにされてきており，特に endotheline, CGRP の動態と Raynaud 病との関連が注目されている[33]．

2）Raynaud 現象

Raynaud 現象は基礎疾患に伴って生じるものである．その背景となる基礎疾患は多様である（表49）．Herrick は[34]Raynaud 現象の発生機序について，①血管異常，②神経異常，③血液異常，④その他，と四つの要因について総説的に述べている（表50）．

■文　献

1) 間野忠明：マイクロニュログラフィー．自律神経機能検査第3版（日本自律神経学会編），文光堂，東京，pp.340-347, 2000
2) Applegate WB, Davis BR, et al：Prevalence of postural hypotension at baseline in the systolic hypertension in the elderly program（SHEP）cohort. J Am Geriat Soc；39：1057-1064, 1991
3) Alli C, Avanzini F, et al：Prevalence and variability of orthostatic hypotension in the elderly. Results of 'Italian study on blood pressure in the elderly（SPAA）'. Eur Heart J；13：178-182, 1992
4) Mader SL, Josephson KR, et al：Low prevalence of postural hypotension among community-dwelling elderly. JAMA；258：1511-1514, 1987
5) 林　理之：体位変換試験．自律神経機能検査第2版（日本自律神経学会編），文光堂，東京，pp.4-11,

1995

6) 古池保雄, 平山正昭, 他：起立性低血圧. 神経治療 13：575-577, 1996
7) 竹内有子, 竹内茂雄, 他：Pure autonomic failure の内分泌学的検討. 自律神経 30：365-369, 1993
8) 平山正昭, 古池保雄, 他：自律神経不全症における食事性低血圧発現の病態 (7) —Pure autonomic failure と多系統萎縮症患者との脳循環自動能の差異—. 自律神経 31：455-461, 1994
9) Robertson D, Davis TL：Recent advances in the treatment of orthostatic hypotension. Neurology；45 (Suppl 5)：S26-S32, 1995
10) 北 耕平：脊髄小脳変性症および Shy-Drager 症候群における自律神経障害の病態と治療. 最近の進歩と今後の展望. 起立性低血圧. 厚生省特定疾患運動失調調査研究班平成 6 年度ワークショップ, 東京, 1994
11) Bannister R, et al：Management of postural hypotension. Autonomic Failure. A Textbook of Clinical Disorders of the Autonomic Nervous System, 3rd ed. (Bannister R, et al eds), Oxford University Press, Oxford, pp.622-645, 1992
12) 長谷川康博, 松岡幸彦, 他：神経原性起立性低血圧に対する弾性包帯の効果. 神経治療 13：59-65, 1996
13) 平山惠造, 北 耕平, 他：間接型交感神経作動薬 amezinium metilsulfate の神経原性起立性低血圧に対する治療効果. 神経治療 6：255-265, 1989
14) Seyer-Hansen K：Postprandial hypotension. Br Med J；2：1262, 1977
15) Mathias CJ, Bannister R：Postprandial hypotension in autonomic disorders. A Textbook of Clincal Disorders of Autonomic Nervous System, 4th ed (Mathias CJ, Bannister R eds), Oxford Univ Press, Oxford, pp.283-295, 1999
16) 千田康博, 古池保雄, 他：Progressive autonomic failure における postprandial hypotension—経口ブドウ糖負荷試験による検討—. 自律神経 25：580-584, 1988
17) Hoeldtke RD：Postprandial hypotension. Clinical Autonomic Disorders, 2nd ed (Low PA ed), Lippincott-Raven, Phiadelphia, pp.737-746, 1997
18) O'Mara G, Lyons D：Postprandial hypotension. Clin Geriat Med；18：307-321, 2002
19) Aronow WS, Ahn C：Association of postprandial hypotension with incidence of falls, syncope, coronary events, stroke, and total mortality at 29-month follow-up in 499 older nursing home residents. J Am Geriat Soc；45：1051-1053, 1997
20) Hakusui S., Sugiyama Y, et al：Postprandial hypotension-microneurographic analysis and treatment with vasopressin. Neurology；41：712-715, 1991
21) Hirayama M, Watanabe H, et al：Postprandial hypotension—hemodynamic differences between multiple system atrophy and peripheral autonomic neuropathy. J Auton Nerv Syst；43：1-6, 1993
22) Hasegawa (Senda) Y, Takahashi A, et al：The effect of chronic oral droxidopa on postprandial hypotension in Shy-Drager syndrome. New Trends in Autonomuc Nervous System Research, Elsevier, Amsterdam, pp.249-253, 1991
23) 白水重尚, 長谷川康博, 他：Vasopressin 製剤点鼻投与による食事性および起立性低血圧の治療効果. 自律神経 29：435-441, 1992
24) Hirayama M, Watanabe H, et al：Treatment of postprandial hypotension with selective α_1 and β_1 adrenergic agonist. J Auton Nerv Syst；45：149-154, 1993
25) Lance JW, Drummond PD, et al：Harlequin syndrome：the sudden onset of unilateral flushing and sweating. J Neurol Neurosurg Psychiatry；51：635, 1988
26) Drummond PD, Lance JW：Facial flusing and sweating. Clinical autonomic disorderd, 2nd ed (Low PA ed), Lippincott-Raven, Philadelphia, pp.715-726, 1997
27) Ross AT：Progerssive selective sudomotor denervation. A case with coexisting Adie's syndrome. Neurology；8：809, 1958
28) Shin RK, Galetta SL, et al：Ross syndrome plus. Beyond Horner, Holmes-Adie, and harlequin. Neurology；55：1841-1846, 2000
29) Nordin M：Sympathetic discharges in the human supraorbital nerve and their relation to sudo- and vaso-

motor responsea. J Physiol；423：241-255, 1990
30) Maurice Raynaud：Raynaud's disease. JAMA；200：985-986, 1967
31) Fagius J, Blumberg H：Sympathetic outflow to the hand in patients with Raynaud's phenomenon. Cardiovasc Res；19：249-253, 1985
32) Halperin JL, Cohen RA, et al：Digital vasodilatation during mental stress in patients with Raynaud's disease. Cardiovasc Res；17：671, 1983
33) Khurana RK：Acral sympathetic dysfunctions and hyperhidrosis. Clinical autonomic disorderd, 2nd ed（Low PA ed）, Lippincott-Raven, Philadelphia, pp.809-818, 1997
34) Herrick AL：Pathogenesis of Raynaud's phenomenon. Rheumatology；44：587-596, 2005

参考書籍
高橋　昭監, 長谷川康博, 古池保雄編：知っていますか？　食事性低血圧, 南山堂, 東京, 2004

古池保雄

V. 呼吸器疾患と自律神経障害

A. 肺・気管支疾患と自律神経

　交感神経と副交感神経に代表される自律神経が呼吸器疾患を少なからず修飾していることは古くより知られ，中でも気管支喘息と慢性閉塞性肺疾患（COPD）を含む閉塞性肺疾患では自律神経をコントロールする治療薬が開発されてきた．さらに大脳の支配から独立して，意志と無関係に自動的に働くという由来の自律神経は精神活動から少なからず影響を受けていることが明らかになってきており，本稿では疾患との関係についても述べることとする．

1. COPDと自律神経

　COPDは，β_2刺激薬で気道の閉塞性障害が少ないことが特徴である．一秒量はβ_2刺激薬で 0.2 l 以下の気道拡張反応しか示さない．0.2 l 以上の気道拡張反応を示す場合は気管支喘息を疑う．それでも，タバコによる肺気腫と慢性気管支炎を含むCOPDは不可逆性の閉塞性障害を示すものの，COPDの治療薬として注目されてきた薬剤は抗コリン薬である．COPDはβ_2刺激薬より抗コリン薬のほうが気道拡張効果が強いことは知られていた．

　近年，同じ抗コリン薬でも長期作動型としてチオトロピウムが開発され，COPDへの治療効果が有意に高いことが証明されてきた[1]．

　図100はCOPD患者にチオトロピウム（抗コリン薬），サルメテロール（β_2刺激薬）およびプラセボを投与し，一秒量（FEV$_1$）の推移を測定した成績である．チオトロピウム吸入のほうがサルメテロール吸入よりも一秒量の改善が見られている．さらに，1日目，15日目および169日目と安定した効果を示し，抗コリン薬のほうがβ_2刺激薬より効果が大であることが証明された．

　さらにチオトロピウムの効果はCOPDの急性増悪をも有意に減少させている成績も示されている（図101）．チオトロピウムの気道拡張効果は図100を見ても一秒量150 ml内外と限られた数値であるが，長期作動型のチオトロピウムによって，急性増悪が有意に低下している成績は，患者の日常生活活動度（QOL）も有意に増し，結果として総合的によい循環をもたらし，急性増悪を低下させたと考えられている[2]．

　このように副交感神経を抗コリン薬で抑制し，気道拡張作用をもたらすことから，COPDにおいては自律神経治療薬は大きな治療効果をもたらすことが知られるようになっている．

2. 気管支喘息と自律神経

　発作性の喘鳴を伴う呼吸困難，リンパ球や好酸球の浸潤を来す気道の慢性炎症および気道過敏性を

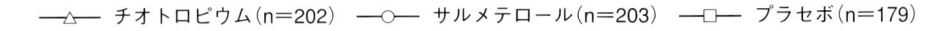

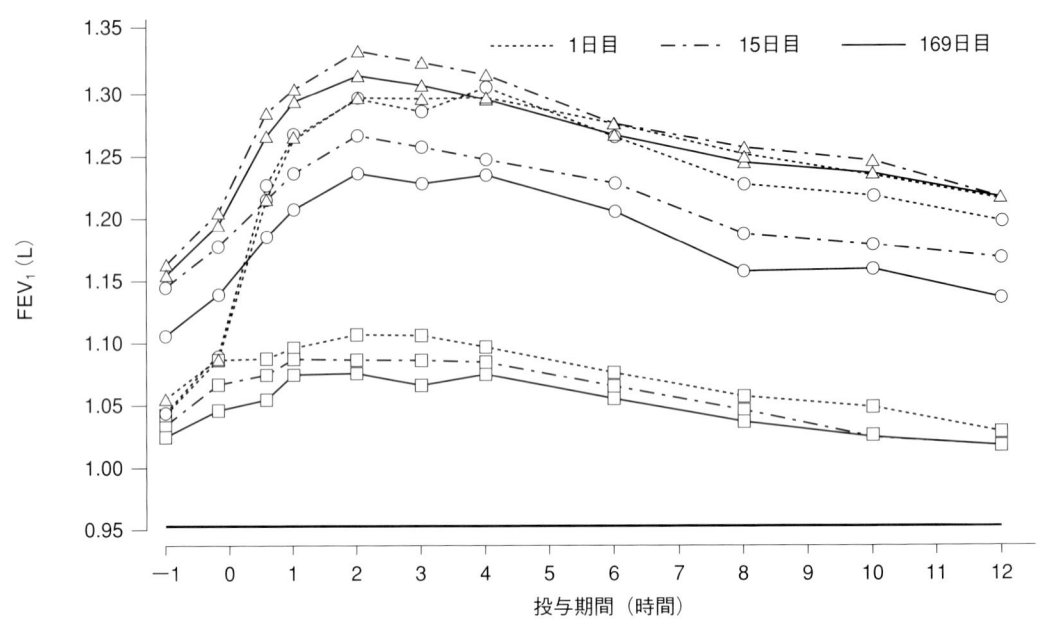

図100　COPD の FEV$_1$ の推移（チオトロピウム vs サルメテロール）

p＜0.001　チオトロピウム vs プラセボ（共分散分析）投与開始後のすべての測定日，時刻
p＜0.05　チオトロピウム vs サルメテロール（共分散分析）1 日目，15 日目の 1 時間を除くすべての測定日，時刻

（文献 1）より引用）

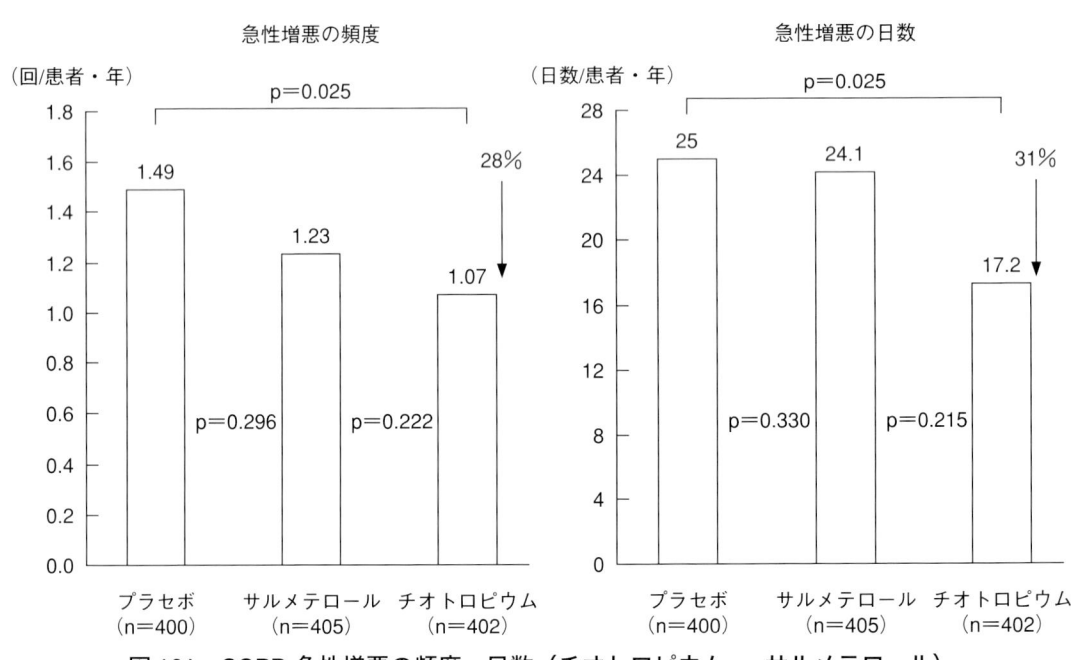

図101　COPD 急性増悪の頻度・日数（チオトロピウム vs サルメテロール）

（文献 2）より引用）

表51 テオフィリンと呼吸困難感受性

Items	France/U.S.A	Japan
Severe asthma in emergency department	75%	10%
Theophylline prescribed	10%	75%
Medical cost for asthma treatment among total medical costs	1.01%	0.53%
Medical cost for acute care of asthma among medical costs for asthma treatment	43%	≪43%

（文献3）より引用）

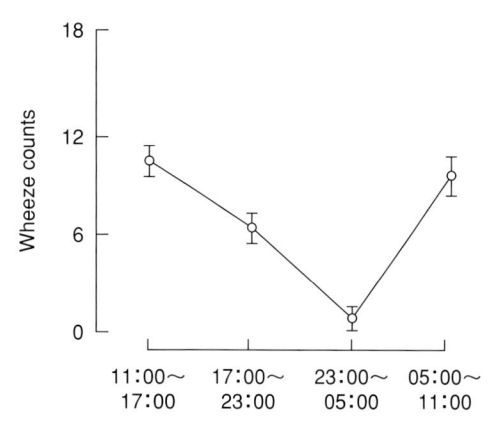

図102 夜間睡眠と喘息発作

（文献4）より引用）

示すことと定義される気管支喘息は呼吸器疾患では自律神経の関与が最も注目されてきた疾患である。

気管支喘息はβ_2刺激薬によって気道拡張作用を示すが，β_2刺激薬はβ受容体の catalytic site の adenylate cyclase を刺激して ATP から cyclic AMP への反応を促進する。この cyclic AMP は protein kinase を経由して glycogenolysis や calcium influx を変化させて，気道平滑筋弛緩をもたらすと考えられている。このためβ_2刺激薬は多く製作され気管支喘息の治療に大きな効果をあげてきた。ただし，β_2刺激薬は cyclic AMP の上昇を気管支平滑筋のみではなく，β_1刺激作用もいく分示すため，心筋収縮力増強や頻脈，不整脈をもたらし，これまで新しい強力なβ_2刺激薬が開発されて頻繁に使用されるために，気管支喘息患者が頼りすぎて，医療機関へ訪れるタイミングを失ったり，不整脈による副作用がでることから，気管支喘息患者の死亡数が増加することも指摘されてきた。現在では，β_2を選択的に刺激し，しかも効果に限度があることを示し，節度をもって使用されるようになっている。

テオフィリン製薬は phosphodiesterase の阻害によって cyclic AMP 濃度を高めるため，β_2受容体を介さずに気管支拡張作用を示す薬として広く用いられている。テオフィリン製薬は，大動脈体と頚動脈体にある化学受容体も刺激するため，テオフィリン使用により，呼吸困難がでやすい傾向にある。テオフィリン製薬は気道拡張効果が少ないため欧米ではガイドラインに低く評価され，使用量が少なく，日本では欧米より多用されている。日本ではテオフィリン製薬使用者は気管支喘息発作が生じたとき，呼吸困難がでやすいため早期に医療機関を訪れる。日本では軽いうちに病院へ行き，そして，気管支重積発作などによる喘息死も少ない[3]（表51）。

気管支喘息は IgE 抗体を介したアレルギー反応が原因とされているが，アレルギー反応から発生したアラキドン酸カスケードを介したロイコトリエンの気管支平滑筋への作用によって生じると考えられてきた。しかし，抗ロイコトリエン薬を作って，気管支喘息に使用しても，極めて限られた効果しか示さないのが現状である。

ところが，日常生活の中で，喘息発作が比較的消失する時間がある。それは夜，ぐっすり眠っているときである[4]（図102）。日中喘鳴発作を示している気管支喘息患者は夜ぐっすり眠ると喘鳴発作はなくなっている。このことから，IgE で生じるアレルギー反応の場である精神活動が存在していなけ

表 52 アルツハイマー病における喘息発作

Subjects	Asthma sympton score (mean±SD)		Daily Inhaler puffs (mean±SD)		Number of hospitalizations for asthma (mean±SD)		MMSE score (mean±SD)	
	baseline	end-point	baseline	end-point	baseline	end-point	baseline	end-point
Asthma patients with AD	5.2±0.4	0.8±0.3	2.0±0.3	0.2±0.1	1.8±0.4	0.0±0.0	23.8±0.4	17.6±0.2
Asthma patients with out AD	5.9±0.4	5.7±0.5	2.2±0.4	2.4±0.3	2.2±0.3	2.2±0.3	28.6±0.2	29.0±0.3

(文献 5) より引用)

れば，喘息発作としては生じないと考えられる．それでは精神活動が低下している状態は何かというとアルツハイマー病であろう．**表 52** はアルツハイマー病では気管支喘息は発症しないことを示している．IgE 抗体も気道過敏性も有しているが，アルツハイマー病により精神活動が低下すると喘息発作としては成立しないことが判明した．

気管支喘息治療のため IgE 抗体の発見から，アレルギー反応を抑制するために多大の努力が払われてきたが，もう一方の精神活動の抑制も必要であることが示唆されている．精神的治療が気管支喘息治療に効果があることも古くより知られたことであり，今後，精神活動がどのように自律神経に作用して，気管支平滑筋の収縮をまねくのかなどの結びつきを調査する必要があると考えられるが，精神活動が，心臓でいえば頻脈を生じさせる，狭心症をもたらす，消化器では胃腸病を生じるなどと同じように，気道過敏性の高い気管支喘息において，どのように自律神経に作用するのかは今後の問題である．

■文　献

1) Donohue JF, et al：A 6-month, placebo-controlled study comparing lung function and health status changes in COPD patients treated with tiotrepiun or salemeterol. Chest；122：47, 2002
2) Brusasco V, et al：Health outcome following treatmant for six months with once daily tiotropium compared with twice daily salemeterol in patients with COPD. Thorax；58：399, 2003
3) Ebihara S, et al：Theophylline for asthma treatment. Lancet；359：75, 2002
4) Kanda A, et al：Nocturnal wheeze inathmatic patients. Chest；278：118, 2000
5) Ohrui T, et al：Relationship between asthma severity and progression of Alzheimer's disease. Thorax；57：561, 2002

〈佐藤厚子，畠山愛子，畠山禮子，福岡裕美子，佐々木英忠〉

B. 異常呼吸と自律神経

　呼吸は，生体環境の変化に応じて神経性および化学性調節の制御を受け，大脳皮質によって調節される行動調節系の随意呼吸と橋・延髄によって調節される化学調節系の自律呼吸の二つに分けられる。呼吸調節の回路は，感覚ニューロン（求心路），脳幹の神経細胞群，脊髄下行路と脊髄前角細胞，下位運動ニューロン（遠心路），神経筋接合部および呼吸筋が含まれる。呼吸リズムに関与する神経細胞群のほとんどは橋と延髄に存在する。橋の呼吸ニューロン群（pontine respiratory neuron group），延髄では背側呼吸ニューロン群（dorsal respiratory group：DRG；nucleus tractus solitarius）および腹側呼吸ニューロン群（ventral respiratory group：VRG；ベッツィンガー複合体（Bötzinger complex），プレ・ベッツィンガー複合体（pre-Bötzinger complex））および延髄（閂，obex）から脊髄（C1）の吸気ニューロン（inspiratory bulbospinal neurons；nucleus retroambigualis）が存在する[1]。

　呼吸は，覚醒時は情動，運動，意識レベルなどの種々の外的要因によって影響を受けるが，睡眠中は随意呼吸が抑制され自律呼吸が主に関与する。しかし，生理的，精神心理的および身体的な要因によってさまざまな異常呼吸が観察される。本稿では正常呼吸と睡眠時呼吸障害を含めた異常呼吸について概説する。

1. 正常呼吸と異常呼吸[2,3]

1）正常呼吸（eupnea）

　呼吸回数は1分間に16〜20回，1回換気量は450〜500 ml。吸気時間と呼気時間の比が0.6〜0.9：1に保たれた一定のリズムで，吸気は能動的で，呼気は受動的に作用する。

2）呼吸数の異常

（1）頻呼吸（tachypnea）
　呼吸の深さは変わらずに，呼吸数が24回/分以上に増加する場合をいう（Plumは21回以上と定義）。

（2）徐呼吸（bradypnea）
　呼吸の深さは変わらずに，呼吸数が10回/分以下に減少する場合をいう（Plumは7回以下と定義）。

3）呼吸の深さの異常

（1）過呼吸（hyperpnea）
　呼吸数が変わらずに呼吸の深さが増大する場合をいう。

（2）呼吸低下・低呼吸（hypopnea）
　Hypopneaの和名は自律神経学会用語集では「呼吸低下」，生理学用語集では「低呼吸」と記載されている。呼吸数は変わらずに呼吸の深さが浅くなる状態をいう。

4) 呼吸の深さと数の異常

(1) 多呼吸 (polypnea)
呼吸数と深さが増加した状態。例えば，過換気症候群 (hyperventilation syndrome) で見られる。

(2) 無呼吸 (apnea)，持続性吸息 (apneusis)

A. 無呼吸 (apnea)
安静呼気位で呼吸が停止した状態。例えば，睡眠時無呼吸症候群，肥満肺胞低換気症候群で見られる。

B. 持続性吸息 (apneusis)，持続性吸息呼吸 (apneustic breathing)
安静吸気時に呼吸が停止した状態をいう。橋被蓋部（三叉神経運動核付近の傍腕核 (nucleus parabrachialis) とほぼ同じかその下のレベル）付近に位置する呼吸調節機構に対する損傷を反映する重要な局在徴候とされている[4]。

(3) 過換気（過呼吸）(hyperventilation)，低換気 (hypoventilation)
肺胞換気量の変化とともに肺胞気 CO_2 分圧の変化を伴う。

A. 過換気（過呼吸）(hyperventilation)，過呼吸 (hyperpnea)
過換気（過呼吸）は，肺胞換気量が増加し肺胞気 CO_2 分圧の低下を伴うものをいう。
$PaCO_2$ が 37 mmHg より低下した場合をいう。呼吸の行動調節系（例：神経疾患，不安など精神障害）または化学調節系（中枢または末梢の化学受容体，迷走神経求心路，中脳・視床下部の障害）を介して，呼吸ドライブの増加，muscle effort の増加および分時換気量の増加が見られる。その時，呼吸困難を伴う[5]。

B. 低換気 (hypoventilation)
低換気は，肺胞換気量が減少し肺胞気 CO_2 分圧の上昇を伴うものをいう。$PaCO_2$ が 43 mmHg より増加した状態をいう。臨床的に問題な場合は $PaCO_2$ 50 mmHg 以上である。呼吸ドライブの障害（末梢・中枢の化学受容体，脳幹呼吸ニューロンの障害），神経筋システムの障害（脊髄・末梢神経，呼吸筋）および換気器官の障害（胸郭，気道・肺）がある[5]。睡眠時に見られる場合は睡眠低換気症候群という（3-4）を参照）。

5) 呼吸リズムの異常

(1) 過換気後無呼吸 (posthyperventilation apnea)
正常者では $PaCO_2$ が短時間の過呼吸で低下した場合，覚醒時では $PaCO_2$ が正常に戻るまで換気量を少なくして規則正しい呼吸を続ける。これに対し両側性の大脳病変をもつ場合は過換気後無呼吸を呈する。内因性の CO_2 産生によって $PaCO_2$ が正常化すれば，律動的呼吸が回復する[4]。低炭酸ガス血症が過換気後無呼吸の発症要因と考えられる。大脳皮質の機能が低下し高位中枢から発振する呼吸刺激が消失した状態で，化学受容体からの呼吸刺激入力が減少すると規則的な呼吸リズム形成ができなくなり，無呼吸になると考えられている[3]。

(2) チェーン-ストークス呼吸 (Cheyne-Stokes respiration (breathing))
2-1) および 3-3) を参照。

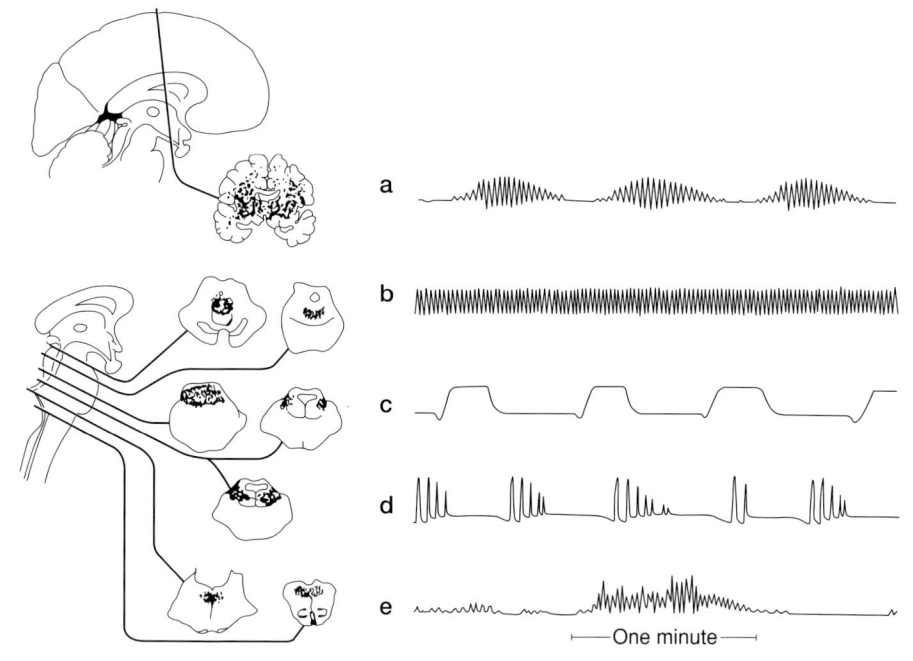

図103 脳障害部位と異常呼吸パターン

a：チェーン-ストークス呼吸, b：中枢性神経原性過換気, c：持続性吸息, d：群発呼吸, e：失調性呼吸

(文献4)より引用改変)

(3) 群発呼吸 (cluster breathing)

呼吸相の呼吸振幅に漸増と漸減が見られず，呼吸相と無呼吸相が唐突に交代する周期性呼吸をいう。ビオー呼吸（Biot respiration）は，群発呼吸に含まれチェーン-ストークス呼吸に類似しているが，さらに1回ごとの呼吸が不規則で無呼吸を伴い，呼吸振幅の小さい頻呼吸と大きくゆっくりした呼吸が交互に現れる。いずれも橋下部から延髄上部の障害で見られる[4]。

(4) 失調性呼吸 (ataxic breathing)

正常な呼吸パターンがまったく喪失し，1回換気量が大小不同の不規則な呼吸が続く。延髄の呼吸リズムを形成する神経細胞群の機能破綻を示す[4]。

(5) Kussmaul 呼吸

大きな振幅を伴う呼吸が規則的に続く。例えば，糖尿病ケトアシドーシス，代謝性アシドーシスで見られる[2]。

2. 脳障害と異常呼吸―急性期意識障害における呼吸異常

脳障害による呼吸異常は，動物実験やヒトにおいては臨床所見，画像診断および病理学的検討からその責任病巣と呼吸パターンの対比によって，呼吸中枢の局在について検討されてきた。

急性脳障害と呼吸異常については，Plumの"The Diagnosis of Stupor and Coma"の著書から多く引用されており，意識障害による脳障害の部位別に呼吸異常のパターンが異なることを示している（図

表53 周期性呼吸に随伴する現象

	過呼吸期	無（低）呼吸期
意識	覚醒・興奮	傾眠・静止
脳波	速波	徐波
瞳孔	散瞳	縮瞳
眼球運動	無	共同偏視
反射	亢進・病的反射	低下〜無
筋トーヌス	亢進	低下
心拍数	増加	減少
心拍リズム	房室ブロック	―
血圧	上昇	下降

（文献 6）より引用）

103)[4]。

1）チェーン-ストークス呼吸

　チェーン-ストークス呼吸の出現は大脳半球または間脳，まれに橋上部の両側性の機能不全で生じる（Plum の神経原説）。しかし，脳障害以外にも心不全や代謝性脳症でも見られる[4]。チェーン-ストークス呼吸は周期性呼吸を呈し，その周期性発現のメカニズムには諸説がある。Heyman は，大脳半球の広汎な障害例では覚醒時の二酸化炭素に対する換気応答が亢進し，過換気後の無呼吸が生じるためにチェーン-ストークス呼吸が惹起されると述べている。その他，Guyton らは循環障害説，Cherniack らはフィードバック説を提唱しているが，定説ではない。諸説はいずれも呼吸変動のみに着目しているが，実験的に化学調節系の不安定性だけで，周期性呼吸が長時間持続する現象を説明することは困難である。臨床的観察で，周期性呼吸に伴い呼吸以外に脳機能全般にわたる微細な周期性現象が観察される。すなわち時々刻々と変動する覚醒度，瞳孔の大きさ，心律動の変化を含む自律神経機能の変化である（表53）。片山は化学調節系の不安定性は呼吸変動に二次的に生じたものと考え，動物実験から間脳後部ないし中脳にかけて特に上部脳幹背側網様体の部位で，虚血により発振する"oscillatory center"の存在を想定し，脳全般に伝達されるものと想定した。周期性呼吸はその部分現象を捉えたものと考えた[7]。

　なお，1999 年に発表されたチェーン-ストークス呼吸症候群の定義は，3-3）を参照されたい。ここでは，その発現機序について述べた。

2）中枢性神経原性過換気（central neurogenic hyperventilation）

　持続性の速い比較的深い過呼吸で，吻側の脳幹被蓋部の障害で見られる。剖検例から，中脳下部から橋被蓋病変で多い。呼吸性アルカローシスを伴い，肺水腫を来すことがある[4]。

3）持続性吸息呼吸（apneustic breathing），群発呼吸（cluster breathing），失調性呼吸（ataxic breathing）

　前項（1-4,5））を参照のこと。

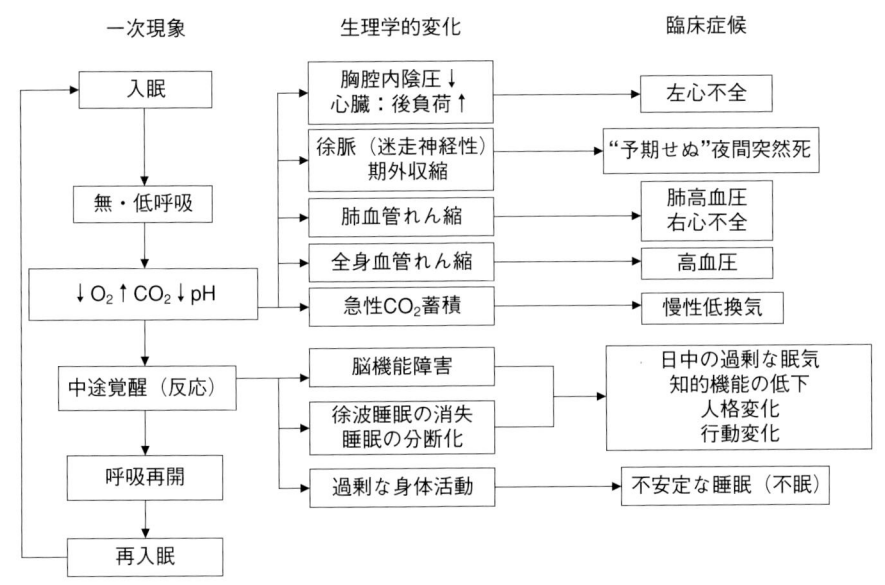

図104 閉塞型睡眠時無呼吸低呼吸における呼吸イベントと生理学的変化と臨床症候（文献10）より引用改変）

3. 睡眠時呼吸障害

睡眠時無呼吸の無呼吸型は、ピックウィック症候群の睡眠ポリグラフ所見から閉塞型，混合型，中枢型の三型に分類されている[8]。これらの無呼吸のいずれが優位に出現するかで，閉塞性睡眠時無呼吸症候群，中枢性睡眠時無呼吸症候群に分類された。

1999年に発表されたAmerican Academy of Sleep Medicine（AASM）のtask forceによる分類によれば，睡眠時無呼吸症候群は睡眠時呼吸障害として一括された。睡眠時呼吸障害は閉塞性睡眠時無呼吸低呼吸症候群（obstructive sleep apnea hypopnea syndrome：OSAHS），中枢性睡眠時無呼吸低呼吸症候群（central sleep apnea hypopnea syndrome：CSAHS），チェーン-ストークス呼吸症候群（Cheyne-Stokes breathing syndrome：CSBS），睡眠低換気症候群（sleep hypoventilation syndrome：SHVS）の四つに分類された[9]。診断基準や重症度の評価の詳細については，文献9）を参照されたい。

1）閉塞性睡眠時無呼吸低呼吸症候群（obstructive sleep apnea hypopnea syndrome：OSAHS）

閉塞性睡眠時無呼吸低呼吸症候群とは，「睡眠中に繰り返す部分的あるいは完全な上気道の閉塞で特徴づけられる。これは吸気努力にもかかわらず，無呼吸や低呼吸が起こる。肺胞換気は減少し，通常は酸素飽和度が低下する。長時間，無呼吸や低呼吸が続くと$PaCO_2$も上昇する。このイベントのほとんどは覚醒反応によって終了する。日中傾眠は，頻回の覚醒反応や繰り返す低酸素血症による睡眠の分断と関連している可能性がある」と定義されている。閉塞型睡眠時無呼吸低呼吸のイベントと生理学的反応と臨床像を図104に示す[10]。発症要因は肥満，鼻咽喉頭疾患（鼻閉，扁桃肥大など），顎顔面形態異常（小下顎，下顎後退）および内分泌代謝疾患（甲状腺機能低下症，先端巨大症）などがある。

治療は重症度にかかわらず，肥満の患者では減量指導，体位依存性に生じる無呼吸の例では側臥位就寝を促す。重症例では経鼻的持続陽圧呼吸（nasal CPAP）療法が適応となる。軽症から中等症では原因に対する治療（耳鼻科的手術，口腔内装置）を行う。また，インスリン抵抗症候群（耐糖能異常），高尿酸血症・痛風および脂質代謝異常のような代謝症候群（metabolic syndrome），高血圧，心脳血管疾患の合併が見られる例では，それに対する治療も行う。

2）中枢性睡眠時無呼吸低呼吸症候群（central sleep apnea hypopnea syndrome：CSAHS）

中枢性睡眠時無呼吸低呼吸症候群は，AASM task force の定義では「繰り返す無呼吸のエピソードが睡眠中に上気道閉塞なしに起こるもので，通常酸素飽和度の低下，繰り返す覚醒反応，日中の症状を伴う」ことである。特発性の正あるいは低炭酸ガス性の中枢型睡眠時無呼吸のみを指す。これらは特発性，チェーン-ストークス呼吸および高所滞在時に生じる。

その他に，高炭酸ガス性のものがあり，代謝性疾患や神経筋疾患で見られる睡眠低換気症候群の一部にオーバーラップすると考えられる。

3）チェーン-ストークス呼吸症候群（Cheyne-Stokes breathing syndrome：CSBS）

チェーン-ストークス呼吸とは，呼吸が徐々に増加し減少するパターン（crescendo-decrescendo pattern）を最低3回繰り返す周期的な呼吸の変動パターンをいう。中枢型の無呼吸あるいは低呼吸から過呼吸が交互に起こる。約60秒の周期を呈するが，症例によりバリエーションがあり，心不全に由来するものでは周期が長くなる傾向にある。これはうっ血性心不全の重症例や脳血管障害で生じる。脳障害急性期の意識障害時に出現したチェーン-ストークス呼吸は，慢性期の睡眠覚醒リズムを回復した時期には中枢型睡眠時無呼吸として観察される。

4）睡眠低換気症候群（sleep hypoventilation syndrome：SHVS）

睡眠低換気症候群とは，睡眠中の換気量が低下する病態（低換気）である。その結果，$PaCO_2$ の異常増加が見られ，高度の低酸素血症を起こす。病態と身体合併症は図105に示す。ピックウィック症候群（Pickwickian syndrome）は，肥満肺胞低換気症候群（obesity hypoventilation syndrome）と言い換えられ，本症に含まれている。原因を表54に示す[11]。

5）オンディーヌの呪い（Ondine curse，中枢性肺胞低換気症候群）

オンディーヌの呪いとは，Severinghaus らが1962年に報告した脳幹呼吸中枢の障害または代謝調節系の化学受容体から呼吸中枢群への情報伝導障害によって，化学調節系による呼吸自動調節機構に障害が起こり中枢型無呼吸を生じるものをいう。覚醒時には行動調節系の制御にて随意呼吸が可能であるが，睡眠中には化学調節系と行動調節系の両者が働かず呼吸ができなくなり，眠れなくなる状態になる。高炭酸ガスの換気応答の欠如または著明な低下がある。また，睡眠中の低換気があり，低酸素換気応答の低下または低酸素による換気増大反応が見られる[12]。原因として特発性と二次性（血管障害，感染症，脱髄，腫瘍など）のものがある。

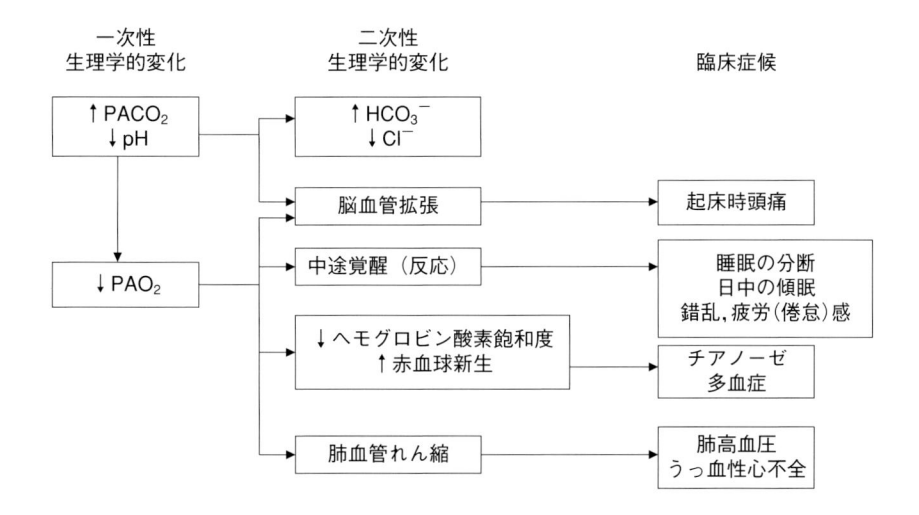

```
一次性              二次性
生理学的変化         生理学的変化              臨床症候

┌─────────┐      ┌─────────┐
│ ↑PACO₂  │─────▶│ ↑HCO₃⁻  │
│ ↓pH     │      │ ↓Cl⁻    │
└─────────┘      └─────────┘
    │            ┌─────────┐      ┌─────────┐
    ├───────────▶│脳血管拡張│─────▶│起床時頭痛│
    │            └─────────┘      └─────────┘
    │            ┌─────────────┐   ┌──────────┐
    │            │中途覚醒（反応）│──▶│睡眠の分断 │
    ▼            └─────────────┘   │日中の傾眠 │
┌─────────┐                       │錯乱,疲労(倦怠)感│
│ ↓PAO₂   │                       └──────────┘
└─────────┘      ┌──────────────────┐  ┌─────────┐
    ├───────────▶│↓ヘモグロビン酸素飽和度│─▶│チアノーゼ│
    │            │↑赤血球新生        │  │多血症   │
    │            └──────────────────┘  └─────────┘
    │            ┌─────────┐      ┌──────────┐
    └───────────▶│肺血管れん縮│────▶│肺高血圧   │
                 └─────────┘      │うっ血性心不全│
                                  └──────────┘
```

PACO₂：肺胞CO₂分圧
PAO₂：肺胞O₂分圧

図 105　肺胞低換気症候群における生理学的変化と臨床症候（文献 5）より引用改変）

表 54　睡眠低換気症候群の原因

障害部位	疾患名
A．脳幹呼吸中枢	原発性中枢性肺胞低換気症候群（オンディーヌの呪い）
	多系統萎縮症
	血管障害（梗塞・出血）
	腫瘍
	脳炎
	キアリ奇形
B．脊髄遠心路	高位脊髄損傷
	多発性硬化症
C．脊髄前角細胞と末梢神経	ポリオ（脊髄灰白質炎）・ポリオ後筋萎縮症
	運動ニューロン疾患
	全身性末梢神経障害
	両側横隔神経麻痺
D．神経筋接合部	重症筋無力症
E．筋	先天性ミオパチー
	筋ジストロフィー
	Duchenne 型筋ジストロフィー
	筋強直性ジストロフィー
	炎症性ミオパチー
F．胸郭運動（拘束性障害）	側弯症
	肥満肺胞低換気症候群（ピックウィック症候群）
G．肺弾力性	慢性閉塞性肺疾患

（文献 11）より引用改変）

図106　脳梗塞における睡眠時無呼吸症候群の病巣別の出現頻度（%）

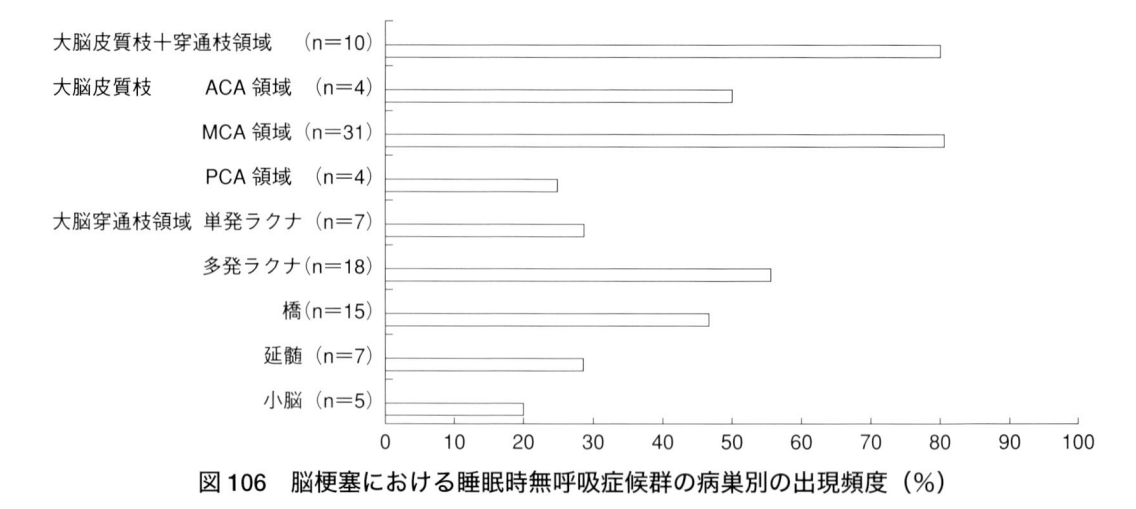

ACA：前大脳動脈，MCA：中大脳動脈，PCA：後大脳動脈

4. 神経疾患と睡眠時呼吸障害

1）脳血管障害

　脳障害の急性期に観察された呼吸異常は，意識レベルが回復した慢性期に睡眠覚醒リズムを獲得すると，睡眠時呼吸障害として観察されるようになる．

　脳梗塞と睡眠時無呼吸症候群との関連について睡眠ポリグラフ検査で検討した結果，対象105例のうち約6割に睡眠時無呼吸症候群が認められた．このうち約7割が中枢性睡眠時無呼吸症候群であった．脳障害部位別の出現率は，大脳皮質枝領域を含んだ梗塞（特に中大脳動脈領域）で，高頻度にチェーン-ストークス型の中枢型睡眠時無呼吸を呈した（図106）[13]．脳幹・小脳梗塞例では睡眠時無呼吸の出現頻度が比較的少なく，呼吸リズムの異常として現れる．特に延髄外側梗塞では群発呼吸，不規則呼吸，徐呼吸，頻呼吸など種々の呼吸パターンが混在し，睡眠中の呼吸リズムの形成異常による[14]．

2）多系統萎縮症[15,16]

　多系統萎縮症は進行性の自律神経障害のほか，脊髄小脳路系や錐体外路系および錐体路系の運動障害が見られる．生命予後にかかわる場合は，睡眠時呼吸障害が高頻度に存在する．閉塞型無呼吸低呼吸，中枢型無呼吸，脳幹障害による呼吸リズム異常（睡眠時頻呼吸，NREM睡眠期の呼吸リズムの不整，呼吸性心拍変動の消失など），CO_2反応性の低下による中枢神経原性の肺胞低換気および低酸素血症に対する化学感受性の障害などがあげられる．また，睡眠時無呼吸の合併例においては無呼吸に伴う覚醒反応の低下が見られ，これらはしばしば突然死の原因となる．さらに，後輪状披裂筋の神経原性変化による声帯外転麻痺（Gerhardt症候群），球麻痺や気道感染も呼吸障害に関与する．声帯開大障害を伴う場合，いびき音の傾聴が重要で高調性の吸気性喘鳴様いびき（nocturnal stridor）が特徴的である．症例によっては自律神経症状や運動障害に先行する．その病態は，後輪状披裂筋の神経原性変化による声帯外転麻痺の出現以外に，声帯閉鎖筋の持続性放電（声帯のdystonia）が関与するとい

表 55　多系統萎縮症の声帯外転麻痺のステージ分類と治療指針

声帯外転麻痺ステージ	声帯運動 覚醒時	声帯運動 睡眠時	麻痺の重症度	治療指針
0	正常	不変	正常	経過観察
1	正常	奇異性運動	軽度	①nasal CPAP療法 ②気管切開術
2	外転制限	奇異性運動	中等度	気管切開術
3	正中固定位	正中固定位	高度	気管切開術

※ステージ 1 では気管切開術を拒否する例，睡眠時無呼吸を合併し喉頭全体の運動機能障害や嚥下機能障害を伴わない例では，nasal CPAP 療法を試みてもよいと思われる。Nasal CPAP 療法を施行しているにもかかわらず吸気性喘鳴様のいびきが残存する例，喉頭全体の運動機能障害や嚥下障害を伴う例，nasal CPAP 療法のコンプライアンスが不良な例では，気管切開術を考慮すべきである。

（文献 17）を基に改変，文献 16）より引用）

う二つの仮説が報告されている。声帯運動機能の評価には，覚醒時または睡眠負荷による喉頭内視鏡検査は必ず行う。声帯運動障害のステージ分類[17]が参考となる。基本的治療は気管切開術であるが，声帯運動障害のステージによって CPAP 療法や声帯手術が適応になる例が存在する（表 55）。

3）神経筋疾患[16]

神経筋疾患には神経原性疾患，神経筋接合部疾患および筋疾患がある。病態は，神経原性疾患による横隔神経麻痺，睡眠時の肺胞低換気（横隔膜と補助呼吸筋力の低下），呼吸中枢における呼吸調節機構の障害（中枢型無呼吸），咽頭筋力低下による上気道閉塞，胸郭変形，脊椎側弯および二次的な肥満による拘束性障害がある。

病初期においては REM 期に限局した肺胞低換気が見られる。病期が進行すると NREM 期にも出現し，Ⅱ型呼吸不全に移行する。日中の呼吸障害に先行する睡眠時呼吸障害に気づかれない例もある。PaO_2 50 Torr 以下になると人工呼吸器の絶対適応になる。$PaCO_2$ が 50 Torr 台半ばまで増えたときに人工呼吸器の導入を考慮する。導入時は患者本人と家族および医療スタッフに対して，予後について十分な説明と理解を得る必要がある。

■文　献

1) Nogues MA, et al：Breathing control in neurological disease. Clin Auton Res；12：440-449, 2002
2) 津田富康，他：異常呼吸．内科学第 8 版（杉本恒明，他編），朝倉書店，東京，pp.188-190, 2003
3) 菊地喜博：一般肺機能から読む呼吸調節．呼吸調節のしくみ（川上義和編），文光堂，東京，pp.133-140, 1997
4) Plum F, Posner JB：The pathologic physiology of signs and symptoms of coma. The diagnosis of stupor and coma 3rd ed（Plum F, Posner JB eds），Davis FA Company, Philadelphia, pp.32-41, 1980
5) Phillipson EA：Disorders of ventilation. Harrison's principle of internal medicine 16th ed（Kasper DL, et al eds），McGraw-Hill Companies, Inc., New York, pp.1569-1573, 2005
6) 宮本雅之：神経疾患と睡眠時無呼吸．神経治療学 15：145-151, 1998
7) 片山宗一：シンポジウム　脳血管障害における調節障害（3）呼吸・循環機能の異常．臨床神経学 16：893-897, 1976

8) Gastaut H, et al：Polygraphic study of the episodic diurnal and nocturnal (hypnic and respiratory) manifestations of the Pickwick syndrome. Brain Res；2：167-186, 1966
9) The report of an American academy of sleep medicine task force：sleep-related breathing disorders in adults：recommendations for syndrome definition and measurement techniques in clinical research. Sleep；22：667-689, 1999
10) Phillipson EA：Sleep apnea. Harrison's principle of internal medicine 16th ed (Kasper DL, et al eds), McGraw-Hill Companies, Inc., New York, pp.1573-1576, 2005
11) Silber MH, et al：Sleep-disordered breathing. Neurology of breathing (Bolton CF, et al eds), Butterworth-Heinemann, Philadelphia, pp.109-135, 2004
12) 木村　弘, 他：原発性肺胞低換気症候群．呼吸調節のしくみ（川上義和編），文光堂, 東京, pp.230-233, 1997
13) 宮本雅之, 他：脳血管障害における睡眠時呼吸障害．自律神経 40：275-283, 2003
14) 宮本智之, 他：脳幹・小脳梗塞における睡眠呼吸障害―呼吸リズムの定量的解析―．脳卒中 18：225-235, 1996
15) 宮本智之, 他：脊髄小脳変性症における睡眠呼吸障害―呼吸リズムの定量的解析―．自律神経 34：424-431, 1997
16) 宮本雅之, 他：神経疾患と睡眠時無呼吸症候群．医学のあゆみ 214：539-547, 2005
17) 磯崎英治：声帯外転麻痺の早期診断，ステージ分類および治療．神経治療学 13：249-255, 1996

参考用語集
1) 自律神経学用語集, 日本自律神経学会用語委員会編, 文光堂
2) 神経学用語集改訂第 2 版, 日本神経学会用語委員会編, 文光堂
3) 生理学用語集改訂第 5 版, 日本生理学会編, 南江堂
4) 内科学用語集, 日本内科学会編, 医学書院

宮本雅之，平田幸一，宮本智之

VI. 消化器疾患と自律神経障害

はじめに

　消化管の主な機能として，運動，分泌，消化・吸収がある。これらの機能は神経性制御ならびに体液性制御を受けている。神経性制御には外来神経ならびに内臓神経により制御され，体液性制御はガストリンやCCK，モチリンなどの消化管ホルモンが関与している。最近になり，この消化管ホルモンが神経組織内に存在することが明らかとなり，神経体液性因子として，消化管の機能に関与していると考えられるようになった。

　本稿では外来神経である自律神経の消化器各臓器における分布と，自律神経障害がその病因の一つとして考えられる消化器疾患について解説することとする。

1. 消化管の外来神経

　外来神経は交感神経と副交感神経からなり，消化管の外来神経の特徴として，交感神経系は視床下部から脊髄を経て，胸・腰髄から腹腔神経節，上腸間膜神経節，下腸間膜神経節を介し，一様に食道・胃・十二指腸・小腸・大腸ならびに肝臓・胆嚢・膵臓に分布する。その作用はアドレナリン作動性であり，α受容体とβ受容体を介して作用する。α受容体は平滑筋を収縮し，分泌を抑制し，β受容体は平滑筋の抑制を示す。一方，副交感神経は延髄に中心をもつ迷走神経で，その背側運動核〜神経線維は上部消化管および肝臓・胆嚢・膵臓を支配し，骨盤神経は仙髄より下部消化管を支配する。節後線維の末端からはアセチルコリンが遊離し，平滑筋の収縮や分泌を促進する。また，最近になり，迷走神経線維の中に抑制性神経である非アドレナリン性非コリン性（NANC）神経が存在することが明らかとなり，その伝達物質としてATPやVIP，最近では一酸化窒素（NO）が注目されている[1]。このように消化管の外来神経支配は交感神経と副交感神経の両者が消化器臓器に分布し，運動や分泌など重要な機能を制御しているが，自律神経による腸管の機能調節が単純な二元的調節機序として説明できるものではないことを示している。

2. 壁在性神経

　消化管の壁内には，二つの神経叢が存在する。すなわち，縦走筋と輪状筋の間の筋間神経叢であるアウエルバッハ神経叢と，輪状筋と粘膜下層の間のマイスナー神経叢である。これら二つの神経叢は腸管神経系（enteric nervous system：ENS）と呼ばれ，それ自体，自動能を有し，独立して，腸管の生理機能に関与していることが明らかとなった。

3. 食道・胃疾患と自律神経障害

1）食道アカラシア（achalasia）

食道の機能異常により，食道の拡張，運動異常を来す疾患である．本症は器質的には何ら狭窄も認められないが，食道中下部から噴門部にかけて持続的な食物の通過障害を呈する疾患である．本症は噴門けいれん症，特発性食道拡張症あるいは噴門無弛緩症ともいわれる[2]。

（1）病 態

食道下部括約筋（lower esophageal sphincter：LES）の嚥下時の弛緩不全による．病理組織学的にはLES部のアウエルバッハ神経叢の変性，消失が原因とする説と，副交感神経である迷走神経およびその中枢核の変性とする説がある．また，NANC神経の伝達物質のVIP神経が減少していることが報告されている．近年，ウイルスとの関連性やHLAタイピングの検討から，遺伝的素因による自己免疫的炎症反応の関与も疑われる．

（2）臨床症状

固形物および水性食物摂取時の嚥下障害が主症状であり，進行性である．また，冷たい食事や精神緊張時に増強する．その他，胸痛，誤嚥による肺感染症などが認められる．

（3）診 断

食道X線造影検査法による．食道下部の狭窄の程度により，紡錘型，フラスコ型，S状型に分類される．また，食道体部の横径から，Ⅰ度（3.5cm以下），Ⅱ度（3.5～6.0cm）Ⅲ度（6.0cm以上）の3型のgrade分類がなされる．また，内視鏡検査では食道下部の拡張ならびに食物の残存を認めることが多いが，通常，内視鏡の胃内挿入は容易である．食道内圧検査では食道の一次伝導波の消失，LES圧の上昇，噴門部の陰性波の消失などが特徴的である．また，電気生理学的には噴門の嚥下性の弛緩の欠如が認められる．

（4）治 療

冷たい食事や精神ストレスを避ける．薬物療法としては，抗コリン薬，ニトロ化合物，カルシウム拮抗薬などが用いられるが，効果は弱い．また，非観血的方法として，バルーンによる食道拡張術（ブジー）があるが，効果は一時的である．最後に，手術療法であるHellerの手術を基本とした噴門部の粘膜外筋層切開である噴門形成術が行われ，最近では腹腔鏡下に行われる．

2）Diffuse esophageal spasm（DES），nutcracker esophagus

DESは嚥下により，非蠕動性，反復性収縮波が出現し，正常な蠕動運動は認められない．症状として，胸痛，嚥下障害を来す疾患である．コリン作動薬や抗コリンエステラーゼ投与により，過敏反応が誘発される．また，nutcracker esophagusは強い蠕動収縮波を示し，胸痛を起こす疾患で，蠕動運動は正常であるが，蠕動波高は亢進し，蠕動波長は延長している[3]．両疾患とも原因は不明であり，治療はアカラシアに順ずる．

3）Functional dyspepsia（FD）

　FDとは，4週間以上継続する上腹部の不定愁訴を訴える患者で，腹部超音波検査や上部消化管内視鏡検査で，消化性潰瘍，逆流性食道炎，胃がん，胆石，胆嚢炎などの器質的病変が認められないものと定義される[4]。

（1）病　態
　上部消化管の運動異常や伸展受容器の異常や胃酸に対する知覚過敏などが関与すると考えられている。特に上部消化管の運動異常として，FDの一部に胃排出の遅延，蠕動運動の低下，十二指腸胃逆流や伸展受容器の閾値低下が認められる。

（2）症状と診断
　病態の違いにより，運動不全型，潰瘍症状型，非特異型，空気嚥下症に分類される。すなわち，運動不全型は上腹部の不快感（腹部膨満感，胃もたれ，悪心など）を，潰瘍症状型は上腹部痛を，非特異型は消化器以外の症状を，その他，空気嚥下症があり，運動不全型が最も多い。

（3）治　療
　運動不全型には消化管運動機能改善薬（コリン作動薬，抗ドパミン薬，セロトニン作動・拮抗薬，オピオイド作動薬）が中心となる。潰瘍症状型は酸分泌抑制薬（H_2-ブロッカー，プロトンポンプ阻害薬）が用いられ，その他は上記の薬剤に加えて抗不安薬や抗うつ薬の投与が必要である。

4）胃幽門狭窄症（congenital pyloric stenosis）

　本症は先天的に幽門部輪状筋の過形成を示し，同部の神経細胞の減少，発育不全が推測されている。神経節細胞は薄くなった外縦走筋の中に集塊を作っている。新生児は特徴的な嘔吐を呈し，治療は幽門輪の筋割断術が有効である。

3．腸疾患と自律神経障害

1）偽性腸閉塞症（pseudo-obstruction）

　麻痺性イレウス（paralytic ileus）ともいわれ，高齢者に多く，腸管には明らかな器質的病変はないが，腸閉塞症状を呈する症候群である。急性と慢性に分類される。

（1）急性偽性腸閉塞症
　本症は入院患者で，心疾患・手術・感染症・外傷などの合併症として発生し，結腸に限局する。病因として，結腸の交感神経の刺激が推測されている。症状として，嘔気・嘔吐ならびに腹痛がある。診断は腹部単純X線検査が有用であり，右側結腸の拡張と左側結腸の閉塞様所見が特徴的である。治療は絶飲食，胃液の吸引，輸液などである。保存的治療で改善せず，腸管の虚血や穿孔が疑われた症例は手術の適応となる。

（2）慢性偽性腸閉塞症
　本症には特発性と続発性とがあり，小腸が主病変であるが消化管全域のことが多い。病理所見から，神経性，筋性および，病理学的に異常を認めないものもある。特に神経性ではアウエルバッハ神経叢

の変性やニューロンと神経軸索の欠如したものなどがある。診断は腹部単純X線検査で，胃・小腸・大腸のガス像が特徴的である。治療は保存的対症治療が主体である。食事は低残渣食で，静脈栄養を必要とする例もある。

2）過敏性腸症候群（irritable bowel syndrome：IBS）

本症は器質的異常をまったく認めない腹部症状，便通異常を呈する大腸の運動異常を示す機能的疾患の一つと定義される。

（1）病　因

体質素因と強い心理的ストレス・不安・デプレッションにより誘発される小腸・大腸両者の機能異常が病態の中心である。機能異常として，腸管運動の異常亢進，協調運動障害，腸管内圧勾配の異常，分泌機能異常などが明らかにされている。

（2）症　状

便通異常として下痢と便秘があり，それぞれ下痢型，便秘型および交替型に分けられる。その症状は便意頻数，排便困難感，残便感などである。腹部症状では腹痛が最も多く，腹鳴，腹部膨満感などがある。その他，精神症状として症状増悪時，不安・緊張が関与していることが多い。また，デプレッションやパニック障害が関与していることもある。

（3）診　断

Rome II 基準[5]で，①排便によって軽快する，②排便回数の変化を伴う，③便性状の変化に伴う，の3項目中2項目を満たす腹痛または腹部不快感が過去1年間で12週間以上あるものとされる。

（4）治　療

腸管運動機能異常の是正のために，腸管運動の日内リズムを正常化することが重要である。そのためには食事リズムの厳守，朝の排便習慣の確立，睡眠・昼間の活動などの生活リズム全体の規則性を保つことが重要である。薬物療法としては，消化管運動機能改善薬として抗コリン薬，抗ドパミン薬，セロトニン作動・拮抗薬，オピオイド作動薬などがある。また，便通異常に対しては，便秘には酸化マグネシウムなどの塩類下剤を，下痢にはタンニン酸アルブミンとケイ酸アルミニウムならびにロペラミドなどが，最近では下痢と便秘の両方に有効性を示すポリカルボフィルカルシウムが用いられる。その他，抗不安薬や抗うつ薬などが併用投与される。

3）先天性巨大結腸症（Hirschsprung病）

Hirschsprung病は，大腸遠位部側の壁内神経節細胞が肛門側から連続して欠如することにより腸管の蠕動運動が起きず，重篤な便秘やイレウス症状を呈する疾患で，1887年Hirschsprungが最初に報告した。

（1）病　因

典型例の肉眼的所見では肉眼的狭小部，移行部，膨大部に分けられる。

病理学的には肉眼的狭小部はまったく神経節細胞が欠如し，外来性の無髄神経線維束が多く認められる。肉眼的移行部は狭小部と同じであるが無髄神経線維束は少ない。一方，肉眼的膨大部は神経節細胞の分布や構造は正常に近くなる。

(2) 症　状

難治性の便秘を特徴とし，腹痛を伴うことが多い。

(3) 診　断

症状に加え，新生児期からの慢性便秘，注腸X線造影検査による下部大腸の狭小像と口側大腸の拡張像，直腸・肛門反射の欠如などが認められる。

(4) 治　療

軽症例では下剤と浣腸による対症療法が行われる。急性腸閉塞症状を呈した症例には，緊急腸瘻増設術が行われる。また，根治手術として，末梢狭小部腸管切除がある。

4) 慢性便秘症

食物内容によっても消化管の運動は異なり，脂肪の摂取や細菌感染や寒冷刺激によっても蠕動運動は亢進し，下痢を起こす。また，薬剤によって副交感神経が抑制されると弛緩性便秘が起こる。便秘は排便の回数，排便状態，便の量や硬度などから，臨床的に判定されている。排便回数は4日以上便通がないものを便秘とすることが一般的である。

(1) 分類と病因

便秘は器質的便秘と機能的便秘に分けられる。また，後者は一過性便秘と慢性便秘に分けられ，さらにけいれん性，弛緩性，直腸性に細分される。ここでは，慢性便秘についてのみ解説することとする。すなわち，慢性便秘は結腸や直腸の機能異常で，副交感神経亢進によりけいれん性を，副交感神経抑制により弛緩性便秘を，直腸の排便反射減退により直腸性便秘を起こす。

けいれん性便秘は若年から中年の女性に多く，腸管の蠕動が亢進し，便秘や下痢が起こり，自律神経のアンバランスによるとされる。弛緩性便秘は最も頻度が高く，腸管の緊張や蠕動の低下により起こり，腸内容の長期停滞により，水分が吸収され，硬便となる。高齢者や虚弱体質者，運動が制限された者に多い。直腸性便秘はパイロットやタクシー運転手のように，便意があってもすぐに排便できない人や，排便反射が減弱している人に多い。

(2) 治　療

弛緩性便秘には，ネオスチグミン系薬剤と膨張性下剤（カルメロースナトリウム）を併用投与する。けいれん性便秘は繊維の摂取を勧め，塩類下剤（硫酸マグネシウム）で便を軟らかくする。刺激性下剤（センノシド，ダイオウ，ビコスルファート，アロエ）などは避ける。また，精神的ストレスや不安などが背景にある場合，抗不安薬や抗うつ薬などが併用投与される。

5) 糖尿病性胃腸症（diabetic gastroenteropathy）

糖尿病は症状の進行に伴い，合併症を起こす。その中の一つに消化管の運動障害がある。これらを総称して糖尿病性胃腸症とされ，症状別に，胃では糖尿病性胃運動障害，腸では，糖尿病性便通障害に分けられる。

(1) 病　因

糖尿病性胃運動障害の成因は糖尿病による自律神経障害が最も重要であり，その他，微小循環，消化管ホルモンなどの関与が推測されている[6]。この自律神経障害により，胃運動機能障害の一つである胃排出の遅延が起こるとされる。また，血糖調節異常も胃排出障害を起こす。また，下部消化管の

合併症として糖尿病性便通障害があり，その原因は上部のそれとほとんど変わらない。

(2) 症状・診断

嘔気・嘔吐，腹痛，下痢および便秘などである。胃運動障害の診断は症状に加え，上部消化管バリウム検査や内視鏡検査により，食物残渣ならびに拡張した胃を認める。また，胃排出試験（ラジオアイソトープ法，アセトアミノフェン法，超音波法など）により，遅延を確認することである。

便秘を訴える症例では，下部消化管の運動は，自律神経障害が軽度の場合には運動の亢進が，高度の場合には低下し，胃腸反射（gastrocolic reflex）の欠如が見られる。また，下痢の症例では難治性であり，食後や夜間に多く，便失禁を伴うこともある。重症例では，上部・下部両方の症状を有する例も見られる。

(3) 治 療

胃排出遅延例には消化管運動機能改善剤として，副交感神経刺激薬，抗ドパミン薬，セロトニン作動薬，オピオイド作動薬などが用いられる。下痢の治療は鎮けい薬，止痢薬などが用いられるが，難治性のことが多く，$α_2$刺激薬（塩酸クロニジン，酢酸グアナベンズ）が小腸の水電解質代謝を改善させることから投与されることもある。一方，便秘の治療は前述した弛緩性便秘に準ずるが，セロトニン作動薬も用いられる。

4．肝・胆・膵疾患と自律神経

肝臓・胆嚢・膵臓も消化管と同様，自律神経の支配を受けている。このうち，機能的疾患として，代表的なものが胆道ジスキネジーである。以下，この疾患について述べる。

1）胆道ジスキネジー

胆道ジスキネジーは明らかな器質的な異常を認めない，胆道系の症状を有する疾患である。この中には，胆嚢および胆道系に異常のない①慢性非結石性胆嚢症(chronic acalculous gallbladdder disease)と②胆・膵性のオッディ括約筋の機能障害(sphincter of Oddi dysfunction, biliary and pancreatic)に分けられる[7]。

すなわち①は超音波検査や胆嚢造影により，胆石を有さず，典型的な胆嚢痛を示すもので，胆道および胆嚢管症候群ならびに胆摘後症候群も含まれ，病因は不明である。また，②はオッディ括約筋の機能障害で，病因としてコレチストキニン刺激による胆嚢平滑筋，胆嚢管，ならびにオッディ筋の協調性の破綻が推測されている。治療は鎮痛薬として抗コリン薬およびオッディ括約筋の弛緩作用をもつ利胆薬のフロプロピオン，トレピブトンなどが用いられる。

5．その他の疾患

自律神経が関与する疾患（運動機能障害を有する）として，食道では，食道下部括約筋の逆流防止機構の破綻を示す逆流性食道炎（GERD），胃排出の異常を示す消化性潰瘍，下痢や便秘を来す種々の疾患などがあるが，紙面の関係で割愛した。

おわりに

　消化管の自律神経系は運動，水・電解質輸送，血流調節などを司っている．その異常と各種消化器疾患との関連性が推測されている代表的な疾患について解説した．今後，各種疾患の病態解明には神経伝達物質や消化管ホルモンの関与を明らかにすること，また，自律神経機能検査をはじめ，消化管運動検査法の開発が必要不可欠であると思われる．

■文　献

1) Moncada S, Palmer RM, Higgs EA：Nitric oxide：physiology, pathophysiology and pharmacology. Pharamacol Rev；43：109-142, 1991
2) Ellis FH, Oslen AM：Achalasia of the esophagus. WB Sanders, Philaderphia, 1969
3) Brand DL, Martin D, lope CE II：Esophageal manometrics in patients with angina-like chest pain. Am J Dig Dis；22：300-304, 1977
4) Thompson WG：Nonulcer dyspepsia. Can Med Assoc J；130：565-569, 1984 Lancet ⅰ 576-579, 1988
5) Dorossman DA：The functional gastrointestinal disorders and the Rome II process. Gut；45：Suppl II：II 1-5, 1999
6) Rundles RW：Diabetic neuropathy. General review with report of 125 cases. Medicine 24；111, 1945
7) Barnes SL, Clark DM, Schwartz RW：Biliary dyskinesia：A brief review. Current Surgery；61：428-434, 2004

　　　　　　　　　　　　　　　　　　　　　　　　　　　　　　　井上正規，島谷智彦

Ⅶ. 内分泌疾患

はじめに

　生体の調節機構としての神経系は限局的に素早い反応や調節を司るのに対し，内分泌系は血中ホルモンの標的臓器での作用を介して広範囲に持続的な反応や調節を司る。一方，ホルモンの分泌は神経系を介した刺激でも生じうる。一例として，低血糖時には視床下部の糖中枢-交感神経-副腎髄質を介したカテコールアミン分泌により，肝グリコーゲンを糖に分解し，血糖を上昇させる適応機構が働く。また，慢性的ストレス状況では交感神経の持続的興奮により，全身的適応状態を惹起する。このように自律神経系による内分泌系の調節は，生体のホメオスターシス維持には極めて重要であり，その急激な破綻はしばしばクリーゼと呼ばれる生命の危機的状況の病態につながり，慢性的な不適応状況ではしばしば自律神経失調症と呼ばれる病態につながる。しかしながら，機能的な自律神経機能異常が一次的な病因として明確に位置づけられている内分泌疾患は現在まで知られていない。むしろ，さまざまな内分泌疾患におけるホルモン作用の過剰や過小によって引き起こされる二次的な自律神経機能障害が病態の修飾に深くかかわっているといえる。また，視床下部諸核は自律神経系とネットワークを作り，摂食やエネルギー代謝を調節している。特に白色脂肪組織から分泌されたレプチンの視床下部での食欲抑制メカニズムの解明が進み，一部の遺伝性肥満症の成因が分子レベルで明らかになってきている。一方，交感神経原基由来の細胞の腫瘍化に伴う代表的病態として，褐色細胞腫やその関連疾患の多発性内分泌腫瘍症が知られている。本稿では，内分泌関連臨床病態における自律神経系の関与について，いくつかの病態をとりあげ，概説する。

1. 視床下部-下垂体-副腎皮質系（hypothalamic-pituitary-adrenal axis：HPA軸）とストレスおよび関連疾患

　ストレス時には，視床下部の室傍核に情報が伝達され CRH（corticotropin-releasing hormone：副腎皮質刺激ホルモン放出ホルモン）が下垂体門脈へ放出され，下垂体からの ACTH（adrenocorticotropic hormone：副腎皮質刺激ホルモン）分泌が促進される。また，CRH は青斑核のノルアドレナリン神経を刺激し，後述の副腎髄質への刺激を伝達していく。ACTH は副腎皮質からのグルココルチコイド分泌を促し，ストレスに対応すると同時に，ネガティブフィードバック機構により，視床下部からのCRF 分泌と下垂体からの ACTH 分泌を抑制調節している（図107）。HPA 軸はストレス応答の神経内分泌的変化の主体であり，ストレス性関連病態や反応の基礎をなす。一方，この HPA 軸に破綻が生じると，生体はストレスに対応できずに低血糖，低血圧，頻脈などの循環器症状，けいれんおよび意識障害などの急性副腎不全症状が生じる。一方，青斑核ノルアドレナリン神経系は内外のストレス刺

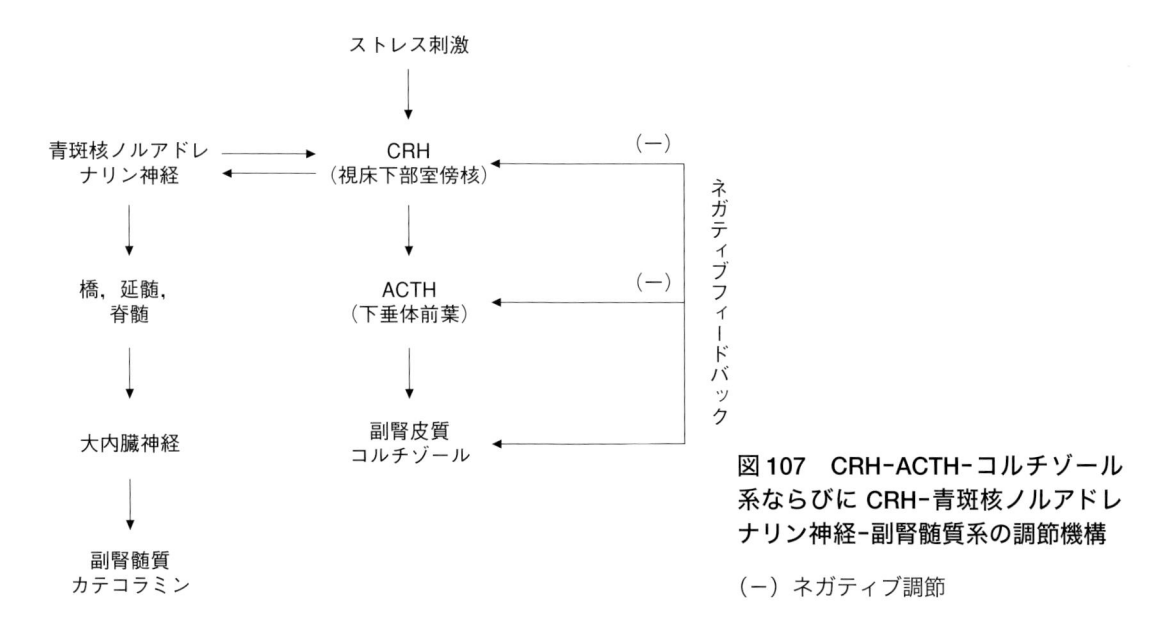

図107 CRH-ACTH-コルチゾール系ならびにCRH-青斑核ノルアドレナリン神経-副腎髄質系の調節機構

(－) ネガティブ調節

表56 CRH受容体のサブタイプと，その拮抗薬の臨床応用

CRH受容体	分布	作用	CRH受容体拮抗薬の臨床応用（適応疾患）
1型（R1）	下垂体前葉 中枢神経系（大脳皮質，視床下部，小脳） 末梢組織	ACTH分泌促進 不安関連行動／抑うつ の惹起，覚醒 炎症反応の惹起	Cushing病，Nelson症候群 抗不安薬，抗うつ薬 抗炎症薬，抗リウマチ薬
2型（R2） α β	視床下部（腹内側核） 中核，扁桃核，縫線核 骨格筋，心筋，血管壁	摂食抑制 心収縮促進，血管拡張	

（文献2）より引用）

激によってその活性を変容する監視機構として，HPA系や後述の副腎髄質系へのセンサー役として作用している。青斑核近くのCRH産生ニューロンが興奮性入力となり作動すると同時に，青斑核ノルアドレナリン神経系より，視床下部へ作用し，CRH分泌を促進する経路も知られている[1,2]。

このHPA軸と関連する病態の一つとして，神経性食思不振症があげられる。すなわち，神経性食思不振症では，脳脊髄液中のCRH濃度が健常者より有意に上昇しており，ACTH，コルチゾールの分泌亢進も認められる。CRH受容体2αには摂食抑制作用が認められることから，CRHの過剰が本症の病態と関連している可能性がある。またうつ病では，HPA軸の亢進が認められ，血中，尿中，髄液中コルチゾールの高値やネガティブフィードバック調節の異常が知られている。興味深いことに，うつ病患者にCRH-R1拮抗薬を経口投与したところ，症状の改善が認められたとの報告がある[3,4]。**表56**にCRH受容体のサブタイプとその拮抗薬の臨床応用を示した[2]。また，クッシング症候群では，下垂体腺腫からの自律性ACTH産生（クッシング病）または副腎腫瘍からの自律性コルチゾール産生によ

り慢性的コルチゾール過剰症をきたすが，HPA軸の正常調節機構を外れたホルモン産生異常を示す[5]。

2. 視床下部-下垂体-性腺系（hypothalamic-pituitary-gonadal axis：HPG軸）と性腺機能障害

心理・社会的ストレスや急激な体重減少などの生理的ストレスによるCRHの上昇はCRHそのもの，ならびにCRHによって誘導されるβ-endorphinの作用によって視索前野や弓状核のGnRH（gonadotropin-releasing hormone：性腺刺激ホルモン放出ホルモン）ニューロンの活動性に抑制的に作用する。その結果，下垂体からのLH（luteinizing hormone：黄体化ホルモン），FSH（follicle stimulating hormone：卵胞刺激ホルモン）の分泌が抑制され，女性における生理不順や男性性腺機能低下症が引き起こされる[6]。なお，後述の脂肪組織から分泌され，食欲抑制物質として作用するレプチンはHPG軸の変動に関与する。すなわち，レプチンは一部には弓状核のNPYニューロンの抑制を介して本軸の促進調節に作用している可能性が推定されている。このため臨床的には，低レプチン血症をきたす神経性食思不振症の無月経の成因に，レプチン作用の低下に伴うHPG軸のトーンの低下が関与している可能性がある[6,7]。

3. 自律神経系と摂食行動，肥満，メタボリックシンドローム

視床下部腹内側核（ventromedial hypothalamic nucleus）は満腹中枢と呼ばれ，この部位の破壊により過食と肥満が起こる。その機序の一端として交感神経活性の低下と副交感神経の上昇が起こり，その結果，インスリン分泌亢進によりグルコースの取り込みと脂肪合成の促進が起こる。交感神経の低下は代謝率を低下させる。一方，視床下部外側野（LHA）は摂食中枢であり，この部位の破壊で無食無欲が起こり，刺激で摂食が起こる[1,8]。

一方，肥満の成因に関する分子レベルでの研究の幕開けは1994年，遺伝性肥満ob/obマウスの病因蛋白としてのレプチンが同定されたことに始まるといっても過言ではない[9]。レプチンは脂肪組織で合成，分泌され，視床下部のレプチン受容体[10]を介して摂食を抑制し，また交感神経機能を亢進させることによりエネルギー消費を促進させる。近年，レプチンは，交感神経活性刺激を介して，骨量を低下させる作用があることも判明している[11]。肥満者では血中レプチン濃度が上昇しているにもかかわらず摂食の抑制が見られず，肥満の程度が改善しない事実より，レプチンの作用障害，すなわち「レプチン抵抗性」が存在する[12]。血液中に分泌されたレプチンは脳脊髄液を介して脳内に取り込まれ，弓状核からVMH，室傍核，さらにはLHAに作用する。レプチンは本来，摂食抑制系である外側弓状核のPOMC/CARTニューロンの活動を亢進させ，摂食抑制作用を発揮する。メラノコルチンはACTH，α-，β-およびγ-MSHの総称であり，いずれもproopiomelanocortin（POMC）を前駆体とするペプチドである。POMCにプロホルモン変換酵素（prohormone convertase）であるPC1/3，PC-2が作用してACTH，α-MSHが生成され，α-MSHが食欲調節に関与する。α-MSHは視床下部弓状核で産生されるメラノコルチン4型受容体（MC4R）を介して食欲を抑制する。レプチンはまた，本来，摂食促進系の内側弓状核のNPY/AgRPニューロンの活動を抑制することによっても，摂食を抑制している。摂食促進系出力である視床下部外側野オレキシンニューロンは一部，NPY/AgRPニューロ

ンにも投射している．また，外側弓状核で認められるニューロメジンニューロンは摂食抑制系ニューロンとして作用する．また，アグチ関連蛋白（agouti-related protein：AGRP）は視床下部弓状核で合成されるペプチドであるが，α-MSH の MC4-R を介した食欲抑制作用に拮抗的に作用する[1,8,12]．これらの一連の中枢性エネルギー代謝調節機構（図108）における異常は食欲抑制機構の破綻をきたし，食欲亢進に伴う肥満を引き起こす可能性が想定されるが，実際にヒトにおいて，まれではあるもののレプチン，レプチン受容体，POMC，PC-1，MC4-R の各遺伝子変異に伴う先天性の肥満症の症例が報告されている（図108）[13,14]．

グレリンは大部分が胃から産生されるが，中枢投与でも末梢投与でも食欲亢進作用を有する唯一の摂食関連ペプチドである．その中枢性の食欲亢進作用は強力な食欲亢進物質である視床下部弓状核で産生される NPY や視床下部外側野から産生されるオレキシンの作用を介する．グレリンによる摂食促進作用は胃からの迷走神経求心路の切断により消失する．胃から分泌されるグレリンは迷走神経末端の存在するグレリン受容体に直接作用して，迷走神経求心路の電気活動を抑制，その信号を延髄でシナプスを換えて神経性に視床下部弓状核の NPY/AgRP ニューロンなどに伝達されていることが示唆されている[15,16]．

大変興味深い知見としてごく最近，マウスの系ではあるが，神経系を介した臓器間の協調的代謝調節機構が，肝臓-脳-脂肪間で存在することが明らかにされている．すなわち肝での PPARγ 過剰発現によるマウスの脂肪肝モデルでは，迷走神経求心路-脳-交感神経系活性の経路を介した脂肪分解亢進により，体脂肪量の減少をきたしインスリン感受性を改善する臓器間神経調節機構が存在することが示されている[17]．ヒトにおける食餌性の脂肪肝でも一時的にせよ神経系を介した同じような臓器間代謝調節機構が存在するか否かは現時点では不明である．

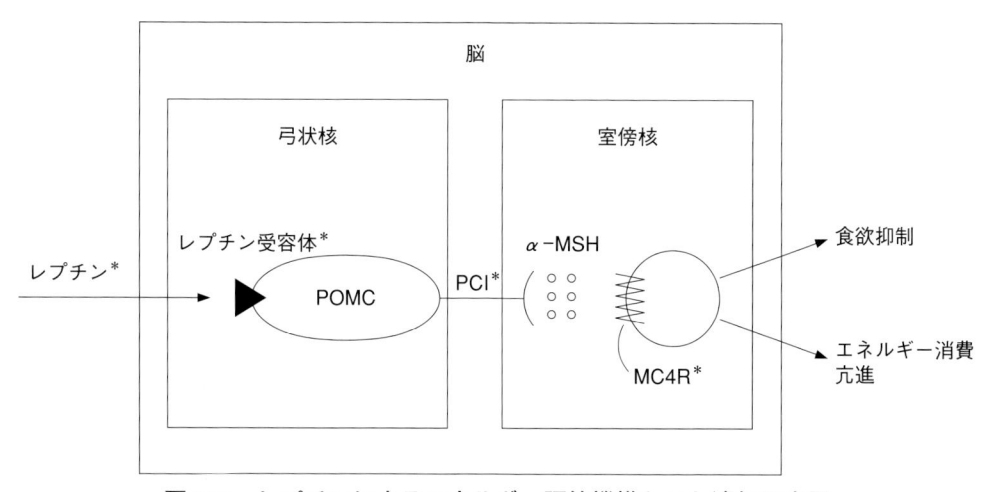

図108 レプチンによるエネルギー調節機構とヒト遺伝子変異

＊はヒト遺伝性肥満患者で実際に変異が見出されている分子．（文献 14）より引用改変）

4. 甲状腺機能異常と自律神経障害

　一般にストレス下では視床下部-下垂体-甲状腺（hypothalamic-pituitary-thyroid axis：HPT 軸）は抑制される傾向にあり，TSH（thyroid-stimulating hormone：甲状腺刺激ホルモン）の分泌低下および T4 から T3 への転換の抑制が起こり，T3 が低下する一方，reverse T3 への転換亢進が起こる（低 T3 症候群）。エネルギー消費を防ぐ方向に働く生体の合目的な反応といえる。逆に，寒冷刺激では TSH は分泌促進され，熱産生に傾き体温を上昇させる。一方，バセドウ病などの甲状腺機能亢進症では，T3，T4 の分泌亢進により，末梢組織の基礎代謝と熱産生は亢進し，体重は減少する。また心臓機能を促進させるが，その作用の一部はアドレナリン作動性 β 受容体の誘導により，心臓交感神経の活性を増強する結果である。一方，甲状腺機能低下症では，T3，T4 の分泌低下により上記とは逆の病態を呈する[1,2]。

5. ストレスと交感神経-副腎髄質系

　視床下部，延髄から脊髄へと連なる交感神経の節前線維の活動は副腎髄質に伝わり，ストレスの防衛反応にかかわる。視床下部の室傍核より分泌された CRH は青斑核ノルアドレナリン神経を賦活化し，橋，延髄，脊髄を経て大内臓神経から副腎髄質へと伝達され，ノルアドレナリン，アドレナリンなどのカテコールアミン分泌を引き起こす（図 107）。すなわち，心拍出量の増加，内臓血流量の減少・骨格筋血流量の増加，呼吸の増加，肝臓，骨格筋からのグルコース供給の増加，脂肪組織からのエネルギー供給の増加，血液凝固能の亢進などのストレス反応が認められる。また，ノルアドレナリンは不安や恐怖といった情動面にも作用し，この場合の神経回路は，延髄，脳幹，前脳など視床下部外に投射する非神経内分泌性 CRH ニューロンの役割が重要視されている[2]。

6. 褐色細胞腫ならびに MEN II

　副腎髄質（adrenal medulla）は交感神経-副腎系を構成する重要な内分泌器官であり，カテコラミンを生成すると同時にオピオイドペプチド（主にエンケファリン），NPY，VIP などの種々の神経ペプチドを産生する。副腎髄質は外胚葉性の神経堤に出現した交感神経原基から，クロム親和芽細胞（pheochromoblast）を経て，クロム親和性細胞（pheochromocyte または chromaffin cell）に分化する。カテコラミン産生腫瘍の組織は，クロム染色で褐色に染まるため，褐色細胞腫と呼ばれる。褐色細胞腫の 90% は副腎髄質由来であり，残り 10% は交換神経節に発生する。多発性あるいは悪性の褐色細胞腫が 10% 程度認められ，10% 病とも呼ばれる。発作性あるいは持続性に頭痛，心悸亢進，発汗過多，嘔気嘔吐，胸痛，腹痛，顔面蒼白などの症状を認めるが，無症候の場合もある。理学所見としては高血圧，頻脈，起立性低血圧などを認め，血中アドレナリン，ノルアドレナリン濃度の上昇，尿中アドレナリン，ノルアドレナリン，メタネフリン，ノルメタネフリン，VMA 排泄量の増加を証明し，疑診例ではグルカゴン試験などにより，発作誘発試験を行う。^{131}I-MIBG シンチ陽性所見は比較的，診断特異性が高い。合併症としては後述の多発性内分泌腺腫症（MEN）や von Hippel-Lindau 病，von Recklinghausen 病を認めることがある[18]。褐色細胞腫の症例では，孤発症例であってもそれぞれ MEN II や von

Hippel-Lindau 病の原因遺伝子である RET，VHL ならびに SDHD（succinate dehydrogenase subunit D），SDHB（succinate dehydrogenase subunit B）の 4 つの遺伝子のいずれかに生殖細胞系列変異を約 25％ほど認めることが報告されており，今後，生化学的診断とは別に早期発見マーカーとして使える可能性がある[19]。褐色細胞腫の治療は一般的には手術による腫瘍摘出が原則であるが，最近は 3〜4 cm 程度の小さな腫瘍には腹腔鏡手術が積極的に行われるようになってきている。

　多発性内分泌腫瘍症（multiple endocrine neoplasia：MEN）は神経冠（neural crest）由来の複数の内分泌臓器に過形成，腺腫，がんなどの腫瘍性病変を発生する遺伝性疾患で，臨床像から I 型と II 型に大別され，いずれも常染色体優性遺伝形式をとる。MEN I 型では副甲状腺，下垂体，膵ラ氏島細胞に，MEN II 型では甲状腺，副腎，副甲状腺に過形成や腫瘍を生じ，いずれの病型も 2 カ所以上に病変が確認された場合，臨床的に MEN I 型あるいは II 型と診断される。MEN II 型は粘膜神経腫のないものは II A 型，あるものは II B 型に分けられる。MEN II 型では，甲状腺髄様がん，褐色細胞腫，原発性甲状腺機能亢進症のいずれか 2 病変以上を伴う。甲状腺傍濾胞細胞（C 細胞）由来の腫瘍である甲状腺髄様がんは，カルシトニンを生成分泌する神経堤起源の組織でありカルシトニン腫瘍マーカーとなりうる。甲状腺がんの約 5％といわれ男女比は 1：1 である。甲状腺髄様がんでは CEA，calcitonin の基礎値高値やペンタガストリン負荷試験による calcitonin 上昇を指標とした患者や家族保因者スクリーニングに有用である。粘膜神経腫は眼瞼粘膜や口唇などにみられ（図 109），結腸に発生するとしばしば巨大結腸を引き起こす。また II B 型では Marfan 様体型を呈することが多い。II A，II B いずれの病型においても甲状腺髄様がんはほぼ必発である。なお，家系内に甲状腺髄様がんのみを認める家族性甲状腺髄様がん（familial medullary thyroid cancer：FMTC）が MEN II 型の亜型として定義されている。MEN II 型と FMTC では腫瘍遺伝子 RET との関係が明らかになっており，これらの患者では高率に RET 遺伝子変異が同定される。II A 型ではコドン 634 の変異頻度が最も高く（85％），II B 型ではそのほとんど（99％以上）がコドン 918 変異である。MEN II 型の治療は腫瘍が機能性であれば，腫瘍摘出術を原則とする。副甲状腺は 4 腺過形成であるので，全摘ならびに自家移植を原則とする[20]。

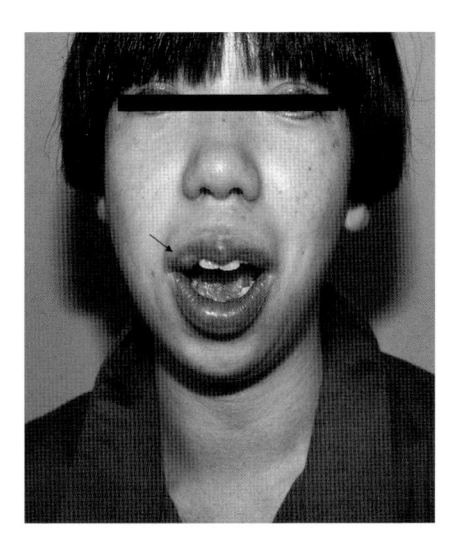

図 109　MEN II b 型の症例

粘膜神経腫のため口唇の肥厚，眼瞼の反転を認める。また甲状腺髄様がんのため頸部甲状腺腫を認める。

■文 献

1) Cone RD, Low MJ, Elmquist JK, Cameron JL：Section 2. Hypothalamus and pituitary, neuroendocrinology. Wiliams Textbook of Endocribology, 10th ed（Larsen, Kronenberg, Melmed, Polansky eds）, Saunders（An Inprint of Elsevier Science）, USA, pp.81-176, 2002
2) 織田敏彦, 出村　博：ストレスと神経内分泌系. 日医雑誌 125：353-358, 2001
3) Tichomirowa MA, Keck ME, Schneider HJ, Paez-Pereda M, Renner U, Holsboer F, Stalla GK：Endocrine disturbances in depression. J Endocr Invest 28：89-99, 2005
4) Contoreggi C, Rice KC, Chrousos G：Nonpeptide corticotropin-releasing hormone receptor type 1 antagonists and their applications in psychosomatic disorders. Neuroendocrinology 80：111-123, 2004
5) 柳瀬敏彦, 名和田新：クッシング症候群. 外来診療のすべて　改訂版, メジカルビュー社, 東京, pp.680-641, 2003
6) Chrousos GP, Torpy DJ, Gold PW：Interactions between the hypothalamic-pituitary-adrenal axis and the female reproductive system：clinical implications. Ann Intern Med 129：229-240, 1998
7) Cervero A, Dominguez F, Horcajadas JA, Quinonero A, Pellicer A, Simon C：The role of the leptin in reproduction. Curr Opin Obstet Gynecol 18：297-303, 2006
8) 粟生修司：摂食中枢および満腹中枢の局材. 入出力信号と機能連関肥満症. 日本臨牀 61（増刊号）：22-26, 2003
9) Zhang Y, Procenca R, Maffei M, et al：Positional cloning of the mouse obese gene and its human homologue. Nature 372：425-432, 1994
10) Tartaglia LA, Dembski M, Weng X, Deng N, Culpepper J, Devos R, Richards GJ, Campfield LA, Clark FT, Deeds J, Muir C, Sanker S, Moriarty A, Moore KJ, Smutko JS, Mays GG, Wool EA, Monroe CA, Tepper RI：Identification and expression cloning of leptin recptor. OBR Cell 83：1263-1271, 1995
11) Ducy P, Amling M, Takeda S, Priemel M, Schilling AF, Beil FT, Shen J, Vinson C, Rueger JM, Karsenty G：Leptin inhibits bone formation through a hypothalamic relay；A central control of bone mass. Cell 100：197-207, 2000
12) Zhang Y, Scarpace PJ：The role of leptin in leptin resistance and obesity. Physiol Behav 88：249-256, 2006
13) 新谷光世, 西村治男, 小川佳宏, 中尾一和：先天性肥満症とその成因. 最新医学 57：2680-2686, 2002
14) Clement K：Genetics of human obesity. C R Biol 329：608-622, 2006
15) Date Y, Murakami N, Toshinai K, Matsukura S, Niijima A, Matsuo H, Kangawa K, Nakazato M：The role of the gastric afferent vagal nerve in ghrelin-induced feeding and growth hormone secretion in rats. Gastroenterology 123：1120-1128, 2002
16) Toshinai K, Date Y, Murakami N, Shimada M, Mondal MS, Shimbara T, Guan JL, Wang QP, Funahashi H, Sakurai T, Shioda S, Matsukura S, Kangawa K, Nakazato M：Ghrelin-induced food intake is mediated via the orexin pathway. Endocrinology 144：1506-1512, 2003
17) Uno K, Katagiri H, Yamada T, Ishigaki Y, Ogihara T, Imai J, HasegawaY, Gao J, Kaneko K, Iwasaki H, Ishihara H, Sasano H, Inukai K, Mizuguchi H, Asano T, Shiota M, Nakazato M, Oka Y：Neuronal pathway from the liver modulates energy expenditure and systemic insulin sensitivity. Science 312：1656-1659, 2006
18) Jimenez C, Cote G, Arnold A, Gagel RF：Review：Should patients with apparently sporadic pheochromocytomas or paragangliomas be screened for hereditary syndromes？ J Clin Endocrinol Metab 91：2851-2858, 2006
19) 柳瀬敏彦, 名和田新：褐色細胞腫. 疾患別最新処方　改訂第3版, メジカルビュー社, 東京, pp.428-429, 1998
20) 柳瀬敏彦：MEN I 型/II 型. 内科 6：1441, 2003

柳瀬敏彦, 名和田新

第 4 章　新たなアプローチと将来への展望

Ⅰ．IT 環境と自律神経

　われわれは IT 機器に囲まれた社会に暮らし，生活の便利さを享受しながらも，映像や音を介して過剰な情報に曝され，強いストレス状態に置かれている。これらの健康に対する影響は人の要因（個人の素質・素因，過去の経験）や映像の要因（動き・形・明るさ，色などの物理的な要素，ストーリー性などのコンテンツ）により種々の表れ方をする。自律神経機能を含む多くの生体機能が変化するが，視機能（瞳孔調節，焦点調節），呼吸，循環機能などに関した種々の生理指標が測定される。

　これらの機能評価は，同時に健康評価にも繋がる。例えば，スポーツクラブでの運動負荷用の自転車を用いた運動などの受動的な「仮想的運動」が身体にどのような影響を与えるかには興味がある。本稿では，特に IT 環境と関係の深いトピックスを扱う。

1. VDT 症候群

　映像機器は 1970 年代から広く普及し，子供の近視などが問題となった。その後，OA 機器，特にコンピュータネットワークの普及を背景として，ディスプレイ装置・コンピュータ入力装置の使用に伴う眼精疲労，筋・骨格系の障害，不定の自律神経愁訴などストレス性の神経症状などの VDT 症候群が問題となった。近年，情報ネットワークを介する業務が増え，深刻な問題となった。これを受け，1985 年の労働基準局長通達（ガイドライン）が 2002 年 4 月に改訂された（http://www.mhlw.go.jp/houdou/2002/04/h0405-4.htm）。VDT 作業の程度に応じ，長時間作業を行う場合には，休憩時間を設ける（1 時間に 15 分程度），使用 IT 機器の調整を行う，視度矯正を適切に行う，部屋の明るさなど環境を整えることなどを含み，産業医の定期検診を受けることが定められた。産業医講習会などを通じて普及し，改善されたが，個人差など今後の課題も残っている。

　VDT 症候群の典型的症状の一つは，焦点調節の異常である[1~3]（図 110）。近見作業が続くとピントがだんだんと近くに固定され戻らなくなる。焦点調節は主として副交感神経系支配を受けるが，間接的で時間がかかる過程を経るため，迅速にピントを合わせるには大脳皮質による予測制御が必要と考えられる。眼精疲労は単なる末梢性不調でなく，中枢の異常状態を含むと考えられ，これが眼精疲労時の焦点調節異常に反映されたと考えられる。焦点調節の測定装置としてはアコモドメータ（ニデック），瞳孔測定には赤外線電子瞳孔計〔イリスコーダ（浜松ホトニクス），インテリジェント瞳孔計（ニューオプト）〕が市販されている。

370 第4章 新たなアプローチと将来への展望

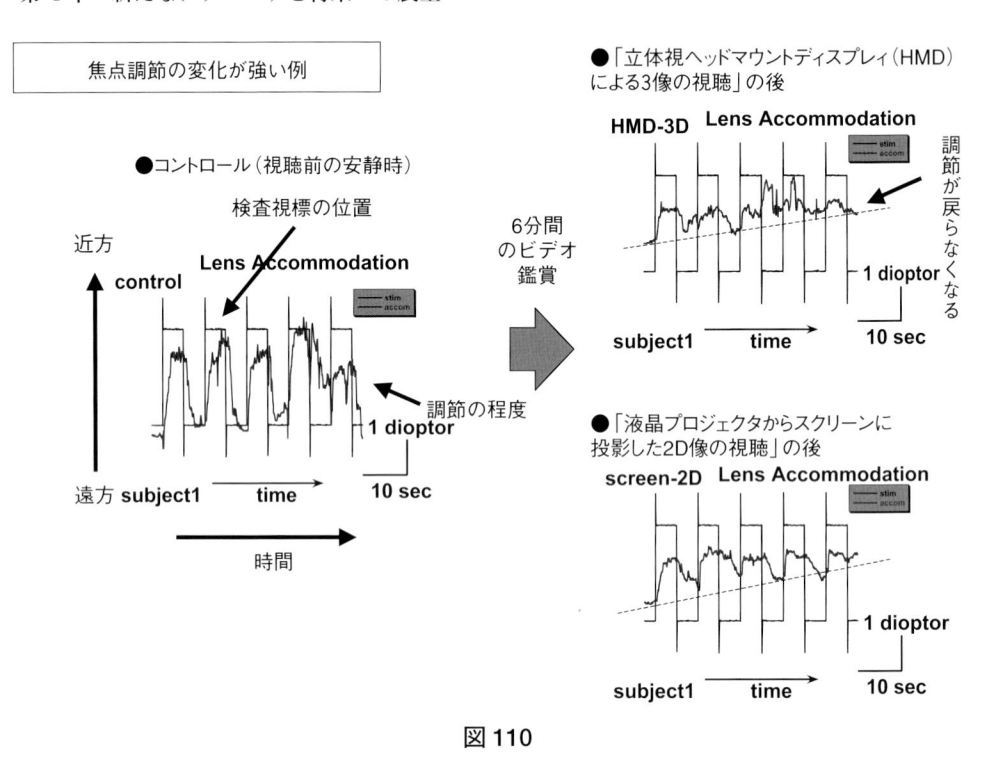

図110

焦点調節（目のレンズの厚さ）の変化を赤外線アコモドメータで測定した結果。左図は安静時（コントロール）での測定結果を示す。縦軸は視標の動き，横軸は時間を示す。矩形状の線は検査用の視標の動き（接近・離反）を示す。上向きの動きは接近を示す。安静状態では，ほぼ視標の動きに応じたレンズの変化が見られた。6分間のビデオ映像視聴後の検査結果を右図に示す。上段はヘッドマウントディスプレイで3D映像を5分間視聴した後の検査結果。だんだん，ピントが近くに固定された。下段は同じ映像をスクリーン上に投影して，2Dで見た後の測定結果。この場合も，次第にピントが近い方に固定された。被験者：医学部学生（男）。

2. 光感受性発作

　1997年にテレビ放映に伴う光感受性発作（photosensitive seizure）の集団発生（いわゆるポケモン事件）が起こり，放送業界（NHKと民放連）の自主規制が行われた。この事件ではアニメ放送の中で，鮮やかな赤や青のフラッシュが画面の広い範囲で繰り返され，700人近い視聴者に光感受性発作が誘発された。光感受性発作は特定の素因をもった人に一定の光刺激が加わって起こる。発生頻度は種々の議論があるが，若年者の場合，ほぼ4,000人に1人といわれる。しかし，ポケモン事件の被害者のうち70～80%は事前に発作を起こしたこともなく，事後の発作も見られなかった。潜在性の素因保持者が強い刺激により発作を起こしたと考えられる[4~8]。

　光感受性発作は脳波を用いた多くの研究成果が蓄積され，ガイドラインが確立している。代表的ガイドラインは1994年にイギリス独立テレビジョン機構（ITC：Independent Television Commission, http://www.itc.org.uk）が制定したもので，フラッシュや規則的な空間パターンの繰り返し，画面の激しい切り替えなどを規制する。ITCガイドラインは2001年の改訂で数値化され，Cambridge Research Systemが自動判定装置を開発した。フレームごとに結果が3段階表示され，どこを，どういう意味で直せばよいかが視覚化された。日本の自主規制はITCガイドラインに準拠するので，早稲田大学の

血圧反射の変化

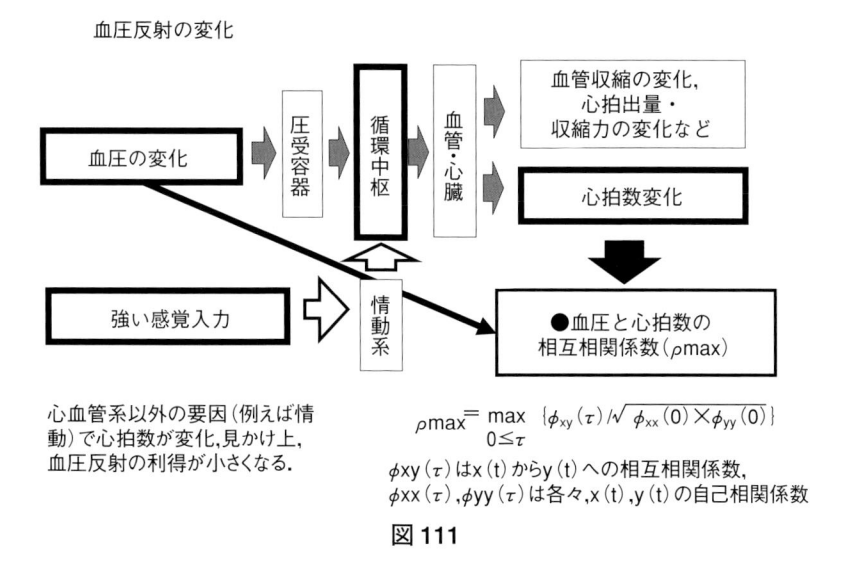

図111

$$\rho\max = \max_{0 \leq \tau} \{\phi_{xy}(\tau)/\sqrt{\phi_{xx}(0) \times \phi_{yy}(0)}\}$$

$\phi_{xy}(\tau)$はx(t)からy(t)への相互相関係数，
$\phi_{xx}(\tau), \phi_{yy}(\tau)$は各々，x(t), y(t)の自己相関係数

血圧反射では圧受容器から循環中枢に信号が送られ，血圧が下がると心拍数が増えて血圧が戻る。しかし，心拍数はこれ以外の原因でも変化する。例えば，強い感覚入力があると心拍数が増加する。血圧以外の要因が働くと，血圧反射の利得は見かけ上減少する。これを血圧と心拍数の間の相互相関係数の最大値（$\rho\max$）として指標化した。（文献11）

鵜飼が2002年に放映されたテレビ放送の検証をこの装置により行った[9]が，フラッシュ映像に関してはガイドラインがほぼ守られていた。なお，国際電気通信連合（ITU）が光感受性発作についての国際勧告を2005年初めに行った。

3. 映像酔い

飛行機の操縦士訓練用シミュレータや大規模テーマパークなどで映像酔いが知られていたが，機器やネットワークの普及に伴い，家庭でも同様の環境が可能となった。2003年に中学校で起きた映像酔いの例では，高精細度大画面を用いアメリカの授業風景を学習したが，手振れやズームを多用した画面のため約30人（10％）の生徒が気分が悪くなり，病院で治療を受けた。意図的に手持ちカメラを用い印象を強めた映画もいくつか発表され，インターネットでこれらの映画やゲームソフトについて映像酔いの議論が見られる。一方，携帯情報端末や携帯ゲーム機では，電車や車など動く環境で小画面に集中する危険が大きい。これらを背景に，国際標準化機構（ISO）が眼精疲労，映像酔いを含んだ国際規範文書（IWA3）を2005年秋に制定した。

映像酔いは車酔いに似た症状を示すが，前庭機能でなく，視機能が重要な要素である。複数の感覚情報間のミスマッチや仮想空間環境と既存脳内情報（学習された脳内プログラム）とのミスマッチなどが強く寄与するとされる。映像酔いの主観的評価法は，アメリカで開発されたSSQ[10]が有名である。映像酔いを評価するためには，脳機能，視機能，循環機能など多くの検査が必要である。脳機能の非侵襲的測定法には脳波以外に，fMRI（機能的高磁場脳イメージング）やPET（陽電子放出トモグラフィ），MEG（脳磁図）などがあるが，各々，高磁場環境，放射性同位元素，磁気シールドが必要で

制限が大きい．自然な状態で測定するには，近赤外光により脳血流を図る方法〔光トモグラフィー（日立・島津・浜松ホトニクス）〕が有用である．頭の動きは磁気式（例えば POLHEMUS, LIBERTY）・超音波式の頭部運動計で測る．頭部運動と眼球運動の同時測定により視線の位置が決まり，被験者がどこを見ているかわかる．

　心拍数の揺らぎのスペクトル解析は古典的に確立された自律神経機能評価法であり，感度が高いが，姿勢変化などにより変動するため，映像酔いの評価には使えない．このため，血圧反射の動特性を利用した方法が開発された．すなわち，血圧反射では血圧が低下すると，種々の径路を通じ血圧が上昇する．この経路の一つは，心拍数増加である．一方，心拍数は圧反射のみでなく，情動などほかの要因によっても変化する．血圧・心拍数間の関係は，自律神経緊張状態により変化するため，その相互相関係数の最大値（ρmax）は映像の生体影響を表す循環系の生理指標として利用でき，姿勢の変化に対しても比較的安定である[11]（図 111；マイヤーウェーブアナライザーとして装置が開発されている）．

4．その他

　IT 機器による健康安全を図るためには，機器の出す熱による低温火傷，機器に含まれる基板などから発生する微量ガス（合成樹脂の可塑剤など），機器に用いられる金属などの素材によるアレルギー反応（特に被覆が汗などにより失われた場合）などに注意する必要がある．

■文　献

1) Saito S, Sotoyama M, Saito S, Taptagaporn S：Physiological indices of visual fatigue due to VDT operation：pupillary reflexes and accommodative responses. Industrial Health；32：57-66, 1994
2) Ukai K, Tsuchiya K, Ishikawa S：Induced pupillary hippus following near vision：increased occurrence in visual display unit workers. Ergonomics；40：1201-1211, 1997
3) Okada Y, Ukai K, Wolffsohn JS, Gilmartin B, Iijima A, Bando T：Target spatial frequency determines the response to conflicting defocus- and convergence-driven accommodative stimuli. Vision Res；46（4）：475-484, 2006
4) Harding GF：TV can be bad for your health. Nature Medicine；4（3）：265-267, 1998
5) Ishida S, Yamashita Y, Matsuishi T, Oshima M, Oshima H , Kato H, Maeda H：Photosensitive seizures provoked with viewing "pocket monsters", a made-for-television animation program in Japan. Epilepsia；39（12）：1340-1344, 1998
6) Takahashi Y, Fujiwara, T, Yagi, K, Seino, M：Wavelength dependence of photoparoxysmal responses in photosensitive patients with epilepsy. Epilepsia；40（Suppl. 4）：23-27, 1999
7) 高橋剛夫：光感受性てんかんの臨床神経生理，新興医学出版社，東京，pp.1-101，2002
8) Wilkins A：Visual Stress, Oxford University Press, Oxford, p.194, 1995
9) 鵜飼一彦，他：ハーディング装置の評価．「映像デジタルコンテンツ評価システムの開発に関するフィージビリティスタディ」報告書，システム開発 14-F-1，日本電子情報技術産業協会編，機械システム振興協会，pp. 71-85，2002
10) Kennedy RS, et al：Simulator Sickness questionnaire（SSQ）：An enhanced method for quantifying simulator sickness. International Journal of Aviation Psychology；3（3）：203-220, 1993
11) 杉田典大，吉澤　誠，田中　明，阿部健一，山家智之，仁田新一：血圧-心拍数間の最大相互相関係数を用いた映像刺激の生体影響評価．ヒューマンインターフェース学会論文誌 4（4）：227-234，2002

〈板東武彦〉

II．宇宙医学と自律神経

1．宇宙医学と自律神経研究

　1961年に旧ソ連のユーリ・ガガーリンがボストーク1号で人類として初めて宇宙空間に進出して以来，日本人を含む多くの宇宙飛行士が宇宙滞在を経験した．人類は1969年に月にまで進出し，近い将来，火星にも到達しようとしている．このためには，人類が長期間宇宙空間に滞在することになる．現在，国際宇宙ステーションが米国，ロシア，欧州，カナダ，日本の国際協力のもとに運用され，常時，宇宙飛行士が長期間，宇宙空間に滞在している．宇宙空間では，地上では経験することのなかった微小重力，宇宙放射線などに適応するために，人体の構造と機能にさまざまな変化が出現する．宇宙空間への適応によって生ずる人体の変化には，宇宙空間で生活する間は問題とならなくても，地上への帰還後に何らかの障害として問題となるものも含まれる．宇宙医学は宇宙空間への曝露によって生ずる生体の変化と機序を解明し，何らかの障害が起こる場合には，その対策を確立するための医学領域である．

　ヒトが地上での環境に適応して生存，生活するためには自律神経系によるさまざまな生体機能の調節がなされているが，宇宙空間では自律神経の働きが大きく変化すると考えられる．宇宙空間への人体の曝露によって出現する自律神経機能の変化の観察は，人類が宇宙空間で長期間生活し，安全に地上へ帰還するために重要である．さらに地上で自律神経系に及ぼす重力の作用を明確に把握する上でも，宇宙での自律神経機能の変化の観察は有用である，このため，米国NASAのスカイラブ，スペースラブ，旧ソ連からロシアにかけての宇宙ステーション・ミールなどを使って，宇宙空間における自律神経機能に関する研究が行われた．1998年にはスペースシャトル・コロンビアを使い，宇宙空間での神経科学研究のためのニューロラブ研究プロジェクトが実施され，この中で米国，ドイツ，日本，フィンランドの研究者による自律神経系に関する国際共同研究が行われた．

2．宇宙での自律神経機能の変化

1）宇宙酔い（宇宙適応症候群）

　宇宙空間での滞在のごく初期に，地上での動揺病に類似する宇宙酔いが短期間出現する．宇宙酔いは宇宙への適応過程で出現するため，宇宙適応症候群と呼ばれることもある．この症候群は吐気，嘔吐，食欲不振，頭重感，頭痛，全身倦怠感，思考力低下などの症状からなる．宇宙酔いは前庭自律神経反射の障害によるものと考えられているが，その発現機序としては以下の説が提唱されている．

　①感覚混乱説：宇宙空間の微小重力環境に人体が曝露されると，重力に依存する前庭系への入力と，

体性感覚入力が減少するのに対して視覚入力は保たれる。その結果，異種感覚間に混乱が生じ，前庭自律神経反射の出力が障害されることによる，という説である。

②体液移動説：宇宙空間での重力の欠如による頭部方向への体液移動が，自律神経系と内分泌系の反射機能に変化を及ぼし，前庭神経反射にも影響を及ぼすため，という説である。頭部方向への体液移動が脳圧を亢進させ，この脳圧亢進が宇宙酔いの発現に重要という説もある。

③中毒説：微小重力環境への曝露によって脳内物質に変化が出現し，催吐物質の分泌への一種の中毒が宇宙酔いの発現に関与するという説である。宇宙酔いは単一の機序によって発現するのではなく，おそらく上記の異なる機序が重なりあって関与する多因子性の発現機序によるものと考えられている。宇宙酔いの治療には抗ヒスタミン薬，抗コリン薬などの投与のほか，バイオフィードバック療法も試みられている。

2）心循環系デコンディショニング

宇宙空間への曝露によって地上で重力に拮抗して心循環系機能を保つために働いていた自律神経機能が変化する。人体に特徴的な直立姿勢を保つためには，臥位から立位へ姿勢が変化しても，全身血圧が大きく変化せず，脳血流が十分に保たれる必要がある。地上では重力に拮抗して血圧を調節するために自律神経系が重要な役割を担う。地上での立位姿勢の保持に際して，心循環系支配の交感神経活動が高まり，副交感神経（迷走神経）活動が抑制される。その結果，心拍数が増加し，末梢血管抵抗が高まり，血圧が正常に保たれる。宇宙空間の微小重力下では体液が頭部方向へ移動し，胸腔内血液量，心臓の容積，心拍出量が増加し，圧受容器（動脈圧受容器と心肺圧受容器）が負荷される。このため，心循環系のデコンディショニングが引き起こされ，宇宙滞在の初期には交感神経の抑制，副交感神経の促進などが出現する。その結果，心拍数の減少，末梢血管抵抗の低下により頭部方向への体液移動が代償され，血圧の恒常性が保たれる。宇宙空間での滞在が長引くと，主に体液性の機序によって循環血液量が減少し，初期に拡張した心臓は逆に縮小する。宇宙空間でのヒトの自律神経機能の検索には，血漿ノルアドレナリン値の測定，心拍と血圧変動のパワースペクトル解析などがしばしば用いられる。長期間宇宙空間に滞在すると，血漿ノルアドレナリン値が上昇し[1]，心拍変動パワースペクトルの高周波成分（0.25 Hz 前後）が抑制される[2]。これらのことから宇宙滞在が長引くと，初期とは逆に交感神経活動が促進され，心臓支配の副交感（迷走）神経活動が抑制されると考えられている。

3）宇宙から地上への帰還時の起立耐性低下

長期間にわたる宇宙飛行後に地上へ帰還し，起立しようとすると，しばしば全身血圧の低下による脳血流の減少が引き起こされ，起立保持が困難となる。この症状は起立耐性低下と呼ばれている。微小重力環境への曝露の初期には重力の欠如によって体液が上半身に移動し，心臓が拡張し，心拍出量も一時的に増加する。しかし微小重力環境への曝露が長引くと，上半身への体液移動を代償する機序が働き，循環血液量が減少し，心臓は徐々に小さくなり，心拍出量も減少する。下腿などの血管，特に容量血管のコンプライアンスも上昇する。このような状態で地上へ帰還し，地上の重力に拮抗して起立すると，少なくなった血液が下半身に貯留して心拍出量がさらに減少する。心拍出量の減少を代償するために心拍数が増加するが，代償しきれずに全身血圧が低下する[3]。この起立性低血圧の機序

を解明するために，長期微小重力環境の模擬法として頭を 6°下げて長期臥床する 6°head-down bed rest による研究がよく用いられる．2 週間の長期臥床後には起立負荷によって約半数の被験者が起立性低血圧を起こした．起立耐性が良好で起立性低血圧を起こさなかった被験者群と，長期臥床後に起立性低血圧を起こした被験者群で，head-up tilt による 70°の起立負荷を 15 分間行った状態で，筋交感神経活動の反応を長期臥床前後で比較したところ，起立耐性が良好な被験者群では長期臥床の前後とも，起立負荷によって筋交感神経活動が促進され，この促進反応は臥床後のほうがより顕著であった．一方，起立性低血圧を起こした被験者群では臥床前の起立負荷に対する筋交感神経活動の反応は良好であった．しかし臥床後には初期の反応は保たれていたにもかかわらず，15 分間の起立負荷中に筋交感神経活動が維持されずに低下し，それとともに血圧が低下した[4]．このことから，長期臥床後の起立性低血圧の発現には起立負荷に対する筋交感神経の反応性の減弱が重要と考えられた．別の解析から，長期臥床後に起立性低血圧の発現した状態では動脈圧受容器反射が破綻したことも明らかにされている．これらの研究から，現在，微小重力曝露後の起立性低血圧の機序には，①脱水とこれに伴う循環血液量の減少，②心拍出量の減少，③圧受容器反射の破綻，④起立時の筋交感神経活動の促進反応の減弱が関与すると考えられている．この他，NO などを含む血管作動物質の変化，あるいは液性因子の変化の関与も重要と思われる．

　この対策のために，地上への帰還前に大量の水と塩分を補給するが，これによっても起立耐性の低下を完全には防ぐことはできない．このため，宇宙空間での下半身陰圧負荷や運動負荷が地上への帰還後の起立耐性低下に及ぼす影響について研究されている．将来的には小型遠心加速器などを用いる人工重力負荷が起立耐性低下の対策法として有用と思われ，この研究も進められている．

4）ニューロラブ・プロジェクトでの自律神経研究

　1998 年に米国で打ち上げられたスペースシャトル・コロンビアではニューロラブ・プロジェクトが実施され，その一環として自律神経機能に関する国際共同研究がなされた．この研究の中で特記すべきことは，マイクロニューログラフィを用いて，宇宙飛行前・中・後に宇宙飛行士から血圧調節に重要な筋交感神経活動を測定したことである．この研究のためにコロンビアに搭乗した米国の 2 名の宇宙飛行士がマイクロニューログラフィを完璧に習得して，同僚の宇宙飛行士の腓骨神経から宇宙飛行 12 日目と 13 日目に筋交感神経活動を記録した．宇宙飛行前後における筋交感神経活動の記録は日米の研究者が担当した．筋交感神経活動は地上では重力に拮抗して促進されることが，これまでの研究によって明らかにされていること[5]，parabolic flight による短時間の微小重力下ではこの活動が抑制されること[6]などから，宇宙空間では筋交感神経活動が抑制されるであろうという仮説と，逆に血漿ノルアドレナリン値が宇宙空間では上昇すること[1]などから筋交感神経活動は逆に促進されるであろうという異なる二つの仮説の提唱のもとに研究が進められた．宇宙で得られた結果は，微小重力下での滞在の 12 日目と 13 日目には筋交感神経活動が飛行前よりもむしろ促進されるというものであった[7,8]．約 2 週間の宇宙飛行後の地上への帰還直後の筋交感神経活動も飛行前よりも高値を示した[8]．約 2 週間の微小重力曝露による筋交感神経活動の促進には，循環血液量の減少による圧受容器への負荷減弱などが関与すると考えられた．ニューロラブに搭乗した宇宙飛行士は全員，地上への帰還後に良好な起立耐性を示したため，起立耐性の低下に筋交感神経活動がどのように変化するかについては検索できなかった．

5) 宇宙飛行による筋萎縮・骨量減少と自律神経系

長期間の宇宙飛行後には骨格筋が萎縮し，骨量の減少することが大きな問題となっている．筋萎縮には運動ニューロン，筋線維，感覚神経の関与が重要であるが，交感神経による筋の直接支配，筋血流を介する筋への影響などもあり，筋萎縮の機序への自律神経の関与も考えられる．このため，微小重力曝露による筋萎縮の機序への自律神経系の関与については，今後解明すべき課題である．長期間の宇宙滞在で最も大きな問題となるのが，骨量の減少である．この変化には骨のカルシウム代謝，骨吸収と骨産生のバランスの問題が重要であるが，骨血流を介する，あるいはより直接的な骨への自律神経系の影響についても今後研究すべき課題と思われる．

6) 将来展望

宇宙空間は老化の実験室と呼ばれることもある．事実，宇宙での滞在により，高齢者で見られるのと同様の起立耐性低下，筋萎縮，骨量減少などが出現する．これまでの地上での研究によって筋交感神経活動は加齢とともに促進されることが明らかとなった[9]．このことは宇宙での滞在によって筋交感神経活動が促進されたという知見と合致し，両者間に何らかの共通の機序の存在することを示唆する．宇宙での微小重力環境曝露による自律神経機能の変化の解明は，加齢に伴う人体のさまざまな機能と形態の変化の機序を知る上でも有用と思われる．さらに自律神経機能の変化による宇宙でのさまざまな障害の対策の確立は，加齢に伴う起立耐性低下，筋萎縮，骨量減少などの予防と対策にも役立つと期待される．宇宙医学における自律神経研究は，地上での臨床医学や基礎医学研究に有効に反映されるべきものと考えられる[10]．

■ 文　献

1) Norsk P：Cardiovascular and fluid volume control in humans in space. Current Pharmaceut Biotech；4：319-324, 2005
2) Cooke WH, Ames JEIV, Crossman AA, Cox JF, Kuusela TA, Tavanainen KUO, Moon LB, Drescher J, Baisch FI, Mano T, Levine BD, Blomqvist GC, Eckberg DL：Nine months in space：effects on human antonomic cardiovascular regulation. J Appl Physiol；89：1039-1045, 2000
3) Charles JB, Bungo MW, Fortner GW：Cardiopulmonary function. Space Physiology and Medicine 3rd ed（Nicogossian N, Huntoon CL, Pool SL eds）, Lea & Febiger, Philadelphia, pp.286-304, 1994
4) Kamiya A, Michikami D, Fu Q, Iwase S, Hayano J, Kawada T, Mano T, Sunagawa K：Pathophysiology of orthostatic hypotension after bed rest：paradoxical sympathetic withdrawal. Am J Physiol；286：H1158-H116, 2004
5) Mano T：Muscle sympathetic nerve activity in blood pressure control against gravitational stress. J Cardiovasc Pharmacol；38（Suppl 1）：S7-S1, 2001
6) Iwase S, Mano T, Cui J, Kitazawa H, Kamiya A, Mikiyazaki S, Sugiyama Y, Mukai C, Nagaoka S：Sympathetic outflow to muscle in humans during short period of microgravity produced by parabolic flight. Am J Physiol；46：R419-R426, 1999
7) Cox JF, Tahvanainen KUO, Kuusela TA, Levine BD, Cook WH, Mano T, Iwase S, Saito M, Sugiyama Y, Ertl AC, Biaggioni I, Dietrich A, Robertson MR, Zuckerman JH, Lane LD, Ray DA, White RJ, Pawelczyk JA, Buckey JC, Baisch FJ, Blomqvist CG, Robertson D, Eckberg DL：Influence of microgravity on sympathetic and vagal responses to Valsalva's manoeuvre. J Physiol；538：309-320, 2002
8) Levine BD, Pawelczyk JA, Ertl AC, Cox JF, Zuckerman JH, Dietrich A, Biaggioni J, Ray CA, SmithMI,

Iwase S, Saito M, Sugiyama Y, Mano T, Zhang R, Iwasaki K, Lane LD, Buckey JC, Cook WH, Baisch FJ, Robertson D, Eckberg DL, Blomqvist CG：Muscle sympathetic neural and haemodynamic responses to tilt following spaceflight. J Physiol；538：331-340, 2002
9) Iwase S, Mano T, Watanabe T, Saito M, Kobayashi F：Age-related changes of sympathetic outflow to muscles in humans. J Gerontol；46：M1-M5, 1991
10) Mano T：Autonomic neural functions in space. Current Pharmaceut Biotech；4：319-324, 2005

間野忠明

III．老化と自律神経

はじめに

　自律神経系は，時々刻々と変化する環境に内臓機能を素早く適応させるための重要な機構である。老年者の生理機能は，安静時には比較的良く保たれる一方，環境変化の際の適応能力が低下する特徴がある。正常老化の過程で自律神経系の一部に機能低下が起こるが，これが老年者の適応能力低下につながりうる。

　老年者ではさまざまな疾患が増えるため，疾患に伴う自律神経機能の低下が見られる場合も多い。しかしそのような病的老化過程は，正常老化とは区別される。

　本稿では，老年者の自律神経性調節機能の変化とそのメカニズムに関する知見を，循環調節機能と排尿調節機能にしぼり，主に正常老化に焦点を当てて解説する。

1．循環調節機能の老化

　心疾患や脳血管障害などの循環器疾患は，高齢になるにつれて発症頻度が増加し，老年者の死因として最も高い比率を占める。その背景には，血圧調節機能の低下がある。安静時の血圧は，一般に年齢にほぼ平行して上昇し，老年者では成人に比べて高血圧の頻度が増加する。ただし拡張期圧は，50歳代以後は上昇せず加齢によりむしろ低下するので，老年者では収縮期高血圧が多い。また老年者では，軽度な運動で血圧が上昇しやすく，起立時や食後に一過性低血圧を来すなど，血圧変動が大きい特徴がある。起立時に収縮期圧 20 mmHg 以上あるいは拡張期圧 10 mmHg 以上血圧が下がる起立性低血圧は，75歳以上の在宅老年者の 20〜30％に見られ，食後 60 分以内に 20 mmHg 以上血圧が下がる食後性低血圧も多い（Lipsitz, 1989）[2]。

　老年者における収縮期高血圧の原因として，動脈壁伸展性の低下があげられる。粥状動脈硬化病変のない場合にも，老化により動脈壁のエラスチンの減少やコラーゲンの増加などの構造変化により，大動脈の硬化が起こる。動脈壁の伸展性の低下は，弾性血管のウインドケッセル効果を減少させ，収縮期圧の上昇と拡張期圧の低下を起こす。一方，一過性低血圧には，以下に述べるような自律神経性調節機能の加齢変化が関与する。

1）交感神経活動に及ぼす加齢の影響

　加齢に伴い，全身の多くの部位で安静時の交感神経活動が亢進すると考えられている。その根拠は，加齢に伴う血中ノルアドレナリン濃度の増加（Rowe and Troen, 1980）や，マイクロニューログラフィで測定された筋交感神経活動群発放電頻度の増加などである（Wallin, et al, 1981）。18〜75歳の健常人

において，年齢と筋交感神経活動頻度の間に正の相関があることが示されている（Iwase, et al, 1991）。ラットでは，麻酔下で交感神経節前線維の単一神経活動を記録する実験によって，副腎支配の交感神経活動が加齢により増加することが直接証明されている（Ito, et al, 1986）。一方，組織支配交感神経活動の間接的な指標とされる組織ノルエピネフリン漏出量が，老年者において心臓や肝臓では成人より高いが腎臓では変化しないことから，支配臓器によって交感神経活動の加齢変化が異なる可能性が示唆されている（Seals and Esler, 2000）。

老年者における安静時交感神経活動の上昇は，交感神経に持続的抑制をかける圧受容器の感受性低下によって起こるとの説が提唱された（Rowe and Troen, 1980）。しかし，健康なヒト（18～71歳）やラットにおいてフェニレフリンによる昇圧やニトロプルシドによる降圧に対する交感神経活動レベルでの圧受容器反射は，加齢の影響を受けない（Ebert, et al, 1992；Kurosawa, et al, 1988）。したがって，正常老化の過程では圧受容器自体の感受性は低下せず，安静時交感神経活動の上昇には，圧受容器以外の原因が関与すると考えられる。

老齢ラットでは軽い低酸素刺激による副腎交感神経活動増加反応が亢進する。老化により肺での酸素交換が障害され血液中の酸素分圧が低下するため，化学受容器反射が働いて安静時交感神経活動を上昇させている可能性が示唆されている（Sato, et al, 1991）。一方，老化に伴う内臓脂肪の増加と安静時交感神経活動の上昇との間に密接な関係があるとの説も提唱されている（Seals and Bell, 2004）。どの年齢層においても体脂肪率と筋交感神経活動との間に強い相関があり，老化に伴い除脂肪体重が減少し，脂肪組織，特に内臓脂肪が増加する[1]。脂肪細胞から放出されるレプチンには，交感神経活動増加作用がある（Haynes, et al, 1997；Niijima, 1999）。

2）カテコラミン受容体機能に及ぼす加齢の影響

老年者では，交感神経活動が高まる一方で，心臓や血管のαおよびβ受容体の反応性は低下する。

β受容体作動薬注入に対する心拍数や心拍出量の増加反応や血管拡張反応はいずれも，老年者で低下する（Lakatta, 1993）。運動時の最大心拍数は年齢とともに低下するが，β受容体遮断薬投与後にはその差が小さくなる[6]。老齢ラットでは，侵害刺激による心臓交感神経活動増加反応は成熟ラットと同様に維持されるにもかかわらず，心拍数増加反応が低下する（Suzuki, et al, 2004）。おそらく心臓のβ受容体機能の低下が，加齢による交感神経興奮時の最大心拍数低下の原因と考えられる。加齢によるβ受容体機能の低下には，受容体の親和性の低下，G蛋白受容体複合体の障害やアデニレートシクラーゼの反応性低下によるcAMP産生の減少など，受容体や細胞内シグナル伝達系におけるさまざまな変化が関与する（Lakatta, 2003）[4]。

老年者では，α受容体作動薬動脈内投与による前腕血流減少反応やα受容体遮断薬による前腕血流増加反応が低下する（Dinenno, et al, 2002）。老齢ラットで成熟ラットと同程度の昇圧反応を起こすためには，より多い量のα受容体作動薬が必要である（Kurosawa, et al, 1988）[3]。

このように，効果器のカテコラミン受容体機能が低下するため，交感神経活動レベルでの反応が維持されていても効果器レベルでの反応，例えば起立時の血管収縮反応や心拍増加反応が低下することになる。このような効果器レベルでの圧受容器反射機能の低下は，老年者によく見られる一過性低血圧発作の原因と考えられる。

加齢によるカテコラミン受容体感受性の低下は，交感神経活動亢進によって二次的に引き起こされ

た脱感作である可能性もある。

3）迷走神経活動とコリン作動性受容体機能に及ぼす加齢の影響

交感神経に比べて副交感神経についての研究は少ないが，副交感神経性の心拍変動成分が老年者で低下すること（Korkushko, et al, 1991），ムスカリン性受容体遮断薬に対する心拍数増加反応が低下すること（Poller, et al, 1997）から，副交感神経機能の低下が示唆されている。

迷走神経の最大伝導速度は，老化の過程で有髄線維では約10％低下するが，無髄線維では変化が見られない（Sato, et al, 1985）。迷走神経活動が加齢でどのような影響を受けるかは不明である。

4）脳血流調節機能に及ぼす加齢の影響

すべての臓器にとって血流は重要であるが，中でも脳は短時間の血流不足で不可逆的な損傷を受ける。生体には，脳の血流を常時適切なレベルに維持するためのさまざまなメカニズムが備わっている。老年者に脳血管障害や神経変性疾患が起こりやすい原因には，血管自体の老化に加え，脳血流を維持する調節機能の低下が関与する可能性がある。

脳の血流は，ほかの臓器と同様，灌流圧と抵抗によって規定される。全身血圧が脳血流に与える影響を制御する第一の機構は，脳へ血液を送る血管に存在する動脈系圧受容器による圧受容器反射である。そして第二の機構が，生理的血圧の範囲（下限は平均動脈圧 50〜60 mmHg，上限は 150〜160 mmHg）で脳血流を一定に保つ機構，自己調節である。老年者では，先に述べたように圧受容器反射の低下により起立性低血圧や食後性低血圧が起きやすい。また，老年者や老齢ラットでは，自己調節の下限が血圧の高いほうにシフトしているため，低血圧を起こすたびに脳虚血を繰り返す危険性がある（Chillon and Baumbach, 2002）。老年者では高血圧の場合でも，降圧薬の使用には十分な注意が必要である。

加齢により安静時の全脳血流量は変化しないが，陽電子断層撮影法（PET）で 30〜85 歳の健常者の脳局所血流量を調べた研究によると，辺縁系と連合皮質の一部で年齢と相関した脳局所血流の減少が起こる（Martin, et al, 1991）。最近，脳血管が自律神経などの外因性神経に加え，脳の内部の神経，すなわち内因性神経による制御も受けることがラットの研究で明らかにされた（Sato, et al, 2002）。外因性神経が脳実質外の血管を支配するのに対し，内因性神経は脳実質内血管を支配し，脳局所血流量を調節する。内因性神経の一つ，前脳基底部から大脳皮質や海馬に投射するコリン作動性神経は，脳実質内血管を拡張させ（Biesold, et al, 1989；Cao, et al, 1989），虚血に脆弱な海馬や大脳皮質を虚血性障害から保護する役割をもつ（Kagitani, et al, 2000；Hotta, et al, 2002）。この血管拡張反応には，ムスカリン性受容体やニコチン性受容体が関与するが，老齢ラットでは，主にニコチン性受容体機能の低下により，前脳基底部刺激による大脳皮質血流増加反応が低下する（Uchida, et al, 2000）。ヒトでも加齢に伴い脳内ニコチン性受容数が著しく減少する（Nordberg, et al, 1992）。脳血流調節機能の低下が老年者の認知機能低下にかかわる可能性がある[5]。

2. 排尿調節機能の老化

蓄尿や排尿には，膀胱や尿道を支配する自律神経や体性神経の高度な協調的働きが必要である。尿

失禁は，60歳以上の在宅男性の約20％，女性の約40％にも見られるという（Diokno, et al, 1986）。その背景には，尿路および排尿を調節する神経機構の加齢変化が関与する。老年者に多い尿路や神経の疾患が，尿失禁を誘発する場合も多い[8]。例えば脳血管障害や神経変性疾患などにより大脳が侵されると，排尿反射抑制系が低下して不随意的膀胱収縮が起こり，切迫性尿失禁を来す場合がある[7]。

老年者では，尿道の最大閉鎖圧が減少する。老年者の外尿道括約筋では男女ともに加齢に伴い横紋筋線維のアポトーシスが徐々に増加し，それによって横紋筋細胞数が著しく減少する（Strasser, et al, 2000）。このような尿道の変化は，老年者の尿失禁の一因となる。

一方，神経疾患や糖尿病のない老年者において，排尿後の残尿が多く見られ，排尿筋収縮力低下，すなわち排尿筋の短縮速度や排尿時の最大収縮圧の低下が起こる（Malone-Lee and Wahedna, 1993）。老年者では膀胱の最大容量が低下するにもかかわらず初発尿意を起こす膀胱容量は著しく増加することから，膀胱感覚が低下すると考えられる（Collas and Malone-Lee, 1996）。老齢ラットでは，膀胱壁自体の機械的性質の変化，骨盤神経遠心性神経刺激に対する膀胱平滑筋の収縮性の低下，骨盤神経求心性神経活動の膀胱容量に対する感受性の低下が見られる（Hotta, et al, 1995）。これらの変化は，老年者に見られる残尿増加や排尿収縮力低下，膀胱感覚低下を説明しうるかもしれない。

電子顕微鏡で計測した老齢ラット骨盤神経無髄線維数は，特に無髄線維の中でも直径の小さな線維が減少する。一方，有髄線維の数や直径分布は変化しない。骨盤神経の有髄および無髄線維の最大伝導速度は，老齢ラットでも良く維持される（Nakayama, et al, 1998）。したがって，骨盤神経の伝導機能は老化の影響を受けにくいようである。しかし骨盤神経の活動にどのような加齢変化が起こるかは不明である。

排尿障害のない老年者において，排尿筋のムスカリン性受容体数が減少すること，ムスカリン性受容体mRNAのうちM2受容体mRNAには変化がなく，M3受容体mRNAが選択的に減少することが示された（Mansfield, et al, 2005）。加齢による排尿筋収縮力の低下に受容体機能の低下が関与すると考えられる。

おわりに

以上述べたように，老年者では自律神経系にさまざまな変化が起こる。加齢による臓器機能の低下を自律神経系が補い，安静時の機能を維持するが，そのために環境変化に対応するための予備能力の低下を来していると考えられる。一方，自律神経中枢の変化が先に起こり，そのために末梢組織の受容体機能の変化が二次的に起こる可能性もある。自律神経中枢の加齢変化については，今後の課題である。

自律神経性調節機能の低下は，結果的にQOLを低下させ，また余命にも影響を及ぼすことになる。今後，自律神経機能の老化による低下を予防する方法や，低下した機能を改善する方法の開発が重要である。老化の研究によく用いられるラットは，動脈硬化が起こらず，加齢による高血圧も起こらないが，上述したように，自律神経系の老化に関してはヒトとかなり類似していることがわかってきた。老年者での研究と実験動物での研究により，ヒトの自律神経機能の老化のメカニズムの解明が進み，適切な対処法や予防法が明らかになることが期待される。

■文 献

1) Bourke E, Sowers JR：The autonomic nervous system and blood pressure regulation in the elderly. Interdisciplinary Topics in Gerontology Vol. 33：Autonomic Nervous System in Old Age（Kuchel GA, Hof PR eds）, Karger, Basel, pp.45-52, 2004
2) Catz A, Korczyn AD：Aging and the autonomic nervous system. Handbook of Clinical Neurology Vol. 74（30）：The Autonomic Nervous System. Part I. Normal Functions（Appenzeller O ed）, Elsevier Science, Amsterdam, pp.225-243, 1999
3) Kurosawa M, Sato A, Sato Y, Suzuki H：The sympathoadrenal medullary functions in aged rats under anesthesia. Ann N Y Acad Sci；515：329-342, 1988
4) Novak V, Lipsitz LA：Aging and the autonomic nervous system. Primer on the autonomic nervous system, 2nd ed（Robertson D, Italo B, Burnstock G, Low PA eds）, Elsevier Academic Press, San Diego, pp.191-193, 2004
5) Sato A, Sato Y, Uchida S：Regulation of cerebral cortical blood flow by the basal forebrain cholinergic fibers and aging. Auton Neurosci；96：13-19, 2002
6) 佐藤昭夫：老年者の自律神経．老化と疾患 9：1347-1354, 1996
7) 佐藤優子，木村敦子：自律神経機能の加齢変化．脳・神経系のエイジング（朝長正徳，佐藤昭夫編），朝倉書店，東京，pp.160-179, 1989
8) 小川秋實：尿路障害．新老年学第 2 版（折茂　肇編），東京大学出版会，東京，pp.467-474, 1999

〈堀田晴美，佐藤昭夫〉

Ⅳ. 小児と自律神経

はじめに

小児期の自律神経疾患には大きく分けて四つの範疇がある。

①neuropathy with autonomic involvement (autonomic neuropathy, ギランバレー症候群, 自律性感覚性ニューロパシー, diabetic neuropathy など)

②先天性疾患：先天性 dopamine β 水酸化酵素欠損症, 特発性手掌足底多汗症, 特発性無汗症, familiar dysautonomia

③orthostatic dysregulation (起立性調節障害), または orthostatic intolerance (neurally-mediated syncope otherwise healthy を含む)

④自律神経異常が関与するもの：片頭痛, 睡眠時無呼吸症候群, ストレス潰瘍, 過敏性腸症候群, 胃食道逆流現象, 発作性不安障害, PTSD[1], 過換気症候群, 若年性慢性関節炎, 生活習慣病[2], 水銀毒性[3]

小児の自律神経疾患と成人のそれと異なる点は機能的疾患が多くを占めることである。その代表例が起立性調節障害である。近年, 新しい自律神経検査法が開発され, 起立性調節障害の病態についてその詳細が明らかにされつつある。本稿では, 小児でも実施可能である新しい自律神経機能検査法に触れた後, 起立性調節障害の新しい知見を述べる。

1. 小児領域における自律神経機能検査法

小児を検査対象とする場合, 成人と異なるいくつかの問題点がある。安静を保ちにくい点, 侵襲性の強い検査は倫理的に問題がある点, 情緒や体調の影響を受けやすく再現性が悪い点がある。しかし, 近年は非侵襲的検査法が進歩した結果, 小児でもいくつかの自律神経検査が臨床応用できるようになった。その一覧を表 57 に記載した。検査カクテルの一例を図 112 に示したので参考にしてほしい。器質的自律神経疾患を疑う場合には診断決定のために多くの検査をしがちになるが, 根本的治療が望めないとわかれば検査は最小限度にとどめるべきである。以下に今後とも使用される検査について概説する。

1) 心電図 RR 間隔, beat-to-beat 血圧周波数解析法

心拍や血圧は秒単位の揺らぎがあり, これらは循環系自律神経の影響を受けている。この揺らぎはおもに呼吸性成分 (0.2〜0.3 Hz の高周波成分 (HF)) と血圧変動成分 (0.1 Hz 前後の低周波成分 (LF)) からなる。この二つの成分を分離定量化して評価しようとするものが本法である。心拍 HF は迷走神

表 57 小児で可能な自律神経検査法一覧
下線をした項目は，比較的報告が多い

1．自律神経活動を直接測定する方法
　1.1　Microneurography
　　　　Muscle sympathetic nerve activity
　　　微小白金電極を穿刺し膝窩神経から導出。究極な方法。
　　　　Skin sympathetic nerve activity
　1.2　^{123}I-MIBG（metaiodobenzylguanidine）心筋シンチグラフィ
　　　心臓交感神経活動を直接映像化する。
2．自律神経効果器を指標とする方法
　2.1　心拍血圧反応（装置として Finapres, Tonometry）
　　　起立試験（avtive standing, head-up-tilt, lower body negative pressure（LBNP）），
　　　Valsalva's manoeuvre,
　　　心電図 RR 間隔係数（安静時，深呼吸）
　　　心電図 RR 間隔 power spectral analysis（臥位，立位，日内変動）
　　　連続血圧変動
　　　薬物負荷（noradrenaline 試験，複数の薬剤を用いた方法）
　2.2　皮膚血流反応（sympathetic flow response）：SSNA を反映。
　2.3　発汗反応
　　　定性的検査法
　　　発汗量の定量（Perspiro）：非常に鋭敏。SSNA を直接反映。
　　　QSART
　2.4　皮膚電気活動　（SSR, GSR）
　2.5　胃電図
　　　食後には 3 Hz の規則的な周期の電位変化が見られ，胃収縮運動に一致。
　　　脳性麻痺者で GER の強い患者ではこれが認めにくい。
　2.6　瞳孔検査
　2.7　脳循環反応検査（脳血流速度測定，脳血液量測定）

経の影響を受け，心拍 LF は血圧の Mayer's wave（筋交感神経活動に伴う周期的血圧上昇）の圧受容体反射を介した揺らぎであり，交感神経と迷走神経の両者の影響を受ける。したがって迷走神経活動を評価する場合には心拍 HF，交感神経活動を評価する場合には拡張期血圧 LF（連続血圧が得られなければ心拍 LF/HF）を算出する。解析法にはフーリエ解析，自己回帰解析，ウェーブレット解析などがある。安静を数分間保つことのできる小児であれば実施可能である。

　本法による小児での報告は，自律神経ニューロパシー[4]，神経毒性[3]，糖尿病[5]，起立性調節障害[6]，慢性疲労[7]などで見られる。小児糖尿病性ニューロパシーは走行距離の長い神経線維が障害を受けやすいことから，早期から血圧 LF 成分の低下が認められよい指標となると思われる[8]。

2）起立血圧試験

　自律神経検査では起立血圧試験は必須項目であり，各種ニューロパシー，起立性低血圧，神経調節性失神の診断には欠かせない。起立血圧試験法には他稿で述べられているように傾斜台を使用した受動的起立試験（passive head-up tilt：HUT）と，被験者が自分で起き上がる能動的起立試験（active standing test：AS）がある。内科領域の神経調節性失神の診断にはもっぱら HUT が使用されている。Lewis は小児では成人より起立耐性が悪いため成人用のプロトコールでは特異性が低下すると述べてい

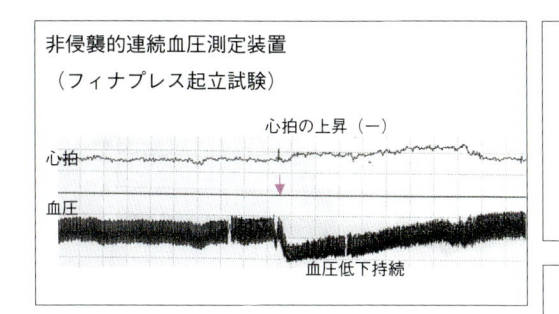

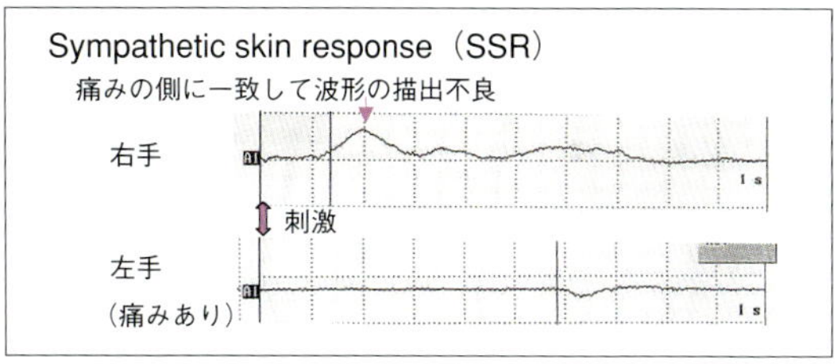

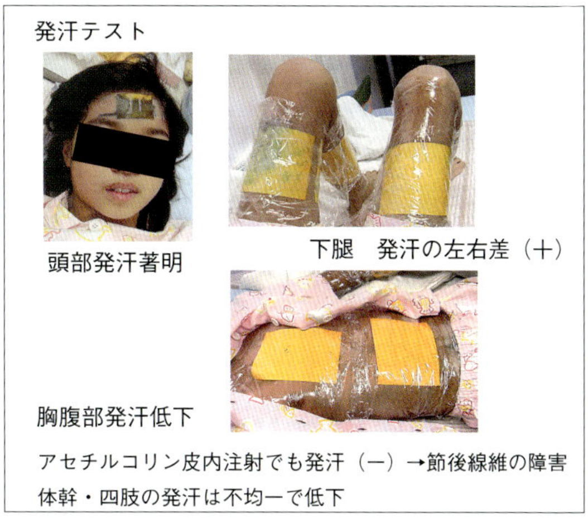

図112 感覚性自律神経ニューロパシーを疑った小児への自律神経検査カクテルの一例

左上から順に，非侵襲的連続血圧測定装置を使った能動的起立試験（フィナプレス起立試験），血漿カテコラミン濃度，点眼テスト。右上から順に，Sympathetic skin response，発汗テスト。

る[9]。また静脈留置を併用すると疑陽性が増え，検査特異性は60％前後に低下する。1週間の間隔をあけたHUTの小児における再現性は78％と成人とほぼ同等と報告されている[10]。

さて小児においてHUTとASのいずれの検査法が優れているのであろうか。これについて，最近，MatushimaらはASとHUTを比較検討し，HUTでは起立中の血圧低下が生じやすいが，一方，ASでは起立後の心拍増加を起こしやすく，また失神の陽性率はASでより高いと報告した[11]。ASは傾斜台などの設備を必要とせず日常診療では行いやすい。またASでは健常児のデータのサンプル数が多く基準値が設定されており[12]，この点でもHUTより優れているといえる。小児科領域における世界の起立試験の研究成績は他書にまとめたので参考にされたい[13]。イソプロテレノール静注を併用するHUTが成人で行われているが，疑陽性が多いため[14]，小児では最近はほとんど使用されていないようである。

3）非侵襲的連続血圧測定装置を使った新しい起立試験法

1986年にアムステルダム大学のWesselingがPenazの理論[15]に基づく非観血的連続血圧測定装置フィナプレスを開発し[16]，その後Wielingらが各種の自律神経検査に臨床応用した[17]。特に能動的起立試験においては，起立直後の血圧低下を健常者や自律神経不全症[18]において見出した。また立ちくらみの強い小児において起立直後の強い血圧低下が生じていると相次いで報告され[19,20]，起立直後性低血圧という新しい疾患概念が生まれた[21]（後述）。この起立直後の血圧低下は，従来の非侵襲的血圧測

定では計測に要する時間が長いため感知できなかったのである。

この非侵襲的連続血圧測定装置を使用している研究者は気づいていると思われるが，この装置にはほかにも多くの有用性がある．例えば，神経調節性失神の起立試験中に血圧モニターとして監視しておくと，突然の低血圧発作をその直前からリアルタイムに確認できるので，意識消失発作などの危険を回避できる．また深呼吸による血圧低下や，採血などの痛み刺激による低血圧発作など予想外の血圧反応に驚くことがある．採血によって気分不良となる子どもがいるが，これは心因反応ではなく，痛み刺激に伴う反射性の低血圧発作（未発表）もある．この装置によって今後も新しい疾患を見出したり，また患者のQOL向上にも役立つことであろう．

2. 小児の機能性自律神経疾患―起立性調節障害（OD）を中心に―

1）起立性調節障害のサブタイプ

ODは起立時の心血管循環調節不全によって起立耐性が低下する中枢性自律神経機能不全であり，思春期に好発する．起立失調症状や全身倦怠感などさまざまな症状があり，生活の質（QOL）が甚だしく低下し，重症例では不登校を合併する．それに加えて患者には心理社会的背景が関与することから心身医学的アプローチが必要である[22]．

本症では過去約40年間に数多くの研究がなされ[23]，また近年では先端技術を用いた新しい検査機器の臨床応用によって新たに病態が解明されつつある．特に前述の非侵襲的連続血圧測定の導入によってODの中に数種類のサブタイプが同定された．起立時の循環反応の差異から現時点では4種類が存在すると考えられる（図113）．

①起立直後性低血圧
②遷延性起立性低血圧
③体位性頻脈症候群
④神経調節性失神

最近の知見を含め順に概説する．

(1) 起立直後性低血圧（instantaneous orthostatic hypotension：INOH）[21]

健常者では能動的に起立した時，一過性の血圧低下を認め（図113a，矢印i），直ちに回復する（同，矢印O）．本疾患においてはその血圧低下が大きく，血圧回復が遅延する（25秒以上または，20秒以上でも血圧低下が前値の60％以上）ため，脳循環を障害し脳機能低下や身体症状の原因となる．本症では抵抗血管（細動脈）支配の交感神経賦活化の低下がある．重症型（図113c）と軽症型（図113b）があり，重症型は起立後の収縮期血圧の低下（前値の15％以上，あるいは20 mmHg以上）が持続し，軽症型は徐々に血圧が回復する．軽症型では血圧が回復した時点でも全身倦怠を訴える場合があるが，これはautoregulationが破綻して脳血流が低下するためと考えられる[24]．重症型では動脈系，静脈系の両者の収縮不全が生じて，起立中の収縮期血圧低下（臥位収縮期血圧の15％以上），脈圧の狭小化が持続する（図113c）．起立時心拍数は著しく増加し，約半数において起立3分後の心拍数増加が35拍/分以上（健常児15±8拍/分）を示すことがあり，体位性頻脈症候群との異同が問題となる．本多は，成人の起立性低血圧80例中23例が起立直後に最も強い血圧低下があると指摘し，直後型と名付

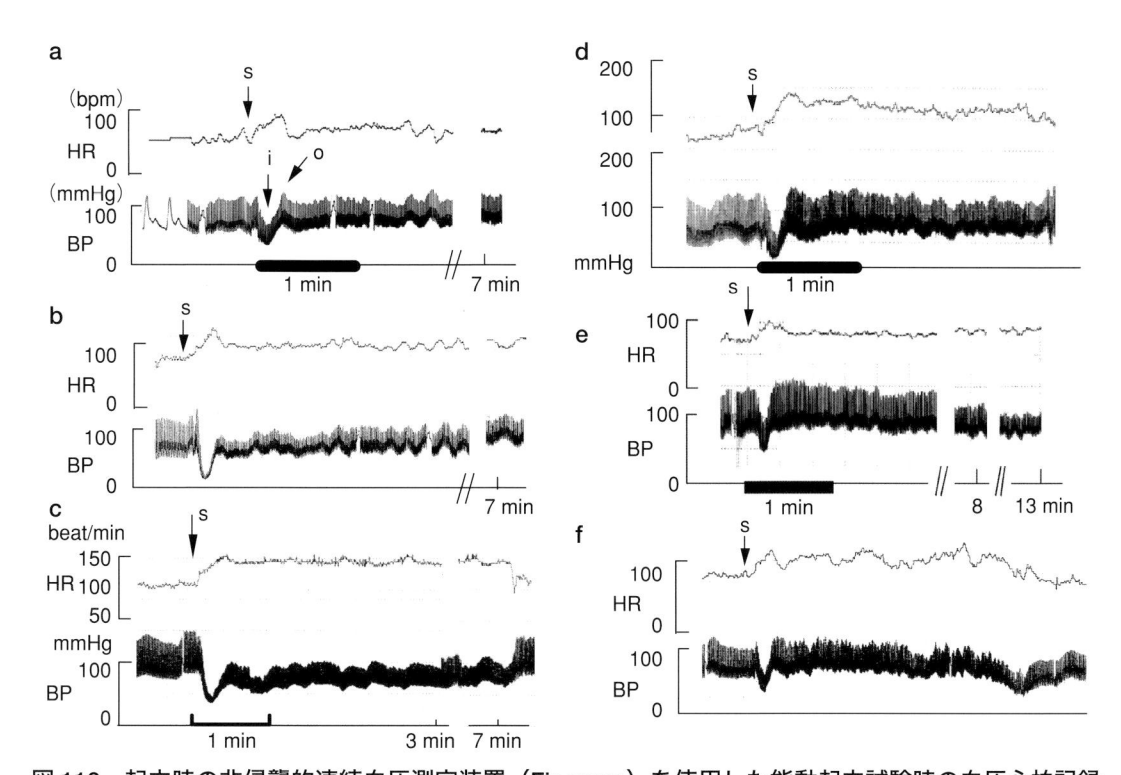

図 113 起立時の非侵襲的連続血圧測定装置（Finapres）を使用した能動起立試験時の血圧心拍記録

a：健常者，b：起立直後性低血圧（INOH mild form），c：起立直後性低血圧（INOH severe form），d：体位性頻脈症候群（POTS），e：遷延性起立性低血圧（delayed OH），f：神経調節性失神発作（NMS）を示す．矢印 s は，能動起立時を表す．

けた[25]．成人でも重要な型であると考えられる．

症状としては子どもが臥位や座位から立ち上がった直後に，立ちくらみやめまいを起こす．血圧低下が強いと気分不良，失神を生ずる．起床時，高温の環境，入浴後により起こりやすい．加えて日常にも全身倦怠感，朝起き不良，入眠困難などの症状がある．

(2) 遷延性起立性低血圧（delayed orthostatic hypotension，図 113e）

下半身の静脈血管の収縮不全が原因と推定される．起立後しばらくして（3〜4 分後）20 mm Hg 以上の収縮期血圧の低下（または 15％以上の低下）を生じて，動悸，冷汗，気分不良となる．

(3) 体位性頻脈症候群（postural tachycardia syndrome：POTS）

起立中に明瞭な血圧低下を伴わず，著しい心拍増加を認める（立位心拍数（3 分以後）が 115／分以上，または心拍数増加が 35／分以上（図 113d））．症状として，全身倦怠，頭痛，ふらつきがある．血圧低下を伴わないが脳血流低下が症状発現に関与する．頻度は起立直後性低血圧に次いで多い．

(4) 神経調節性失神（neurally mediated syncope）

起立中に突然に収縮期と拡張期の血圧低下ならびに起立失調症状が出現し（図 113f），意識低下や意識消失発作を生ずる．顔面蒼白や冷汗などの前駆症状や徐脈を伴う．学校行事などで子どもが起立しているときに生じることが多い．けいれん発作を伴うこともある．起立中の静脈還流量の低下と頻脈により心臓が空打ち状態となり，c-fiber が興奮して反射的に生ずると考えられている．IONH や

POTS に伴う NMS には日頃から OD 症状があるが，NMS を起こす以外はまったく無症状で元気に生活しているタイプもある。

2）INOH（軽症型）と POTS の病態の異同について

INOH は起立中に POTS と同様に頻脈（日本の小児の基準：起立時脈拍≧115 または起立後心拍増加≧35）になることが多い。したがって INOH と POTS は共通の病態生理が存在する可能性がある。実際に INOH 患者の治療経過中に起立直後の血圧低下が正常化して頻脈だけが持続して POTS に移行することもある。また POTS と診断された患者がその後 INOH に移行することもしばしばある。この場合，POTS のときよりも INOH の時期で臨床症状は強いようである。

小児 OD の病態研究では最近，Stewart の業績が目覚ましい。彼は OD の子ども達の下肢の皮膚色に特色があり acrocyanosis（大理石病のようにチアノーゼ様の皮膚にピンクの肌が縞模様に現れる）を呈することに気づいた。そこで四肢の末梢循環動態について詳細な研究を行い報告した[26〜28]。それによれば，局所血管動態から見ると POTS には三つの亜型に分かれるとしている。すなわち，末梢循環の悪いタイプである「low-flow POTS」は局所血管反射に異常があり，臥位時に末梢血管収縮（下肢静脈圧も高い），全血管抵抗上昇（TPR），心拍出量低下，骨格筋のポンプ機能低下があり頻脈を起こしている。一方，「high-flow POTS」では末梢血管支配交感神経活動の低下があり，TPR は低く心拍出量は高い。また「normal-flow POTS」では臥位では正常な TPR であるが，立位では腹部に血液貯留を起こし TPR の上昇が激しい。それぞれに臨床的特徴があるものの，それだけでは明確に分けることはできないとしている。また前述の INOH は起立直後から下肢への血流が非常に上昇するとしており，high-flow POTS と同じ機序が働いている可能性がある。すなわち，INOH では起立に伴う速やかな末梢血管交感神経活動の賦活が乏しく，その結果，末梢血管細動脈の収縮不全を来すのであろう。これは，INOH では起立直後のノルアドレナリンの分泌低下があるとするわれわれの報告と一致するものである。INOH が治療によって改善し POTS に移行するようなケースではこのようなメカニズムが存在するのであろう。このような末梢血管を含めた循環動態の研究は極めて新しい視点であり，今後の研究の展開が期待できる。

3．OD における心身医学的視点と全人的支援—新たな医療的展開—

1）OD と不登校の併存性（OD は心身症と考える）

OD の子どもには不登校児（中でも神経症的不登校と呼ばれるタイプで不定愁訴を伴う不登校児，怠学とは異なるもの）と極めてよく似た心理社会的特性がある。いずれも一般的に幼少時より過剰適応な性格傾向（周囲の期待に合致した行動を取ろうとする気配り型）であり，この傾向は自分の親に対しても見られることから，保護者は「幼少時に手がかかり困った」という記憶が少ないようである。われわれは，OD 児に対して質問票や描画法を用いた心理テストを実施したところ，自己主張が苦手で周囲に同調しがちといった過剰適応の傾向や，気分転換型対処ができにくく，欲求や感情の表現を抑制しがちで適切に発散できにくい，あるいは自己抑制的で倦怠感，立ちくらみなどの身体症状から思うように行動できずに無力感を抱いているという結果を得た[29]。すなわち OD 児は内在する自己を

抑制する傾向があり，ストレスコーピング（対処能力）が低下するなど，ストレスマネージメントが不良なため心理的ストレスを抱えたままになっていると思われる。

このような心理的背景のためにODは神経症的不登校を合併しやすく，起立直後性低血圧，体位性頻脈症候群での合併頻度は50～60％と報告されている[21]。実際にODが身体的治療によって軽減しても，不登校は持続し心理社会的サポートが必要なケースが多い。また不登校を生じていないODにおいても約半数で心理社会的問題が認められることから，ODの70～80％は心身症と考えられる。一方，不登校を愁訴とする受診者のうち3～4割にODが合併している。すなわち，「ODは身体疾患だ，不登校は行動上の問題だ」という紋切り型ではなく，いずれに対しても心身症として「こころと身体の両面」からのアプローチが必要である[30]。

2）OD児への心理社会的サポートのポイント

ODには朝起き不良と午前中の倦怠感があり，このために遅刻や欠席を起こしやすい。その一方で午後からは体調が回復し元気にしていることから，学校教職員やクラスメートからは「学校嫌い」や性格的な「怠け」と見られがちである。保護者の多くも同じように思っている。OD児は周囲の人達から不信の目で見られ，その結果，人間関係がこじれる場合が多い。またこれが原因で学校生活が苦痛となり，二次的に不登校や長期の引きこもりに至ることもまれではない。担当医は，保護者，学校関係者と十分な連携をとり，ODという病気の理解と回復に向けた全人的支援を実践するように心がけたい。この支援が円滑に行われることを目的として，現在，日本小児心身医学会多施設共同研究において，起立性調節障害診断・治療ガイドラインを作成中である。

（参考Website：低血圧サポートグループ　www.inphs.gr.jp）。

おわりに

・小児領域における自律神経機能検査として，フィナプレス起立試験法や心拍血圧変動周波数解析は臨床上有用である。
・起立性調節障害（OD）は，身体的機能障害と心理社会的問題が関与する心身症であり，心と体の両面を含めた全人的視点からアプローチすることが重要である。
・ODには起立直後性低血圧，遷延性起立性低血圧，体位性頻脈症候群，神経調節性失神などのサブタイプがあり，それぞれの病態生理を理解した身体的治療を行う。
・ODの多くは不登校を併存し，また不登校の3～4割にODを併存する。学校が十分な病態理解と正しい対応ができるように学校と連携を行い，引きこもりなどの二次障害が起こらないように配慮する。

■文　献

1) Scheeringa MS, Zeanah CH, Myers L, Putnam F：Heart period and variability findings in preschool children with posttraumatic stress symptoms. Biol Psychiatry；55（7）：685-691, 2004
2) Nagai N, Moritani T：Effect of physical activity on autonomic nervous system function in lean and obese children. Int J Obes Relat Metab Disord；28（1）：27-33, 2004
3) Grandjean P, Murata K, Budtz-Jorgensen E, Weihe P：Cardiac autonomic activity in methylmercury neu-

rotoxicity：14-year follow-up of a Faroese birth cohort. Pediatr；144（2）：169-176, 2004
4) Stemper B, Bernardi L, Axelrod FB, Welsch G, Passino C, Hilz MJ：Sympathetic and parasympathetic baroreflex dysfunction in familial dysautonomia. Neurology；63：1427-1431, 2004
5) Javorka M, Javorkova J, Tonhajzerova I, Calkovska A, Javorka K：Heart rate variability in young patients with diabetes mellitus and healthy subjects explored by Poincare and sequence plots. Clin Physiol Funct Imaging；25（2）：119-127, 2005
6) Khalil M, Hessling G, Bauch M, Maier C, Dickhaus H, Ulmer HE：Sympathovagal imbalance in pediatric patients with neurocardiogenic syncope during asymptomatic time periods. J Electrocardiol；37（Suppl）：166-170, 2004
7) Stewart J, Weldon A, Arlievsky N, Li K, Munoz J：Neurally mediated hypotension and autonomic dysfunction measured by heart rate variability during head-up tilt testing in children with chronic fatigue syndrome. Clin Auton Res；8（4）：221-230, 1998
8) Tanaka H, Hyllienmark L, Thulesius O, Brismar J, Ludvigsson J, Ericson MO, Lindblad LE, Tamai H：Autonomic function in children with Type I diabetes mellitus. Diabet Med；15：402-411, 1998
9) Lewis DA, Zlotocha J, Henke L, Dhala A：Specificity of head-up tilt testing in adolescents：effect of various degrees of tilt challenge in normal control subjects. J Am Coll Cardiol；30：1057-1060, 1997
10) Alehan D, Uner A, Ayabakan C, Ozer S, Ozme S：Reproducibility of the head-up tilt test results in children with vasovagal syncope. Int J Cardiol；88：19-25, 2003
11) Matsushima R, Tanaka R, Tamai H：Comparison of the active standing test and head-up tilt test for diagnosis of syncope in childhood and adolescence. Clin Auton Res；14：376-384, 2004
12) Yamaguchi H, Tanaka H, Mino M：Beat-to-beat blood pressure and heart rate responses to active standing in Japanese children. Acta Paediatr；85：577-583, 1996
13) 失神の診断と治療（印刷中）
14) Kapoor WN：Using a tilt table to evaluate syncope. Am J Med Sci；317：110-116, 1999
15) Penaz J, Voigt A, Teichmann W：Beitrag zur fortlaufenden indirekten Blutdruckmessung. Z Inn Med；31：1030-1033, 1976
16) Wesseling KH, Settles JJ, de Wit B：The measurement of continuous finger arterial pressure non-invasively in stationary subjects. Biological and Psychological Factors in Cardiovascular Disease（Schmidt TH, Dembroski TM, Bluemchen G, eds）, Springer Verlag, Berlin, pp.355-375, 1986
17) Imholz BP, van Montfrans GA, Settels JJ, van der Hoeven GM, Karemaker JM, Wieling W：Continuous non-invasive blood pressure monitoring：reliability of Finapres device during the Valsalva manoeuvre. Cardiovasc Res；22（6）：390-397, 1988
18) Wieling W, Ten Harkel ADJ, van Lieshout JJ：Spectrum of orthostatic disorders：classification based on an analysis of the short-term circulatory response upon standing. Clin Sci；81：241-248, 1991
19) Dambrink JH, Wieling W：Postural dizziness and transient hypotension in two healthy teenagers. Clin Auton Res；1：281-287, 1991
20) 田中英高, 山口 仁, 金 泰子, 美濃 真, 竹中義人, 小西和孝：思春期不定愁訴患者における起立瞬時の血圧低下について. 日本小児科学会雑誌；97：941-946, 1993
21) Tanaka H, Yamaguchi H, Matsushima R, Tamai H：Instantaneous orthostatic hypotension in children and adolescents：a new entity of orthostatic intolerance. Pediatr Res；46：691-696, 1999
22) 田中英高：不定愁訴と心身症. 日本小児科学会雑誌；107：882-892, 2003
23) 市橋保雄, 大国真彦, 他：起立性調節障害. 中外医学社, 東京, 1974
24) Tanaka H, Matsushima R, Tamai H, Kajimoto Y：Impaired postural cerebral hemodynamics in young patients with chronic fatigue with and without orthostatic intolerance. J Pediatr；140：412-417, 2002
25) 本多和雄：現代の起立性低血圧. 日本医学館, 東京, pp.37-56, 1997
26) Stewart JM：Chronic orthostatic intolerance and the postural tachycardia syndrome（POTS）. J Pediatr；145（6）：725-730, 2004
27) Stewart JM, Medow MS, Montgomery LD：Local vascular responses affecting blood flow in postural

tachycardia syndrome. Am J Physiol Heart Circ Physiol;285（6）:H2749-2756, 2003
28) Stewart JM, Weldom A:Inappropriate early hypotension in adolescents:a form of chronic orthostatic intolerance with defective dependent vasoconstriction. Pediatr Res;50（1）:97-103, 2001
29) 川原恭子，田中英高，二宮ひとみ，玉井　浩，寺嶋繁典:起立性調節障害を伴う不登校小児の樹木画．心身医学　in press
30) 田中英高，山口　仁，竹中義人，岡田弘司，二宮ひとみ，美濃　真，玉井　浩:登校拒否か？　起立性調節障害か？（フィナプレス起立試験法を用いた不登校の心身医学的鑑別診断と治療成績の検討）．子どもの心とからだ;7:125-130, 1999

　　　　　　　　　　　　　　　　　　　　　　　　　　　　　　　田中英高，梶浦　貢，松島礼子

V. 分子生物学的手法を用いた自律神経研究

はじめに

　分子生物学的手法あるいは遺伝子工学的手法を用いた自律神経研究には大きく二つの分野がある。一つは，自律神経の発生・分化や損傷修復のメカニズムを分子レベルで解明しようとする潮流で，先天性疾患の原因究明や再生医療への応用を最終目的とする。もう一つは，解剖学的にはすでに完成されている成体自律神経系の機能調節メカニズムを分子レベルで解明しようとするもので，自律神経が関与する多くの疾患の原因究明や治療戦略の開発を最終目標とする。本稿では，筆者の研究領域である後者の分野に関し，最近のわれわれの研究成果を紹介しながら解説する。遺伝子改変動物作製とは，従来の破壊・阻害（事故や実験的切除，熱変性，阻害薬などを利用する方法）や活性化（薬剤投与や電気刺激など）を単一遺伝子産物レベルで行う方法であり，対象に動揺を与えて観察を容易にするという科学方法論の基本に変わりはないものの，特異性が飛躍的に高まった方法といえる。

1. 分子生物学的手法を用いた自律神経の機能調節メカニズム研究

　特定の生体内物質—例えば神経伝達物質やその受容体，細胞内情報伝達分子など—が自律神経機能調節に果たす役割の研究は，阻害薬や活性化薬を利用した薬理学的研究が古くから行われてきた。そのような古典的研究の意義が今後も薄れることは決してないが，今日のように分子遺伝学の知識が急速に集積してくると，遺伝子情報を利用した新しい動物モデルの開発のほうが薬剤の開発よりも早く，確実である場合が増えてくる。今までは遺伝子操作動物を使って薬剤から得られた知識を確認していたが，今後は順序が逆になるのである。ただし，それぞれの方法には利点と欠点があり（表58），また複数の手法で同様の結果を得ることが結論を強化する重要な手段であることに変わりはない。

　分子生物学的手法が成功した例として，オレキシン欠損マウスを利用した最近のわれわれの研究を以下に紹介したい[1~6]。

2. オレキシンと視床下部の機能

　オレキシンはテキサス大学の柳沢，桜井らによって1998年に発見された神経ペプチドである[7]。オレキシンを含有する神経細胞は視床下部の外側野，脳弓周囲領域，背内側核に限局して存在し，しかも軸索を広範な脳部位に投射するという，複数の神経系を一斉にコントロールするのに都合の良い形態をしている。実際，摂食や睡眠・覚醒という複数神経核の協同作業による生理機能に必須であることが判明している[8]。

表 58　遺伝子改変動物を利用した方法と薬理学的方法の比較

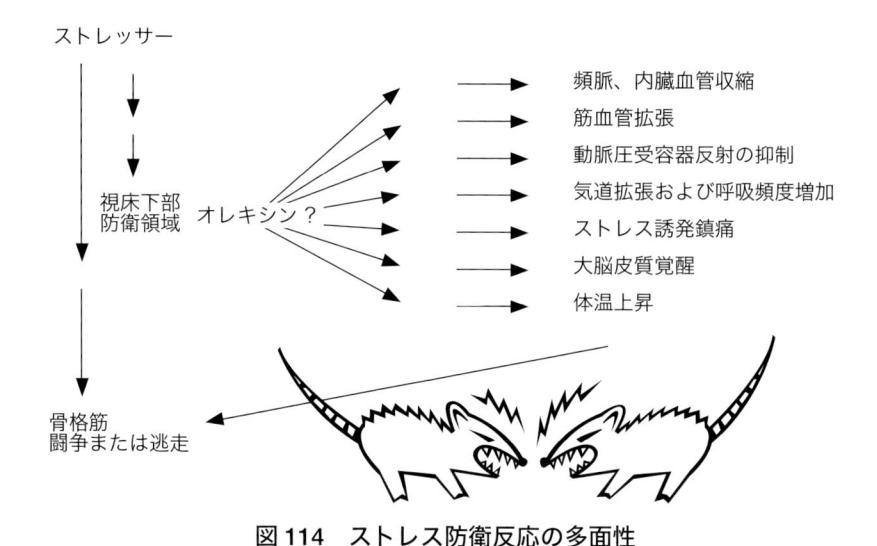

	遺伝子改変	薬物
分子特異性	高い	低い
可逆性	時間特異的ノックアウトにより可能	OK（代謝と排泄による）
部位特異性	部位特異的ノックアウトにより可能 （適切なプロモーターが得られれば）	局所投与により可能
動物種	主としてマウス	制限なし（ただし，薬物活性に種差があることに注意）
その他	DNA 配列に知識を直ちに応用可能	

図 114　ストレス防衛反応の多面性

　一方，視床下部の脳弓周囲領域と背内側核は防衛反応領域としても知られていた．防衛反応とは，敵に対面するなどのストレスに能動的に対処する際に，血圧・心拍数・呼吸数を上昇させ，気道や筋血管を拡張させる反応である．動脈圧受容器反射は高血圧側にリセットされ，体温上昇，覚醒度増加，痛覚抑制も同時に起こる．自律神経反応を含むこれらすべての反応は，能動ストレス反応の行動学的側面，すなわち「闘争または逃走」を効果的に遂行するのに役立っている（図 114）．

　上述のオレキシン神経の解剖学から，われわれはオレキシンが防衛反応という多面的反応を一斉にスタートさせるマスタースイッチとして働いているのではないかという仮説を立て，これを検証した．外来性にオレキシンを脳内に投与すると血圧・交感神経活動や呼吸が増加する[9]ことや，ストレスを与えるとオレキシン神経が活性化される[2]こともこの仮説を支持している．

　オレキシン発見 1 年後の 1999 年にはオレキシン遺伝子欠損マウスがノックアウト技術によってすでに作製されていた[10]が，阻害薬の最初の報告は 2000 年になってから[11]である．また，防衛反応のように多面的反応に特定の神経伝達物質が関与しているか否かを調べるには，受容体が存在する脳内の複数個所に阻害薬を投与するよりも，大本のリガンドを欠損した動物を用いたほうが効率的かつ結果が明確であることが予想される．以上の理由からわれわれはオレキシン欠損マウスを用いて，その防衛反応が正常であるか否かを検討した．

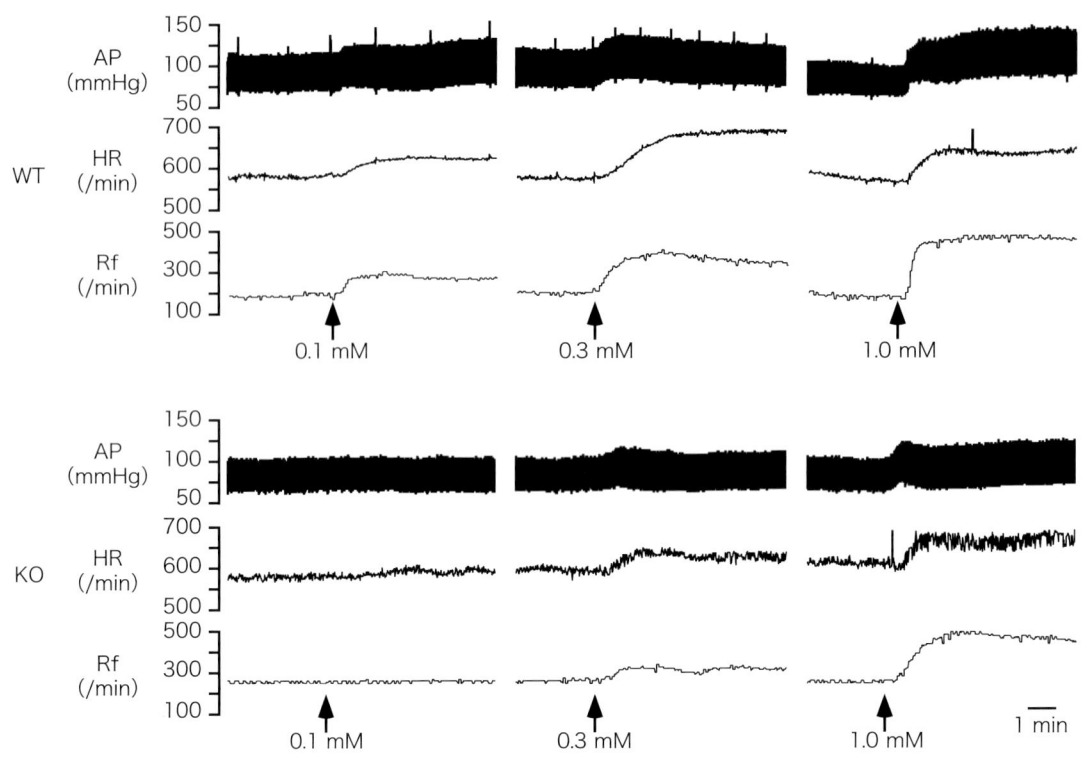

図115　後部視床下部脳弓周囲領域への刺激によって惹起される防衛反応の，オレキシン欠損マウス（KO）と対照野生型マウス（WT）との比較

矢印の時点でビキュキュリンを微量局所投与した。
AP：動脈血圧，HR：心拍数，Rf：呼吸数

3．オレキシン欠損マウスにおける防衛反応の減弱

　現時点でオレキシン欠損マウスには2種類ある。一つは通常のノックアウト技術でプレプロオレキシン遺伝子を欠損させたマウス[10]，もう一つはオレキシン神経細胞破壊マウス[12]である。後者は，オレキシンプロモーターに神経変性疾患である Machado-Joseph 病の原因遺伝子 ataxin-3 を接続した人工 DNA を，トランスジェニック技術によって導入したマウスである。このマウスは生後4カ月で99％以上のオレキシンニューロンが欠落する。また，オレキシンだけでなく，オレキシンニューロンに共存するダイノルフィン，ガラニン，グルタミン酸も欠損していることが特徴である。

　この両者を用いて4種類の実験を行ったところ，いずれの実験でもオレキシン欠損マウスでは防衛反応が減弱していることが明らかになった。

　①まず，麻酔したプレプロオレキシンノックアウトマウスの視床下部脳弓周囲領域を刺激したときの血圧，心拍数，呼吸数の増加と大脳皮質脳波の活性化は野生型マウスよりも小さく，また持続も短時間であった（図115）[1]。同様に，オレキシン・アタキシントランスジェニックマウスでも血圧，心拍数，分時換気量，および骨格筋の血流増加が減弱していた[6]。

　②オレキシン欠損マウスの動脈圧受容器反射は安静時には正常であったが，野生型マウスで見られるような脳弓周囲領域刺激中の動脈圧受容器反射の抑制（高血圧側リセット）は観察されなかった[6]。

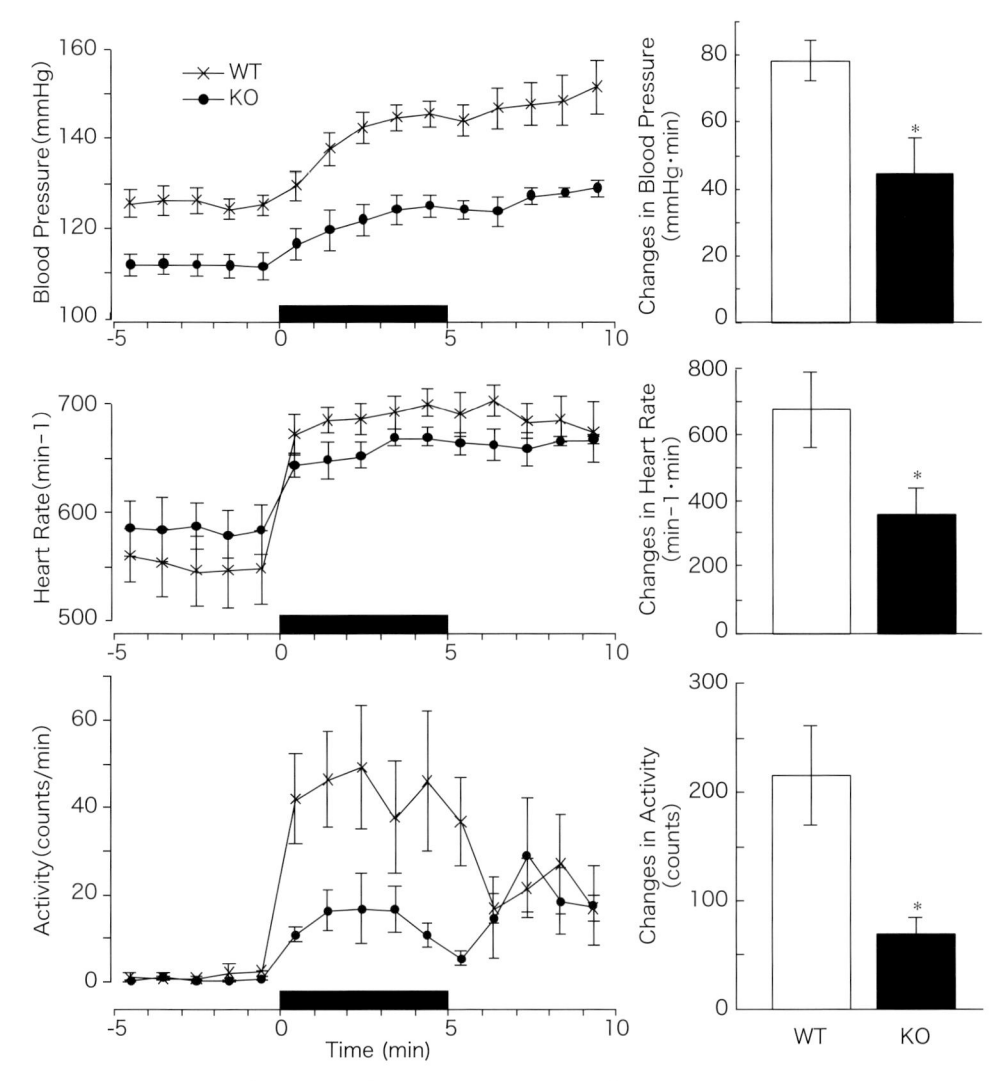

図116 縄張り侵入者によって惹起されるストレス反応の，プレプロオレキシンノックアウトマウス（KO）と対照マウス（WT）との比較

横軸に太線で示した5分間，侵入者を同居させた。右側の棒グラフは，5分間の反応の大きさを曲線下面積として計算したもの。
*：$p < 0.05$ vs. WT

（文献1）より引用改変）

③血圧測定用テレメーターを予め埋込んだマウスを用い，無麻酔無拘束状態で情動ストレス刺激（自分のケージへの他個体の縄張り侵入）を与えたところ，プレプロオレキシンノックアウトマウスでは血圧，心拍数，行動量の増加が減弱していた（図116）[1]。

④足底に電気刺激を与えると，その後しばらくは痛覚反応が抑制される。これはストレス誘発鎮痛として知られているが，この現象もプレプロオレキシンノックアウトマウスで減弱していた[2]。

以上の結果は，前述の防衛反応の多面性のほぼすべてにオレキシンが関与していることを示すとともに，オレキシンニューロンに共存するその他の神経伝達（修飾）物質候補は防衛反応に関してはあ

まり重要でないことを示している．これらの結論はともに，薬剤を用いた従来の研究方法では得ることが困難な新知見であった．

おわりに

以上，自律神経の機能調節メカニズム研究において遺伝子操作動物がいかに有用であるかを，オレキシン欠損マウスの例を示して解説した．ノックアウトマウスを用いた初期の研究ではホモザイゴートが胎生致死になって成体での研究ができない，あるいは目的遺伝子以外の遺伝背景の差異によって異なる結果が生じるなど欠点も多々あった[13]が，現在では時間特異的ノックアウトや組織部位特異的ノックアウトマウスの作製も可能になっているので，遺伝子操作動物の利用は今後ますます増加するものと思われる．ただし，表58にも示したように遺伝子操作動物は万能ではないので，研究目的に合わせてさまざまな手段を組み合わせる柔軟な研究姿勢が最も重要であると思う．

■文　献

1) Kayaba Y, Nakamura A, Kasuya Y, Ohuchi T, Yanagisawa M, Komuro I, Fukuda Y, Kuwaki T：Attenuated defense response and low basal blood pressure in orexin knockout mice. Am J Physiol Regul Integ Comp Physiol；285：R581-R593, 2003
2) Watanabe S, Kuwaki T, Yanagisawa M, Fukuda Y, Shimoyama M：Persistent pain and stress activate pain-inhibitory orexin pathways. Neuroreport；16：5-8, 2005
3) 桑木共之：ストレス防衛反応時の自律神経出力調節におけるオレキシンの役割．自律神経 41：122-127，2004
4) 桑木共之，下山恵美，張　薇，渡部慎司，桜井　武，柳沢正史，福田康一郎：オレキシン欠損マウスにおけるストレス反応と自律神経症状．自律神経 42：113-119，2005
5) 桑木共之，下山恵美，中村　晃，張　薇，渡部慎司，Deng Ben-Shiang，福田康一郎：ストレス防衛反応・睡眠時無呼吸とオレキシン．千葉医学雑誌 81：109-111，2005
6) Zhang W, Sakurai T, Fukuda Y, Kuwaki T：Orexin-mediated blood flow shift and central command during defense response in mice. Am J Physiol Regul Integ Comp Physiol. 電子版 2006 年 1 月 12 日出版 http://ajpregu.physiology.org/cgi/content/abstract/00704.2005v/，冊子体 in press
7) Sakurai T, Amemiya A, Ishii M, Matsuzaki I, Chemelli RM, Tanaka H, Williams SC, Richardson JA, Kozlowski GP, Wilson S, Arch JR, Buckingham RE, Haynes AC, Carr SA, Annan RS, McNulty DE, Liu WS, Terrett JA, Elshourbagy NA, Bergsma DJ, Yanagisawa M：Orexins and orexin receptors：a family of hypothalamic neuropeptides and G protein-coupled receptors that regulate feeding behavior. Cell；92：573-585, 1998
8) Willie JT, Chemelli RM, Sinton CM, Yanagisawa M：To eat or to sleep? Orexin in the regulation of feeding and wakefulness. Annu Rev Neurosci 24：429-458, 2001
9) Zhang W, Fukuda Y, Kuwaki T：Respiratory and cardiovascular actions of orexin-A in mice. Neurosci Lett；385：131-136, 2005
10) Chemelli RM, Willie JT, Sinton CM, Elmquist JK, Scammell T, Lee C, Richardson JA, Williams SC, Xiong Y, Kisanuki Y, Fitch TE, Nakazato M, Hammer RE, Saper CB, Yanagisawa M：Narcolepsy in orexin knock-out mice：molecular genetics of sleep regulation. Cell；98：437-451, 1999
11) Haynes AC, Jackson B, Chapman H, Tadayyon M, Johns A, Porter RA, Arch JR：A selective orexin-1 receptor antagonist reduces food consumption in male and female rats. Regul Pept；96：45-51, 2000
12) Hara J, Beuckmann CT, Nambu T, Willie JT, Chemelli RM, Sinton CM, Sugiyama F, Yagami K, Goto K, Yanagisawa M, Sakurai T：Genetic ablation of orexin neurons in mice results in narcolepsy, hypophagia,

and obesity. Neuron；30：345-354, 2001
13）桑木共之：呼吸の分子生物学：現状と未来．呼吸のバイオロジー：なぜ呼吸は止められるか（佐藤二郎監修），メディカル・サイエンス・インターナショナル，東京, pp.146-151, 2004

〔桑木共之〕

VI. 胚性幹細胞を用いた腸管の分化

1. 幹細胞

1) 幹細胞とその分化

　われわれの身体の中には幹細胞（stem cell）と呼ばれる細胞が存在しており，その一つの幹細胞から組織再生が起こる。幹細胞には二つの重要な性質がある。第一は，自身を複製して残すことができる（自己複製能）。第二は複数の細胞へと分化していくことができる能力である。すなわち，幹細胞が増殖し，それから消化器や神経が作られて，1個の個体が再生してくるのである。幹細胞がどのように分化していくかは，その周囲の環境によって決定される。つまり，再生の情報のすべてが遺伝子にあらかじめプログラムされているのではなく，環境も同時に重要な条件になりうるのである。幹細胞の主な特徴は，異なった機能をもつ複数の細胞に分化できる多分化能を有することと個体が成熟しても未分化な状態のままで生き続けることである。

　幹細胞には，大別して2種類がある。胚性幹細胞と体性幹細胞である。

2) 胚性幹細胞（ES 細胞）

　幹細胞をとりだして試験管の中で培養しても，未分化のままで生き続ける幹細胞として知られるのは，受精卵から早い時期に生成する胚由来の胚性幹細胞（embryonic stem cell：ES 細胞）である。この胚性幹細胞には，Oct-3/4 と名付けられた遺伝子が常に発現している。この遺伝子は，未分化状態を維持する働きをもつ遺伝子群の発現を制御している。分化が始まると，細胞間接着や細胞の分裂周期が劇的に変化するが，それらも Oct-3/4 が調節しているといわれている。ES 細胞は初期胚から得られた多能性分化能をもった細胞で，一つの細胞が体を構成するあらゆる種類の細胞を作り出す能力をもっている。

3) 体性幹細胞（somatic stem cell）

　体性幹細胞にも自身を複製して残すことができる能力がある（自己複製能）。そして，複数の細胞へと分化していくことができる能力があるが，分化の方向がある程度限定され，ある臓器の形成・維持に関与する。

(1) 造血幹細胞

　血液中の赤血球，血小板，白血球系細胞（好中球，好塩基球，好酸球，リンパ球，単球）は血液系幹細胞（造血幹細胞）から分化して生じたものである。造血幹細胞は，常に自身を複製して維持するとともに，さまざまな血球細胞に分化することのできる能力，つまり，多分化能をもち合わせていて，

骨髄の中で増殖・分化を繰り返すことにより多くの種類の血球細胞を作り出している。造血幹細胞はc-Kit陽性，Sca-1陽性，CD34陰性，Lin陰性という性質をもち，骨髄細胞25,000個に1個の割合で存在する。

(2) 骨髄の間葉系幹細胞

骨髄には血球系細胞を支持すると考えられている間質細胞があり，この中にさまざまな細胞に分化する能力をもつ間葉系細胞が存在する。間葉系細胞は骨髄細胞100,000個に1個の割合で存在するので造血幹細胞よりは少ない。この間葉系細胞は，中胚葉由来のさまざまな細胞に分化する。例えば，骨細胞，軟骨細胞，骨格筋細胞，心筋細胞，靭帯，腱などに分化する。

(3) その他の体性幹細胞

消化管上皮を構成する細胞の元になる幹細胞，神経細胞の元になる神経幹細胞，肝臓の幹細胞，血管幹細胞，膵幹細胞なども存在する。心臓にも幹細胞が存在し，心筋梗塞時には幹細胞数は5〜11倍にも増加している[1]。

(4) 体性幹細胞の可塑性

われわれの体を作る臓器は，その発生過程の由来により，外胚葉由来，中胚葉由来，内胚葉由来というように分類される。外胚葉由来の臓器としては神経や皮膚があり，中胚葉由来の臓器としては骨格筋，心臓，腎臓があり，内胚葉由来の臓器としては消化管（胃，肝臓，膵臓）や肺がある。体性幹細胞は，同じ系列，同じ胚葉に由来する臓器の細胞には分化することはできても，異なる胚葉に属する臓器の細胞系列には分化できないと考えられてきた。しかし，最近，この原則が否定される現象が報告された。例えば，体外で増幅した神経幹細胞を，造血能をなくした別の系統のマウスに移植すると神経幹細胞由来の血球細胞が分化してくる。このような現象を"体性幹細胞の可塑性"という言葉で説明しているが，要は，体性幹細胞は決して系列に固定された分化能をもつのではなく柔軟性があると考えられる。体性幹細胞が可塑性を発揮するには"分化の場"が重要であるらしい。

2. マウスES細胞の樹立と分化

1) マウスES細胞の樹立

1981年に，英国のエバンス（Evans）とカウフマン（Kaufman）によってマウスから初めてES細胞株が樹立された。マウスの受精卵は受精後速やかに分裂を開始し，受精後2.5日には32細胞からなる桑実胚を形成する。この時期から将来胎盤を形成する細胞が分化を始め，受精後3.5日にはそれらの細胞が外面を形成していき，中空の胚盤胞が形成される。この中に内部細胞塊と呼ばれる細胞集団があり，これをとりだし継代できる状態にしたものがES細胞である[2]。少なくとも胚盤胞の中では体のあらゆる部分を構成する細胞へと分化することが示されている。この内部細胞塊の細胞は外胚葉，中胚葉，内胚葉のすべての胚葉組織に分化する能力をもった細胞である。しかし，ES細胞が培養中もこれらの多分化能を安定に保持することが大前提になるが，それは確実には達成できていない。

われわれの用いたES細胞は，神戸 理化学研究所の丹羽仁史博士から譲渡してもらったEB3細胞である。まず，丹羽らの提唱した未分化状態維持機構を中心に，ES細胞の未分化状態がどのように維持されているかを述べる。

(1) ES細胞における leukemia inhibitory factor（LIF：白血病阻止因子）シグナルとOct-3/4の機能[3]

A. LIFシグナル系の機能

ES細胞の分化抑制因子LIFは，IL-6（interleukin-6）ファミリーに属するサイトカインで，1988年にその分化抑制活性が発見された。このファミリーは，レセプターのシグナル伝達物質としてgp130を共有しており，ES細胞においてもgp130を介したSTAT3の活性化が分化抑制に必須である。このSTAT3の活性化のみでES細胞の未分化状態が維持可能である。

B. Oct-3/4の機能

一方，POUファミリーの転写因子Oct-3/4はマウスの発生過程およびES細胞で未分化状態特異的に発現することから，多能性の維持に重要な役割を果たしている。Oct-3/4欠損胚は，胚盤胞までは発生するものの，そこに存在する内部細胞塊は多能性を失っていて，栄養外胚葉にしか分化できない。また，丹羽らの研究によれば，ES細胞を用いた解析により，Oct-3/4はその発現量に応じて3通りの分化運命を決定することがわかった。すなわち，ES細胞の未分化状態の維持には一定量のOct-3/4の発現が要請され，50％の発現増加あるいは減少が，それぞれ原始内胚葉ないし栄養外胚葉への分化を誘導してしまう。これらのことは，Oct-3/4が未分化状態の維持に中心的役割を果たしていることを示している。

C. LIFシグナル系とOct-3/4の接点

Oct-3/4の発現量の変化は，LIF存在下でも分化を誘導する。しかし，Oct-3/4を外来遺伝子から持続的に発現させても，LIF非存在下では未分化状態を維持できなかった。このことは，LIFとOct-3/4が単純なカスケードの上下関係にはなっていないことを示す。LIFの除去とOct-3/4の発現増加が極めてよく似た分化を引き起こすことから，Oct-3/4の過剰発現で協調作用が破綻するパートナー分子（ELA?，Rox-1?）が存在し，パートナー分子の発現はLIF/STAT3に依存していると考えられている。

(2) ES細胞におけるOct-3/4のパートナー分子[3]

A. Sox-2

性遺伝子Sryに似たHMGボックスをもつ転写因子Sox-2は，Oct-3/4によるFgf-4遺伝子エンハンサーの活性化に必要なパートナー分子として同定され，その後，未分化状態特異的コファクターUtf-1エンハンサーのOct-3/4による活性化にも働いていることが示された。Sox-2の発現は，初期胚では内部細胞塊や原始外胚葉には認められるが，その後の発生過程では未分化細胞に限局されない。Sox-2とOct-3/4はそのHMGボックスとPOUホメオボックスとの間で直接的に結合しうることが示されている。

B. E1A-like activity（ELA）

未分化細胞において発見されたアデノウイルスE1Aの機能を代償するような活性をELAと命名されたが，限られた未分化細胞に限局して存在することから未分化状態を規定する遺伝子の候補として注目されたことがあるが，その実態は不明である。E1AはOct-3/4と協同して転写活性化に働くが，どちらかが過剰量存在すると逆に転写活性化が阻害される。それゆえ，ELAはパートナー分子の有力な候補である。

C. Rox-1

Zn フィンガーをもつ蛋白をコードする遺伝子 Rex-1(Zfp42)の発現が Oct-3/4 によって活性化されるのに必要な Sox-2 とは異なるパートナー分子が Rox-1 で，Rex-1 プロモーターの活性は Oct-3/4 の過剰発現や LIF の除去によって抑制されることから Rox-1 もパートナー分子の有力な候補である。

(3) Oct-3/4 の下流遺伝子

A. これまでに同定された下流遺伝子[3]

これまでに Oct-3/4 によって転写が調節されていることが示された遺伝子は Fgf-4，Utf-1，Opn，Zfp42/Rex-1，PDGFαR，Etn052，Glut3/Slc2a3 および hCGβ の八つであるが，その他いくつか候補遺伝子もあげられている。八つのうち，hCGβ のみが転写抑制で，あとは転写活性化におけるターゲットである。Fgf-4 は未分化状態維持機構への関与は否定的である。

B. 下流遺伝子の分類

A 群は，Oct-3/4 で活性化されるもののうち，過剰発現で抑制されないもので Fgf-4 や Utf-1 といった Sox-2 との協同で活性化される遺伝子が属する。Sox-2，Fgf-4，Utf-1 はいずれも原始外胚葉でも発現する。

B 群は，Oct-3/4 で抑制される遺伝子で，胎盤に発現する転写因子 Cdx2 や Hand1 が属する。Oct-3/4 の発現減少が栄養外胚葉への分化を誘導することに対応する。

C 群は，Oct-3/4 で活性化されるもののうち，過剰発現で抑制されるものが属する。Rex-1（Zfp42）と Upp/383 が属するが，これらはいずれも原始外胚葉では発現しない。

(4) Oct-3/4 遺伝子の発現制御機構

マウス ES 細胞では，未分化状態を維持するためには極めて厳密に Oct-3/4 遺伝子が制御されている必要があり，ネガティブフィードバックループの存在が考えられている。Oct-3/4 プロモーターの上流には遠位エンハンサーと近位エンハンサー配列が存在し，それぞれ異なる発生ステージにおける Oct-3/4 の未分化特異的発現を制御している。

(5) ヒトにおける Oct-3/4 の機能

ヒト Oct-3/4 の初期胚における発現は，マウスと同様に，胚盤胞では内部細胞塊で特異的発現をしており，その発現量も厳密に維持されている。

2) ES 細胞の分化

ES 細胞を未分化の状態に保ちながら培養するためには，フィーダー細胞と呼ばれる細胞（胎児由来の線維芽細胞で ES 細胞の分化を抑制する因子を産生している）の上で培養するか，LIF（白血病阻止因子）という因子を添加する必要がある。ES 細胞を分化させるには，フィーダー細胞を除くか，あるいは LIF を作用させなければよい。ES 細胞から消化管を作る際には LIF を作用させない[4,5]。この条件下で ES 細胞を三次元培養（ハンギングドロップ培養）すると胚様体（embryoid body）と呼ばれる中空の構造をもつ集塊を作る[6]。胚様体の中では内部細胞塊と同じように分化が進んでいく。二次元でゼラチンコートされたシャーレ上に培養すると，上皮様細胞に分化するが，この場合もマーカー遺伝子の発現を調べると外胚葉，中胚葉，内胚葉のマーカーが発現している。すなわちこれらへの分化が起こっている[7]。

ES 細胞は胚盤胞に注入すると体を構成するあらゆる臓器を形成する能力，全能性の分化能を示す

ので，この ES 細胞を使って，体外でさまざまな臓器を構成する細胞を分化させようという試みが世界で行われている．マウスの ES 細胞から分化させることのできた細胞は，神経細胞，心筋細胞，血球細胞，血管内皮細胞，心筋細胞，膵β細胞などがあり，さまざまな細胞を分化させることが可能になっている．しかし，器官や臓器を作るのはまだまだ難しく，われわれのグループが世界で初めて腸管様細胞塊を作ったのは特筆すべきことである．

3．マウス ES 細胞からの腸管（ES 腸管）の分化誘導

マウス ES 細胞から EB 形成を経て ES 腸管の分化誘導の実験手技の概略を以下に述べる．

1）マウス ES 細胞から胚様体（embryoid body：EB）形成まで

（1）未分化 ES 細胞の培養

①凍結保存してある ES 細胞（EB3）を 37℃に温め解凍し，10% fetal bovine serum（FBS：牛胎児血清）や 1,000 U/ml LIF などを含む細胞懸濁用の培地（LIF＋）をあらかじめ入れたディッシュに入れて，インキュベータ（37℃，5% CO_2）に入れる．

②細胞が 70％コンフルエントになったところで，この未分化 ES 細胞を PBS で洗浄後吸引する．ついで，37℃のトリプシン-EDTA（0.25％トリプシン，1 mM EDTA）をディッシュに入れ，細胞を懸濁させる．細胞懸濁液を全部まとめて遠心分離する（1,200 rpm，5 分間）．遠心後，沈殿を得る．

③得られた沈殿を，LIF を含有しない培地に懸濁して，細胞数を数える．測定結果から，細胞懸濁液を $3.3×10^4$/ml になるように調整する．

④未分化 ES 細胞の継代培養のために細胞懸濁液に LIF を加え，ディッシュに入れてインキュベータに戻して培養．②に戻る．

（2）ハンギングドロップの作製

分化誘導因子を加える場合は，目的濃度になるように細胞懸濁液を作る．

①ディッシュの蓋を裏返し，15 μl のドロップ（500 個の細胞を含む）を 100 個作る．

②蓋を元に戻し，PBS を入れたディッシュにかぶせインキュベータに入れる．こうすると各ドロップはハンギング状態になる（ハンギングドロップ培養）．

③ハンギングドロップ培養を 5〜6 日続けると EB が形成される（**図 117**）．この EB では心拍動様の動きが観察される．

2）EB 形成から ES 腸管の分化誘導まで

①EB の付着培養

ハンギングドロップを作製した蓋を裏返して，培地 10 ml で EB を洗い流す．

EB を吸い上げて，1 ディッシュ当たり 5〜10 個/1 ml の割合で，EB が均等になるように分注し，インキュベータに戻す．培養期間は 14〜21 日で，培地交換は 3 日ごとに行う．

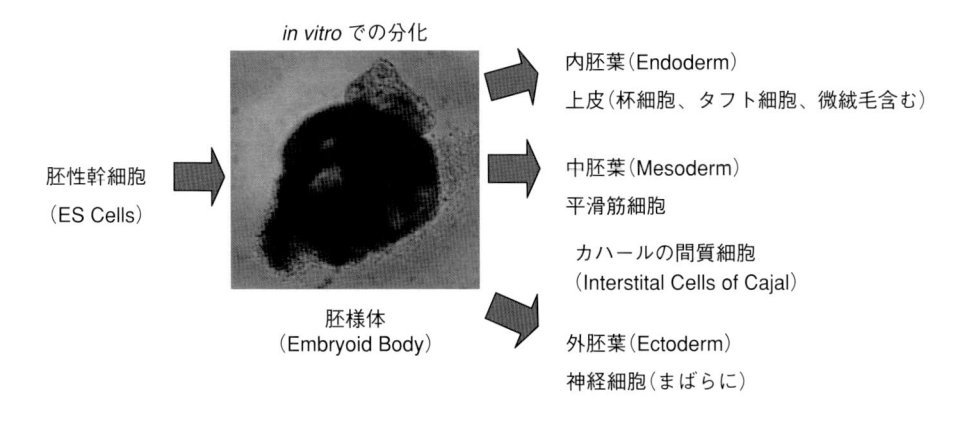

図117 ハンギングドロップ培養により形成された胚様体（embryoid body：EB）

胚様体から外胚葉，中胚葉，内胚葉由来の腸管の構成要素がほぼすべて分化する。これは in vivo 胚の発生において三胚葉からすべての胎児組織ができるのと相同的である。

4. in vitro 分化 ES 腸管と in vivo 発生腸管の類似点と相違点

1）構　造

　胚様体を付着培養させるとまず，拍動する心筋細胞が分化してくる。そして，14～21日ぐらいで，腸管様の細胞塊が形成されてくる。形はドーム状や管状で，さらには双子状のものも形成される。どんな形の細胞塊でも管腔は形成されている。in vivo 発生腸管と違って，決して開口していない。しかし，血管とリンパ管の形成が見られない以外は，微絨毛，杯細胞，タフト細胞の分化を伴う上皮の形成，平滑筋細胞，そして自動的な活動を有する in vivo 発生腸管と同様にカハールの間質細胞（ICC：c-Kit 陽性細胞）の分化を確認できた。また ICC と平滑筋，あるいは平滑筋同士の間でギャップジャンクションが形成されていることをコネクシン43（Cx43）の免疫染色や電顕的探索により確認した。

　in vivo 発生腸管では，この他に第2の脳といわれる腸壁内神経系の存在が特徴的であるが，特別の分化誘導因子を加えない培地でのハンギングドロップ培養による in vitro 分化 ES 腸管では，腸壁内神経細胞は存在しないか，あってもまばらであり，神経節はまったく見られなかった。神経は外胚葉から分化してくるが，S-100 は免疫染色陽性であったが，P75（neurotrophin receptor：NTR）は陽性のことも陰性のこともあった。c-Ret については確実な結果は得られなかった（図118）。一方，内胚葉由来のマーカー蛋白であるサイトケラチン（cytokeratin：Ker，ユニバーサルな上皮マーカー）やトレフォイルファクター3（trefoil factor 3：TFF3，大腸粘膜上皮マーカー），カルシノエンブリオニックアンチジェン（carcino embryonic antigen：CEA，腺上皮マーカー）は免疫染色陽性であり，中胚葉由来のマーカー蛋白であるスムーズマッスルアクチン（smooth muscle actin：SMA）や c-Kit は確実に免疫染色陽性であった。

ES腸管

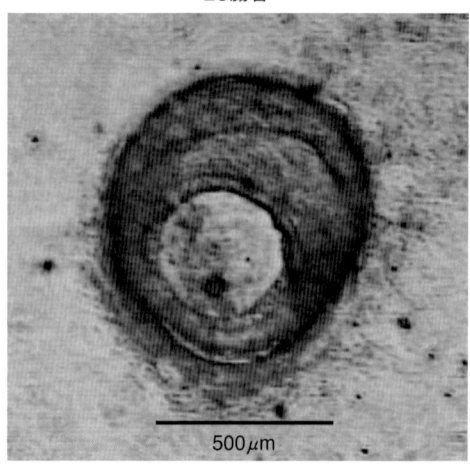

内胚葉
Cytokeratin(Ker)+
Trefoil Factor 3(TFF3)+
Carcino Embryonic Antigen(CEA)+

中胚葉
Smooth Muscle Actin(SMA)+
c-Kit +

外胚葉
S-100(神経、シュワン細胞)+
P75(Neurotrophin Receptor)+, -

500μm

図118　胚様体（EB）の付着培養3週間で分化誘導された管状のES腸管

c-Retは免疫染色陰性であった。

(1) 腸管構造の内外逆転

　形はドーム状と管状，さらには双子状と，ES腸管は多様な形を作るが，共通しているのは中空構造と自動運動を起こすことである．しかし，中には形状はまったく正常に見えるES腸管がまったく動かない場合がある．このような腸管を選択して同じように，ヘマトキシリン-エオシン（hematoxylin-eosin：HE），Ker，TFF3，CEA，SMA，S-100，c-Kitの免疫組織染色を行うと，最外層に上皮が存在し，平滑筋からなる内層の真ん中は正常なES腸管と異なり中空ではなく，壊死を起こした組織（アポトーシスかどうかは不明）が存在している．すなわち，腸管構造の内外逆転が起こり，おそらくは酸素供給の十分行われない内層の真ん中の組織は壊死を起こし，その結果，自動運動も起こらないと考えられる．これは，位置情報の欠如するES腸管の *in vitro* 分化誘導における問題点と思われるが，一定の確率でこのような逆転現象が起こっているものの，正常なES腸管の分化も起こっているので，この分化誘導の方向性をどのような因子（遺伝子，*in vitro* 系での環境因子など）が決定しているのかは，今後に残された興味深い検討課題である．

2) 生理学的性質

(1) 自動能

　平滑筋臓器である消化管の主たる特徴は自動運動を発生することである．この自動運動は筋原性か神経原性か，1960年代から議論されてきたが，最近ではカハールの間質細胞（ICC）がペースメーカーであるという実験的な知見が多くだされ，ペースメーカーであると認められてきた．しかし，泌尿器や遺伝子変異動物などでは筋原性と思われる自動運動も見られる．*in vivo* 発生腸管のうち胃，小腸では縦走筋と輪走筋の両筋層間に分布するICC（myenteric ICC：ICC-MY）がペースメーカーとして働き，深部輪走筋層に存在するICC（deep muscular plexus ICC：ICC-DMP）は壁内神経による調節を受けている[8]．*in vitro* 分化誘導腸管でもICC-MYやICC-DMPによく似たICCのネットワークが形成されている．もちろん，これらはc-Kit陽性細胞の集まりであるが，電顕的に見ても *in vivo* 発生腸

管で見られる ICC と同じ特徴を有している．すなわちミトコンドリア，カベオラ構造が豊富に存在し，ギャップジャンクションを ICC 同士，あるいは平滑筋と豊富に形成し，電気的な興奮伝達がスムーズに行われるであろうことを示している．

EB 付着培養 21 日目の ES 腸管の自動運動の頻数の平均値は，35℃で 1 分当たり 13.5±8.8 回であり，個体差が大きい．しかし，温度依存性は顕著で，24℃で 1 分当たり 1.0±0.9 回とほぼ全例でほとんど動かなくなってしまう．ICC のペースメーカー電流（電位）や，次に述べる Ca オッシレーションは L-型 Ca チャネルブロッカー，ニフェジピンを投与しても影響を受けないが，最終的な効果器である平滑筋の機能である運動はニフェジピン（0.1〜10μM）を投与すると濃度依存性に抑制される．これはマウス in vivo 発生腸管で得られた結果と同様で，ES 腸管の平滑筋細胞には L-型 Ca チャネルが発現して，正常に機能していることを示すものである．また，高濃度では，リアノジン受容体に作用して，結果としてその機能を阻害するリアノジン（1〜10μM）を投与すると，その影響をまったく受けないで自動運動を続ける ES 腸管と自動運動が停止する ES 腸管がほぼ半数ずつで，個体によりリアノジン受容体の発現程度に違いがあると思われる．しかし，ES 腸管にリアノジン受容体が発現していることは間違いない．一方，1,4,5 三リン酸（1,4,5-triphosphate：IP_3）受容体のブロッカー，2-アミノエトキシジフェニールボレート（2-aminoethoxy diphenyl borate：2-APB）を 1〜10μM 投与しても効果はなかった．より高濃度ではどうなるかはわからないが，少なくともこの濃度では自動運動の頻数は変わらなかった．

自動運動のパターンは，①ドームや管状構造の培地に付着している部位からそれらの頂きに向かって収縮輪がゆっくりと移動する運動，②ドームの一部が局所的な収縮弛緩を繰り返す運動，③双子状のドームではその境界部位が収縮弛緩を繰り返す運動からなり，多様性を示している．しかし，同じディッシュの中で拍動を示している心筋細胞群とはまったく異なる非常にゆっくりとした運動で，明らかに異なったパターンである．①は in vivo 発生腸管で観察される蠕動様の運動に類似しているが，後述の壁内神経系を分化誘導した ES 腸管の蠕動運動と比べるとむしろ phasic contraction（相性収縮）とでも表現するのがふさわしいと思われる．③は in vivo 発生腸管で観察される分節運動に似た運動であるが，それよりももっとゆっくりとした運動である．また，どのタイプの ES 腸管であれ，開口部を有しないため，内容物が吐出されるようなことはまったくないが，ES 腸管の中空部分には中性の液がたまっている．

(2) カルシウム（Ca）オッシレーション[5]

Ca 感受性色素フルオ 3（fluo-3 AM）（10μM）を 2〜4 時間ローディングし，細胞内 Ca 濃度変化を，ある時間（t）の蛍光強度（Ft）と測定開始時（0）の蛍光強度（F0）の比率で測定した．ES 腸管の c-Kit 陽性の ICC 細胞から発生した蛍光強度の弱い Ca オッシレーションは局所的な範囲にとどまっているが，蛍光強度がある閾値を超えると細胞内 Ca オッシレーションが ES 腸管全体に広がる（広域の Ca オッシレーション）．このような ES 腸管全体に広がる Ca オッシレーションの頻数は 1 分間に 1.5〜10 回と自動運動の頻数と同様，個体によりばらついている．また，このような広域の Ca オッシレーションに対し，まったく独立して局所的 Ca オッシレーションが起こることもあり，必ずしも ICC 細胞のネットワークが ES 腸管全体に完全に行きわたって形成されてはいないことが推定できる．また，このような広域および局所的な Ca オッシレーションも L-型 Ca チャネルブロッカーであるニフェジピン（10μM）によってまったく影響を受けなかった．しかし，次いで T-型 Ca チャ

ネルブロッカーとしてニッケル（Ni）（40μM）を作用させるとCaオッシレーションは完全に消失した。また，興味深いことにリアノジン（1〜10μM）を投与するとCaオッシレーションは完全に消失した。これらのES腸管にはギャップジャンクションが豊富に発現していることを考慮すると，自動運動の発現は次のように考えられる。

ICC細胞から発生した強いCaオッシレーションは，周囲のICC細胞に伝播して最終的には平滑筋細胞にも細胞内Ca濃度変化を起こし，自動運動を駆動する。ICC細胞から発生した強いCaオッシレーションはL-型Caチャネルには依存せず，リアノジン受容体が関与している。これは in vivo 発生腸管では IP_3 受容体が重要な役割を果たしているのと比べて大きく異なる点である。また，T-型Caチャネルの関与については，Niの作用特異性はあまり高くないので今後のさらなる検討が必要であるが，その関与の可能性が示唆された。また，腸壁内神経は分化そのものが貧弱ではあるが，念のため，Caオッシレーションに対する神経調節の有無を調べるため，Naチャネルブロッカーであるテトロドトキシン（TTX）（0.1〜1μM）を投与したが，Caオッシレーションの強度と頻度はともにまったく影響を受けなかった。

(3) 電気的活動

A. さまざまなタイプの電気的活動

われわれのグループが世界で初めて，ES腸管において分化したICC細胞から，47.1±1.46 mVという高振幅のプラトー電位を記録することができた。この電位の立ち上がり速度は29.1±6.7 mV/Sであった。これらのプラトー電位は in vivo 発生マウス腸管から単離し5日間培養したICCで記録されたものと非常に類似した形をしていた[5]。

平滑筋細胞から記録されたスローウエーブ（slow wave：SW）は，8.0±4.7（1〜18）回/分の頻数で12.3±6.0（5.7〜21.2）mVの振幅を示した。このSWの形も in vivo 発生マウス空腸の培養したICCで記録されたものとよく類似している[5]。

以上の個々のICCや平滑筋細胞から記録された電気的な波の規則性やノイズレベルは均一でない。これは，本来，広範囲の細胞に分化しうる多能性を有するES細胞から分化してできた細胞であるということと，同じEB 21日間の培養でも外因性の分化誘導因子を加えなければ分化度は異なってくるであろうということを考慮すると，当然と思われる。

B. L-型Caチャネルブロッカー，ニフェジピンの効果

in vivo 発生腸管では，電気的なSWはICCからのペースメーカー電流によって発生していると考えられ，L-型Caチャネルブロッカーにより抑制されない。ICCのペースメーキングは小胞体（endplasmic reticulum：ER）とミトコンドリアを含む細胞内のCaオッシレーション発生機構によってなされている[8]。そこで，ES腸管に，同様にニフェジピンを投与しSWに対する効果を検討した。その結果，in vivo 発生腸管と同様，SWは変わらず存続した。一方，プラトー電位は振幅が小さくなるものもあったが，ほとんど影響を受けなかった[5]。

したがって，ICCの細胞膜のイオンチャネルの周期的な活性化がペースメーカ電流を発生し，ERからCaを細胞内に遊離させ，ミトコンドリアへCaを取り込ませ，いわゆるCaオッシレーションによりペースメーキングが行われる。しかし，in vivo 発生腸管ではERのCa遊離を起こす受容体は IP_3 受容体であるとされているが，ES腸管ではリアノジン受容体の関与が無視できない。いくつかの細胞膜に存在する非選択的カチオンチャネルの候補として，transient receptor potential（TRP）チャネル

や Cl⁻チャネルあるいは，Ca^{2+}活性化 K⁺チャネルなどが考えられているが[8]，ES 腸管ではまだチャネルそのものの研究は進んでいない。

C. 静止膜電位

自発活動を有するかどうかを区別しないですべての細胞の静止膜電位を調べてみると，培養期間が 12～17 日，18～24 日，25 日と長くなるにつれて -26.2 ± 6.5 mV，-35.1 ± 6.7 mV，-37.2 ± 6.7 mV と次第に過分極を示すが，それでも in vivo 発生腸管に比べるとやや膜電位は浅い傾向を示している。

5. ES 腸管に壁内神経系をつくる

1）神経の発生・分化（神経堤）

外因性の神経分化誘導因子を加えないで培養した ES 腸管では P75（NTR）や c-Ret（proto-oncogene tyrosine-protein kinase receptor ret precursor；neural crest precursor）の免疫染色の結果が確実でなかったが，神経細胞が分化していないか，分化したとしてもまばらにしかその存在を確認できなかったことから考えて妥当と思われる。神経栄養因子としては，neurogrowth factor（NGF），glia cell line-derived neurotrophic factor（GDNF），brain-derived neurotrophic factor（BDNF）などがあるが，それらのうち自律神経である腸管の壁内神経系の発生に最も有望と思われる BDNF を EB に作用させると，神経堤細胞の形成を介して壁内神経系が分化誘導されると思われる結果が得られた（新規日本特許出願済；出願番号：特願 2005-59547）。

すなわち，BDNF の受容体である trk proto-oncogene（TrkB）は EB と付着培養 14～21 日を通して発現が確認され，c-Ret は EB と付着培養 14 日目で発現が確認できた。しかし，21 日目では発現を確認できなかった。一方，ニューロフィラメント（neurofilament：NF）あるいは PGP9.5 の免疫染色を行うと付着培養 14～21 日目で NF あるいは PGP9.5 陽性の神経節や神経線維の分化を確認できた。ICC のマーカーである c-Kit については BDNF の処理，非処理にかかわらず付着培養 14～21 日目で免疫染色陽性であった。Proto-oncogenes である TrkB および c-Ret はマウス胚からの in vivo における正常な壁内神経系の発生時に発現する。したがって EB からの in vitro における分化において，まず BDNF が TrkB に作用して神経堤を形成し，神経堤由来の細胞から NF あるいは PGP9.5 陽性の神経節や神経線維（壁内神経系）が分化誘導されたと考えられる。すなわち in vitro の系において，in vivo における正常な壁内神経系の発生と同様な経路で，BDNF は ES 腸管に壁内神経系を形成したと思われる[9][10]。

2）ES 腸管に形成された壁内神経系は生理的な機能を有するか？

BDNF を処理した ES 腸管の構造は，非処理の腸管と構造的には何ら変わらないが，直径が 300～500 μm 程度のドーム型 ES 腸管に最大径 70 μm の神経節が形成されている。もちろんこの神経節は複数個形成されており，その間は神経線維でつながれていて電気信号が伝達（伝播）され，化学情報伝達が正常に行われていると想定された。そこで，焦点刺激電極を神経節と思われる部位におき，神経特異的刺激である 100 μs の短い矩形波で，5～10 Hz，10～20 pulses の条件で刺激を行うと神経細胞の興奮を表す細胞内 Ca 濃度の上昇反応が 1 カ所または複数カ所で惹起された。1 カ所の反応の場合

も刺激部位から離れた方向に伝わっていった。一方，BDNFを処理しなかったES腸管では，あらゆる刺激条件で何カ所も刺激を試みたが，細胞内Ca濃度の上昇反応はまったく惹起されなかった。

焦点刺激により惹起された細胞内Ca濃度の上昇反応は，神経節遮断薬ヘキサメソニウムにより多くの場合減弱あるいは消失し，ニコチン受容体の存在が示唆された。また，ムスカリン受容体遮断薬アトロピンにより多くの場合，細胞内Ca濃度の上昇反応は抑制され，神経毒であるTTXによりほぼ反応は消失し，ムスカリン受容体の存在が示唆された[10]。

これらの結果から，BDNF処理により生理的に機能しうる壁内神経系が分化誘導されたこと，そしてコリン作動性神経がその主な部分を占めていることが明らかになった[9,10]。今後はコリン作動性神経以外の運動神経や知覚神経の分化誘導を試みたい。また，電極をES腸管壁におくだけで細胞内Ca濃度の上昇反応が得られたこともあるので，伸展受容器の存在についても今後検討したい。

3）壁内神経系を有するES腸管の運動機能

BDNF処理により生理的に機能しうる壁内神経系が分化誘導されたES腸管は，ICCから発生したと思われる律動収縮（12.4±6.4回/分）はBDNF非処理のES腸管と変わらず観察されるが，特徴的なことは，ES腸管の中空の内容物を絞り出すようないわゆる蠕動様の運動を起こすことである。その頻数は6.3±2.7回/分と律動収縮に比べて有意に低い[10]。一方，BDNF非処理のES腸管では，8.6±5.1回/分の律動収縮と5.1±2.1回/分の相性収縮をあわせると，これまで自動運動の頻数として報告してきたものとほぼ一致する[4,5]。

ES腸管に壁内神経系とICCを分化誘導することによって，より完成度の高い腸管モデルを作製することはできた。しかし，*in vivo*発生腸管は開口しており，その筋層は，外縦走筋層と内輪走筋層という整然とした配列をもち，さらに口側と肛門側という方向性のはっきりした壁内神経系をもち，それゆえ，蠕動運動は口側から肛門側へ伝播していくという特徴を有するのに比べると，いまだ原始的な腸管といわざるを得ないが，より大型の腸管を形成し，人工腸管として生体内へ移植し「場」を与えればより完成度の高い腸管として機能し，短腸症やヒルシュスプルング病などの治療に資する可能性は期待できるかもしれない。

6. ES細胞を用いた再生医学と解決しなければならない問題点[11]

ES細胞を用いた再生医学は大きな可能性を有するが，一方で，解決しなければならない問題も多くもち合わせている。

まず第一に，社会的な問題点があげられる。ヒト胚を用いて行われた研究が生命倫理に抵触しないかという疑問である。しかし，わが国でもヒトES細胞を用いる研究をガイドラインに沿って行うことが許可された。京都大学再生医科学研究所の中辻氏によれば，現在世界的なコンセンサスとなりつつあるのは，受精14日後にあたる原条期以前のヒト初期胚（着床前胚）については，場合によっては研究に用いることができるというものである。将来発生してくる胎児の正中線が決定する原条期以前は，さまざまな細胞組織に分化する以前の未分化組織が存在するだけであり，これは丁度体外培養でも到達できる最後の段階である。この時期までは，医療や福祉にとって明確なメリットが存在する研究については，厳密な審査の後に使用できるというのが，現在世界的に受け入れられている考え方

である．文部科学省ホームページにヒトES細胞株樹立と使用に関する政府指針の概要が公表されている．科学的にはES細胞から分化させた細胞を移植したときに，もし未分化の細胞が残っていたら腫瘍を作る可能性があり，安全性に問題がある．

第二の問題は，ヒトES細胞から分化させた細胞を移植する場合に組織適合抗原が一致していなければ拒絶反応が起こりうるということである．これは，ES細胞を遺伝子操作して組織適合抗原を改変するか，自分と同じ遺伝子をもっているいわばマイES細胞を作ればクリアできる問題である．

第三の問題は，体外の人工的な条件下で作製した細胞が果たして，生体内という生理的な条件下で通常の分化過程を経過してきた細胞とどこまで同じかは今のところ不明であるということである．

■文 献

1) Urbanaek K, Torella D, Sheikh F, De Angelis A, Nurzynska D, Silvestri F, Beltrami CA, Bussani R, Beltrami AP, Quaini F, Bolli R, Leri A, Kajstura J, Anversa P：Myocardial regeneration by activation of multipotent cardiac stem cells in ischemic heart failure. PNAS；102：8692-8697, 2005
2) Wobus AM, Boheler KR：Embryonic stem cells：prospects for developmental biology and cell therapy. Physiol Rev；85：635-678, 2005
3) 横田 崇，岡野栄之編：幹細胞研究の最前線と再生医療への応用．実験医学19巻増刊，羊土社，東京，2001
4) Yamada T, Yoshikawa M, Takaki M, Torihashi S, Kato Y, Nakajima Y, Ishizaka S, Tsunoda Y：In vitro function gut-like organ formation from mouse embryonic stem cells. Stem Cells；20：41-49, 2002
5) Ishikawa T, Nakayama S, Nakagawa T, Horiguchi K, Misawa H, Kadowaki M, Nakao A, Inoue S, Komuro T, Takaki M：Characterization of in vitro gutlike organ formed from mouse embryonic stem cells. Am J Physiol Cell Physiol；286：C1344-C1352, 2004
6) Keller GM：In vitro differentiation of embryonic stem cells. Curr Opin Cell Biol；7：862-869, 1995
7) Niwa H, Miyazaki J, Smith AG：Quantitative expression of Oct-3/4 defines differentiation, dedifferentiation or self-renewal of ES cells. Nat Genet；24：372-376, 2000
8) Takaki M：Gut pacemaker cells. The interstitial cells of Cajal (ICC). J Smooth Muscle Res；39(5)：137-161, 2003
9) Takaki M：Spontaneous activity of gut-like organ differentiated from mouse embryonic stem cells. Jpn J Physiol；55 (Suppl)：S24, 2005
10) Takaki M, Nakayama S, Misawa H, Nakagawa T, Kuniyasu H：In vitro formation of enteric neural network structure in a gut-like organ differentiated from mouse embryonic stem cells. Stem Cells, 2006 (in press)
11) 中辻憲夫編：再生医学の基礎―幹細胞と臓器形成．名古屋大学出版会，2003

高木 都

VII. 下垂体後葉ホルモンの細胞工学

はじめに

　下垂体後葉ホルモンは9個のアミノ酸からなる二つのペプチド，バソプレシン（vasopressin：VP）およびオキシトシン（oxytocin：OT）の総称である。どちらもアミノ酸配列の第1，6番目にシステイン（Cys）をもち，ジスルフィド（S-S）結合による環状構造をとる（図119）。これらのペプチドは1950年代に単離・構造が決定され，1980年代にそのcDNAおよび遺伝子配列が多くの種で明らかにされた[1,2]。さらに，1990年代前半にはそれぞれの受容体遺伝子の構造が明らかとなった[3〜5]。

　バソプレシンおよびオキシトシンは，視床下部室傍核および視索上核に局在する神経分泌ニューロンの細胞体でそれぞれの遺伝子から大きな前駆体が合成される（図119）。通常の状態では，バソプレシンとオキシトシンを産生する細胞体は異なっており，両方のペプチドを含有する神経分泌ニューロンはまれにしか存在しない。細胞体で合成されたこれらのペプチドは下垂体後葉に投射した軸索内を軸索流によって神経終末部まで運ばれて分泌顆粒内に貯蔵される。軸索終末における小胞内のこれらのペプチドは，下垂体後葉の血管内に開口分泌によって分泌され，血流にのって標的臓器に運ばれる。バソプレシンは，腎臓の集合管に分布するV2受容体に作用してアクアポリン2を介して水の再吸収を行う。一方，オキシトシンは，分娩時の子宮筋の収縮や授乳時に射乳を引き起こす。これらのペプチドの受容体は脳内にも発現しており，ストレス反応や子育て行動など種々の高次脳機能にも関与していることが近年明らかになりつつある。

　これまでバソプレシンおよびオキシトシンの遺伝子から転写・翻訳のメカニズムに関する分子生物学的研究[6]およびこれらのホルモンの分泌調節に関する数多くの生理学的研究[7]が行われてきた。近年，遺伝子改変技術の進歩により多くの遺伝子改変動物が作製され，遺伝子の生理機能を個体レベルで研究することができるようになった。下垂体後葉ホルモン研究にもこのような遺伝子改変技術が応用されつつある[8]。本稿では，バソプレシンおよびオキシトシン遺伝子の特性と遺伝子改変技術によって得られた最近の知見について概説する。

1. バソプレシンおよびオキシトシン遺伝子の構造

　バソプレシン遺伝子とオキシトシン遺伝子は，同一染色体（マウスでは第2染色体，ヒトでは第20染色体）上に，逆向きの位置関係で存在している（図119）。両者の遺伝子の間（intergenic region：IGR）はラットおよびヒトでは約10〜11 kbp離れており，マウスでは3.6 kbpの距離しかない。これはIGRのうちラットではその50%以上にDNAの繰り返し配列（long interspersed repeated DNA elements：LINE）が存在しているが，マウスおよびヒトでは完全に欠失しているためである。したがっ

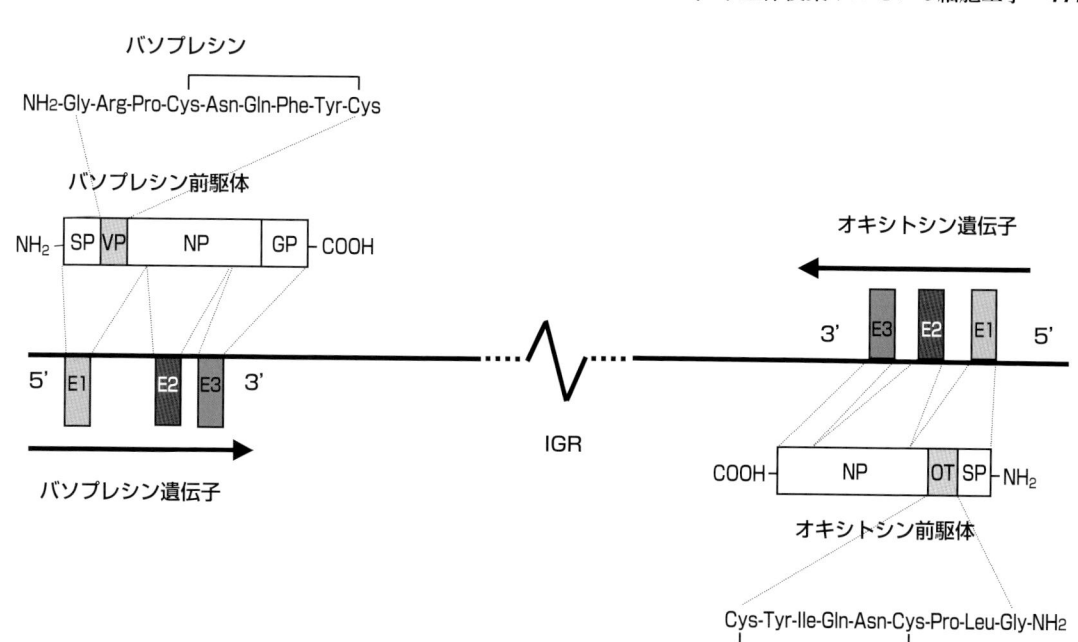

図119 バソプレシン遺伝子およびオキシトシン遺伝子の位置関係と転写・翻訳

VP：vasopressin, OT：oxytocin, IGR：intergenic region, E：Exon, SP：signal peptide, NP：neurophysin, GP：glycopeptide（文献 8）より改変）

て，種間でバソプレシン遺伝子およびオキシトシン遺伝子の上流および下流のよく保存された領域が遺伝子発現調節に重要な領域であると考えられる[9]。

バソプレシン遺伝子とオキシトシン遺伝子の基本構造は，三つのエクソン（Exon 1, 2, 3：E1, 2, 3）と二つのイントロンより構成された類似の構造である（図119）。三つのエクソンの部分はシグナルペプチド（signal peptide：SP），バソプレシンもしくはオキシトシン，ニューロフィジン（neurophysin：NP），さらにバソプレシン遺伝子の場合は糖ペプチド（glycopeptide：GP）もコードしており，転写・翻訳された後にバソプレシンおよびオキシトシンを含む大きな前駆体が合成される。これらの前駆体は，小胞体および分泌顆粒内でプロセシングを受けてバソプレシンおよびオキシトシンとなる。

2. アデノウイルスを用いた生体へのバソプレシン遺伝子の導入

アデノウイルスにバソプレシン遺伝子を挿入し，生体の脳内に発現させる方法が試みられた。尿崩症モデル動物として，バソプレシン遺伝子内に1塩基欠損があることでフレームシフトが生じたため正常なバソプレシンが合成・分泌できず，尿崩症を呈する Brattleboro ラットが汎用されている。この Brattleboro ラットの視床下部視索上核にこの方法を用いてバソプレシン遺伝子を導入し，飲水量，尿量および尿浸透圧を改善することに成功した[10]。この効果は，約4カ月にわたり継続することが確認された[10]。脳内に導入された外来遺伝子の発現は，免疫系による排除機構があまり働かないせいか比較的長期間保たれる。

この方法は遺伝疾患の遺伝子治療のモデルとなりうるが，脳内に直接アデノウイルスを注入するという点では実用化は難しい。最近では，末梢組織（例えば骨格筋）に直接バソプレシン遺伝子を導入する試みもなされている[11]。

3. バソプレシン受容体（V1aおよびV1b）ノックアウトマウスの開発

バソプレシン受容体はG蛋白共役型受容体であり，V1（a，b）およびV2受容体が知られている。V1a受容体は，末梢組織（血管平滑筋，肝臓，脾臓）および脳内に広範に分布している。一方，V1b受容体は主に下垂体前葉のACTH産生細胞に発現している。V2受容体は腎臓の集合管に発現しており水の再吸収に働くことはよく知られている。

V1a受容体のノックアウトマウスが作製された[12,13]。V1aノックアウトマウスは，発育や生殖機能に異常は見られなかった。安静時血圧はコントロールと比較してV1aノックアウトマウスで有意に低下しており，圧受容器反射を介する徐脈反応も減弱していた。また，ほかのマウスとの社会的行動が障害されていること，不安行動が減弱していること，空間認識行動が障害されていることなどが報告された。したがって，バソプレシンはV1a受容体を介して循環調節に関与するのみならず，脳内バソプレシン系がV1a受容体を介して社会的行動や空間認識，不安行動などに関与していることが示唆された。

さらに，V1b受容体のノックアウトマウスが作製された[14]。V1b受容体ノックアウトマウスでは，血中ACTHおよびコルチコステロン濃度の基礎値がコントロールと比較して低下していた。また，バソプレシン投与後，もしくはストレス負荷後の血中ACTHおよびコルチコステロン濃度の増加反応も減弱していた。したがって，V1b受容体は正常な状態とストレス後の下垂体前葉からのACTH分泌に深く関与していることが示唆された。

4. オキシトシンおよびその受容体ノックアウトマウスの開発

オキシトシンノックアウトマウスは，二つのグループにより作製された[15,16]。これらのオキシトシンノックアウトマウスでは，生殖行動は正常に保たれており，分娩も正常に行われる。しかし，射乳反射が起こらず授乳することができず，子育て行動にも異常が見られる。この授乳期のオキシトシンノックアウトマウスにオキシトシンを投与すると射乳が起こる。オキシトシンノックアウトマウスでは，子育て行動の異常のほかにも攻撃行動の増加などの社会的行動異常が報告されている。また，ストレス反応が過敏になっていることも明らかになり，脳内のオキシトシンはストレス反応を緩和する作用をもつことが推察された[17]。

オキシトシン受容体もG蛋白共役型受容体であり，子宮筋のみならず中枢神経系にも広く分布している。オキシトシン受容体ノックアウトマウスを作製したグループからの報告[18]によると，オキシトシン受容体ノックアウトマウスでも，オキシトシンノックアウトマウスと同様に生殖行動，分娩ともに正常である。また，射乳反射が見られず子育て行動に異常が見られる点も共通している。

表59 バソプレシン transgenes

DNA由来	導入種	Transgene 名	レポーター遺伝子	視床下部-下垂体系への特異的発現	異所性発現	報告文献（発表年）
ウシ	マウス	AVP.SV.ER.1.25	SV40T-Ag	無	下垂体前葉	Murphy D, et al（1987）
ウシ	マウス	VP-A	CAT	無	全身	Ang HL, et al（1993）
ヒト	マウス	AVP-GH	hGH	有	脳全体	Russo AF, et al（1988）
ラット	ラット	3. VP-GLO.2	Lac-Z	無	無	Zeng Q, et al（1994）
ラット	ラット	3-VP-Gal-0.55	Lac-Z	無	無	Murphy D & Carter DA（1992）
ラット	ラット	5-VCAT-3	CAT	有	少	Zeng Q, et al（1994）, Waller S, et al（1996）
ラット	ラット	11-VCAT-3	CAT	有	少	Davies J, et al（2003）
ラット	ラット	3 VCAT-3	CAT	有	少	Davies J, et al（2003）
ラット	ラット	3 VCAT-0.2	CAT	有	少	Davies J, et al（2003）
マウス	マウス	VP-3-CAT-2.1	CAT	有	脳内少	Jeong SW, et al（2001）
ラット	ラット	RVP-eGFP	eGFP	有	無	Ueta Y, et al（2005）

（文献 8）より改変)

表60 オキシトシン transgenes

DNA由来	導入種	Transgene 名	レポーター遺伝子	視床下部-下垂体系への特異的発現	異所性発現	報告文献（発表年）
マウス	マウス	AI-02	eGFP	無	無	Young WS 3rd, et al（1999）
マウス	マウス	AI-01	eGFP	極少	無	Young WS 3rd, et al（1999）
マウス	マウス	OT-3-CAT-3.5	CAT	有	無	Jeong SW, et al（2001）
マウス	マウス	AI-03	eGFP	有	無	Young WS 3rd, et al（1999）
マウス	マウス	JL-01	IRES-eGFP	有	無	Young WS 3rd, et al（1999）

（文献 8）より改変)

5. トランスジェニック技術を用いた外来遺伝子の個体への導入

　トランスジェニック技術を用いて，バソプレシンを全身に過剰発現するトランスジェニックラットを作製すること[19]や，バソプレシン遺伝子およびオキシトシン遺伝子に種々の遺伝子を組み込んでバソプレシンおよびオキシトシンを合成する神経分泌ニューロンに特異的に外来遺伝子を発現させようということが試みられた（表59, 60）。しかしながら，外来遺伝子をバソプレシン産生ニューロンもしくはオキシトシン産生ニューロンに特異的に発現させることはなかなか困難なようである。例えば，バソプレシン遺伝子にヒト成長ホルモン，Lac-Z や chloramphenicol acetyl transferase（CAT）などの外来遺伝子を組み込み，トランスジェニック動物が作製された[20〜22]。これらの外来遺伝子の発現は，視床下部-下垂体系に特異的に発現しなかったり，発現量が少なかったり，なかなか満足な結果は得られていない。

　最近生命科学の分野において，研究目的とする遺伝子の標識分子としてオワンクラゲから分離・同定された緑色蛍光蛋白（green fluorescent protein：GFP）が汎用されている。バソプレシンおよびオキシトシン遺伝子に GFP 遺伝子を組み込んだ融合遺伝子を用いてトランスジェニック動物を作製することが試みられた。オキシトシン-GFP 遺伝子についてはマウスでの成功例が報告された[23]。

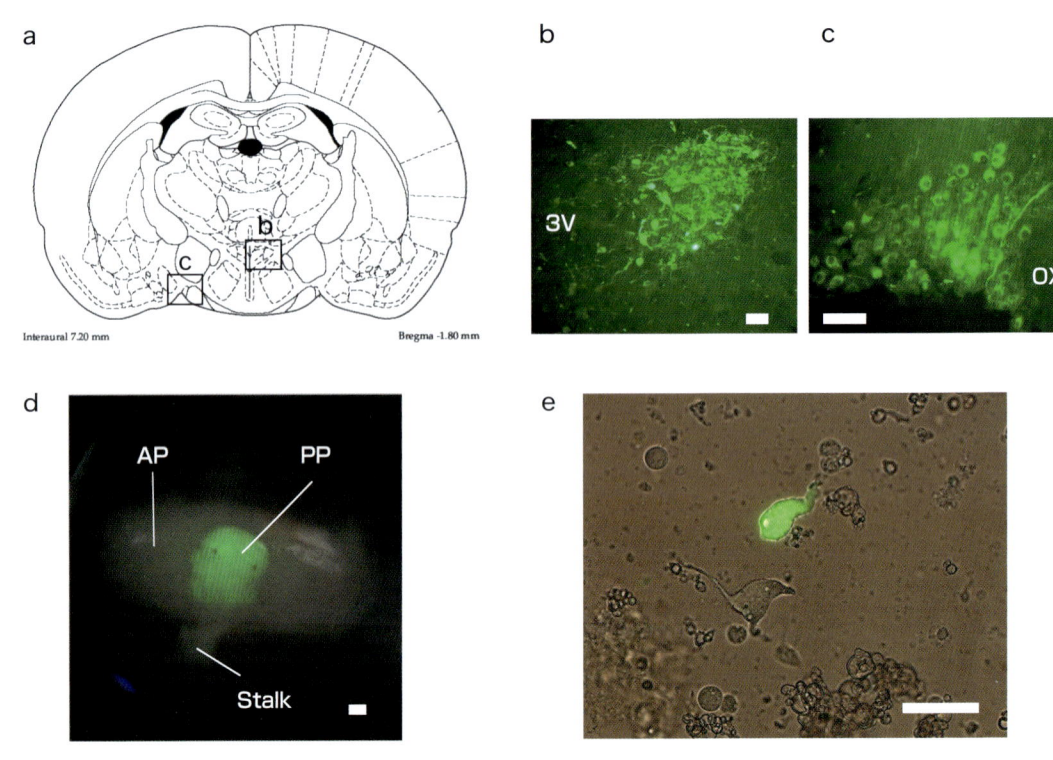

図120 バソプレシン-eGFP トランスジェニックラットにおける eGFP の発現

a：ラット脳地図。
b：室傍核（パラフォルムアルデヒド灌流固定後）。
c：視索上核（パラフォルムアルデヒド灌流固定後）。
d：摘出した下垂体（未固定）。
e：酵素処理により単離した視索上核神経分泌ニューロン（生細胞の状態）。
スケールバーは 100 μm（b〜d）および 50 μm（e）。3 V：third ventricle, OX：optic chiasma

（文献 24）より一部抜粋）

　一方，バソプレシン-GFP 遺伝子についてはラットにおいてわれわれが成功した例のみである[24]。われわれはラットのバソプレシンゲノムクローンのエクソン 3 に enhanced(e)GFP 遺伝子を挿入したベクターを用いて，バソプレシン-eGFP 融合遺伝子を発現したトランスジェニックラットを作製した。このトランスジェニックラットでは，蛍光顕微鏡を用いることにより，室傍核，視索上核および視交叉上核に強い緑色蛍光を発するニューロンが多数観察された（図 120a〜c）。また，下垂体後葉に投射する線維および下垂体後葉の神経終末にも強い緑色蛍光が観察された（図 120d）。脱水（2 日間）および 2 ％高張食塩水飲水負荷（5 日間）により，室傍核および視索上核の神経分泌ニューロンの緑色蛍光が著明に増加することも確認された。トランスジェニックラットの視床下部から脳スライス標本を作製し，*in vitro* での検討を行ったところ，室傍核，視索上核および視交叉上核のニューロンから強い緑色蛍光を観察でき，パッチクランプ法による電気活動の記録が可能であった。また，視索上核を酵素処理して単離したニューロンにおいても強い緑色蛍光を観察することができた（図 120e）。生細胞の状態で eGFP 蛍光を指標にバソプレシン産生ニューロンを容易に同定できる利点を活かして，リアルタイムでのバソプレシン産生ニューロンの動向を調べることができるため，今後の

研究の応用範囲は広い。

おわりに

　現在，遺伝子改変技術を用いた遺伝子解析研究が盛んに行われている。遺伝子の生理機能を個体レベルで解明することができるという大きな利点がある。近年，下垂体後葉ホルモンにおいてもこの手法が導入され，大きな成果をあげている。今後ますます有用なツールとなることが期待される。

■文　献

1) Land H, Schutz G, Schmale H, Richter D：Nucleotide sequence of cloned cDNA encoding bovine arginine vasopressin-neurophysin II precursor. Nature；295：299-303, 1982
2) Land H, Grez M, Ruppert S, Schmale H, Rehbein M, Richter D, Schutz G：Deduced amino acid sequence from the bovine oxytocin-neurophysin I precursor cDNA. Nature；302：342-344, 1983
3) Morel A, O'Carroll AM, Brownstein MJ, Lolait SJ：Molecular cloning and expression of a rat V1a arginine vasopressin receptor. Nature；356：523-526, 1992
4) Lolait SJ, O'Carroll AM, McBride OW, Konig M, Morel A, Brownstein MJ：Cloning and characterization of a vasopressin V2 receptor and possible link to nephrogenic diabetes insipidus. Nature；357：336-339, 1992
5) Kimura T, Tanizawa O, Mori K, Brownstein MJ, Okayama H：Structure and expression of a human oxytocin receptor. Nature；356：526-529, 1992
6) Burbach JP, Luckman SM, Murphy D, Gainer H：Gene regulation in the magnocellular hypothalamo-neurohypophysial system. Physiol Rev；81：1197-1267, 2001
7) Yamashita H, Ueta Y, Dyball REJ：Electrophysiological and molecular properties of the oxytocin- and vasopressin-secreting systems in mammals. Hormones, Brain and Behavior（vol. 4）（Pfaff DW, Arnold AP, Etgen AM, Fahrbach SE, Rubin RT eds）, Academic Press, New York, pp.1-49, 2002
8) Young WS 3rd, Gainer H：Transgenesis and the study of expression, cellular targeting and function of oxytocin, vasopressin and their receptors. Neuroendocrinology；78：185-203, 2003
9) Jeong SW, Castel M, Zhang BJ, Fields RL, Paras P, Arnheiter H, Chin H, Gainer H：Cell-specific expression and subcellular localization of neurophysin-CAT-fusion proteins expressed from oxytocin and vasopressin gene promoter-driven constructs in transgenic mice. Exp Neurol；171：255-271, 2001
10) Geddes BJ, Harding TC, Lightman SL, Uney JB：Long-term gene therapy in the CNS：reversal of hypothalamic diabetes insipidus in the Brattleboro rat by using an adenovirus expressing arginine vasopressin. Nat Med；3：1402-1404, 1997
11) Yoshida M, Iwasaki Y, Asai M, Nigawara T, Oiso Y：Gene therapy for central diabetes insipidus：effective antidiuresis by muscle-targeted gene transfer. Endocrinology；145：261-268, 2004
12) Egashira N, Tanoue A, Higashihara F, Mishima K, Fukue Y, Takano Y, Tsujimoto G, Iwasaki K, Fujiwara M：V1a receptor knockout mice exhibit impairment of spatial memory in an eight-arm radial maze. Neurosci Lett；356：195-198, 2004
13) Bielsky IF, Hu SB, Szegda KL, Westphal H, Young LJ：Profound impairment in social recognition and reduction in anxiety-like behavior in vasopressin V1a receptor knockout mice. Neuropsychopharmacology；29：483-493, 2004
14) Tanoue A, Ito S, Honda K, Oshikawa S, Kitagawa Y, Koshimizu TA, Mori T, Tsujimoto G：The vasopressin V1b receptor critically regulates hypothalamic-pituitary-adrenal axis activity under both stress and resting conditions. J Clin Invest；113：302-309, 2004
15) Nishimori K, Young LJ, Guo Q, Wang Z, Insel TR, Matzuk MM：Oxytocin is required for nursing but is not essential for parturition or reproductive behavior. Proc Natl Acad Sci USA；93：11699-11704, 1996

16) Gross GA, Imamura T, Luedke C, Vogt SK, Olson LM, Nelson DM, Sadovsky Y, Muglia LJ：Opposing actions of prostaglandins and oxytocin determine the onset of murine labor. Proc Natl Acad Sci USA；95：11875-11879, 1998
17) Nomura M, Saito J, Ueta Y, Muglia LJ, Pfaff DW, Ogawa S：Enhanced up-regulation of corticotropin-releasing hormone gene expression in response to restraint stress in the hypothalamic paraventricular nucleus of oxytocin gene-deficient male mice. J Neuroendocrinol；15：1054-1061, 2003
18) Takayanagi Y, Yoshida M, Bielsky IF, Ross HE, Kawamata M, Onaka T, Yanagisawa T, Kimura T, Matzuk MM, Young LJ, Nishimori K：Pervasive social deficits, but normal parturition, in oxytocin receptor-deficient mice. Proc Natl Acad Sci USA；102：16096-16101, 2005
19) Nagasaki H, Yokoi H, Arima H, Hirabayashi M, Ishizaki S, Tachikawa K, Murase T, Miura Y, Oiso Y：Overexpression of vasopressin in the rat transgenic for the metallothionein-vasopressin fusion gene. J Endocrinol；173：35-44, 2002
20) Russo AF, Crenshaw EB 3rd, Lira SA, Simmons DM, Swanson LW, Rosenfeld MG：Neuronal expression of chimeric genes in transgenic mice. Neuron；1：311-320, 1988
21) Zeng Q, Carter DA, Murphy D：Cell specific expression of a vasopressin transgene in rats. J Neuroendocrinol；6：469-477, 1994
22) Waller S, Fairhall KM, Xu J, Robinson IC, Murphy D：Neurohypophyseal and fluid homeostasis in transgenic rats expressing a tagged rat vasopressin prepropeptide in hypothalamic neurons. Endocrinology；137：5068-5077, 1996
23) Young WS 3rd, Iacangelo A, Luo XZ, King C, Duncan K, Ginns EI：Transgenic expression of green fluorescent protein in mouse oxytocin neurones. J Neuroendocrinol；11：935-939, 1999
24) Ueta Y, Fujihara H, Serino R, Dayanithi G, Ozawa H, Matsuda K, Kawata M, Yamada J, Ueno S, Fukuda A, Murphy D：Transgenic expression of enhanced green fluorescent protein enables direct visualization for physiological studies of vasopressin neurons and isolated nerve terminals of the rat. Endocrinology；146：406-413, 2005

上田陽一

Ⅷ. 腎交感神経活動の慢性連続記録

はじめに

　腎臓は，動脈圧および体液量調節に主要な役割を果たす。腎交感神経は腎臓でのレニン分泌，ナトリウム再吸収および腎血流量の調節に関与する[1]。したがって，腎交感神経活動の計測は動脈圧および体液量調節について研究する上で意義をもつ。従来，腎交感神経が腎機能調節に果たす役割について，麻酔下の動物を用いて多く研究が進められてきた。しかし，交感神経活動は麻酔深度に依存して変化する[2]。また，麻酔薬そのものが中枢性に作用し，圧受容器反射による腎交感神経活動調節に影響することが報告されている[3]。したがって，麻酔下で計測された腎交感神経活動は，常に麻酔薬そのものの影響という問題を含んでいる。この問題を回避する方法は，無麻酔での腎交感神経活動を計測することである。

　著者は，イヌ，ラット，マウスの自由行動下における腎交感神経活動の計測を行ってきた[4〜6]。交感神経活動の計測原理は単純である。神経に電極を2本接触させ，2本の電極間の電位差を記録する方法である。計測原理は単純であるが，その実際は込み入ったノウハウが多くあり，容易な方法とは言い難い。自由行動下の動物の腎交感神経活動の計測には，適切な器具の選定と熟練した手術手技が必要である。本稿では，ラットの腎交感神経活動の計測について，その具体的方法を述べる。

1. 電極の慢性留置方法

1）電極の作製

　ステンレススチール線（テフロンコーティング，Biomed Wire AS633, Cooner Wire）と2芯シールド線（外径1.8 mm, ユニークメディカル）を用い自作する。ステンレススチール線（7 cm）を3本用意し，両端のテフロン皮膜を約5 mm剥ぐ。露出したステンレススチール線を捩り，シリコンチューブ（シラスコン医療用チューブ，SH No. 00, カネカメディックス）を通し，その先端を図121aに示すような形に曲げる。2本が神経に接触する電極となり，1本がアースとなる。他方のステンレススチール線の断端を2芯シールド線に半田付けする。ステンレススチール線と導線との半田付けにはフラックス（リン酸など）が必要である。

2）手術器具

　一般的な動物手術器具に加え，下記の2点が必要である。

418 第4章 新たなアプローチと将来への展望

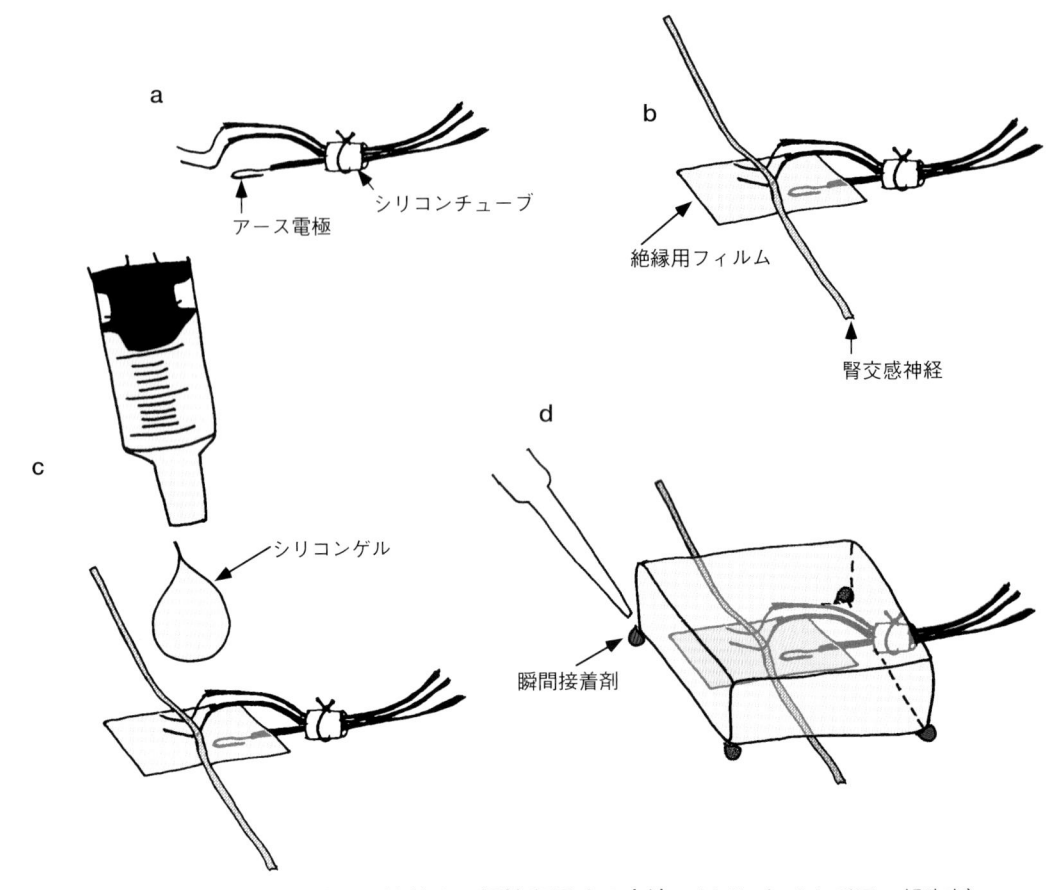

図121 電極を交感神経に接触させ慢性留置する方法 （文献5）より引用一部改変）

（1）実体顕微鏡

顕微鏡と動物との間にある程度の作業スペースを確保するために長焦点が必要である．また，手術面は立体であり焦点深度が深いもの，明るいこと，さらに倍率が可変であるもの（観察倍率で×6～40）が望ましい．

（2）マイクロピンセット

No.5を使用する（FST社など）．先端が正確に合ったものであり，こまめにメンテナンスし，その先のずれを修正する必要がある．

3）器具の滅菌

手術器具，電極類は滅菌をする．手術器具はオートクレーブにて，電極類はガス滅菌を行う．ラットは感染に対して強い動物ではない．手術による感染は動物の生理状態を大きく変化させ，腎交感神経活動にも影響する．

4）手術方法

ラットをペントバルビタールの腹腔内注射（45 mg/kg体重）で麻酔する．ラットの左背部を剃毛

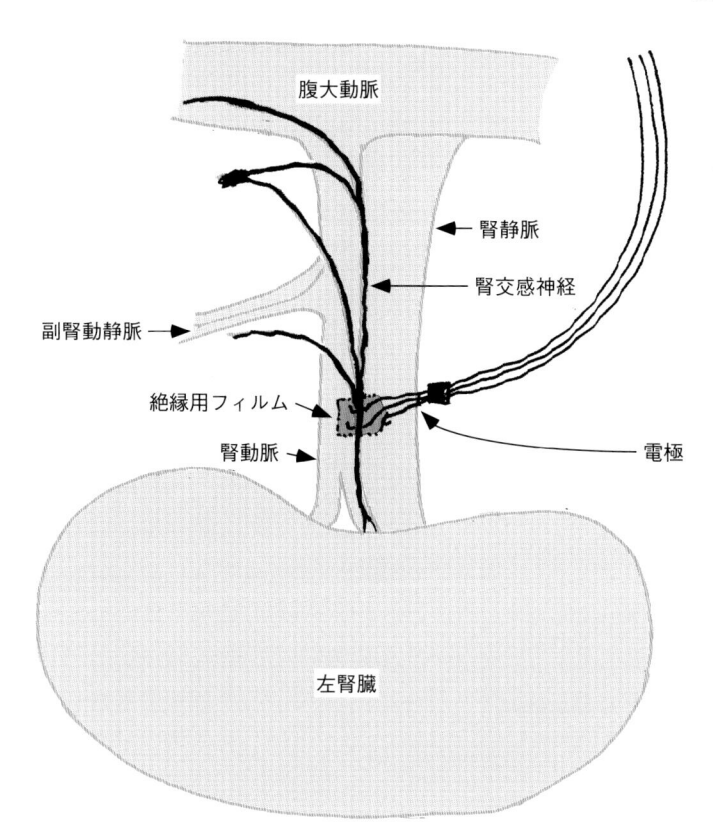

図122 腎交感神経の解剖図と電極装着場所 （文献 5）より引用一部改変）

し，右側臥位に固定する[5]。体表をイソジン液で消毒し，フランクのアプローチにより後腹膜を破損しないように気をつけて左腎臓を露出する。マイクロリトラクターを利用すると容易に露出できる。電極を留置することのできる交感神経としては，腎動脈あるいは腎静脈に沿って腎臓に至るもの，あるいは副腎側から腎動脈の神経に融合するような神経が候補となる（図122）。腹大動脈に近い交感神経は太く確認が容易であるが，長期計測には不適である。

次に，腎交感神経をマイクロピンセットにより 2～3 mm 剥離し，その下に絶縁用のパラフィルムを敷く。電極を電極ホルダーにて固定し，図121b に示すように電極を神経に接触させる。電極の周囲の水分を紙縒で吸い取り，交感神経の電気活動を確認する。交感神経活動独特の音が確認できたなら，2 液混合のシリコンゲル（604 Wacher Chemie, Munich, Germany）を電極と神経の付近に流し込み（図121c），ゲルが固定化するのを待つ。ゲルが硬くなったのち，ゲルをマイクロピンセットにてブロックに切り取り，四隅を瞬間接着剤にて周囲の組織に固定する（図121d）。電極のリード線を皮下の組織に固定し，皮下を通し頸部より体外に出す。体外に出たリード線はステンレススプリングに通し，ラットがリード線を噛むのを防ぐ。

2. 交感神経活動の計測

1) 計測機器

(1) 高感度増幅器

　入力インピーダンスが 500 メグオーム以上，入力ショート時のノイズが 5 マイクロボルト以内のものが必要である．また，増幅ゲインが可変であり，かつハイカットおよびローカットフィルターが必要である．市販品では，日本光電の MEG-1200 シリーズがこれらの要求を満たしている．一般の筋電図あるいは心電図用の増幅器を援用することは困難である．

(2) 積分器

　アナログの積分器を使用する方法が簡便である．日本光電社製積分器（EI-600G）が推奨される．

(3) 原波形の記録

　交感神経活動の原波形を記録することが必要である．原波形を記録しておくことは，ノイズ混入の有無の確認に必要である．チャートレコーダーに記録する方法とコンピュータに直接記録する方法がある．チャートレコーダーを使う場合は，サーマルアレイヘッド方式の周波数特性のよいものが必要である．A/D 変換器を利用してコンピュータに直接記録する場合には，サンプリング速度を 2kHz 以上に設定する必要がある．

2) データ記録

　交感神経活動あるいはその他の生理パラメータを同時に連続計測し，後にエクセルなどを用いると，データを自在に解析できる．コンピュータを使用したアナログデータの連続記録のソフトは多々あるが，実験者が実験目的に応じてソフトを容易に作成し，実験のプランに即したデータ記録が可能なものが推奨される．著者は，LabVIEW（ナショナルインスツルメンツ）というデータ集録ソフトを使用している．

3) 計測上の問題点と注意点

(1) 交感神経であることの確認

　手術中および実験中は，交感神経活動の増幅出力をオーディオアンプにつなぎ，神経活動を音にし，音質で神経活動かノイズであるのかを判断する．交感神経は独特のリズムと音質を有している．

　実験後は，ヘキサメソニウム（神経節遮断薬）あるいはフェニレフリンの静脈内投与により動脈圧を上昇させ圧受容器反射を引き起こし，交感神経活動が抑制されることによりノイズのレベルを確認できる．図 123 はラットのトレッドミル運動中にフェニレフリンにより腎交感神経活動の抑制を生じさせた例である．腎交感神経活動の原波形記録は，ノイズの混入がなく，圧受容器反射により瞬時に抑制されることを示す．

(2) ノイズ対策

　交感神経活動計測の増幅器の入力インピーダンスが高いため，さまざまなノイズが混入する．体内からのノイズ源として心電図あるいは呼吸や筋肉収縮に同期した筋電図があり，それらを除くことは難しく記録はデータとして使用できない．生体外からのノイズ源として，コンピュータのノイズ，周

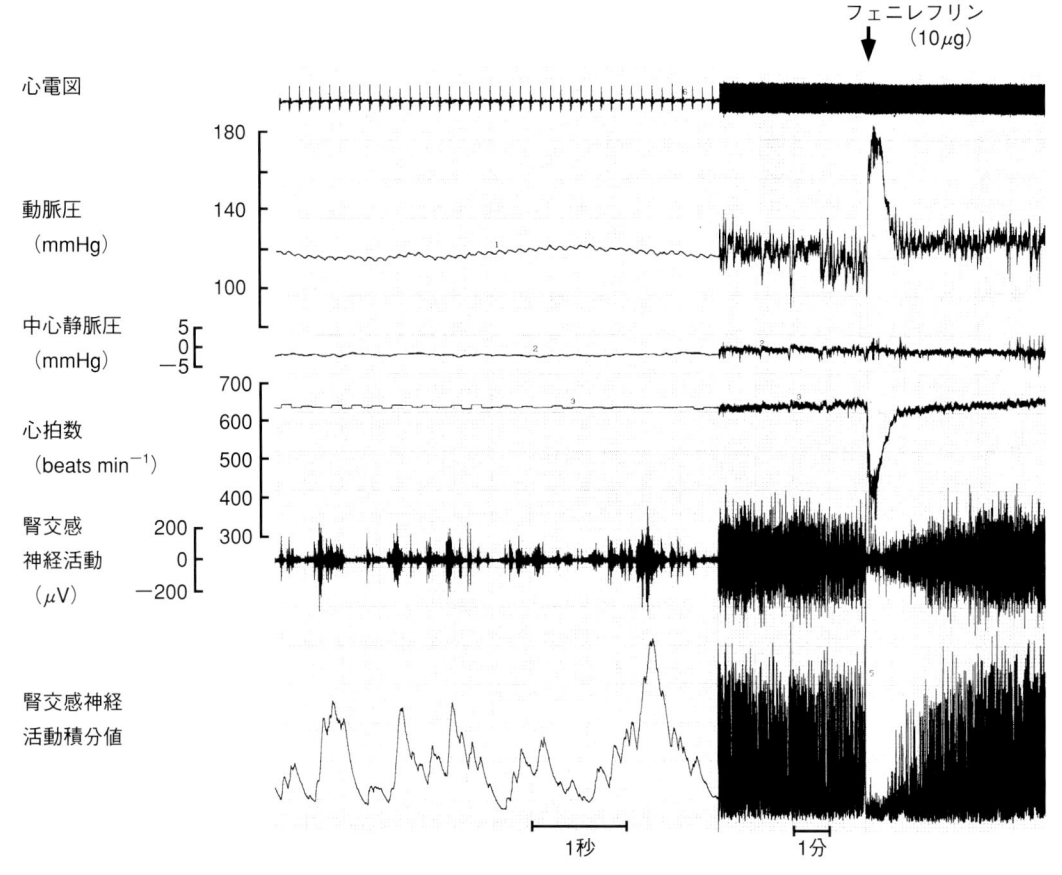

図123 ラットのトレッドミル運動中（最大酸素摂取量の70％の強度）の心電図，動脈圧，中心静脈圧，心拍数，腎交感神経活動の原波形，腎交感神経活動の積分値の同時計測例

図は二つの異なるチャートスピードで示されており，フェニレフリン（10μg）の静脈内投与により腎交感神経活動および心拍数の抑制が生じる。

辺計測器からのノイズ，蛍光灯のインバーターのノイズ，交流の電源ノイズなどがあげられる。体外からのノイズはある程度除くことができる。一般的なノイズ対策として，高感度増幅器をラットにできるだけ近づける。実験台に厚い鉄板を敷き，アースを一点に集中させる。あるいは，ファラデーケージと呼ばれる金網のボックスで計測部位全体を覆う方法がある。ノイズ源の確認方法は，神経活動の音を聞きながら，ノイズがなくなるまで順番に計測装置の電源を切る方法が確かである。ノイズ対策に決め手はなく，交感神経活動計測の最適な実験環境を模索することが必要である。

3. 解析方法

実験終了後，交感神経活動のゼロレベルを計測する。一般的には，静脈よりフェニレフリンを注入し，動脈圧を上昇させ圧受容器反射にて腎交感神経活動を抑制し，電位の最小値をゼロ電位とする。ゼロ電位を実験の全経過の積分値より差し引き，交感神経活動の値とする。計測された交感神経活動は，電極と神経の接触具合あるいは計測している神経の数などさまざまな要因で変化するものである。

したがって，異なる個体間でその絶対電圧を比較することは無意味である．基準レベルからの相対的変化が評価可能である．自由行動下のラットの場合ノンレム期はそのレベルが安定しており，また出現頻度も高く，相対値を求める基準として適切である．すなわち，ゼロレベルを補正した腎交感神経活動の積分値を基準レベルの積分値で除して100倍し，パーセントとして評価する．

おわりに

顕微鏡を使用したマイクロ手術は根気強い練習が必要である．初心者が左右の手を同時にバランスよく使い，ミクロンの精度で手術ができるようになるには，6カ月以上の訓練を要する．また，ノイズ対策も電気生理学全般の知識と経験を必要とする．マイクロ手術および電気生理学的手法になじみのない諸氏が腎交感神経活動の慢性記録を試みる場合は，最初に実際に計測を行っている研究室を訪問し，手術および計測の現場を見学することを推奨する．

■文　献

1) DiBona GF, Kopp UC：Neural control of renal function. Physiol Rev；77：75-197, 1997
2) Matsukawa K, Ninomiya I：Anesthetic effects on tonic and reflex renal sympathetic nerve activity in awake cats. Am J Physiol；256：R371-378, 1989
3) Akine A, Suzuka H, Hayashida Y, Kato Y：Effects of ketamine and propofol on autonomic cardiovascular function in chronically instrumented rats. Auton Neurosci；87：201-208, 2001
4) Miki K, Hayashida Y, Shiraki K：Cardiac-renal-neural reflex plays a major role in natriuresis induced by left atrial distension. Am J Physiol；264：R369-375, 1993
5) Miki K, Kosho A, Hayashida Y：Method for continuous measurements of renal sympathetic nerve activity and cardiovascular function during exercise in rats. Exp Physiol；87：33-39, 2002
6) Yoshimoto M, Miki K：Method for continuous monitoring of renal sympathetic nerve activity in freely moving mice. FASEB Journal；19：A604, 2005

〈三木健寿〉

和文索引

あ

アーガイル・ロバートソン徴候　11
アームバッグ法　91
アウエルバッハ神経叢　23,356
アオブダイ中毒　291
アカラジア　138
悪性高熱　280
悪性症候群　284
アグチ関連蛋白　365
握力運動　92
アセチル CoA　190
アセチルコリン（Ach）11,28,85,190
アセチルコリンエステラーゼ　190
アセチルコリン受容体　280
アセチルコリン発汗試験　278
圧受容体（器）反射　42,313,325,328,375,420
圧受容体反射感受性　315
アディー症候群　11
アデニル酸シクラーゼ　29
アデノシン三リン酸（ATP）　30
アドレナリン　7
アドレナリン作動性シナプス　190
アドレナリン作動性神経線維　154
アドレナリン試験　180
アドレナリン性受容体　30
アドレナリン性β2受容体　59
アドレナリン性神経　7

アトロピン　85
アナフィラキシーショック　292
アポクリン腺　88
アポリポ蛋白AⅠ　271
アマンタジン　228
アミン作動性交感神経　89
アルコール禁断症状　288
アルコール性神経障害　300
アルコール性末梢神経症　300
アルツハイマー型認知症　193
アレキシサイミア　213
アロディニア　101
アンフェタミン　196,310

い

胃アトニー　297
イオンチャネル内蔵型受容体　22,28
息こらえ刺激　92
意識状態　183
異常呼吸　345
位相反応　69
位相反応曲線　69
イソプロテレノール　198
一次痛　95
胃腸反射（gastrocolic reflex）　360
一酸化炭素（CO）中毒　288
一酸化炭素ヘモグロビン　288
一酸化窒素（NO）　30,355
一酸化窒素供与薬　158
一酸化窒素合成酵素（NOS）　31,67

一酸化窒素合成酵素（NOS）陽性神経線維　154
遺伝子改変動物　392
遺伝子欠損マウス　393
遺伝子治療　159
胃電図　188
遺伝性QT延長症候群　114,322
イノシトール 1,4,5 三リン酸（IP$_3$）　29
医範提綱　5,10
イボテン酸群　291
胃幽門狭窄症　357
イリスコーダー　168,188
陰萎　225,232,298
陰茎海綿体洞　154
陰茎海綿体洞壁　156
陰茎海綿体平滑筋上　156
陰茎深動脈　154
陰茎背静脈　155
インスリン　51
インスリン抵抗性改善薬　319
インターフェロン　26
インターロイキン　26,53
陰部神経　146

う

ウィリス　7,8
ウィンスロー　7,9
受け入れ弛緩　139
ヴェサリウス　5
宇田川玄真（榛斎）　5
宇宙医学　373
宇宙適応症候群　373

424　和文索引

宇宙酔い　373
ヴァルサルヴァ試験　305
運化神経　5
運旋神経　5

え

映像酔い　371
エウスタキオ　6
エクリン腺　88
エストロゲン　63
エストロゲン受容体（ER）α　63
エストロゲン受容体αノックアウトマウス　67
エストロゲン受容体（ER）β　63
エストロゲン反応性エレメント（ERE）　65
エティエンヌ　6
エフェドリン　196
エリオット　7
エリスロポエチン　128
エンケファリン　65,366
塩酸ドネペジル　287
塩酸メチルフェニデート　310
遠心性副交感神経終末　110
延髄外側　352
延髄孤束核（NTS）　33,175
延髄尾側部　328
延髄腹外側吻側部　175
延髄腹内側部（VML）　33,42,82
延髄迷走神経背側核　21
エンドセリン　156,157

お

オイラー　7,10

横隔膜　132
欧州自律神経学会連合会　12
黄体化ホルモン　364
大うつ病性障害　203
大槻玄沢　5
オーファン受容体　34
オキシトシン　65,158,410
オキシトシン遺伝子　410
オクトパミン　194
オッディ括約筋　360
オピオイド　158
オピオイドペプチド　366
オリーブ橋小脳萎縮症　230
オレキシン　18,35,310,365,392
オンディーヌの呪い（Ondine curse, 中枢性肺胞低換気症候群）　350
温熱性発汗　85

か

外括約筋筋電図　149
外頸動脈神経叢　19
臥位高血圧　332
外呼吸　126
外側視床下部　16
解体新書　5,9
概日リズム　69
外尿道括約筋　144
海馬　86
外胚葉由来　399
灰白交通枝　14
海綿体小柱　156
海綿体動脈　154
化学受容器反射　379
下下腹神経叢　20
過換気（過呼吸）　346

過換気後無呼吸（posthyperventilation apnea）　346
過換気症候群　129
顎下神経節　15,19,20
核心温　76
核心部　76
覚醒薬　287
下顎神経節　14,20
下行神経路　3
過呼吸（hyperpnea）　345,346
下垂体後葉ホルモン　410
下垂体副腎皮質系　49
下垂体門脈　17
カスタンス法　91
家族性アミロイドポリニューロパチー　199,271
家族性甲状腺髄様がん　367
可塑性　98
下唾液核　15
カタプレキシー　309
下腸間膜動脈神経節　20
褐色細胞腫　366
褐色脂肪組織　80
家庭血圧　115
カテーテル　153
カテコール-o-メチルトランスフェラーゼ　194
カテコラミン　313
カテコラミン受容体　22
カハール間質細胞　137,403
下半身陰圧負荷　180
過敏性結腸症　140
過敏性腸症候群（irritable bowel syndrome：IBS）　215,358
下腹神経　146
カプサイシン受容体（TRPV1）　96
カプセル換気法　187

和文索引

下

下部尿路　142
過分極作動性内向き陽イオンチャネル（Ihチャネル）　36
仮面高血圧　115
カルシウム（Ca）オッシレーション　405
カルシノエンブリオニックアンチジェン　403
カルバメート剤中毒　289
ガレノス　5
換気カプセル法　91
環境神経　4
間欠型（遅発障害）　288
幹細胞　398
環状アデノシン一リン酸（cAMP）　29
環状グアノシン一リン酸（cGMP）　32
冠状動脈神経叢　20
間接反応（反射）　164
汗腺　88
汗腺原基　86
肝臓移植　275
肝臓神経叢　21
貫通静脈　154
冠動脈性心疾患（coronary heart disease：CHD）　203
ガンマ-アミノ酪酸　158
顔面神経　15
間葉系（性）幹細胞　160,399
寒冷昇圧試験　178
関連痛　25,137

き

幾何学的図形解析法　110
疑核　21
気管支喘息　213,341
気管切開術　353
器官劣等性　213
器質性ED　154
器質的下部尿路疾患　152
器質的便秘　359
偽性腸閉塞症（pseudo-obstruction）　357
基礎活動　174
機能的便秘　359
キノコ中毒　291
気分障害　202
逆薬理学　34
逆流性食道炎（GERD）　106,360
ギャスケル　4
逆行性射精　298
ギャップジャンクション　403
キャノン　7
球海綿体筋反射　159
吸気性喘鳴様いびき（nocturnal stridor）　352
弓状核　16,364
求心系線維　146
急性アルコール中毒　287
急性期反応　55
急性痛　94
橋　345
境界型高血圧　314
頬骨神経　19
胸神経　25
胸心臓神経　20
胸腺　50,57,58
橋排尿中枢　144
強迫性障害　205
胸腰系　5
虚血性心疾患　214
巨大結腸（症）　138,226
ギラン・バレー症候群　263
起立（血圧）試験　246,384

起立性調節障害　386
起立性低血圧　116,182,226,232,238,241,263,272,295,328,374,375,378
起立性頻脈症候群（postural tachycardia syndrome：POTS）　266
起立直後性低血圧　386
筋萎縮　376
筋萎縮性側索硬化症　11,237
緊急反応　212
筋緊張性ジストロフィー　278
筋血管拡張線維　38
筋血管収縮線維　38
近見反応　166
筋交感神経活性　318
筋交感神経活動　181,227,375,378
筋ジストロフィー　277
筋終板　14
筋層間神経叢　23,135,137
金属中毒　292
緊張　174
筋特異性受容体チロシンキナーゼ　280

く

グアネチジン　197
クエン酸シルデナフィル　157
クッシング症候群　363
グリア　99
グルココルチコイド（GC）　49
クルムス　5,9
グレリン　35,365
グレリン受容体　365
クロニジン　199
クロム親和性細胞　366

群発呼吸（cluster breathing） 347

け

経口 ED 治療薬　159
警告信号　95
頸椎症　256
経頭蓋ドプラ装置　306
頸動脈小体　328
頸動脈洞　26
頸動脈洞過敏症候群　324
頸動脈洞反射　26
頸部吸引　180
血圧日内変動異常　317
血圧変動　114
血圧モーニングサージ　115
血管運動性反応　305
血管作動性小腸ペプチド（VIP）　32
血管作動性腸管ペプチド（VIP）陽性神経線維　154
血管作動性腸管ポリペプチド　307
血管内皮型 NO 合成酵素（eNOS）　23
血管迷走神経性反射　177
血漿交換療法　268
血流再分配　82
下痢　140
ゲルソリン　271
原始感覚　95

こ

抗 Hu 抗体　269
高インスリン血症　318
抗うつ薬　285
後角膠様質　99
交感神経　5,110,139,143,313,355
交感神経依存性疼痛　102
交感神経過剰反応群　177
交感神経活動　57
交感神経活動の統合
　――交感神経節レベル　39
　――脊髄レベル　39
交感神経幹　6,9,14,18
交感神経機能亢進　237
交感神経系　14
交感神経系地域性反応　37,81
交感神経系地域性反応
　――急性除脳動物　42
　――神経枝レベル　37
　――神経線維レベル　38
　――脊髄温熱刺激　38
　――反応パターン　37
　――病態時　45
　――慢性脊髄動物　40
交感神経系の統合
　――延髄レベル　42
　――視床下部・辺縁系・連合野のレベル　45
　――中脳レベル　42
　――調節システム間の相互作用　45
交感神経血流量反応　185
交感神経除神経　325
交感神経節　14,239
交感神経地域性解析　185
交感神経伝導速度　186
交感神経反応低下群　177
交感神経皮膚血流反応　187
交感神経皮膚反応　174,185,186,307
交感神経-副腎系　37
交感神経プレモーターニューロン　42
交感神経ブロック　102
高感度増幅器　421
抗けいれん薬　285
抗コリンエステラーゼ薬　280,286
抗コリン薬　152,341
広作動域ニューロン　100
高周波成分　179
甲状腺ホルモン　51
抗精神病薬　284
高体温　292
行動性体温調節　78
喉頭内視鏡検査　353
更年期　63
抗不安薬　285
後輪状披裂筋　352
後海綿体静脈　154
コカイン　197
呼吸　345
呼吸障害　226
呼吸中枢　131
呼吸調節　345
呼吸ニューロン群　345
呼吸リズム　345,346
呼吸リズム形成機構　131
国際自律神経科学学会　12
国際自律神経学会　12
国際自律神経系シンポジウム　12
国際勃起機能スコア　158
鼓索神経　20
鼓室神経　21
孤束　26
孤束核　16,65,101,239
骨髄　50,57
骨盤神経　146,381

骨盤神経叢　20,21
骨盤底筋群　151
骨盤底筋訓練　152
骨盤内臓神経　15,21
骨量減少　376
コネクシン43（Cx43）　403
コリン　190
コリンアセチルトランスフェラーゼ　190
コリンエステラーゼ　190
コリン作動性クリーゼ　286
コリン作動性交感神経節後線維　86,87
コリン作動性シナプス　190
コリン作動性受容体　50
コリン作動性神経　11
コリン作動性神経線維　154
コリン作動薬　152
コリン性神経　7
コリン分解酵素　57

さ

サイクリックAMP（cAMP）　157
サイクリック・アデノシン一リン酸　157
サイクリック・グアノシン一リン酸　156
再生医療　159,392
細動　323
サイトカイン　26,54,55,99
サイトケラチン　403
細胞傷害性T細胞　59
細胞性免疫　60
先取り鎮痛　95
殺虫剤　193
サブスタンスP　50

サプレッサーT細胞　61
三環系抗うつ薬　197
酸素　127
酸素解離曲線　127
酸素中毒　127
散瞳　164
散瞳薬　170
残尿　153,381

し

ジアシルグリセロール　29
シェーグレン症候群　86,223
耳介側頭神経　21
弛緩性便秘　359
時間領域解析　110
磁気刺激　187
子宮膣神経叢　21
視交叉上核　65,69
自己受容体　191
自己調節　380
自己分泌　55
自宰神経　5
視索上核　410
視索前野　82,364
視床下部　16,59,86,240,244
視床下部外側野　364
視床下部-下垂体-甲状腺　366
視床下部-下垂体-性腺系　364
視床下部-下垂体-副腎皮質系　362
視床下部室傍核（PVN）　16,33,65,410
視床下部統合中枢　89
視床下部腹内側核　65,364
耳神経節　15,21
ジストロフィン　277
持続性吸息（apneusis）　346

持続性吸息呼吸（apneustic breathing）　346
失感情言語化症　213
失感情症　213
失神　117,307
失調性呼吸（ataxic breathing）　347
室傍核　158,362,364
自動運動　405
社会不安障害　205
周期性現象　348
周期性呼吸　348
周期性睡眠　311
十字徴候　234
収縮期高血圧　378
重症筋無力症　193,280
重訂解体新書　5,10
周波数領域解析　111
終板器官　54
就眠幻覚　309
縮瞳　164
縮瞳薬　170
手掌・足底部　86
手掌部発汗検査　91
受動的起立試験　384
腫瘍壊死因子（TNF）　53
純粋（型）自律神経不全症　228,232,234
掌握試験　178
消化管ホルモン　134,355
消化管免疫系　134
消化器　134
消化器症状　264
上顎神経　19,20
松果体　73
上下腹神経叢　20
上頸神経節　14,18,20
上行神経路　3

硝酸薬　158
小錐体神経　21
上唾液核　15
上腸間膜動脈神経節　20
情動系　101
情動ストレス刺激　395
小内臓神経　20
小児腹壁遠心性脂肪萎縮症　303
蒸発性熱放散　78
食後性低血圧　118,378
食事性低血圧　179,184,238,241,332
褥瘡　273
食道アカラシア　356
食道下部括約筋（lower esophageal sphincter：LES）356
食道神経叢　21
植物性神経　4
食欲減退　53,55
徐呼吸（bradypnea）　345
徐波睡眠量増加　53,55
徐脈性不整脈　324
自律訓練法　216
自律呼吸　345
自律神経　5,142,313
自律神経系　14,57
自律神経系副作用　284
自律神経系副作用症状　286
自律神経障害　355
自律神経ストーム（autonomic storm）　248
自律神経節後ニューロン　28
自律神経節前ニューロン　28
自律神経中枢　244
自律神経反射　89
自律神経不全（症）　237,241,330

自律神経プレ運動ニューロン　36
自律性体温調節　78
シルデナフィル（バイアグラ）　32
心因性 ED　158
腎機能　417
心筋虚血発症の概日変動　119
心筋梗塞　324
心筋シンチグラフィ　234
神経移植（術）　160
神経型 NO 合成酵素（nNOS）　23
神経筋疾患　353
神経筋接合　14
神経系，内分泌系，免疫系ネットワーク　56
神経系，内分泌系，免疫系の三角ネットワーク　49
神経原性炎症　50
神経原線維変化（neurofibrillary tangle：NFT）　243
神経細胞破壊マウス　394
神経性炎症　97
神経性食思不振症　363
神経成長因子　94
神経性毒ガス　193
神経調節性失神　117,177,387
神経堤　407
神経伝達物質　54,147,157
神経ペプチド　97
神経ペプチド Y（NPY）　307
心血管系反応　305
心血管予後　316
腎交感神経　38,419
腎交感神経活動　417
人工呼吸器　353
進行性一側性顔面萎縮症　303

進行性顔面半側萎縮症　282
心室頻拍　323
心循環系デコンディショニング　374
腎神経叢　21
心身症　211
深錐体神経　19
腎臓　417
心臓血管自律ニューロパチー　294
心臓神経叢　20,21
心臓性突然死　323,326
心臓の自律神経系　109
人体構造解説　9
伸展受容器　357
心電図　421
心電図 RR 間隔　383
心電図 R-R 間隔検査　246
心電図 R-R 間隔変動　249
振動覚閾値　159
心拍数（heart rate：HR）　201
心拍数のスペクトル解析　179
心拍の呼吸性変動　178
心拍のゆらぎ　110
心拍変動　104,110,173
心拍変動 1/f ゆらぎ　124
心拍変動解析　325
心拍変動の低下　122
心拍変動パワースペクトル　374
心不全　124,326
心房利尿ホルモン　122
心理療法　216

す

随意呼吸　345
膵臓ポリペプチド反応　297

和文索引

睡眠　104,183
睡眠科学　104
睡眠時呼吸障害　250,349
睡眠時無呼吸　121,317,326
睡眠時無呼吸症候群　105,183,232,352
睡眠障害　104
睡眠低換気症候群（sleep hypoventilation syndrome：SHVS）346,350,351
睡眠発作　309
睡眠ポリグラフィー　310
睡眠麻痺　309
睡眠薬　285
数字逆唱　92
杉田玄白　5
ストレス　49,211,317,362
ストレス-視床下部 CRF 系　59
ストレス防衛反応　393
ストレス誘発鎮痛　395
スペースシャトル　375
スペクトル解析　111
スムーズマッスルアクチン　403
スローウエーブ　406

せ

星状神経節　20
正常値　174
生殖器平滑筋運動線維　38
精神活動　344
精神性発汗　85,90
精神的ストレス刺激　92
性腺刺激ホルモン　63
性腺刺激ホルモン放出ホルモン　364
性腺刺激ホルモン放出ホルモン産生ニューロン　63
声帯運動障害　353
声帯外転麻痺　352,353
生体時計　114
生体防御反応　102
生体リズム　69,114
性中枢神経機構　158
成長ホルモン　51
青斑核　65,362
生物時計　69
性ホルモン　65
生命神経　4
セカンドメッセンジャー　29
脊髄後角　100
脊髄交感神経機能単位　42
脊髄視床路　95
脊髄小脳失調症　230,235
脊髄小脳変性症　230
脊髄-脊髄反射　147
脊髄中間外側核　239
脊髄-脳幹-脊髄反射　147
舌咽神経（第IX脳神経）　15,33
舌咽神経下神経節　26
赤血球　127
節後線維　4,7,146
節後ニューロン　14
摂食関連ペプチド　365
摂食中枢　364
舌神経　20
節前線維　4,7,146
節前ニューロン　14
設定値　76
セラミドトリヘキソシド蓄積症　302
セロトニン　158,308
セロトニン症候群　285
前運動野　86

遷延性起立性低血圧　387
仙骨神経　25
前視床下部　82
線条体黒質変性症　230
仙髄側柱　15
喘息死　343
選択的セロトニン再取り込み阻害薬（serotonin selective reuptake inhibitior：SSRI）159,203
先天性巨大結腸症（Hirschsprung病）358
先天性疾患　392
蠕動運動　408
全般性不安障害　205
前立腺神経叢　21
前立腺全摘術後神経再建術　160

そ

臓器性神経　3
双極性障害　202
造血幹細胞　398
走散神経　5,10
早朝高血圧　115
早漏　159
側柱中間質外側核　14,18
ソマトスタチンニューロン　18

た

体位性頻脈症候群　387
体液性免疫　60
体液量　417
体温調節機能　292
体温調節行動　78
体温調節性非ふるえ熱産生　80

和文索引

大交感神経　7,9
対光反射　161,164
代謝型受容体（G 蛋白共役型受容体）　28
帯状回　240
大錐体神経　20
体性運動神経系　14
体性感覚誘発散瞳反応　167
体性幹細胞　398
体性神経　1,142
体性-内臓自律神経反射　89
大動脈小体　328
大動脈洞　26
大内臓神経　20
大脳皮質　352
大脳辺縁系　86
対流　80
対流性熱伝達　78
タウ蛋白　243
高峰譲吉　7
多汗症　174,185
多系統萎縮症　11,226,230,352,353
多呼吸（polypnea）　346
たこつぼ型心筋症　239
多振動体機構　69
多発筋炎　279
多発性硬化症　252
多発性内分泌腫瘍　367
タリウム中毒　289
単一神経活動　379
炭酸ガス　129
炭酸ガス反応性　306
炭酸脱水酵素　129
男性性機能障害　154
胆道ジスキネジー　360
蛋白細胞解離　264
ダンピング症候群　139

短毛様体神経　19,20

ち

チェーン-ストークス呼吸（Cheyne-Stokes respiration (breathing)）　326,346,348,350
チオトロピウム　341
蓄尿　142
蓄尿障害　253
蓄尿症状　150
蓄尿反射　147
中間質外側核　232
中頸神経節　14,20
中心静脈圧　421
中枢型無呼吸　352
中枢自律神経線維網　232,239
中枢自律神経網（CAN）　248
中枢性化学受容野　129
中枢性神経原性過換気（central neurogenic hyperven-tilation）　348
中枢性睡眠時無呼吸（低呼吸）症候群　350,352
中枢時計　73
中毒　284
中脳中心灰白質――機能局在　44
中胚葉由来　399
腸外反射　139,140
聴覚誘発散瞳反応　167
腸間膜動脈神経節　14
腸神経系　135,139
腸内・腸外反射　135,138
腸ニューロパチー　298
腸ニューロン　137
腸の法則　134,138
腸壁内神経系　23

直接換気カプセル法　91
直接反応（反射）　164
直腸性便秘　359
チラミン　196
治療戦略　392
チロシン　194,195
チロシン水酸化酵素　57,195

つ

痛覚　53,55
痛覚増強　101

て

低 T3 症候群　366
低換気（hypoventilation）　346
定義　1
ディクソン　11
低呼吸（hypopnea）　345
低コンプライアンス膀胱　150
低酸素血症　352
低周波成分　179
定量的軸索反射性発汗試験　188,265
デール　7
テオフィリン製薬　343
デカメトニウム　193
テストステロン　158
電位依存性 Ca-チャネル　156
電位依存性カルシウムチャネル　281
点眼試験　245
電気けいれん療法（electrocon-vulsive therapy：ECT）　203
電気生理学的検査　173
電子瞳孔計　168
伝導　80

和文索引 **431**

伝導性熱伝達　78
伝播性筋電位（運動）群　138

と

島　248
動眼神経　15
動眼神経副核　15
洞機能不全　324
瞳孔　161
瞳孔括約筋　19,20,161
瞳孔機能　161
瞳孔散大筋　161
瞳孔散大筋運動線維　38
統合失調症　201
瞳孔視野計　167
瞳孔振動　166
瞳孔動揺　166
瞳孔反応　164,306
瞳孔不同　164
投射痛　25
動静脈吻合　81
頭仙系　5
頭端移動の法則　95
頭頂葉　158
糖尿病　318
糖尿病性胃腸症（diabetic gastroenteropathy）　359
糖尿病性下痢　298
糖尿病性自律ニューロパチー　294
糖尿病性神経因性膀胱　298
糖尿病性ニューロパチー　294
糖尿病性膀胱症　298
島皮質　33
動物性神経　3
動物モデル　392
動脈圧　417,421

動脈圧受容器反射　394
動脈圧受容体　315
トーヌス　174
ドーパ　194,195
特殊感覚刺激　89
特発性自律神経性ニューロパチー　263
特発性晩発性小脳失調症　230
時計遺伝子　114
時計遺伝子 Clock　70
時計遺伝子 Per　70
突然死　238,296,352
ドパミン　158,194
ドパミン-β-水酸化酵素　195
ドパミン-β-ヒドロキシラーゼ　196
ドパミンアゴニスト　228
ドパミンは D_2 受容体　158
ドブタミン　199,227
トランスサイレチン　271
トランスジェニック技術　394
トリプタン　308
トリメタファン　193
トレフォイルファクター 3　403
ドロキシドーパ　196
貪食　311

な

内因性オピエート　63
内頸動脈神経叢　19
内呼吸　126
内臓感覚神経　65
内臓血管収縮線維　38
内臓脂肪型肥満　318
内臓神経系　4
内臓痛　136

内臓平滑筋運動線維　38
内側視索前野　65,158
内的脱同調　70
内胚葉由来　399
内皮由来弛緩物質（EDRF）　31
内部細胞塊　399
ナチュラルキラー細胞（NK 細胞）　49
ナルコレプシー　107,309
慣れ（順応）　91

に

II 型呼吸不全　353
肉体的ストレス刺激　92
ニコチン性アセチルコリン受容体　263
ニコチン性受容体　22,61,191,380
ニコチン様作用　286
二次痛　95
日本自律神経学会　11
入浴　118
ニューロフィラメント　407
ニューロペプチド Y　157,158
ニューロペプチド Y 陽性神経線維　154
ニューロメジン　36
ニューロメジンニューロン　365
尿意　142
尿意過敏　151
尿意低下　151
尿失禁　381
尿道　144
尿道内圧測定　149
尿毒症　301
尿閉　153,250

432 和文索引

尿誘導法　153
尿流測定　253
尿流動態検査法　149
認知機能　186

ね

ネガティブフィードバック　98
熱産生　77
熱射病　292
熱損失　77
熱抵抗　78
粘膜下神経叢　23,135,137
年齢　184

の

ノイズ　420
脳幹　100
脳幹呼吸中枢　350
脳幹網様体　240
脳弓周囲核　16
脳血管障害　352
脳梗塞　352
脳循環自動調節能　306
脳卒中　248
脳腸ペプチド　134
能動的起立試験　384
脳内鎮痛系　98
脳のプレコンディショニング　123
脳波双極子追跡法　86
ノシセプチン（nociceptin）　34
ノルアドレナリン（NA）　7,10, 50,157,194,307,378
ノルアドレナリン試験　180
ノルアドレナリン値　248
ノルエピネフリン　237,239, 313

は

パーキンソン症候群　196
パーキンソン病　225
パーキンソン病治療薬　193,286
肺胃神経　10
バイオフィードバック療法　216
排出　142
排出感覚　143
排出症状　150
排出反射　147
肺神経叢　21
胚性幹細胞　398
排尿筋　143
排尿筋過活動　150
排尿筋過活動膀胱　252
排尿筋括約筋協調不全　252
排尿筋過反射　252
排尿筋収縮力低下　381
排尿筋尿道括約筋協調不全　151
排尿障害　249,253
胚盤胞　399
排便中枢　140
排便調節中枢　140
排便反射　140
肺胞低換気　352,353
肺胞低換気症候群　351
胚様体　401
白衣（性）高血圧　214,316
麦角アルカロイド　200
白交通枝　14
白膜下静脈叢　154
破傷風　292
バソプレシン　237,410

バソプレシン遺伝子　410
バソプレシン受容体　412
ハチ毒　292
発汗異常　249
発汗運動神経線維　81
発汗障害　227
発汗波　85,185
発汗量測定法　90
発熱　53,55
パニック障害　130,204
ハブ毒　291
パラコート中毒　290
バルサルバ試験　264
バルビツール酸系　285
汎 Lewy 小体病　228
ハンギングドロップ培養　401
反射性交感神経（性）ジストロフィー　46,94,282
汎適応症候群　211
反応性　174
反復睡眠潜時テスト　310

ひ

非アドレナリン性・非コリン性（NANC）　30,355
光感受性発作　370
光同調　69,72
非間欠型　288
非コリン・非アドレナリン作動性神経線維　154
久野の方法　91
皮質性小脳萎縮症　230
ビシャー　3,4
微小重力　375
非蒸発性熱放散　80
ヒステリー性転換　212
非線形解析法　111

脾臓　50,58
脾臓交感神経　50
尾側縫線核　33
砒素中毒　292
ビタミン B_{12} 欠乏　300
ビタミン B_1 欠乏　300
ピックウィック症候群（Pick-wickian syndrome）　350
ビデオウロダイナミクス　150
ビデオ造影嚥下検査　188
ヒト免疫不全ウイルス 1 型関連脂肪再分布症候群　303
非光同調　72
皮膚筋炎　279
皮膚血管拡張神経線維　81
皮膚血管収縮神経線維　81
皮膚交感神経　81
皮膚交感神経活動　181
皮膚交感神経機能　249
皮膚交感神経反応　254
皮膚交感神経
　——皮膚血管拡張線維　38
　——皮膚血管収縮線維　38
皮膚電気活動（electrodermal activity：EDA）　201
皮膚電気活動記録法　90
非ふるえ熱産生　79
ヒポクレチン　35,309
肥満　364
肥満肺胞低換気症候群（obesity hypoventilation syndrome）　350
ヒルシュスプルング病　138
ピレンゼピン　191,193
ピロカルピン　193
頻呼吸（tachypnea）　345
頻尿　225
頻脈性不整脈　322

ふ

不安神経症　203
フィードバック制御系　76
ブードラル法　91
プールフール・デュ・プティ　7,11
不可避的非ふるえ熱産生　79
腹外側尾側部　175
副交感神経　5,57,139,143,313
副交感神経機能　380
副交感神経系　7,10,14
副交感神経症状　289
副交感神経求心性線維受容体　109
副作用　284
副腎交感神経　38
副腎髄質　366
副腎皮質系　59
副腎皮質刺激ホルモン　362
副腎皮質刺激ホルモン放出因子（CRF）　49
副腎皮質刺激ホルモン放出ホルモン　362
輻輳反応　161,166,168
フグ中毒　291
浮腫　228
婦人科疾患　152
不整脈　322
ブチロコリンエステラーゼ　190
腹腔神経節　14
フラクタル性　124
プラゾシン　200
フリーランリズム　69
ふるえ熱産生　79
ブレチリウム　197

プレッシャーフロースタディ　149
プレモーターニューロン　82
プロゲステロン　63
プロゲステロン受容体　65
プロスタグランジン E_1　159
プロスタグランジン E_2　54
プロスタノイド　156
プロテインキナーゼ C　29
プロホルモン変換酵素　364
プロラクチン　51
プロラクチン放出ペプチド　18
吻側延髄腹外側部（RVLM）　33,42

へ

閉塞型睡眠時無呼吸　121
閉塞型無呼吸低呼吸　352
閉塞性睡眠時無呼吸低呼吸症候群　349
閉塞性無呼吸　131
ペースメーカー　404
ヘキサメトニウム　193
壁内神経叢　23
ベサミコール　190
ベタネコール　193
ヘッドアップティルト　175
ペプチド含有神経　50
ペプチド作動性ニューロン　25
ペプチド受容体　25
ヘミコリニウム-3　191
ヘモグロビン　127
辺縁系　86
片頭痛　200,305
便通異常　358
扁桃核　65
扁桃体　33,86,240

便秘　140,225

ほ

防衛反応　89,393
膀胱　143
膀胱頸部/内尿道括約筋　144
膀胱収縮不全　151
膀胱神経叢　21
膀胱内圧測定　149,253
膀胱・尿道造影　149
房室ブロック　324
放射　80
放射性熱伝達　78
傍腫瘍性自律神経性ニューロパチー　266
縫線核　42,65,82
傍分泌　55
ホスホリパーゼ C（PLC）　29
勃起機能障害　154
勃起消退　157
勃起不全　298
発作性上室頻拍　322
発作性心房細動　322
ボツリヌス中毒（botulism）　290
ボツリヌス毒素　190
ホメオスターシス（恒常性）　49,85,101
ポリモーダル受容器　95
ホルナー　7
ホルナー症候群　7
ホルナー徴候　11
ホルモン補充療法　159
本態性高血圧　214

ま

マイクロニューログラフィ　180,237,375
マイスネル神経叢　23
マクロダイアリシス法　59
マクロファージ　59
まだら模様（harlequin）症候群　11
末梢振動体　73
末梢時計　73
マムシ毒　291
麻薬　287
マルケッティ　9
蔓延対神経　10
慢性アルコール症　301
慢性アルコール中毒　287
慢性記録　422
慢性痛症　94
慢性低酸素状態　116
慢性非結石性胆嚢症　360
慢性閉塞性肺疾患（COPD）　341
慢性便秘症　359
満腹中枢　364

み

ミオトニア　278
ミトコンドリア　126
ミトコンドリア病　126,279
ミノール呈色法　90
ミノール法　187
脈波伝導速度　316
ミュラー　4

む

無汗症　11,185,232,264
無機水銀中毒　292
無呼吸（apnea）　346
無呼吸テスト　130
無症候性脳梗塞　316
無髄 C 線維　14
無髄線維　265,380
ムスカリン(性)受容体　22,28,50,61,65,191,380
ムスカリン性受容体アゴニスト　61
ムスカリン様作用　286
無抑制括約筋弛緩　150

め

迷走神経　6,9,15,21,54,315,355
迷走神経下神経節　26
迷走神経背側核　15,239
迷走神経物質　11
迷走神経（第Ⅹ脳神経）　33
メコリール試験　180
メタボリック症候群（シンドローム）　120,318,364
メトフォルミン　319
めまい感　307
メラトニン　73
メラノコルチン　364
免疫グロブリン大量静注療法　223,268
免疫細胞産生ホルモン　54
メンギー症候群　279

も

網状青斑　227
毛様体筋　19,20
毛様体神経節　15,19,20
目標値　76
モノアミン　158
モノアミントランスポーター　196,197

や

夜間頻尿　225
薬理学的検査　173

ゆ

湯浅-三山型 ALS　238
有害反応　284
有機塩素剤中毒　289
有機水銀中毒　292
有機フッ素剤中毒　290
有機溶剤中毒　289
有機リン剤中毒　289
有髄 B 線維　14
有髄線維　265,380
誘導型 NO 合成酵素（iNOS）　23

よ

腰神経　25
腰仙髄排尿中枢　144
腰椎症　256
腰内臓神経　20
翼口蓋神経節　15,19,20

ら

ライル　3
らせん動脈　154
ラット　418
ラップ・フィルム法　90,187
ラングリー　1,4
ランダール法　90
卵胞刺激ホルモン　364

り

リガンド作動性チャネル（P₂X）　30
離出分泌　88
リズム同調　71
離脱症候群　288
リポジストロフィー　303
流出静脈　154
流涎　225
リューブゼリー®　159
リンパ節　50,58

れ

レーヴィ　7
レセルピン　196
レプチン　364
レプチン受容体　364
レプチン抵抗性　364

ろ

老化　376
漏出分泌　88
老人斑（senile plaque：SP）　243
濾紙法　91
ロス（Ross）症候群　11
肋間神経　7,9
肋間対神経　5

わ

和田-高垣法　90

欧文索引

^{123}I-metaiodobenzylguanidine（^{123}I-MIBG） 234
^{123}I-MIBG 心筋シンチグラフィ 246,277
5HT ニューロン 25

A

α_{1a} 受容体 65
α_2 アドレナリン作動薬 64
α_2 受容体 99
αMSH 55,364
α-synucleinopathy 230
α 遮断薬 241
α 受容体 22,50,156,379
α 受容体遮断薬 153
α-メチル-p-チロシン 195
A$_5$ ノルアドレナリン細胞群（A$_5$） 33
Acceleransstoff 7
achalasia 356
Ackerknecht 1
Acta Neurovegetativa 12
ACTH 362
active standing test 384
adrenaline 7
adrenocorticotropic hormone 362
AF 330
AF with MSA（multiple system atrophy） 330
agouti-related protein 365
AGRP 365
AIDP 269
AMAN 269
aortic sinus 26
aortic sinus reflex 26
arginine vasopressin 70
Argyll Robertson 徴候 11
arteriovenous anastomosis（AVA） 81
AS 384
Autonomic dysreflexia 259
autonomic failure 330
autonomic nervous system 14
Autonomic Neuroscience：Basic and Clinical 12
autonomic storm 238,259
AVP 70

B

β_2 刺激薬 341
β 受容体 22,156,379
β ブロッカー 59
Barré-Lieou 症候群 256
BDNF 407
beat-to-beat 血圧周波数解析法 383
Becker 型筋ジストロフィー 277
Bezold-Jarisch 反射 177,324
Bichat 3,4
Bmal 1 71
Bradbury 11
brown adipose tissue：BAT 80
BRS 315
Brugada 症候群 323,327

C

CAN 232,294
Cannon 7
cardiovascular autonomic neuropathy 294
carotid sinus 26
CASS 267
cataplexy 309
caudal ventolateral medulla 328
CCA 230
celiac ganglion 14
central autonomic network 232
chromaffin cell 366
c-Kit 陽性細胞 403
Clinical Autonomic Research 12
CNV（contingent negative variation） 306
CO_2 ナルコーシス 130
complex regional pain syndrome 46
COMT 194
COMT 阻害薬 197
congenital pyloric stenosis 357
cortical cerebellar atrophy 230
corticotropin-releasing hormone 362
COX2 54
craniosacral system 5
c-Ret 403
CRF ニューロン 59
CRH 362
CRH-R1 拮抗薬 363

CRPS　101
CRPS type I　94
Cry 遺伝子　71
CTG リピート　278
CVLM　328
cyclic AMP　343
cyclic GMP：cGMP　156
cyclooxygenase　53
C 線維　265

D

Dale　7
DAN　294
Dec 1 遺伝子　72
detrusor sphincter dyssynergia　252
DFA　124
diabetic autonomic neuropathy　294
diabetic neuropathy　294
diffuse esophageal spasm（DES）　356
Dixon　11
DN　294
Drager　11
DSD　252
Duchenne　277

E

Edinger Westphal 核　15
ED 診断手順　158
EGG　188
Eggleston　11
Elliott　7
eNOS 遺伝子　160
eNOS 発現　160

enteric plexus　23
ERα 陽性ニューロン　65
ERβ 陽性ニューロン　66
erectile dysfunction：ED　154
Estienne　6
ES 細胞　398
ES 腸管　402
Eustachio　6
extreme-dipper　317

F

Fabri 病　302
familial amyloidotic polyneuropathy　271
familial medullary thyroid cancer　367
FAP　271
FMTC　367
follicle stimulating hormone　364
Friedreich 失調症　235
frontotemporal dementia　238
FSH　364
FTD　238
functional dyspepsia（FD）　215,357

G

$G\alpha_i$　29
$G\alpha_o$　29
$G\alpha_q$　29
GABA　158
GABA$_A$ 受容体　25
GABA$_B$ 受容体　25
GABA ニューロン　25
Galenos　5

Gaskel　4
GCI　230
GDNF　407
geometrical method　110
Gerhardt 症候群　352
GHS-R　35
glial cytoplasmic inclusion　230
GnRH　63
GnRH アゴニスト　64
GnRH ニューロン　364
gonadotropin-releasing hormone　364
Graham　11
Guillain-Barré syndrome　263
G 蛋白共役型受容体（P$_2$Y）　22,30,34

H

Harlequin 症候群　335
HARS　303
heart rate turbulence　111,325
hemiatrophia faciei progressiva　303
HIV-1-associated adipose redistribution syndrome　303
Horner　7
Horner 症候群　250
HPA 軸　362
HPG 軸　364
HPT 軸　366
HRV（heart rate variability）　202
HUT　384
hyperventilation　346
hypnagogic hallucination　309
hypothalamic-pituitary-adrenal axis　362

hypothalamic-pituitary-gonadal axis　364
hypothalamic-pituitary-thyroid axis　366

I

ICC-DMP　404
ICC-MY　404
idiopathic late onset cerebellar ataxia　230
IFN-α　26
IFNγ　59
IgE 抗体　343
IIEF5　158
IL-1　53
IL-1β　26
IL-10　59
IL-12　59
IL-1 受容体拮抗物質　55
IL-2　53,59
IL-4　59
IL-5　59
IL-6　53,59
ILOCA　230
instantaneous orthostatic hypotension：INOH　386
International index of erectile function：IIEF　158
isometric handgrip exercise　246

J

Journal of the Autonomic Nervous System　12

K

Kleine-Levin 症候群　311
Kulmus　5
Kussmaul 呼吸　347

L

Lambert-Eaton 症候群　281
Langley　1,4
Lebensnerven　4
Lewy 小体　225
Lewy 小体病　234
LH　364
LHA　364
LIF：白血病阻止因子　400
lipodystrophia centrifugalis abdominalis infantilis　303
lipodystrophy　303
Loewi　7
Ludwig　10
Lungen-Magennerv　10
luteinizing hormone　364
L-アミノ酸デカルボキシラーゼ　195
L-アルギニン　31

M

M_1受容体　193
M_2受容体　193
M_3受容体　193
Machado-Joseph 病　235
male sexual dysfunction：MSD　154
MAO$_A$　197
MAO$_B$　197

MAO 阻害薬　197
Marchetti　9
Marcus Gunn 瞳孔　161
Marinus　9
MCH　18
melanin-concentrating hormone　18
MEN　367
MEN I 型　367
MEN II 型　367
mesenteric ganglion　14
Meyer wave　179
MIBG　227,234
MIBG 心筋シンチグラフィ　325
MMC　138
MPOA　158
MSA　230
MSA-C　230
MSA-M　230
MSA-P　230
MSC　160
MSNA　181
Müller　4
multiple endocrine neoplasia　367
multiple system atrophy　230
muscular endplate　14

N

N_2ニコチン受容体　28
NA　194
Na^+-K^+ATPase　89
natural killer 細胞　26
NA 受容体　58
nerf animale　3
nerf organique　3

nerf pneumo-gastrique　10
neurally mediated syncope　117
neuromuscular junction　14
NGF　407
nitric oxide synthese　23
NK 活性抑制　59
NK 細胞　26,59
NMS　117
nNOS　156
NO　158
non-dipper　316
nonshivering thermogenesis：NST　79
nonspecific skin conductance response（NS-SCR）　201
noradrenaline　7
NOS　23
NOS 活性　160
NO 合成酵素　23,156
NPY　158,366
nutcracker esophagus　356

O

Oct-3/4　398
OD　386
OH　328
olivopontocerebellar atrophy（OPCA）　230
Ondine 症候群　250
Onufrowicz 核（Onuf 核）　10,11,240
Oppenheimer　11
orphanin FQ　34
orthostatic hypotension　295
OSAS　105
OT　410
oxytocin　410

P

P75　403
PAF　232,234,330
PAI-1 活性　119
parasympathetic nervous system　14
Parinaud 症候群　161
passive head-up tilt　384
PDE type 5　157
PDE5 阻害薬　158
PGE_1 テスト　159
pheochromocyte　366
polycarbophil calcium　224
POMC　364
postganglionic neurons　14
postprandial hypotension　118,332
postural tachycardia syndrome　117,387
POTS　117,387
Pourfour du Petit　7
PPH　332
preganglionic neurons　14
prohormone convertase　364
proopiomelanocortin　364
prosthesis　154
PrRP　18
PTSD　204
pure autonomic failure　232,330
pure dysautonomia　281
PVN　158

Q

QSART　11,188
QT dispersion　113

QT variability　203
QT variability index　114
QT 延長　249
QT 間隔のゆらぎ　113
QT 間隔変動性　114
QT 変動指数　114
quantitative sudomotor axon reflex test：QSART　265

R

Raynaud 現象　336
Raynaud 病　336
refered pain　25
reflex sympathetic dystrophy　46
Reil　3
relaxin 3　18
REM 睡眠行動障害　228
restless leg 症候群　228
Rome II 基準　358
rostral ventrolateral medulla　42
RSD　94

S

SAS　105
SCA　230,235
SDS　230
set point　76
Sheehan　1
shivering thermogenesis　79
Shy　11
Shy-Drager 症候群　11,199,230
skin conductance level（SCL）　201
skin conductance orienting response（SCOR）　201

sleep attack 309
sleep paralysis 309
SND 230
（SOD1）遺伝子変異 241
solitary tract 26
spinal sympathetic function unit 42
spinocerebellar ataxia 230
spinocerebellar degenerations 230
SSNA 184
SSRI 159
stiffman/stiff person 症候群 282
striatonigral degeneration 230
sympathetic ganglion 14
sympathetic nervous system 14
sympathetic skin response 254
sympathetic trunk 14

sympathy 5

T

T wave alternans 114
Tansey 1
Th1 細胞 59,60
Th2 細胞 59
thoracolumbar system 5
trk proto-oncogene 407
TTR 271
turbulence onset 112
turbulence slope 112
TWA 114
T 波交替現象 114

V

Vagusstoff 11
Valsalva 比 177
Valsalva 法 177
vasoactive intestinal peptide 70
vasopressin：VP 410
VDT 症候群 369
ventromedial hypothalamic nucleus 364
Vesalius 5
VF 188
VIP 70,85,157,366
VIP 受容体 157
von Cyon 10
von Euler 7,10
von Hippel-Lindau 病 366
von Recklinghausen 病 366

W

Weber 10
Willis 7,8
Winslow 7,9

©2007　　　　　　　　　　　　　　　第 1 版発行　2007 年 3 月 26 日

最新自律神経学

監　修　　宇尾野　公　義
　　　　　入　來　正　躬

編　集　　平　井　俊　策
　　　　　板　東　武　彦

定価はカバーに表示してあります。

発行所　株式会社 新興医学出版社
発行者　服 部 秀 夫
〒113-0033 東京都文京区本郷 6 丁目 26 番 8 号
電話　03(3816)2853
FAX　03(3816)2895

〈検印廃止〉

印刷　三報社印刷株式会社　　ISBN 978-4-88002-666-4　　郵便振替　00120-8-191625

- 本書および CD-ROM (Drill) 版の複製権・翻訳権・譲渡権・公衆送信権 (送信可能化権を含む) は株式会社新興医学出版社が保有します。
- **JCLS** 〈㈳日本著作出版権管理システム委託出版物〉
  本書の無断複写は著作権法上での例外を除き禁じられています。複写される場合はその都度事前に㈳日本著作出版権管理システム (電話 03-3817-5670, FAX 03-3815-8199) の許諾を得てください。